医经学派推拿术讲稿

柳少逸◎编著

中国中医药出版社
·北 京·

图书在版编目（CIP）数据

医经学派推拿术讲稿/柳少逸编著．—北京：中国中医药出版社，2019.10

ISBN 978 - 7 - 5132 - 5670 - 4

Ⅰ.①医…　Ⅱ.①柳…　Ⅲ.①推拿－基本知识　Ⅳ.①R244.1

中国版本图书馆 CIP 数据核字（2019）第 171467 号

中国中医药出版社出版

北京经济技术开发区科创十三街 31 号院二区 8 号楼

邮政编码　100176

传真　010 - 64405750

赵县文教彩印厂印刷

各地新华书店经销

开本 787 × 1092　1/16　印张 27.25　字数 518 千字

2019 年 10 月第 1 版　2019 年 10 月第 1 次印刷

书号　ISBN 978 - 7 - 5132 - 5670 - 4

定价　118.00 元

网址　www.cptcm.com

社 长 热 线　010 - 64405720

购 书 热 线　010 - 89535836

维 权 打 假　010 - 64405753

微信服务号　zgzyycbs

微商城网址　https://kdt.im/LIdUGr

官 方 微 博　http://e.weibo.com/cptcm

天猫旗舰店网址　https://zgzyycbs.tmall.com

如有印装质量问题请与本社出版部联系（010 - 64405510）

按摩术探源及医经学派柳氏推拿简介

（代序）

  推拿，古称按摩，是根据养生或治病的需要，在人体一定部位或穴位上运用不同的手法，以达到强身或祛除疾病目的的一种有效的医疗保健方法。推拿疗法源远流长，且不绝于史书。如《史记·扁鹊仓公列传》中记载了战国时期的名医扁鹊，用按摩等疗法治愈了虢太子尸厥的案例。在《汉书·艺文志·方技略》中记有《黄帝岐伯按摩经》十卷，而与《黄帝内经》一起传世，惜现已亡佚，而现存的古医籍《黄帝内经》中尚有散在的记载。如《灵枢·刺节真邪》中对"上寒下热""上热下寒"证，有"指摩推散"的治疗方法。他如《素问·血气形志》云："形散惊恐，经络不通，病生于不仁，治之以按摩醪药。"《素问·异法方宜论》云："中央者，其地平以湿，天地所以生万物也众，其民杂食而不劳，故其病多痿厥寒热，其治宜导引按跷。"由此可见，按摩疗法是在中医理论指导下而实施的，即它是有一套完整的辨证论治体系的。如《素问·阴阳应象大论》云："其在皮者，汗而发之；其慓悍者，按而收之；其实者，散而泻之。审其阴阳，以别柔刚，阳病治阴，阴病治阳，定其气血，各守其乡；血实宜决之，气虚宜掣引之。"意谓邪在皮肤者，可以行之以发汗之法，使邪外泄而除之；病势急暴者，可施用按法而制服之；实证者则需用散法或泻法而解之。临证常需审察疾病的性质，区别它是阴病还是阳病，以区别其刚柔，实施阳病应当治阴、阴病应当治阳之治疗大法。同时还要确定病邪是在气还是在血，而采用适当的方法进行治疗。如血实者应用泻血法，气虚者应用导引法。这说明按摩疗法是在脏腑经络理论指导下，运用阴阳、寒热、虚实、表里八纲进行辨证施治的。鉴于针灸、按摩等非药物疗法是《黄帝内经》的主要治疗方法，因此已故的名老中医柳吉忱先生称此派之术为"医经学派推拿术"。

  从《汉书·艺文志·方技略》中可知"医经"有"《黄帝内经》十八卷、《外经》三十七卷，《扁鹊内经》九卷、《外经》十二卷，《白氏内经》三十八卷、《外经》三十六卷，《旁篇》二十五卷"，计"医经七家，二百一十六卷"。何谓"医经"？《汉书·艺文志》记云："医经者，原人血脉、经络、骨髓、阴阳、表里，以起百病之本，死生之分，而用度针石汤火所施，调百药齐和之所宜。"此段经文表述了医经家是通过推究中医学的知识结构，即藏象、经络、阴阳、五行、病因病机学说，以及临床辨证施治体系，"而用度针石汤火所施，调百药齐和之所宜"。

从扁鹊、黄帝、白氏三家医经的卷数及古籍由简而繁的发展趋势来看，"白氏内、外经"应晚于"黄帝内、外经"，当然更晚于"扁鹊内、外经"。由此可以推论，"扁鹊内、外经"为早于"黄帝内、外经""白氏内、外经"的医学文献。但这些文献除《黄帝内经》外，均已佚失，无从考证，但其内容多存于《黄帝内经》之中。论及古代名医，《汉书·艺文志·方技略》记云："太古有岐伯、俞拊，中世有扁鹊、秦和，汉兴有仓公。"然岐伯、俞拊、秦和在《史记》和《汉书》中均未立传，且除了秦越人外，均少有著述。《汉书·艺文志·方技略》"医经七家"中有《扁鹊内经》九卷、《扁鹊外经》十二卷，"经方十一家"中有《泰始黄帝扁鹊俞拊方》二十三卷。就扁鹊之"诊籍"而言，也只有被誉为"信史"的《史记》中有多处记载。鉴于"白氏内、外经""扁鹊内、外经"《黄帝外经》及《旁篇》均已失传，故而今天探讨"医经学派"学术体系的结构及学术特点，只能从《黄帝内经》及《史记·扁鹊仓公列传》《汉书·艺文志·方技略》中的有关内容入手。如《汉书·艺文志·方技略》"神仙十家"中有《黄帝岐伯按摩经》十卷，亦当视为"医经家"的医学经典著作。故柳吉忱先生将《内经》学派，又称为"医经学派"，而柳吉忱先生所传承的针灸术、按摩推拿术及药物外治法等医术，均具"理必《内经》"的学术特点，因而又被世人称为"柳氏医经学派"。从其子柳少逸先生所著《经络腧穴原始》《〈黄帝内经〉针法针方讲记》及《〈扁鹊心书〉灸法讲解》之内容，可见其医经学派之传承轨迹。

20世纪60—70年代，柳少逸先生曾在多期"赤脚医生中医培训班""西医学习中医班"及山东烟台中医药专修学院的教学中，讲授中医学，而在"针灸学""推拿学"章节中，彰显了医经学派之术。如小儿推拿术传承的是《小儿推拿广意》中推拿术与药物疗法相结合的学术特点。而柳少逸先生传承吉忱公之术，将经穴的配伍应用，以"摩方"的形式融入推拿学中，进而形成了"广意派"与"医经学派"相结合的学术特点。现其小儿推拿学部分已付梓出版，虽冠名《小儿推拿讲稿——广意派传承录》，仍具有深厚的医经学派的学术思想和内容。更不用说其著《〈黄帝内经〉针法针方讲记》的内容了。

近期，应中国中医药出版社肖培新主任之约，柳少逸先生将其讲稿中的成人推拿部分重新整理结集。其学术特点是在《内经》的理论指导下，而实施之按摩推拿术。举凡"点"的经穴点穴术，"线"的经络循行路线的推拿术，"条"的经筋循行部位的揉运术，以及"面"的十二皮部的按摩术，统称"摩法""摩方"。彰显的是"理必《内经》"的医经学派推拿术，故其书名为《医经学派推拿术讲稿》。

昔孙思邈尚云："知针知药，故是良医。"柳少逸先生之父吉忱公，秉承其师清末贡生儒医李兰逊之医术，强调医者不但要精研方药的应用，尚要精通推拿、针灸等非药物疗法，而且有"知方药，知针灸，知推拿"，"理必《内经》，法必仲景，药必《本经》"之庭训。并以元·王好古"盖医之为道，所以续斯人之命，而与天地生生之德不可一朝泯也"；明·龚信"至重唯人命，最难却是医"等语劝学。从而造就了几代人的"至重唯人命，最难却是医"之立品；"学所以为道，文所以为理"之学风。诚如柳少逸先生在其著《小儿推拿讲稿——广意派传承录·跋》中所云："以'九折肱'之力，百倍其功，遂有了余一生形似'苦行僧'之从医苦旅。"其学研《内经》，而有《经络腧穴原始》《五运六气三十二讲》《〈内经〉中的古中医学——中国象数医学概论》付梓；传承医经学派之术，而有《〈黄帝内经〉针法针方讲记》《〈扁鹊心书〉灸法讲解》《小儿推拿讲稿——广意派传承录》；学研《伤寒论》《金匮要略》，而有《伤寒方证便览》《金匮方证便览》《柴胡汤类方及其应用》《少阳之宗》；其总结临床之验，而有《人癌之战与三十六计》《柳少逸医论医话选》《柳少逸医案选》《脑瘫中医治疗康复技术讲稿》；总结传承其父其师的医疗经验，而有《柳吉忱诊籍纂论》《牟永昌诊籍纂论》；还曾主编了《中医非药物疗法荟萃》《中医外治法荟萃》《中医康复疗法荟萃》《中国象数医学研究荟萃》。而近期《医经学派推拿术讲稿》的结集，彰显的仍是"理必《内经》"的学术体系及传承轨迹。

明·宋濂语云："古之医师，必通三世之书。所谓三世者，一曰《针灸》，二曰《神农本草经》，三曰《素女脉诀》。《脉诀》所以察证，《本草》所以辨药，《针灸》所以祛疾，非是三者不可以言医。"《针灸》又名《针经》，即《黄帝内经·灵枢》；《素女脉诀》即《黄帝内经·素问》。故"世医"又称"三世之医"，即通晓"三世之书"的医师。吉忱公课徒，先从中医典籍起，强调必须打下一个坚实的理论基础方可言医。吉忱公6岁入本族私塾，习四书五经及诸子之学，民国又入高级小学、中学，尚通晓英语，其间曾受业于晚清贡生儒医李兰逊先生，尽得其传，其后又毕业于天津"于稼谦国医班"、上海"恽铁樵国医班"，后又学习西医理论。曾先后任栖东县立医院、栖霞县立医院院长。其于1954年起，受莱阳地区专员公署的委任，负责半岛地区的中医培训工作，曾主办了7期中医进修班，并自编讲义，亲自讲授《黄帝内经》《伤寒论》《金匮要略》《温病学》《神农本草经》和《中国医学史》，尚有西医学的《生理解剖学》和《诊断学》。柳吉忱先生是一位精通中医理论，具有丰富临床经验的医师和教师，又是一位学贯中西的学者。所以当柳少逸先生师承其父时，吉忱公戏称柳少逸为"第八期学员"。习医之初，即以清·程芝田《医法心传·读书先要根》语训之："书宜多读，谓博览群书，可以增长识见也。第要有根底，根底者何？即《灵枢》《素问》《神农本草经》《难经》《金匮》、仲景《伤寒论》是也。"在熟读中医典籍后，又指点其选读后世医家之著，并以清·刘奎"无岐黄而根底不植，无仲景而法方不立，无诸名家而千病万端药证不备"语戒之。由此可见，柳氏医学流派的学术渊源，及"理必《内经》"的有序传承轨迹。吉忱公认为："若失去这个核心内容，势必矮化了中医的学术水平，使中医学成为无根之树、无源之水，势必造成中医事业乏人、乏术的严重局面。"

本文从按摩术渊源说起，继而阐述了医经学派的知识结构，并通过柳氏父子的医学著作及其学术成就，可窥见其被业界称为"柳氏医学流派"之学术渊薮及传承轨迹。当细读柳少逸先生这本《医经学派推拿术讲稿》时，就会见到一条柳氏"世医"的传承轨迹及"柳氏医学流派"的有序传承脉络。

蔡锡英

2019 年 1 月 2 日于梨城莱阳

目　录

第一章　基础知识 ……………………………………… 001

第一节　推拿治病的原理 ……………………………… 001

一、阴阳五行学说与推拿疗法的关系 ………………… 001

二、脏腑经络学说与推拿疗法的关系 ………………… 002

第二节　推拿治病的法则 ……………………………… 002

一、治病求本 …………………………………………… 002

二、调理阴阳 …………………………………………… 003

三、补虚泻实 …………………………………………… 003

四、标本缓急 …………………………………………… 003

五、审察病机 …………………………………………… 004

六、因时、因地、因人制宜 …………………………… 004

第三节　推拿施术的注意事项 ………………………… 005

一、对施术者形体的要求 ……………………………… 005

二、推拿方法的宜忌 …………………………………… 006

第四节　推拿施术的步骤 ……………………………… 006

一、头面部推拿步骤（仰卧位或坐位） ……………… 006

二、颈、背、四肢部推拿步骤 ………………………… 006

第二章　推拿手法 ……………………………………… 009

第一节　挤压类手法 …………………………………… 010

一、按法 ………………………………………………… 010

二、拿法 ………………………………………………… 011

三、点法 ………………………………………………… 013

四、捏法 ………………………………………………… 014

五、掐法 ………………………………………………… 015

六、捻法 ………………………………………………… 016

七、拧法 …………………………………… 016

八、抻法 …………………………………… 017

第二节　摩擦类手法 ……………………… 017

一、摩法 …………………………………… 017

二、推法 …………………………………… 019

三、擦法 …………………………………… 022

四、搓法 …………………………………… 023

五、抹法 …………………………………… 023

第三节　摆动类手法 ……………………… 024

一、㨰法 …………………………………… 024

二、揉法 …………………………………… 025

三、运法 …………………………………… 026

第四节　振动类手法 ……………………… 026

一、抖法 …………………………………… 026

二、振法 …………………………………… 028

第五节　叩击类手法 ……………………… 029

一、拍法 …………………………………… 029

二、击法 …………………………………… 030

三、捶法 …………………………………… 032

四、弹法 …………………………………… 032

五、叩法 …………………………………… 033

第六节　运动关节类手法 ………………… 034

一、摇法 …………………………………… 034

二、背法 …………………………………… 038

三、拔伸法 ………………………………… 039

四、扳法 …………………………………… 040

第七节　指针法（掐揉按法） …………… 041

一、指针的特点 …………………………… 042

二、指针练习法 …………………………… 042

三、指针的补与泻 ………………………… 043

四、指针的常用穴位与部位 ……………… 044

五、注意事项 ……………………………… 044

第三章 按摩处方 046

  第一节 从脏腑经络论摩方 046

    一、十二经脉方 046

    二、奇经八脉方 074

    三、十五络脉方 077

    四、十二经筋方 080

  第二节 从临床证候论摩方 086

    一、风病方 086

    二、热病方 087

    三、寒热病方 093

    四、疟病方 094

    五、咳证方 097

    六、喘证方 102

    七、泄泻方 103

    八、胆瘅方 104

    九、霍乱方 104

    十、胀证方 105

    十一、水肿方 106

    十二、癃闭方 111

    十三、头痛方 112

    十四、胸痹方 114

    十五、胁痛方 117

    十六、腹痛方 118

    十七、腰痛方 119

    十八、四肢病方 124

    十九、痹证方 126

    二十、痿证方 134

    二十一、体惰方 138

    二十二、偏枯方 138

    二十三、癫狂方 139

    二十四、痫证方 142

    二十五、厥证方 144

二十六、转筋方 ……………………………………… 147

二十七、奇邪为病方 …………………………………… 147

二十八、五乱为病方 …………………………………… 153

二十九、五节为病方 …………………………………… 155

三十、五邪为病方 ……………………………………… 158

三十一、卫气失常方 …………………………………… 159

三十二、衄血方 ………………………………………… 160

三十三、下血方 ………………………………………… 161

三十四、疝气方 ………………………………………… 161

三十五、五官病方 ……………………………………… 163

三十六、痉证方 ………………………………………… 166

第四章 辨证论治 ……………………………………… 167

第一节 内科疾病 …………………………………… 167

一、感冒 ………………………………………………… 167

二、咳嗽 ………………………………………………… 174

三、哮喘 ………………………………………………… 180

四、肺痿 ………………………………………………… 182

五、汗证 ………………………………………………… 184

六、血证 ………………………………………………… 187

七、头痛 ………………………………………………… 207

八、眩晕 ………………………………………………… 215

九、中风 ………………………………………………… 219

十、痹证 ………………………………………………… 230

十一、痿证 ……………………………………………… 239

十二、胸痹 ……………………………………………… 248

十三、腰痛 ……………………………………………… 254

十四、膝痛 ……………………………………………… 259

十五、胁痛 ……………………………………………… 261

十六、胃痛 ……………………………………………… 265

十七、腹痛 ……………………………………………… 268

十八、痉证 ……………………………………………… 271

十九、臌胀 ……………………………………………… 277

二十、呕吐 ……………………………………… 283

二十一、泄泻 …………………………………… 286

二十二、便秘 …………………………………… 294

二十三、水肿 …………………………………… 300

二十四、淋证 …………………………………… 304

二十五、癃闭 …………………………………… 310

二十六、消渴 …………………………………… 313

二十七、遗精 …………………………………… 316

二十八、阳痿 …………………………………… 319

二十九、心悸 …………………………………… 321

三十、不寐 ……………………………………… 324

三十一、郁证 …………………………………… 327

三十二、癫狂 …………………………………… 331

三十三、痫证 …………………………………… 334

三十四、瘿证 …………………………………… 338

三十五、虚劳 …………………………………… 342

第二节　妇科疾病 ……………………………… 346

一、月经先期 …………………………………… 346

二、月经后期 …………………………………… 348

三、月经先后无定期 …………………………… 350

四、月经过多 …………………………………… 351

五、月经过少 …………………………………… 353

六、经期延长 …………………………………… 355

七、痛经 ………………………………………… 356

八、闭经 ………………………………………… 359

九、崩漏 ………………………………………… 360

十、经行乳房胀痛 ……………………………… 364

十一、绝经前后诸证 …………………………… 365

十二、阴挺 ……………………………………… 367

十三、带下病 …………………………………… 369

第三节　外科疾病 ……………………………… 372

一、脱肛 ………………………………………… 372

二、风瘙痒 ……………………………………………… 373

三、风癣 ………………………………………………… 375

四、瘾疹 ………………………………………………… 376

第四节　耳鼻喉科疾病 ………………………………… 377

一、耳鸣、耳聋 ………………………………………… 377

二、伤风鼻塞 …………………………………………… 379

三、鼻衄 ………………………………………………… 381

四、鼻渊 ………………………………………………… 382

五、乳蛾 ………………………………………………… 385

六、喉痹 ………………………………………………… 387

七、喉瘖 ………………………………………………… 389

八、梅核气 ……………………………………………… 392

第五节　口腔科疾病 …………………………………… 393

一、牙痛 ………………………………………………… 393

二、牙蛟痈 ……………………………………………… 394

三、牙宣 ………………………………………………… 394

四、悬旗风 ……………………………………………… 396

五、口疮 ………………………………………………… 396

六、牙痛 ………………………………………………… 398

第六节　眼科疾病 ……………………………………… 400

一、针眼 ………………………………………………… 400

二、上胞下垂 …………………………………………… 402

三、胞轮振跳 …………………………………………… 405

四、近视远视 …………………………………………… 407

跋 ………………………………………………………… 410

索引 ……………………………………………………… 413

第一章 基础知识

第一节 推拿治病的原理

中医推拿疗法是依据阴阳五行、脏腑经络、营卫气血、病因病机等理论为指导，以中医辨证论治为原则进行诊治的方法。故而探讨推拿治病的原理，必须将其放入整个中医理论体系中去探讨。

一、阴阳五行学说与推拿疗法的关系

阴阳五行学说是中医理论的基础，有效地指导着推拿疗法的临床实践。如《素问·阴阳应象大论》云："其在皮者，汗而发之；其剽悍者，按而收之；其实者，散而泻之。审其阴阳，以别柔刚，阳病治阴，阴病治阳，定其血气，各守其乡；血实宜决之，气虚宜制之。"故《素问·至真要大论》有"谨察阴阳所在而调之，以平为期"之论。他如《素问·六元正纪大论》云："郁之甚者，治之奈何？岐伯曰：木郁达之，火郁发之，土郁夺之，金郁泄之，水郁折之。然调其气，过者折之，以其畏也，所谓泻之。"此段经文表述了五气抑郁过甚者的中医治疗法则。由此可知，五行学说同阴阳学说一样，是中医治病的基础理论。还如五行配属五输穴，以足少阴肾经为例，《灵枢·本输》云"肾出于涌泉""为井木"；对手太阳小肠经则云"出于少泽""为井金"。这些表述了五脏是以井木、荥火、输土、经金、合水配属五行；六腑是以井金、荥水、输木、经火、合土配属五行的。于是在《难经》中就有依据五输穴的性能与五行配合，并结合脏腑的属性，提出了"虚者补其母，实者泻其子"的治疗法则。如肺在五行属金，肺经实证，可按摩肺经五输穴属"水"的合穴尺泽。因"金"生"水"，"水"为"金"之"子"，所以取尺泽就是"实则泻其子"的治疗方法。若为肺经虚

证，可取肺经五输穴属"土"的输穴太渊，因"土"生"金"，"土"为"金"之母，故按摩太渊，即所谓"虚则补其母"的治疗方法。

二、脏腑经络学说与推拿疗法的关系

盖因经络是内连脏腑、外络肢节、沟通内外、贯穿上下、运行气血的径路。《灵枢·经别》云："十二经脉者，此五脏六腑之所以应天地。夫十二经脉者，人之所以生，病之所以成，人之所以治，病之所以起。学之所始，工之所止也。"故对经穴、经筋或皮部施以推拿术，可以达到和脏腑、通经络、行气血、营阴阳、濡筋骨、利关节的作用。诚如《灵枢·本脏》所云："人之血气精神者，所以奉生而周于性命者也；经脉者，所以行血气而营阴阳，濡筋骨，利关节者也；卫气者，所以温分肉，充皮肤，肥腠理，司开阖者也；志意者，所以御精神，收魂魄，适寒温，和喜怒者也。是故血和则经脉流行，营复阴阳，筋骨劲强，关节清利矣；卫气和则分肉解利，皮肤调柔，腠理致密矣；志意和则精神专直，魂魄不散，悔怒不起，五脏不受邪矣；寒温和则六腑化谷，风痹不作，经脉通利，肢节得安矣。此人之常平也。五脏者，所以藏精神、血气、魂魄者也。六腑者，所以化水谷而行津液者也。此人之所以具受于天也。"此段经文表述了经络与脏腑的功能正常，可保"人之常平也"。此即推拿术通过脏腑经络系统以调节人体功能，而达到祛除疾病的道理。

现代研究表明，按摩是通过运用一定手法，作用于皮肤、神经、血管、淋巴、肌肉、肌腱、关节等处，刺激神经，促进血液、淋巴循环和组织间代谢功能，来维持人体功能正常运行的一种治疗方法。

第二节 推拿治病的法则

推拿疗法是中医治疗疾病的方法之一，故同其他中医疗法一样，具有共同的规律，是在中医整体观念和辨证论治理论指导下实施的。

一、治病求本

《素问·阴阳应象大论》云："阴阳者，天地之道也，万物之纲纪，变化之父母，生杀之本始，神明之府也，治病之本也。"意谓阴阳是宇宙间的一般规律，是万物的纲纪、变化的起源、生长壮老已的根本，所以治病必须根据阴阳的变化规律来进行诊治，即要根据阴阳的正常和异常的变化来作为临床辨证的依据。由此可见，阴阳是八纲辨证之总纲，故云"治病之本也"。

《素问·至真要大论》引《大要》语云："谨守病机，各司其属，有者求之，无者求之，盛者责之，虚者责之。"此乃《内经》在陈述病机十九条后，引用古医籍《大要》的一段话，用以告诉人们临证时要谨慎地掌握病机，分别观察其所属关系，亦即辨证求因之谓也。

二、调理阴阳

《素问·阴阳应象大论》云："审其阴阳，以别刚柔，阳病治阴，阴病治阳。"《素问·至真要大论》云："谨察阴阳所在而调之，以平为期。正者正治，反者反治。"意谓临证必须审查阴阳病变之所在，加以调整，方可达到平秘阴阳的目的。同时，辨别疾病的阴阳属性，也是医生诊断疾病的重要法则。如《素问·阴阳应象大论》有"善诊者，察色按脉，先别阴阳"的记载。针法、灸法、按摩诸法的运用，也是在阴阳学说的指导下进行的。大凡阴阳的偏盛偏衰，影响了正常的阴阳消长规律，就会发病。鉴于阴阳的相互依存关系，故将调整阴阳作为临床治疗的最基本原则。对此《素问·阴阳应象大论》尚有"善用针者，从阴引阳，从阳引阴"之论。此即中医学中的太极辨证思维，即"审其阴阳，以别刚柔"；"脉有阴阳，知阳者知阴，知阴者知阳"之谓。对此，宋·朱肱有"阳根于阴，阴本于阳，无阴则阳无以生，无阳则阴无以长"之言；明·张景岳有"善补阳者，必于阴中求阳，则阳得阴助而生化无穷；善补阴者，必于阳中求阴，则阴得阳升而泉源不竭"之论。

三、补虚泻实

《素问·三部九候论》云："必先度其形之肥瘦，以调其气之虚实，实则泻之，虚则补之。必先去其血脉而后调之，无问其病，以平为期。"意谓在诊治疾病之前，必先度量患者之身形肥瘦，了解其气的虚实，实证用泻法，虚证要用补法。但必先祛除血脉中的凝滞，然后调补气血的不足，不论治疗何种疾病，都要达到气血平秘的准则。《灵枢·根结》云："形气不足，病气有余，是邪胜也，急泻之。形气有余，病气不足，急补之。""故曰：有余者泻之，不足者补之，此之谓也。"此即扶正祛邪之法。他如十二经脉，均有虚实之候，举凡"肺手太阴之脉"有"是动则病"和"主肺所生病"之候。其治有"为此诸病，盛则泻之，虚则补之，热则疾之，寒则留之，陷下则灸之，不盛不虚，以经取之"之治法，即对经穴，或针之，或灸之，或按摩之，以行补虚泻实之治疗法则。

四、标本缓急

《素问·标本病传论》云："夫阴阳、逆从、标本之为道也，小而大，言一而知百

第一章 ✦ 基础知识

003

病之害，少而多，浅而博，可以言一而知百也。知浅知深，察近而知远，言标与本，易而勿及。治反为逆，治得为从。"意谓明白阴阳、标本、逆从的道理，就可执简驭繁、推知深微，而把握治疗的主动权。故曰："知标与本，用之不殆。"该篇又云："黄帝问曰：病有标本，刺有逆从奈何？岐伯对曰：凡刺之方，必别阴阳，前后相应，逆从得施，标本相移，故曰有其在标求之于标，有其在本而求之于本，有其在本而求之标，有其在标而求之本。""知标本者，万举万当，不知标本，是谓妄行。"此段经文表述了疾病有标本的分别，而治疗有逆从的不同。所以懂得了逆治和从治的原则，知道了标本之间的轻重缓急，或用针灸术，或用按摩推拿法，治疗时就能"万举万当"；如果不知标本，就是盲目行事了。

五、审察病机

《素问·至真要大论》云："寒者热之，热者寒之，温者清之，清者温之，散者收之，抑者散之，燥者润之，急者缓之，坚者软之，脆者坚之，衰者补之，强者泻之。各安其气，必清必静，则病气衰去，归其所宗，此治之大体也。"此段经文表述了治病的基本法则，或谓治病的基本方法，是把握疾病的病机，针对疾病性质而确立的治疗方法。此法适用于药物、针灸疗法，同样也适用于按摩推拿疗法。该篇尚有类似的记载："寒者热之，热者寒之，微者逆之，甚者从之，坚者削之，客者除之，劳者温之，结者散之，留者攻之，燥者濡之，急者缓之，散者收之，损者温之，逸者行之，惊者平之，上者下之，摩之浴之，薄之劫之，开之发之，适事为故。"综上所述，"归其所宗""适事为故"。此即岐伯所言"审察病机，无失气宜"，以及《大要》之论"谨守病机，各司其属""令其调达，以致和平，此之谓也"。

六、因时、因地、因人制宜

因时、因地、因人制宜，是指治疗疾病时，要根据季节、地区及人的不同体质和年龄，而制定相应的治法，即将各个方面的因素都考虑进去，然后确定相应的治疗方法。

1. 因时制宜

《灵枢·根结》云："天地相感，寒暖相移，阴阳之道，孰少孰多？阴道偶，阳道奇，发于春夏，阴气少，阳气多，阴阳不调，何补何泻？发于秋冬，阳气少，阴气多，阴气盛而阳气衰，故茎叶枯槁，湿雨下归，阴阳相移，何泻何补？"此段经文表述了人之阴阳应天之六气，合于四时，而其开阖有相应的变化。故《素问·五常政大论》有"必先岁气，无伐人和"之记。《灵枢·顺气一日分为四时》有"顺天之时，而病可与期。顺者为工，逆者为粗"之论。而《素问·阴阳应象大论》则有"故治不法天之纪，不用地之理，则灾害致也"之诫。此即中医学天人合一的整体治疗思想。

2. 因地制宜

地有东、西、南、北、中之域，故气温亦有寒、热、温、凉的不同，居住在不同地方的人，由于受自然环境及生活条件的影响，亦形成生理上、体质上的不同特点，因而产生疾病各异，故而有了不同的治疗方法。如《素问·五常政大论》有"其病也，治之奈何"之问，而岐伯有"西北之气散而寒之，东南之气收而温之，所谓同病也"之对。他如《素问·异法方异论》云："黄帝问曰：医之治病也，一病而治各不同，皆愈何也？岐伯对曰：地势使然也。故东方之域……其病皆为痈疡，其治宜砭石。故砭石者，亦从东方来。西方者……其病生于内，其治宜毒药。故毒药者，亦从西方来。北方者……脏寒生满病，其治宜灸焫。故灸焫者，亦从北方来。南方者……其病挛痹，其治宜微针。故九针者，亦从南方来。中央者……故其病多痿厥寒热，其治宜导引按跷。故导引按跷亦中央出也……故治所以异而病皆愈者，得病之情，知治之大体也。"

3. 因人制宜

人之形体有常人，"其形不大不小，各自称其身"，《内经》称为"众人"。尚有"三形者"，即"膏人""肉人""脂人"三种形体。对此，《灵枢·卫气失常》中黄帝有"治之奈何"之问。伯高对曰："必先别其三形，血之多少，气之清浊，而后调之，治无失常经。是故膏人者，纵腹垂腴；肉人者，上下容大；脂人者，虽脂不能大者。"

病有形志、苦乐的不同，即七情与劳倦的影响，而临床治疗也因之而异。如《灵枢·九针论》云："形乐志苦，病生于脉，治之以灸刺。形苦志乐，病生于筋，治之以熨引。形乐志乐，病生于肉，治之以针石。形苦志苦，病生于咽嗌，治之以甘药。形数惊恐，筋脉不通，病生于不仁，治之以按摩醪药。是谓五形志也。"对于五种形志之病，在《素问·血气形志》中有类似的记载，强调在临床诊治时，要注意运用整体观念和辨证论治的基本原则。

第三节　推拿施术的注意事项

一、对施术者形体的要求

施术者要全身放松、摒弃杂念、均匀呼吸，然后体正，成站立位，两脚等肩宽，膝微屈，松肩，虚腋，含胸，拔背。施术时，由涌泉提气至手劳宫，发于手，呈刚柔相济之蓄力状态。

二、推拿方法的宜忌

推拿同针灸等其他非药物疗法一样，有着广泛的应用范围。除某些急性传染病外，只要手法运用得当，即可用于临床各科疾病的治疗，对于一些急性疾病，也有良好的疗效，尤其适用于慢性虚损类及功能失调性疾病。具体的适应证，可参阅临床应用部分的内容。

第四节 推拿施术的步骤

施行推拿术前，对疾病要有明确的诊断，并根据病因病机确立治疗法则，然后立方施术。按照由点到线、由线到面的顺序施术。大凡点的施术多取经穴、经外奇穴及天应穴；线的施术多位于经脉或经筋循行线上；面的施术多为十二皮部。大凡按脏腑经络辨证取穴施法，因各经的五输穴均有启动、激发该经血气运行之功，故先行施术，而各经之募俞穴及循行于肢干部的穴位，具有承接、转输、补充能量之功，故施行于后。举凡头面、颈、肩、腰、背，以及四肢部功能障碍性疾病的全身推拿法，可按如下步骤施术。

一、头面部推拿步骤（仰卧位或坐位）

1. 自神堂至神庭，运用一指禅法自印堂推向神庭，往返做 3 ~ 4 次。

2. 自攒竹，经阳白、太阳，至头维，往返做 2 ~ 3 次，左右同。

3. 自睛明，沿上眼眶由内向外，循眼区八廓揉运，返回睛明，做 2 ~ 3 次。

4. 自睛明，经迎香、地仓、颊车、人中，至承浆，行一指禅法。

5. 推百会，用一指禅或指峰，推 1 ~ 2 分钟。

6. 头部按摩路径。其一，采用一指禅法或拇指偏峰法，自督脉神庭，经上星、囟会、前顶、百会、后顶、强间、脑户，至风府，做 3 ~ 4 次；其二，自膀胱经曲差，经五处、承光、通天、络却、玉枕，至天柱，方法同上；其三，自胆经头临泣，经目窗、正营、承灵、脑空，至风池，方法同上。

二、颈、背、四肢部推拿步骤

1. 俯卧位

（1）诊法：询问主症，察看颈、背、脊柱及患处外形，并用五指按压脊柱、肩颈部的腧穴及患处，找出压痛点、条索或结节等，或辨证取穴。

（2）推摩法：此法作为基本手法，用于推拿开始时和每种手法开始前的准备，以疏通受治部位孙络、浮络的气血运行，舒缓每一种新的治疗手法给患者带来的不适和疼痛。

（3）擦法：从颈部向下，若颈背部推拿则滚至腰骶部或臀部；若其他部位推拿，则擦至小腿下部。施术路线：沿脊柱从颈部直下至骶部（督脉循行部位），操作手法宜轻，以免损伤棘上韧带和棘间韧带；再沿颈部膀胱经向下，重点滚压背俞穴，操作手法宜重；然后从第7颈椎开始，过肩胛骨至腋后线起始部，沿腋后线向下接胆经，操作手法适中；最后从肩井穴上方开始，沿肩部及上肢后外侧擦压至腕部。以上手法均重复做2~3次。

（4）按揉法：依照擦法路线、次序及力度依次用掌按揉，重复做2~3次。

（5）捶叩法：依照擦法路线、次序及力度依次捶叩，颈部宜轻，重复做2~3次。

（6）指叩法：从第7颈椎开始，依照擦法路线、次序及力度依次指叩，重复做2~3次。

（7）揉法：依照擦法路线、次序及力度依次揉运，腧穴重点按揉，压痛点、条索和结节等部位，视患者耐受程度而定。在按揉时间上，采取初短渐长的原则，至少揉运1分钟。经络循行路线及腧穴部位用指揉法；经筋、压痛点、条索和结节部位，或疼痛甚者多用掌揉法，力度宜初轻渐重。

（8）拿法：此法适用于肌肉和皮下脂肪丰厚之处，如脊背部、四肢部。脊背部拿法分横拿法和竖拿法两种。依照擦法路线、次序依次提拿，力度依患者耐受程度而定，重复做2~3次。四肢部拿法为竖拿法。下肢部分别从肢体的后、内、外，自上而下抓提拿捏，重复做2~3次。双下肢做完拿法后，双手分别对拿左右昆仑、太溪，揉运约20次，并提拿3次，然后用食、中指夹住足趾两侧，实施捏揉拔伸，作为下肢推拿的结束手法。上肢部拿法则以前后、内外的对拿法为主，重复做2~3次。双上肢做完拿法后，双手分别对拿左右合谷、后溪，揉运约20次，并提拿3次，然后用食、中指夹住手指两侧，实施捏揉、拔伸，作为上肢推拿的结束手法。

（9）扳法：先扳肩，后扳髋，再斜扳，每个部位持续约10秒。力度和幅度应由小到大、由轻到重，视患者的耐受程度而定。

（10）搓法：颈部采用十字搓法，即以第7颈椎为中心，竖搓时下至第3~4胸椎，横搓时过肩井穴。胸椎部采用交叉搓法，连做3遍，且在终点处以掌根用力按揉。腰部行米字搓法，即以第4~5腰椎为中心，进行搓擦，每个部位搓擦20次左右。操作完成后施术者合掌，双手劳宫穴相对，搓擦5~6次，至掌心发热，然后将双手掌心对准患者的肾俞穴，手掌不动，肩肘发力，揉运10余次，反复操作3次，作为腰背部推拿的结束手法。

（11）掌叩法：用掌叩法叩击推拿部位 2~3 次，作为所有部位推拿的结束手法。

2. 坐位

（1）摇法：按本法的操作幅度可分为大、中、小三类，每类按顺时针和逆时针分别做 3 次。先从小幅度开始，根据病情和患者的耐受程度，决定操作幅度大小。

（2）揉拿法：先拿风池穴 1~3 次，再揉拿肩井穴约 20 次。

（3）掌叩法：叩击肩臂部，作为坐位推拿手法的结束手法。

此外，在施术过程中要根据脏腑经络理论辨证取穴，对所取穴位施行指针或一指禅手法。若有坐骨神经痛者，可配用击法点击环跳穴。胖人用掌根击法，瘦人用指击法，根据病情可连击 1~3 次，力度视患者的耐受程度而定。

第二章　推拿手法

　　术者运用手或肢体的某一部位，采用特定的技巧动作于患者身体上，以达到祛病强身目的的方法，称为按摩推拿手法。

　　古代按摩术，起于按、摩两法。如《素问·病能》有"摩之切之"之记。"摩之"即摩法，"切之"即按法。《素问·至真要大论》有"摩之浴之"之说。说明按法、摩法是古代按摩术的主要方法，并在此二法的基础上衍生出众多的手法。如《小儿推拿秘诀》谓揉法"是以摩法生出者"。他如《石室秘录》云："按、揉、推、运、搓、摇等法，均从摩法出也。"此即家父吉忱公将按摩法称为"摩法"，按摩处方称为"摩方"之由也。家父根据脏腑经络理论及经穴的功效组成"摩方"，阐明手法的作用机理，建立"摩法"，形成其"医经学派推拿术"的学术特点。

　　"方从法立，以法统方"是对二者辩证关系的高度概括。既不能有法无方，也不可有方无法。诚如《医宗金鉴·凡例》所云："方者一定之法，法者不定之方也。古人之方，即古人之法寓焉。立一方必有一方之精意存于其中。不求其精意而徒执其方，是执方而昧法也。"此论之法，非指狭义之推拿手法也，乃广义之法，即治疗疾病之方法。此即吉忱公探讨按摩手法作用机理，组建"摩方"，阐明"摩法"之匠心独具之谓也。按摩推拿术之于临床，其核心是"法"的应用。详而论之，清·骆如龙尝云："然法虽有定，变通在人。标本先后、轻重多寡之间，用乎法而不泥乎法，神乎法而不离乎法，神而明之，存乎一心，所当兢兢致意者尔。"此可谓经验之谈。概而论之，清·熊应雄有"贵临机之通变，毋执一之成模"之论。"成模"者，规律也，即无规矩不成方圆也；"变通"者，运巧也，即不能运巧则无所谓规矩也。由此可知，中医临证无一不是常规，临证实践处处有机巧，即神行于规矩之中，运巧而不出规矩之外。所以说在按摩推拿学中，具体的法是推拿手法；广义的法是治疗法则和治疗方法（摩方）。故而本讲的法是单指按摩推拿手法，而广义的法则在其后的章节中阐述。

推拿常用的手法，古今的介绍大同小异，为了便于掌握，本书采用"全国中医药行业高等教育规划教材"《推拿学》的分类方法。

第一节　挤压类手法

用指、掌或肢体其他部位按压体表的一类手法，称挤压类手法。

一、按法

按法，是用指或掌根在人身体一定的穴位或部位上，逐渐向下用力按压的手法。《厘正按摩要术》云："按而留之者，以按而不动也。按字从手从安，以手探穴而安于上也。""以言手法，则以右手大拇指面直按之，或用大指背屈而按之，或用两指对过合按之。其于胸腹则又以掌心按之，宜轻宜重，以当相机行之。"此可谓经验之谈。

按法是古代按摩术中的主要手法。如《素问·举痛论》云："寒气客于背俞之脉则脉泣，脉泣则血虚，血虚则痛，其俞注入心，故相引而痛。按之则热气至，热气至则痛止矣。"意谓心俞乃心经血气灌注之处，若血虚心脉痹阻则背与心相引为痛。对心俞施以按法，则阳气通，血脉行而胸痹心痛止。

大凡按法，有单手按法，也有双手相对按法。作用力必须由轻而重，逐渐发力，使患者有一定的压迫感，以不痛为度。施术时，可以持续按压一个部位或穴位，亦可间断或按一定频率按压。在手法结束时，不可突然放松，而应当慢慢减轻压力。在施行按法时，可与其他的手法结合应用，如结合揉法或摩法，则形成"按揉"或"按摩"的复合手法。按法通常分为指按法和掌按法两种。

1. 指按法

指按法（图 2 - 1）是用拇指指腹按压在经穴处，以发挥疏通经络、激发血气流行、调整脏腑功能的作用。按于天应穴处，则为《灵枢·经筋》"以痛为腧"之法也，重在开通闭塞、活血止痛。如按揉五脏之俞，则有促进五脏功能之效；双手拇指对按双侧风池穴，有疏散风寒、清利头目之功。

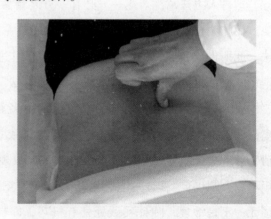

图 2 - 1　指按法

2. 掌按法

掌按法是指用掌心或掌根按压患处的手法，又分单掌按法（图 2 - 2）和双掌重叠按法（图 2 - 3）。如用掌根按揉经筋部，有放松肌肉肌腱、和血通脉、松筋缓节、通络止痛之效。

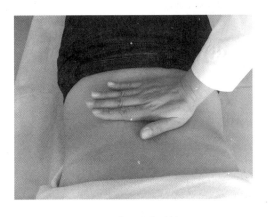

图 2 - 2　单掌按法

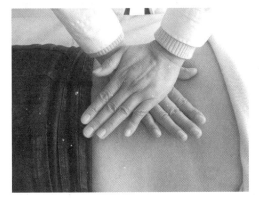

图 2 - 3　双掌重叠按法

二、拿法

拿法，是用手指在人体的一定穴位或部位提拿的一种施术手法。提拿动作要迅速；拿的强度要达到酸胀的程度，拿后患者有轻松感。根据拿的部位和手法的不同，可分为对指拿法、三指拿法、五指拿法、辗转拿法和抖动拿法五种。

1. 对指拿法

对指拿法（图 2 - 4）是用大拇指和食指对拿某穴或某部位的施术手法。如拿风池穴，即用拇指、食指扣住双侧风池穴，对拿之，以达疏风通络、清利头目之功。还如双指扣住昆仑、太溪穴，对拿之，有和营卫、运气血、通经脉、和脏腑之功。

2. 三指拿法

三指拿法（图 2 - 5）是用大拇指与食、中指提拿的施术方法，适用于面积较小的部位。如拿肩井、委中、曲池等穴。具有舒筋通络、解痉止痛之功。

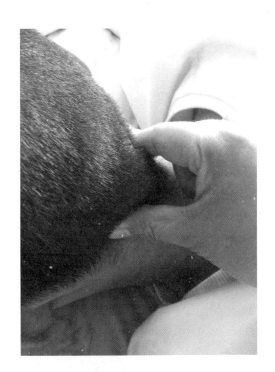

图 2 - 4　对指拿法

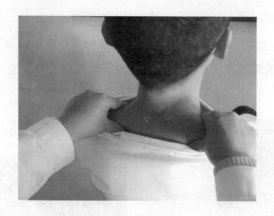

图 2 – 5　三指拿法

3. 五指拿法

五指拿法（图 2 – 6）是用五指提拿的施术手法，适用于面积较大的肌肉部。如拿头项部时，中指沿督脉，食指、无名指沿双侧膀胱经，拇指和小指沿双侧胆经，自前额部循经拿至风池穴。本法亦适用于腹部，中指沿任脉，其余四指沿双侧肾经、胃经循行路线，自胃脘部拿至曲骨穴。具有通达经脉、调和脏腑之功。

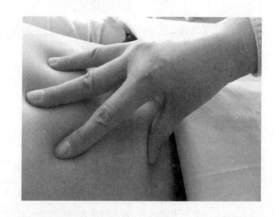

图 2 – 6　五指拿法

4. 辗转拿法

辗转拿法（图 2 – 7）是用手指拿住肌肉后，沿着与肢体纵轴相垂直的方向辗转，适用于四肢的经筋部。具有舒筋通络、缓急止痛之功。

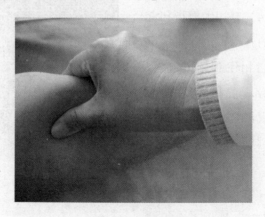

图 2 – 7　辗转拿法

5. 抖动拿法

抖动拿法（图2-8）是用手指拿住肌肉后，做轻微的抖动，然后逐渐放松拿住肌肉的手指，适用于胸腹部及项背部。具有解痉制挛、缓急止痛之功。

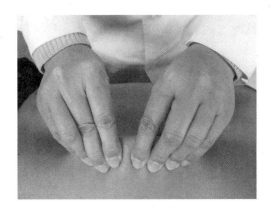

图2-8 抖动拿法

三、点法

有直指点法和屈指点法两种。

1. 直指点法

直指点法（图2-9）是指术者用拇指指峰或中指指峰点击患者某一穴位或部位的施术手法。

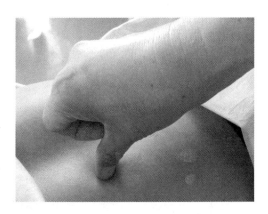

图2-9 直指点法

2. 屈指点法

屈指点法（图2-10）是指术者屈拇指、食指或中指中节，点击患者某一穴位或部位。本法不同于按法，其作用于一点，力量深沉，多用于解痉止痛，是按摩推拿术中最为强烈的攻泻手法。具有疏散风寒、畅通脉络之功。本法适用于身体各部，但近体内脏器处慎用；小儿肌肤娇嫩，亦当慎用。

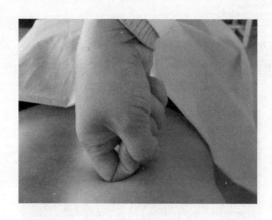

图 2 – 10 屈指点法

四、捏法

捏法，是指用手指捏住肢体肌肉、韧带，相对用力挤压的一种手法。具有舒筋通络、行气活血、缓急止痛之功。本法分为二指捏法、三指捏法、五指捏法三种。

1. 二指捏法

二指捏法（图 2 – 11）是指术者食指屈曲，用食指中节桡侧顶住皮肤，拇指前按，两指同时用力捏住，提拿皮肤，然后双手交替捻动向前。操作时捏起皮肤的多少及提拿用力大小要适当，且不可拧转。捏得太紧，不易前行；捏的太松，不易提起皮肤。捻动前行时，需沿直线前行，不得歪斜。

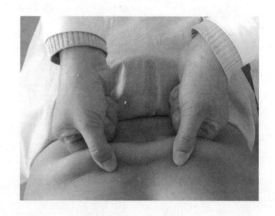

图 2 – 11 二指捏法

2. 三指捏法

三指捏法（图 2 – 12）是指术者用拇指与食、中指夹住肢体，相对用力挤压的一种施术手法。施术要点同二指捏法。

3. 五指捏法

五指捏法（图 2 – 13）是指术者拇指与其余四指夹住肢体，相对用力挤压的一种施术手法。施术要点同二指捏法。

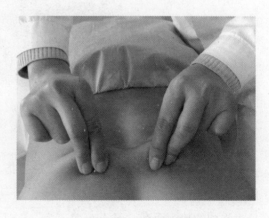

图 2 – 12 三指捏法

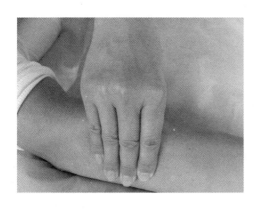
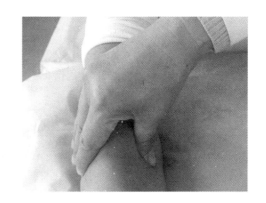

图2-13　五指捏法

五、掐法

用手指或指甲在身体某部位或穴位处深深掐压的一种施术方法。本法分为甲掐法和指掐法两类。

1. 甲掐法

甲掐法（图2-14）又称指切法。《说文解字》云："掐，爪刺也。"《玉篇》云："爪按曰掐。"《小儿推拿秘诀》云："掐由甲入也。"《幼科推拿秘书》云："掐者，用大指甲掐之。"由此可见，指切法即用指甲重刺穴位的方法。掐人中，具开窍醒神之功；掐十宣，尚有清热凉血、利咽消肿之功。广义的指切法，是用拇指指端，轻巧而密集地切按皮肤。本法多在经脉或经筋循行路线上施行，自远心端掐至近心端。具有通经活络、舒筋缓节、运行气血、解痉止痛之功。

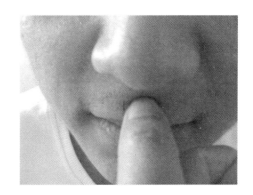

图2-14　甲掐法

2. 单指掐法

单指掐法（图2-15）是指术者用拇指或中指指端掐压的一种施术手法。拇指掐法是以拇指指端掐在选定的穴位，常用于四肢部，如合谷、列缺、足三里等穴，具有激发经气、通经活络、安和脏腑之功。中指掐法是中指伸直，拇、食指紧夹中指，以中指指端掐住选定的穴位，常用于头部和颈部的穴位，如风池、上星等穴，具有疏风通络、清利头目之功。

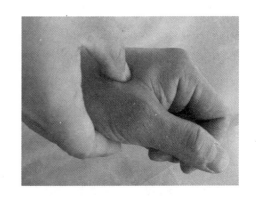

图2-15　单指掐法

3. 四指掐法

四指掐法（图2-16）是指术者用拇指指端和指腹与食指、中指、无名指的指端和指腹掐压身体某部位的一种施术手法。施术时以拇指着力，其余各指辅助，一掐一松，由上而下或由下而上有节奏地移动，频率为每分钟70~90次。本法多施用于脊柱两侧及四肢部。具有舒筋通络、促进气血运行之功。

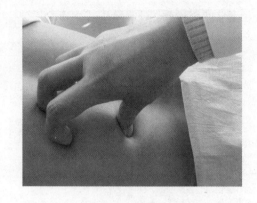

图2-16　四指掐法

六、捻法

捻法（图2-17）是用拇指、食指螺纹面捏住人体一定部位，做快速捻动的一种手法。操作时要求动作灵活、快速。本法适用于小关节处，具有松筋缓节、疏经通络、畅通气血之功。

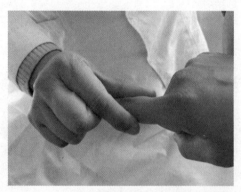

图2-17　捻法

七、拧法

拧法又称扯法，分为指拧法与指背拧法两种。

1. 指拧法

指拧法（图2-18）是指术者用拇指与食指拧起一部分皮肤和皮下组织，然后迅速放松的一种手法。施术时使拧住组织的手稍旋后，并向一侧牵拉，然后迅速松手，此时常会发出"嗒"的响声。依此法连续向一个方向施术，一般以皮肤发红为度。拧五脏之俞，以和脏腑，甚至可拧至皮肤出现红斑为止。如拧大椎穴，

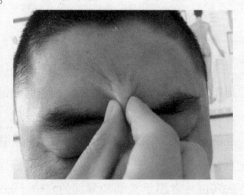

图2-18　指拧法

可以发散风邪而解表。

2. 指背拧法

指背拧法（图 2 - 19）是指术者食指、
中指屈曲，用二指指背捏住皮肤及皮下组
织，然后用力向上拧起，再突然松手，此
时会发出"嗒"的响声。依此法连续向一
个方向做 10 次左右，以皮下充血为度。如
拧大椎穴，若外感风寒者可蘸葱姜汁施术。

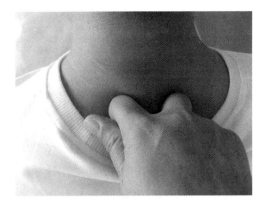

图 2 - 19　指背拧法

八、掜法

掜法（图 2 - 20）是一种类似捏法和扯法的施术方法。施术时，用拇指和食指拿捏
住身体的一定部位或穴位，用力拿捏，然后用力向上掜后突然松手，此时可发出"嗒"
的响声。如掜十指（或趾）可激发十二经气血运行。

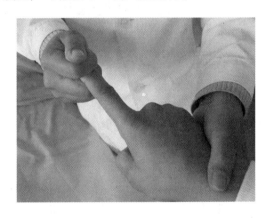

图 2 - 20　掜法

第二节　摩擦类手法

以掌、指或肘贴附于体表做直线或环旋运动的一类手法，称为摩擦类手法。

一、摩法

摩法，是以手指或手掌在身体某部位行有节律的环形摩动的一种按摩法。本法源
远流长，最早的文献见于《黄帝内经》。如《素问·病能》有"摩之切之"之记，《素
问·至真要大论》有"摩之浴之"之述，均说明摩法是古按摩术的主要方法。故《石
室秘录》有"按、揉、推、运、搓、摇等法，均从摩法出也"之论。此即将按摩法称

为"摩法",按摩处方名为"摩方"之由也。

摩法一般分为指摩法、掌摩法、掌根摩法三种。

1. 指摩法

指摩法（图2-21）是指用拇指指腹，或用食、中、无名指指腹，附着于身体的某一部位或穴位上，做有节律的环旋运动。摩动时主要靠腕力使手做回旋摆动，故摩法又兼具按、揉等法的特点。拇指摩法又分为单手拇指摩法、双手拇指摩法。双手拇指摩时，要注意动作的协调性，双侧用力要相同，除拇指平伏接触皮肤外，其余四指要稍微分开，不能接触皮肤，故本法又有"蝴蝶双飞式"之称。如双拇指摩风池可疏散风寒、清利头目，摩五脏之背俞穴可调补脏腑功能。本法动作柔和、协调、美观。

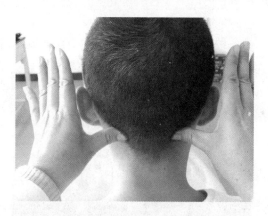

图2-21 指摩法

2. 掌摩法

掌摩法（图2-22）是指术者双手掌心相对，反向摩擦，待掌心发热，然后用一侧掌心平伏于身体某部位进行摩动。掌摩时要用力均匀、频率缓慢，适用于面积较大的部位，如胸腹部、肩背部等。

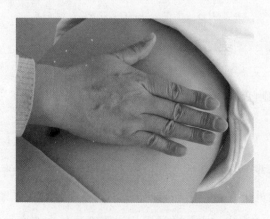

图2-22 掌摩法

3. 掌根摩法

掌根摩法（图 2-23）是指术者双手五指交叉，掌根处左右摩擦，待小天心发热时五指张开，用单手掌根伏于某穴或身体某部位进行摩动。要点同掌摩法。

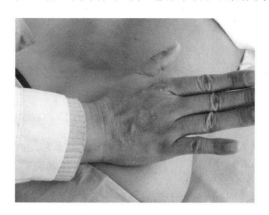

图 2-23 掌跟摩法

指摩法的作用力是点（穴位），掌摩法的作用力是面（皮部），掌根摩法的作用力介于二者之间。其均具有温分肉、实腠理、通血脉、和营卫、调达脏腑经络功能之功。

附

《素问·阴阳应象大论》云："其在皮者，汗而发之；其慓悍者，安而收之；其实者，散而泻之。审其阴阳，以别刚柔，阳病治阴，阴病治阳，各守其乡；血实宜决之，气虚宜掣之。"此段经文表述了"审阴阳""别刚柔"，乃中医施治之大法也，亦按摩治病之要法也。上述按法与摩法乃古代按摩术之总纲，即作用力沉重向下的以按法为代表的"阳刚之术"和作用力柔和平行的以摩法为代表的"阴柔之术"。其他诸法均是在此二法基础上衍生出的手法。当然诸法也不是全然以阴阳、刚柔为畔界。如按与摩、按与揉均属"刚柔相济"之复合手法。再如对拿昆仑、太溪，续以揉运之，穴属一阴经，一阳经，且二经又为肾与膀胱之表里两经，故亦属"刚柔相济"之术。还如摩法与运法的结合，乃"阴柔之术"的复合手法；捏法与拿法的结合属"阳刚"之术的复合手法。总之，采用何种手法，当根据病程需要，在辨证论治的体系下选用。

二、推法

推法，是用指或掌紧贴在皮肤上用力进行前后、左右的直线推动的一种手法。要求用力要稳，速度要均匀柔和，频率为 50～150 次/分。盖因施术多在经脉循行线上，其要诚如《小儿推拿广意》所云："凡推法必似线行，毋得斜曲，恐动别线而招患也。"《灵枢·本脏》云："经脉者，所以行血气而营阴阳，濡筋骨，利关节者也。"若施术部位远离该经脉，必然失去本经脉"行血气""营阴阳""濡筋骨""利关节"的作用。这也是推法的作用机理和功效。

最常用的手法分为拇指推法和掌推法。拇指推法有拇指平推法、拇指侧推法、拇指尖推法三种。拇指推法是"一指禅"的主要手法。掌推法分为掌平推法和掌根推法。

1. 拇指平推法

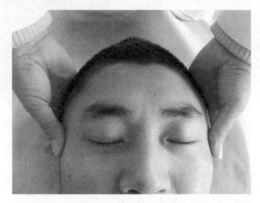

图 2 - 24　拇指平推法

拇指平推法（图 2 - 24）又称螺纹推法，即医者用拇指指腹接触患者的皮肤，并向一定的方向移动。前推时拇指用力，回收时拇指关节微屈而带回，且其余指关节、指掌关节、腕关节、肘关节和肩关节要协调自如，指力柔和轻快，呈阴柔之术的特点。本法适用范围较广，头部、背部、四肢部皆可施术。

2. 拇指侧推法

拇指侧推法（图 2 - 25）又称少商推法。本法的要领及应用与平推法相似。不同点在于本法着力于拇指外侧面，即少商穴处，为小儿推拿的常用治疗手法。

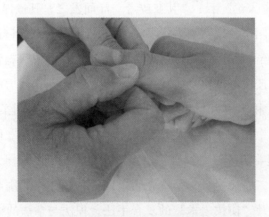

图 2 - 25　拇指侧推法

3. 拇指尖推法

拇指尖推法（图 2 - 26）多用拇指尖作用于一定的穴位上施术。推时用一手拇指尖进行推动，但指尖的移动范围不大，像吸附于穴位上一样，腕部屈曲下垂，指关节灵活屈伸摆动，运用腕力和指力，使作用深沉下达。本法属"阴柔"之术，然其既有上下的着力，又有前后的着力，故指尖推法，又属"刚柔相济"之术。

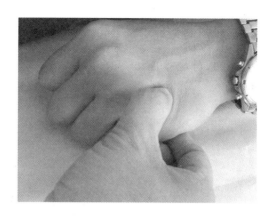

图 2 - 26 拇指尖推法

附：一指禅推法

此乃特殊的推法，即用大拇指指端或偏峰着力于一定的穴位或部位，腕部放松、沉肩、垂肘、悬腕，肘关节要求低于手腕，以肘部为支点，前臂做主动摆动，带动腕关节摆动和拇指关节的屈伸运动。腕部摆动时，力求尺侧要低于桡侧，使作用力持续作用于治疗部位上。本法操作时的压力、频率和摆动幅度要均匀，动作要灵活，频率为 120 ~ 160 次/分。本法接触面积小，力度深沉，故适用于全身各部的穴位，属"刚柔相济"的推拿之术。本法具有活血通脉、调和营卫、祛瘀散结、疏经活络之功。

4. 掌平推法

掌平推法（图 2 - 27）是用手掌平伏于患者皮肤上进行推动，多从肢体的远端推向近端。四肢部的施术部位多为十二经筋或十二皮部的循行部位。本法有温经通络、舒筋定挛之效。当在胸腹部施行推法时，必须配合患者的呼吸运动施术，呼气时手掌用力向前平推，吸气时放松收回手掌，适用于呼吸系统疾病。若在背部督脉及两侧膀胱经循行部位施术，则有通达阳气、畅行血气、调节脏腑功能的作用。

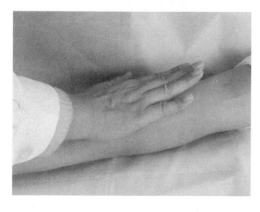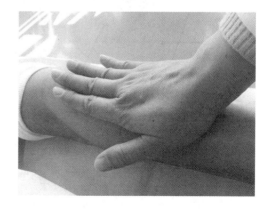

图 2 - 27 掌平推法

5. 掌根推法

掌根推法（图2-28）是用掌根部之大、小鱼际着力于皮肤上进行推动的一种施术手法。其手法要求、功效、主治同掌平推法，但较掌平推法深沉有力，乃属"柔中有刚"之术。

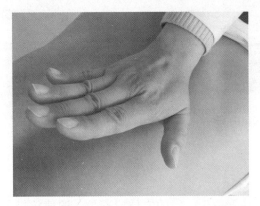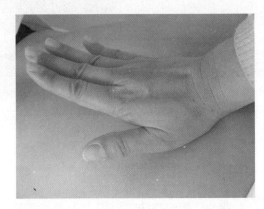

图2-28　掌根推法

三、擦法

擦法是用手指或手掌在皮肤上进行直线摩擦的一种手法，分为指擦法和掌擦法两种。本法着力要根据患者的皮肤反应或病程的需要而定，不要施力过重，到达皮肤及皮下组织即可。本法的施术频率一般为100次/分，具有温热的效果，故有温分肉、实腠理、舒筋通络、行气活血、消肿止痛之功。

1. 指擦法

指擦法（图2-29）是用左手固定肢体，右手的食、中、无名指指腹着力于施术部位做快速的直线往返擦动的手法。适用于身体十二皮部和经筋部。

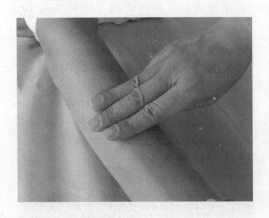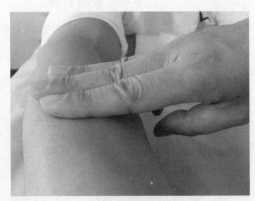

图2-29　指擦法

2. 掌擦法

掌擦法又分为平掌擦法和掌侧擦法。平掌擦法（图2-30）是用手掌大鱼际、掌根或小鱼际着力于一定部位，做前后或上下的快速直线往返擦动。掌侧擦法（图2-31），适用于脊背两侧的经脉循行线上。

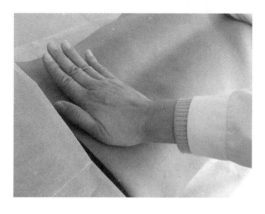

图 2-30　平掌擦法

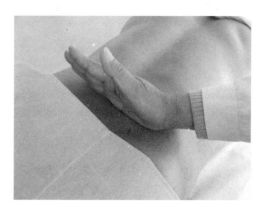

图 2-31　掌侧擦法

四、搓法

搓法（图2-32）是用双手掌面夹住肢体并着力于施术部相对用力做快速交替搓动的手法。其着力的深度和强度要根据病情的需要来调节，但常要达到皮下组织、肌肉，甚至骨骼。本法适用于四肢部，具有调和气血、疏经通络、舒筋定挛之功。

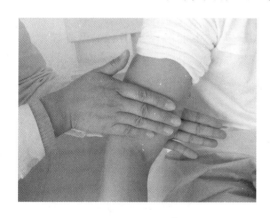

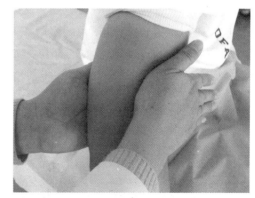

图 2-32　搓法

五、抹法

抹法（图2-33）是用手指螺纹面着力于皮肤，以均匀的压力做上下或左右或弧形曲线往返抹动的一种手法。操作时用力要均匀，移动要和缓。本法具有开窍醒神、清利头目之功，适用于头项部疾病，如目眩、头痛及颈项强痛等。

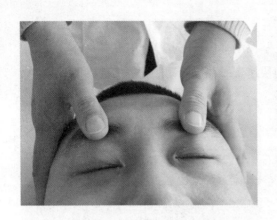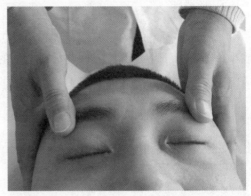

图 2 - 33   抹法

第三节   摆动类手法

用手指、手掌或腕关节做协调连续的摆动的一类手法，称为摆动类手法。

一、㨰法

㨰法（图 2 - 34）是由腕关节屈伸运动、前臂旋转运动，带动手背在人体上连续滚动的一种复合手法。本法可单手操作或双手交替进行，也可双手同时操作。操作时手呈半握拳状，以手背偏尺侧处或近端指间关节突起处着力于施术部位，用力按压同时向前滚动。注意掌心要虚，手指当微微张开助力，用力要均匀且有节律，着力点在各掌指关节的上方。滚动时手当如吸附于身体上一样，不能跳动或击打，更不能摩擦。本法多用于人体肌表面积较大的部位，如腰背部、臀部、腿部及肩部等。本法具有松筋缓节、活血通脉、解痉定挛之功，适用于风湿痹痛、肢体瘫痪、麻木不仁等症。

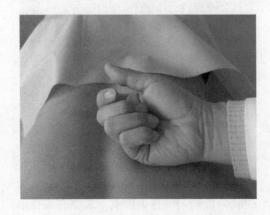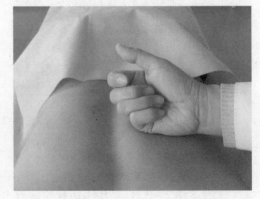

图 2 - 34   㨰法

二、揉法

揉法是用手指或手掌的某一处着力于施术部位做轻柔、灵活的左右或环旋揉动的手法。施术时，揉动的手指或手掌不能离开接触的皮肤，频率约为 120 次/分。操作时既要柔和又要沉着，乃"刚柔相济"之手法。本法具舒筋通络、活血化瘀、消积导滞、缓急止痛之效，分为指揉法和掌揉法两种。

1. 指揉法

指揉法（图2－35）是用手指的螺纹面紧贴皮肤，做回旋揉动的一种手法。多适用于人体狭小的部位或穴位。施术时用力要由轻到重，再由重到轻。

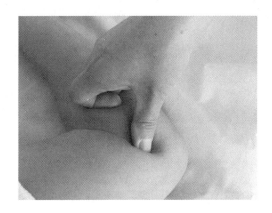

图2－35　指揉法

2. 掌揉法

掌揉法（图2－36）是用手掌大鱼际或掌根部着力于人体某部或某穴，做回旋揉动的一种手法。多适用于人体面积较大的部位，如腹部、背部等。操作要点同指揉法。

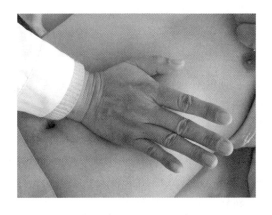

图2－36　掌揉法

三、运法

运法（图 2 – 37）是用手指或大鱼际着力于人体某部位或穴位，按照一定的方向来回旋转运动的手法。在小儿推拿疗法中常以拇指运内、外八卦；以大鱼际运腹八卦。以拇指螺纹面在穴位施术，多在揉法前运用，因而形成了按、摩、揉、运的复合手法，也是实施"摩方"的基本手法。

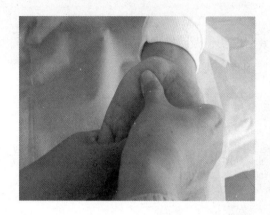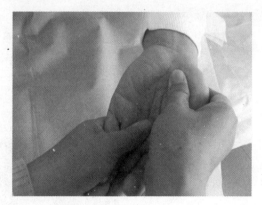

图 2 – 37　运法

第四节　振动类手法

以高频率实施有节律地持续性刺激的一类手法，称振动类手法。本法包括抖法和振法。

一、抖法

抖法是用双手握住患者肢体远端，做小幅度快频率连续抖动的手法。操作时，将被抖动的肢体抬高一定角度，使所产生的抖动波像波浪一样由肢体远端传至近端关节处。抖法分为上肢抖法、下肢抖法、脊柱抖法三种。

1. 上肢抖法（图 2 – 38）

患者取坐位，术者站在患者一侧，两手分捏患者五指，并拉紧其上肢，然后做抖动动作。抖动幅度应由小到大，使抖动波一直传到肩部，如此反复操作 3 ~ 5 次即可。本法具有松筋缓节、解痉止痛之功，尤适用于肩关节周围炎患者。

2. 下肢抖法（图 2 – 39）

患者取卧位，术者站于患者脚后方，双手分捏患肢的足趾和脚背，然后提起下肢做抖动做。本法操作要点及功效同上肢抖法，尤适用于坐骨神经痛患者。

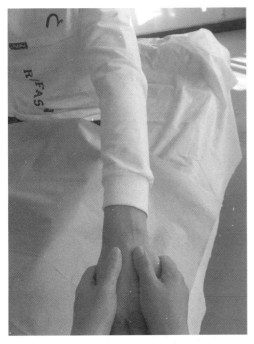

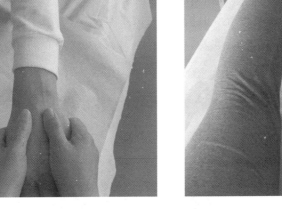

图 2 - 38　上肢抖法　　　　　　　　　图 2 - 39　下肢抖法

3. 脊柱抖法（图 2 - 40）

患者取俯卧位，全身肌肉放松，术者站于患者脚后方，双手握住踝关节上方的小腿部，提起下肢，使臀部稍微抬起，脊柱略向后伸，然后用力抖动 8 ~ 10 次。必要时可在抖动结束时，突然向上牵引一次。本法要用巧劲，否则易造成损伤。其作用机理同上肢抖法，多适用于腰肌损伤和腰椎间盘突出症患者。

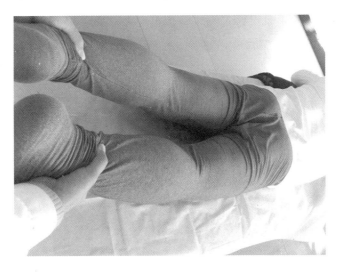

图 2 - 40　脊柱抖法

二、振法

振法是用手指或手掌着力于身体某部或某穴，静止用力产生振动的手法。操作时，术者的上肢特别是前臂和手部的肌肉，需静止用力，使力量作用于指端或手掌上，使按摩的部位产生振动，振动的频率越大受力就越大。本法分为指振法和掌振法两种。

1. 指振法

指振法（图2–41）是用拇指或中指（手的姿势与单指掐法相同）振动按摩的部位或穴位的一种手法。本法常在单指按法或掐法后施行，施术时间约1分钟。本法可加强施术部位腧穴的主治作用，如振合谷、足三里、中脘、肾俞等穴。

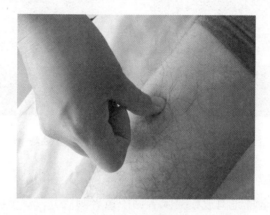

图 2–41　指振法

2. 掌振法

掌振法（图2–42）是用掌面紧贴皮肤进行振动的一种手法。本法可单掌施术，也可双掌施术，多适用人体面积较大的部位，如大腿、腰部等。具有松筋解肌、调和气血、理气导滞、缓急止痛之功。

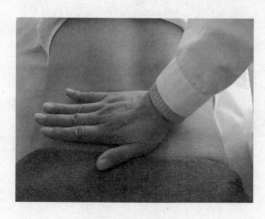

图 2–42　掌振法

第五节 叩击类手法

一、拍法

拍法是用手指或手掌拍打体表的一种按摩法，分为指拍法、指背拍法、掌拍法三种。本法具有行气活血、舒筋通络之功，适用于痹证、痿证的患者。

1. 指拍法

指拍法（图2-43）是指术者各手指分开，指间和掌指关节略微屈曲，然后用指腹轻轻有节奏地拍打患者身体某部的一种手法。本法多用于胸背部，尤适用于小儿及年迈体弱之人。

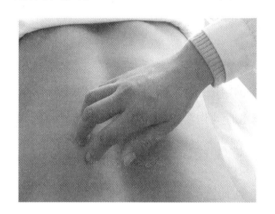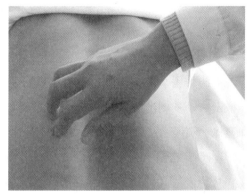

图 2-43 指拍法

2. 指背拍法

指背拍法（图2-44）是指术者各指略微分开，微屈指间及掌指关节，用食指、中指、无名指和小指指背有节奏地拍打患者身体某部的一种手法。本法适用于四肢部、胸背部。

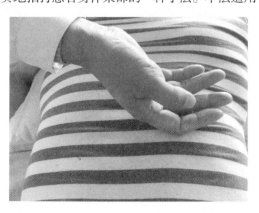

图 2-44 指背拍法

3. 掌拍法

掌拍法（图2-45）是指术者五指并拢，屈曲掌指关节，掌心隆起形成虚掌，然后有节奏地拍打患者身体某部的一种手法。本法适用于腰背部、臀部。

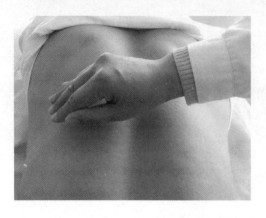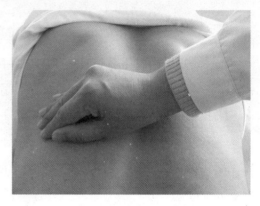

图2-45　掌拍法

二、击法

击法是用拳背、掌根、小鱼际掌侧，或指尖叩击体表的一种手法，分为拳背击法、掌根击法、掌侧击法、指尖击法四法。本法施术时动作要快速，用力要垂直。具有调和气血、疏经通络、松筋缓节之功。适用于风寒湿痹、肌肉挛痛、头项强痛等症。

1. 拳背击法

拳背击法（图2-46）是指术者手握空拳，腕伸直，用拳背平击体表。

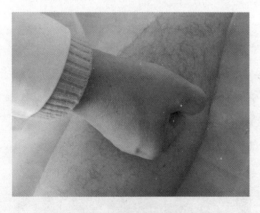

图2-46　拳背击法

2. 掌根击法

掌根击法（图2-47）是指术者手指自然松开，腕伸直，用掌根部叩击体表的一种手法。

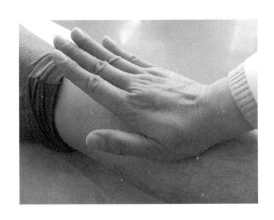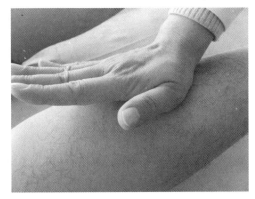

图 2 - 47　掌跟击法

3. 掌侧击法

掌侧击法（图 2 - 48）是指术者手指自然伸直，腕略背屈，用单手或双手的小鱼际部叩击体表的一种手法。

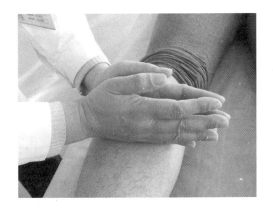

图 2 - 48　掌侧击法

4. 指尖击法

指尖击法（图 2 - 49）是指术者用指尖轻轻叩击体表，如雨点下落的一种手法。

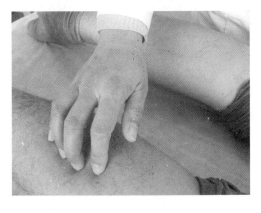

图 2 - 49　指尖击法

三、捶法

捶法，是用拳捶击身体的一种按摩方法，分为握拳捶法、直拳捶法两种，功效与主治同拍法。但本法用力较拍法大，故力的作用深，可达肌肉、关节和骨骼。施术时腕部动作协调、灵活，用力由轻到重，同时要有弹性，节奏明快，或快慢交替进行。本法一般为两手同时操作，具有松筋缓节、疏经通络之功。

1. 握拳捶法

握拳捶法（图2-50）是指术者两手握空拳，使食指、中指、无名指和小指第二指节的指背位于同一水平面，然后着力于体表。本法适用于肌肉丰厚处，如大腿部。

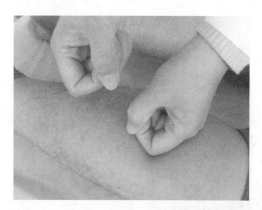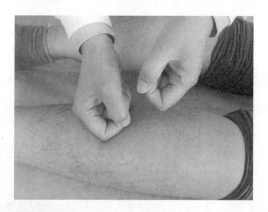

图 2-50　握拳锤法

2. 直拳捶法

直拳捶法（图2-51）是指术者两手握拳，将大拇指握于拳中，或置于食指、中指之间，拳眼向上，用拳的尺侧缘捶击体表的一种手法。本法适用于各关节部。

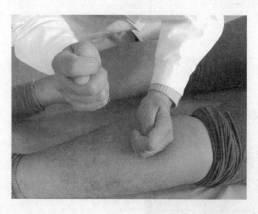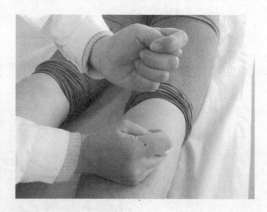

图 2-51　直拳锤法

四、弹法

弹法（图2-52）是用拇指指腹紧压在一手指指甲上，然后用力弹出的一种手法。

施术时弹击力要均匀，频率为 120 ~ 150 次/分。本法适用于身体各部，尤以头面部、颈项部最为常用，具有祛风散寒、疏通经络之功。

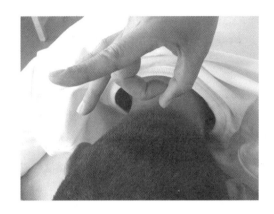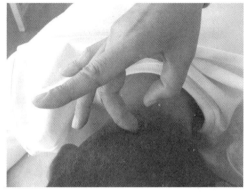

图 2 - 52　弹法

五、叩法

叩法，是用指端点叩体表或穴位的一种手法，分为中指叩法、五指叩法两种。点叩时腕部用力，指端着力，手法要轻巧有力而富有弹性，有节奏。本法是靠振动，使力量深达骨骼，而起到疏通经络、缓急止痛的作用。本法施术时动作如鸡啄米，故又称啄法。

1. 中指叩法

中指叩法（图 2 - 53）是指术者半屈中指，用指端叩击体表或穴位的一种手法。

2. 五指叩法

五指叩法（图 2 - 54）是指术者五指并拢，使指端位于同一水平面，然后叩击体表的一种手法。

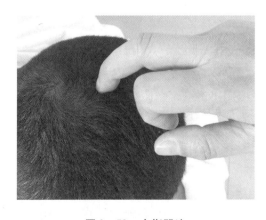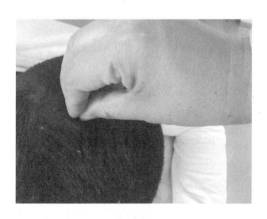

图 2 - 53　中指叩法　　　　　　　　图 2 - 54　五指叩法

第六节 运动关节类手法

使人体关节做被动运动的一类手法，称为运动关节类手法。

一、摇法

摇法是关节或半关节做被动的环转运动的手法。具有松筋缓节、疏经通络之功，常用来预防和治疗各关节旋转活动功能障碍类疾病，从小的掌指关节，到腰部和髋部的大关节都可应用。本法分为颈项部摇法、肩关节摇法、髋关节摇法、腰部摇法、膝关节摇法等。

1. 颈项部摇法（图2-55）

患者取坐位，术者站于患者侧方或后方，用一手按在其头枕部，另一手托住其下可颌部，以肩、肘关节为双重支点，手臂主动施力，两手反方向用力使患者颈椎做左右环转摇动。待其颈部肌肉完全放松后，使颈部尽量转向一方，并趁颈部向回转的趋势，双手突然快速向反方向用力拨动颈部。这种回拨手法，每次只可做一次，不宜重复。且又慎用，以免损伤颈椎关节。

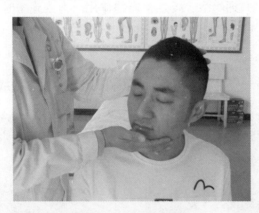

图2-55 颈项部摇法

2. 肩关节摇法

本法多用于以关节活动障碍和酸肿疼痛为主症的肩凝症，即西医学的肩关节周围炎。根据患病关节活动障碍及疼痛程度，调整摇肩法的施术幅度大小，临床上有"摇肩三式"法。

第一式（图2-56）：患者取坐位。术者马步立于患者侧方，患者屈肘，术者以同侧上肢前臂托住患肢，另一手按在患肢的肩部，然后做顺时针和逆时针摇动。注意手法要缓慢柔和，幅度逐渐加大，以患者能耐受为度。

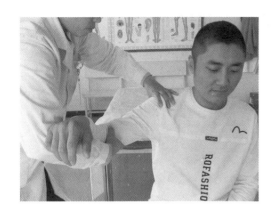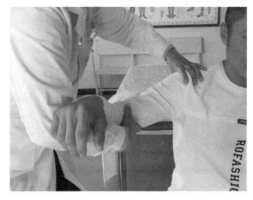

图 2 –56　肩关节摇法（第一式）

第二式（图 2 –57）：患者取坐位。术者弓步站于患者侧方，一手按在患者肩部，一手捏住手掌，使患者上臂伸直，然后转动上臂。在转动过程中，术者的手必须捏住患者的手掌，不能松脱。

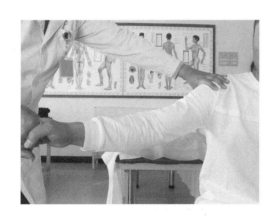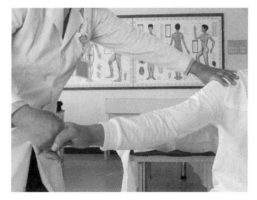

图 2 –57　肩关节摇法（第二式）

第三式（图 2 –58）：患者取坐位，患肢伸直放松。术者以同侧上肢的手捏住患者患肢的手，另一手则按在患肢肩部，像纺棉花样做顺时针和逆时针方向摇动。摇时术者要施巧劲。

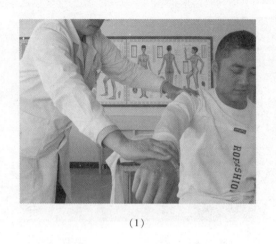
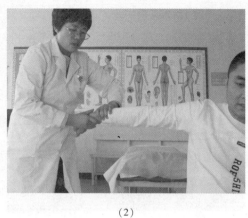

（1）　　　　　　　　　　　　　（2）

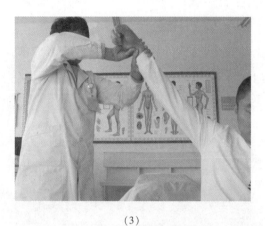
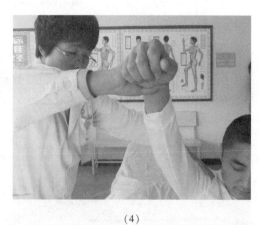

（3）　　　　　　　　　　　　　（4）

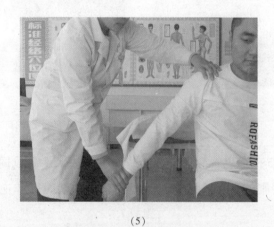

（5）

图 2 - 58　肩关节摇法（第三式）

3. 髋关节摇法（图 2 - 59）

患者取仰卧位，一侧下肢屈髋屈膝约 90°。术者站于患者侧方，一手扶住患者膝盖，一手握住其踝关节，以肩关节为支点，两手臂主动协调施力，使髋关节做顺时针和逆时针的环转运动。

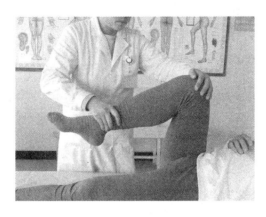

图 2 - 59　髋关节摇法

4. 腰部摇法

本法是以摇动腰部，而达到松筋缓节、疏经通络的作用，多用于腰肌劳损或腰椎间盘突出症所致的腰痛。本法分为坐式摇腰法和俯卧式摇腰法。

（1）坐式摇腰法（图 2 - 60）：患者取坐位。术者站于患者一侧，或弓步站于患者对面，一手穿过患者腋下抱住肩部，另一手从前向后抱住患者侧腰部，嘱患者全身放松，然后摇动脊柱。

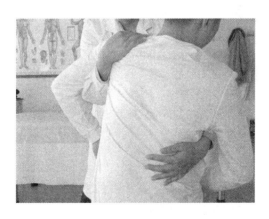

图 2 - 60　坐式摇腰法

（2）俯卧式摇腰法（图 2 - 61）：患者取俯卧位，双下肢自然伸直。术者站于患者侧方，用一侧肘弯部托住患者双膝部，另一手拇指与其他四指张卡呈"八"字，并按于腰部，然后托手行顺时针和逆时针方向摇动。

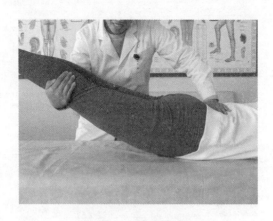

图 2 - 61　俯卧式摇腰法

5. 踝关节摇法

踝关节摇法（图 2 - 62）是指术者一手托住患者足跟，另一手握住其大趾部，做踝关节环转摇动。本法具松筋缓节、疏经通络、活血散瘀之效，多用于踝关节损伤的患者。

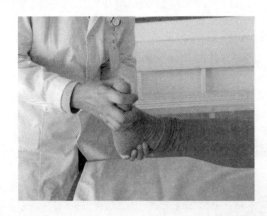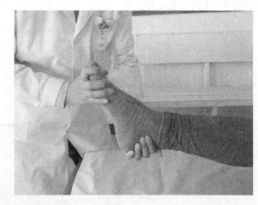

图 2 - 62　踝关节摇法

二、背法

背法（图 2 - 63）是指术者与患者背靠背站立，术者两肘套住患者肘弯部，然后弯腰屈膝挺臀，将患者反背起，使其双脚离地，以拉伸患者脊柱，再做快速的伸膝挺臀动作，同时以臀部用力颤动或摇摆患者的腰部。施术时，臀部的颤动和两膝的屈伸动作要协调。本法的作用有二：其一是因患者身体离地，腰以上肢体被固定，靠下肢的重力，使腰部脊柱及腰肌过伸，以达到牵引腰椎的作用；其二是因受术者的被动颤动和摇摆，以达到活动腰部关节的作用，促使错位的小关节自动复位。本法为缓解腰部扭挫疼痛及腰椎间盘突出症的常用治疗方法。施术时，患者离地动作不宜过快过猛，施术者颤动、摇摆动作要和缓，以免造成新的损伤。

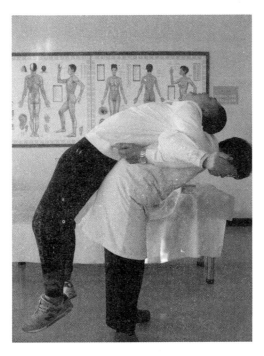

图 2 - 63　背法

三、拔伸法

拔伸法，即拔伸、牵引的一类手法。适用于颈椎、腰椎等关节活动障碍的疾病，尤对"落枕""闪腰"等病有效。本法具有松筋缓节之效。常用的手法有颈部拔伸法、腰部拔伸法两种。

1. 颈部拔伸法（图 2 - 64）

患者取坐位，身体放松。术者两足与肩等宽，马步站于患者一侧，屈膝、含胸、拔背，一臂屈肘，肘弯处紧托患者下颏，手掌放于患者对侧耳部，另一手扶在患者头项部（风府、风池穴处），以固定助力。待患者头部固定后，术者慢慢直膝，使患者臀部自然抬起离座，靠其自身重力达到拔伸颈部的作用。

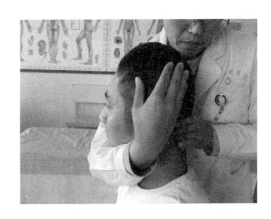

图 2 - 64　颈部拔伸法

2. 腰部拔伸法（图 2 - 65）

患者取坐位，身体放松。术者站于患者后侧，双臂穿过患者腋下后于前胸处紧扣十指，然后慢慢伸直膝关节，使患者臀部自然抬起离座，靠其自身重力而达到拔伸腰部的作用。

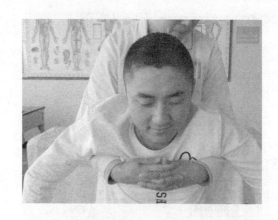

图 2 - 65　腰部拔伸法

四、扳法

扳法是在关节处施以巧力寸劲，做被动的旋转或屈伸、展收等运动的手法。本法具有疏经缓节、舒筋通络的作用，多用于脊柱功能障碍等病症。下面介绍一下常用的腰部三扳法。

1. 腰部斜扳法（图 2 - 66）

患者取侧卧位，上侧下肢屈髋屈膝，下侧下肢自然伸直。术者站于其面侧方，用一手臂抵住患者的肩前部，另一手臂抵住其髋部，双臂向相反方向协调施力，先做数次腰部小幅度的扭转活动，待腰部完全放松后，用力向下方按压肩部，同时反方向用力向后下压髋部，待腰部扭转至最大阻力位置时，稍停片刻，以巧力寸劲做一猛然的快速扳动，此时或可听到"咔嗒"声。稍缓，患者翻身取另一侧卧位，重复上述手法。

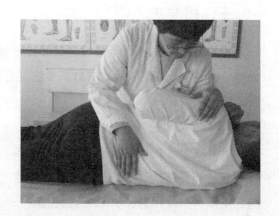

图 2 - 66　腰部斜扳法

2. 扳肩伸腰法（图 2 - 67）

患者取俯卧位，两手臂上伸。术者站于患者一侧，用同侧手臂穿过患者腋下后反手拘住并紧固患者肩部，并用肩部抵住患者肩部，另一手紧按在患者腰骶部，然后双臂向相反方向用力扳伸。稍缓，术者站于患者另一侧依同样手法施术。

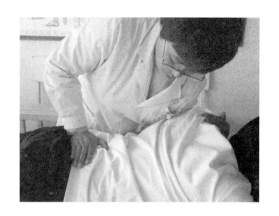

图 2 – 67　扳肩伸腰法

3. 扳腿伸腰法（图 2 – 68）

患者取俯卧位，双下肢自然并拢。术者站于患者一侧，一手紧按患者腰部，另一手臂托住其双膝关节稍上方处，并缓慢上抬，使腰部后伸至最大阻力位置时，两手臂协调反方向用力，以巧力寸劲做一快速的要不扳动。稍缓，术者站于患者另一侧依同法施术。

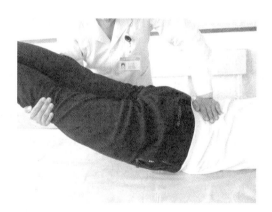

图 2 – 68　扳腿伸腰法

第七节　指针法（掐揉按法）

指针疗法是用手指代替针，在一定的腧穴或适当的部位，运用点、掐、按的技巧，达到治疗目的的一种疗法。本法是按法衍生而来的点、掐综合手法，因其主要是运用拇指指尖点刺，故又称指尖点刺法。

指针疗法，在我国流传已久。晋·葛洪《肘后备急方》中就有"令爪其病人人中，取醒"以救猝死，及用手掐虎口（合谷）治疗咽喉痛的记载。明·杨继洲的《针灸大成》中有"掐揉按穴"之法，故指针又属按摩疗法的范畴；其中还有"急惊，天吊惊，掐两手上青筋"，"慢惊不省人事，亦掐总心穴。急惊如死，掐两手筋"，"以上数法，乃以手代针之神术也"的有关指针操作方法的详细记载。杨氏是我国历史上有名的针灸学家，不仅掌握了指针技术，还将其称为"神术"，足见指针疗法在针灸学中的重要地位，以及我们今天运用指针疗法治疗疾病的现实意义。

一、指针的特点

指针，这一特殊疗法，具有许多特点：如操作方便，简单易学；不须器械设备，经济便捷；效果显著，对许多疾病，尤其是久病体弱或怯针者，用之甚宜。此外，指针疗法不会给患者造成痛苦，易于小儿接受；还可作为一般针刺晕针时的急救方法。

二、指针练习法

指针的运用，虽然简便，但也有一套比较细致的操作手法。譬如同样的疾病，同样用指针治疗，可能患者甲疗效显著，而患者乙则稍逊。这就要求施术者要熟练地掌握操作手法，而好的手法是练出来的。

1. 练腕力

指针的全部力量集中在手腕上，腕力足，则指力也足，且要做到手腕灵活。因此，要从练手腕开始，把手腕练得软、活、稳、有力，才算得法。练手腕第一步要练习抓空：呈练功姿势站立，双脚与肩等宽，微屈膝，虚腋，含胸，拔背，左手先探掌向空中一抓，随即收回，收拳紧贴左侧腰部，然后右手做同样动作，收拳紧贴右侧腰部。这样双手交替，各做30次，速度以3次/秒为宜。

2. 练指力

两臂半伸，屈肘，两手掌十指张开如握圆球状，全神贯注于两手指，用两大拇指一点一点地点下去，要不快不慢，以2~3次/秒为宜。练习时不要说话，应平心静气、认认真真。

3. 练实物

主要练习双手点刺、单手点刺，及轻刺激、重刺激等手法。练习前，先将两手拇指指甲修剪圆滑，指甲约如指顶高，然后平坐凳子或床上，双腿自然下垂。

双手点刺法：在膝盖上画3条直线，膝盖内缘为内线，膝盖正中为正中线，膝盖外缘为外线。依此路线，两拇指在膝盖每条线上各点20次，每点一次，向上移动半寸，点20次的距离约为1尺。

单手点刺法：用左手拇指掐右手合谷、手心、手腕横纹中点、十指指端和十指节横纹。左手点完后，再用右手依次点左手各处。点按速递以 2~3 次/秒为宜，每日坚持练习，持之以恒，方见成效。

拇指稍微用力，动作轻盈灵活，为轻刺激；拇指用力深重，为重刺激。要求指尖用力达于筋骨、肌肉深处。注意即使是重刺激，每处刺激时间亦不宜过长，易使导致肌肉麻痹或造成皮肤损伤。

4. 找感觉

指针最常用的部位全身各处的腧穴，而手指、足趾和主要关节周围的间隙，尤其敏感。初练习时，可先在这几个地方找感觉，如合谷、中渚、太冲、陷谷、然谷等穴。这些地方神经浅，容易有感觉，可做轻刺激练习，比较方便。此外，膝关节下内、外两侧腧穴，神经较深，可做重刺激练习，如阳陵泉、阴陵泉等穴。

上述为练习指针的基础功。以自身做实物练习，较借别人身体练习的体会更深。只有循序渐进，持之以恒，方能得心应手，指功趋于臻妙。

三、指针的补与泻

体针有补泻手法，指针同样也有。在理论方面，与体针疗法相同，即虚证当补，实证当泻；久病当补，新病当泻；不盛不虚，平补平泻。这亦是指针补泻的基本法则，在具体应用上，可分为手法补泻和因经补泻。

1. 手法补泻

（1）补法：随患者呼气真阳之气下潜之时，用拇指指尖点 2~3 下，连点 5 次，稍歇 1 秒钟，再依法连点 9 下为补。

（2）泻法：随患者吸气真阳之气上升之际，用拇指指尖点住穴位约 10 秒，抬手，再点 10 秒，连做 6 次为泻；或随患者吸气，用拇指指尖连续揉动穴位 12 下，也称为泻。

（3）平补平泻：用拇指指尖重点穴位后不动，待呼吸 5 次后抬手，再点 5 下，依法连续点按，称为平补平泻。

手法补泻，除着重呼吸外，手力轻重，亦大有关系。一般来讲，轻刺激曰补，重刺激曰泻。如因感冒引起的偏头痛，属实证，实则应泻，即在局部痛处或两太阳穴处用重刺激法点 10 秒后，抬手，再点 10 秒，即可止痛。若为阳虚头痛，一方面可在局部用拇指指尖进退揉动 9 下，再以远距离取穴，在手、足指（趾）端部或井穴处连点 5 下，间歇 1 秒后再点 5 下，这样连续用补法点按，也可以止痛。虚则补之，实则泻之，这是中医的治疗治则。若一时难辨虚实，尚可采取一个简便方法，即在疼痛的发生部位施以强刺激数秒以泻之；如果身体某处出现酸麻，可用轻刺激法轻点 9 下以补之。

2. 因经补泻

因经补泻即根据症状的虚实，在人体经络上运用补泻的方法。因经补泻又可分为两种：一种是仅在本经应用补泻方法；另一种是补他经以泻本经，或补本经以泻他经，即"虚则补其母，实则泻其子"的补泻方法。具体方法见"针刺补泻法"一节。

四、指针的常用穴位与部位

1. 指针的常用穴位

同体针疗法。

2. 指针的常用部位

人体感觉最灵敏的部位，是手足的十指（趾）尖端、指（趾）甲根的内外两侧，以及口唇上下、手心、脚心及腕关节周围等。

（1）手部：十指顶端，指甲根内外侧，两手十指28个节纹，手心、手背的4个歧骨间，手腕内面、背面横纹的内、中、外3处。

（2）足部：十趾顶端，趾甲根内外侧，足趾节纹，足心、足背的4个歧骨间，足腕内、中、外3处（系带处），内、外踝后，内、外踝下。

（3）面部：两太阳穴，两眉头，两眉梢，两眉腰，两眉头正中，两眉头正中上1寸，鼻梁两旁，两目内、外眦，口唇上下左右处。

（4）头部：头旋处，前正中线入发际0.5寸、1寸处，两侧额角入发际0.5寸处，后正中线入发际0.5寸处，后头两侧斜方肌外缘入发际0.5寸、1寸处。

（5）颈项部：胸骨上窝中央（天突穴），距离大椎穴上、下、左、右0.5寸、1寸和1.5寸处，共12处。

（6）胸部：膻中穴。

（7）背部：膀胱经穴。

（8）膝部：距离两膝关节内外上下1寸、2寸、3寸处，共12处。

五、注意事项

1. 要熟练腕指

必须熟练腕力和指力，以便于手法的掌握和使用。

2. 要指力均匀

指力的大小，对疗效关系甚大。当轻则轻，当重则重，指力均匀，快慢适中。

3. 要修整指甲

指甲过短，操作困难；指甲过长，容易刺破皮肤。最好把拇指指甲修剪圆滑，不带尖刺，指甲的高度以与指端平齐为宜。其余四指的指甲最好也能同样修剪。

4. 要严格消毒

指甲内藏污物，容易感染，因此术前要用小毛刷蘸药皂将指甲内外反复洗刷干净。施术完毕，要重新消毒，方可再治疗他人。

5. 要保持手暖

实行指针时，手要温暖，天冷时更应注意。

6. 要全神贯注

施术时，要调整自己的呼吸，要匀要细，气沉丹田。全神贯注于双手和患者，以听不到自己的呼吸为宜。尤其不宜乱说话，以免分散精神。

7. 要注意禁忌

腹腔内有许多脏器，应避免用指尖在腹部用力点刺，以免点伤脏器，特别是脏器有疾患，如腹部疼痛拒按的情况下，更不宜运用指针。发热及急性传染患者，不宜运用指针。饱食后，或远道跑来就诊者，不宜立刻施术。此外，素有风疹、湿疹者，亦不宜施术。

8. 要避免风寒

因指针后易致毛窍开放，故应避免感受风寒。

第三章　按摩处方

根据病证的需要，在辨证论治理论指导下，在经络循行路线上，选择适当的穴位，运用点穴法，配合其他按摩手法所进行的治疗，称为"点穴按摩法"。因施术的点大都属经穴，故名"经穴处方"。在此基础上，或单穴，或双穴，或多穴运用，名"按摩处方"。单穴者名"单方"，取两个以上穴位者，名"复方"。

按摩处方是由经穴组成的，每一种疾病可应用多种"摩方"，而有的经穴，因其功效主治适于病情，可在多方中重复出现，故须依法重复施用，不可随意删减。

由《黄帝内经》可知，摩方同针方、灸方一样，也是中医治疗疾病的主要方法。其是在脏腑经络理论指导下，运用"四诊"以诊察疾病，并应用八纲理论进行辨证，然后根据病情需要，确立治法，选穴组方，从而形成按摩推拿处方。本章所讲的"摩方"，主要从脏腑经络、临床病证两部分叙述。

第一节　从脏腑经络论摩方

本节是以《内经》中脏腑经络的病证及其治疗法则而确立摩方，兹分述如下。

一、十二经脉方

1. 手太阴肺经摩方

《灵枢·经脉》云："肺手太阴之脉……是动则病肺胀满，膨膨而喘咳，缺盆中痛，甚则交两手而瞀，此为臂厥。是主肺所生病者，咳，上气喘喝，烦心胸满，臑臂内前廉痛厥，掌中热。气盛有余，则肩背痛风寒，汗出中风，小便数而欠。气虚则肩背痛寒，少气不足以息，溺色变。为此诸病，盛则泻之，虚则补之，热则疾之，寒则留之，陷下则灸之，不盛不虚，以经取之。盛者寸口大三倍于人迎，虚者则寸口反小于人迎也。"此段经文表述了该经的异常变动，即本经受外邪扰动而生"是动则病"的病证。清·张志聪《黄帝内经灵枢集注》注云："是动者，病生于外。"主要病证是"肺胀满，膨膨而喘咳，缺盆中痛，甚则交两手而瞀，此为臂厥。""臂厥"为病名；"厥"作逆解，即气逆两手交叉于胸前的证候。尚有"是主肺所生病"的病证，系指本脏腑自身所主，由内而生的疾病。对此，张志聪注云："所生者病因于内。"主要病证是"上气喘喝，烦心胸满，臑臂内前廉痛厥，掌中热。"《难经·二十二难》云："经脉有是动，有所生病。一脉辄变为病者，何也？然经言是动者，气也；所生病者，血也。邪在气，气为是动；邪在血，血为所生病。气主煦之，血主濡之。气留而不行者，为气先病；血滞而不濡者，为血后病也。故先为是动，后为所生病者。"然临证当以病机而辨证施治，诚如张志聪所云："凡病有因于外者，有因于内者，有因于外而及于内者，有因内而及于外者，有内外之兼病者。本篇统论脏腑经气，故曰肺手太阴之脉，曰是动，曰所生，治病者当随其所见之证，以别外内之因，又不必先为是动，后及所生，而病证之毕具也。"概而论之，该经主要病证，为咳嗽、气喘、少气不足以息、咳血、伤风、胸部胀满、咽喉肿痛、缺盆部及手臂内侧前缘痛、肩背寒冷、疼痛。通过上段经文可知，手太阴肺经的异常，可见"肺胀满""喘咳""臂厥""上气喘喝""烦心胸满"等肺脏病证，及"缺盆中痛""臑臂内前廉痛厥""掌中热"等肺经循行部位的异常病证。其证分虚实，文中有"气盛有余，则肩背痛风寒，汗出中风，小便数而欠。气虚则肩背寒痛，少气不足以息，溺色变"；"盛者寸口大三倍于人迎，虚者则寸口反小于人迎也"之记；其治则，有"盛则泻之，虚则补之，热则疾之，寒则留之，陷下则灸之，不盛不虚，以经取之"之论。此乃针灸之大法也。亦按摩推拿之大法也。从上述条文可知，盛者或虚者，均可取"五输穴"而调之。概而论之，名"手太阴肺经摩方"。

（1）肺俞摩方

《素问·气府论》云："五脏之俞各五，六腑之俞各六。"俞，通腧，此处是指背俞穴，属足太阳膀胱经的腧穴，又是脏腑经气输注于背腰部的腧穴。《素问·阴阳应象大论》云："善用针者，从阴引阳，从阳引阴。"《难经》云："阴病行阳，阳病行阴，故募在阴，俞在阳。"大凡脏腑发生病变，每在俞、募穴上出现反应，表现为压痛或敏感。如手太阴肺经经文，有"气盛有余，则肩背痛风寒，汗出中风，小便数而欠。气虚则肩背痛寒，少气不足以息，溺色变。"故肺手太阴经出现异常病证，当取肺经之肺俞。盖因肺俞为肺经之背俞穴，具调肺气、司气化、止咳喘、和营卫、实腠理之功，故有主治咳嗽、气喘、吐血、骨蒸、潮热、盗汗诸候。用补法，或泻法，或平补平泻法，视病之虚实而定。今变针方为摩方，按摩肺俞，名为"肺俞摩方"。

（2）肺经五输摩方、肺经四时摩方

《灵枢·本输》云："凡刺之道，必通十二经络之所终始，络脉之所别处，五输之所留，六腑之所与合，四时之所出入，五脏之所溜处，阔数之度，浅深之状，高下所至。"道者，法则也，大法也，亦针灸治疗疾病之要点也。本篇续云："肺出于少商，少商者，手大指端内侧也，为井木。溜于鱼际，鱼际者，手鱼也，为荥。注于太渊，太渊，鱼后一寸陷者中也，为俞。行于经渠，经渠，寸口中也，动而不居，为经。入于尺泽，尺泽肘中之动脉也，为合，手太阴经也。"此言肺经之井、荥、输、经、合也。由此可知，五输穴是十二经分布于肘膝关节以下井、荥、输、经、合五类腧穴的简称。古人将气血在经脉中的运行情况，用自然界水的流向来比喻，对经气流注由小到大、由浅至深的动向，来说明经气在运行中所过部位深浅的不同，而具有不同的作用。故对手太阴肺经五输穴施以按摩术，称"肺经五输摩方"。肺经之井穴少商，有通肺气、敷津液、通窍络、利咽喉之功，而适用于咳嗽、气喘、咽喉肿痛、鼻衄、重舌、手足挛痛、热痛、中风昏迷、癫狂诸候。《灵枢·顺气一日分为四时》云："病在脏者，取之井。"故肺经有病，可取井穴少商，今名"肺病少商井穴摩方"。阴经五输穴配五行，则为井木、荥火、输土、经金、合水。经云："盛则泻之，虚则补之。"尚可根据五行生克乘侮理论指导临床实践。如肺经在五行属金，肺经实证可取肺经五输穴中属水的合穴尺泽，因金生水，水为金之子，取尺泽即"实则泻其子"之意，今名"肺实尺泽摩方"。若肺经虚证，可取肺经五输穴中属土的输穴太渊，以其培土生金之功而愈病，此"虚则补其母"之意，今名"肺虚太渊摩方"。经曰"不盛不虚，以经取之"，意谓无明显虚实之证，当取肺经五输穴中的经穴经渠，今名"手太阴经穴摩方"。

《灵枢·本输》云："春取络脉诸荥大经分肉之间，甚者深取之，间者浅取之。夏取诸俞孙络肌肉皮肤之上。秋取诸合，余如春法。冬取诸井诸俞之分，欲深而留之。此四时之序，气之所处，病之所舍，藏之所宜。"张志聪注云："此论阴阳气血，又随四时之生长收藏，而浅深出入也。"《灵枢·顺气一日分为四时》云："顺天之时，而病可与期，顺者为工，逆者为粗。"此即《内经》天人相应的整体观的思想。"脏主冬，时主夏，音主长夏，味主秋，色主春"，故有"脏主冬，冬刺井；色主春，春刺荥，时主夏，夏刺俞；音主长夏，长夏刺经；味主秋，秋刺合。是谓五变以主五输。"盖因五脏主藏，其气应冬，井之气深，故应冬取井穴；五色蕃华，其气应春，荥穴气微，故应春取荥穴；五时长养，其气应夏，输穴气盛，故应夏取输穴；五音繁盛，气应长夏，故应取经穴；五味盛熟，以养五脏，其气应秋，故取合穴。此即春取荥、夏取输、长夏取经、秋取合、冬取井之序也，故肺经发生异常变动而生疾，可春取其荥穴鱼际，夏取其输穴太渊，长夏取其经穴经渠，秋取其合穴尺泽，冬取其井穴少商。

概而论之，今名"肺经四时摩方"；分而论之，有"冬摩井穴方""春摩荥穴方""夏摩输穴方""长夏摩经穴方""秋摩合穴方"。

（3）肺经原穴摩方

《内经》对取原穴法，非常重视，有"凡此十二官者，不得相失也"，并有"全神养真之旨，亦法有修真之道"，非独为治病之法。《素问·刺法论》云："肺者，相傅之官，治节出焉，可刺手太阴之源。"盖因肺经的职能犹如宰相，以摩法代针法，取肺经的原穴太渊，同样有治理调节一身之功。《灵枢·九针十二原》云："五脏有六腑，六腑有十二原……五脏有疾，当取之十二原。"此言五脏六腑之有疾者，当取之十二原穴。该篇记云："阳中之少阴，肺也，其原出于太渊。"太渊为手太阴肺经之原穴，且太渊为脉之会穴。非但为肺经之原穴，尚为肺经之输穴，又为手太阴经本穴，具有激发肺经脉气之功，为治咳喘、咳血、咽干、咽喉肿痛、缺盆中痛、胸膺满痛、上臂内侧痛之效穴。故肺经异常所致之病，可取肺经之原穴太渊，今名"肺经原穴摩方"。

（4）肺病摩方

《素问·脏气法时论》云："肺病者，喘咳逆气，肩背痛，汗出，尻阴股膝髀腨胻足皆痛；虚则少气不能报息，耳聋嗌干，取其经，太阴、足太阳之外厥阴内血者。"盖因肺主气而发源于肾，二经经气相通。"足太阳之外厥阴内"，即足少阴肾经之脉，其直者从肾上贯膈入肺中，循咽喉夹舌本。故病气逆而喘咳诸候，以摩法代针法，其治取手太阴之经穴经渠，足少阴之经穴复溜。经渠伍复溜，方名"肺病摩方"或名"肺肾经穴摩方"。盖因经渠乃手太阴肺经之经穴，气血运行至此，运行不绝，故《难经》谓"经渠主喘咳寒热"，以其具宣发肺气、清热散邪、消胀除满之功，而为咳喘、咽喉肿痛、咽痛、热病汗不出、掌中热、手腕痛之治穴；复溜乃足少阴肾经之经穴，具补肾益元、促气化、解表实腠、止咳定喘，及有汗能止、无汗能发之功，而为气虚咳喘之治穴。经渠、复溜二穴相伍，功效倍增，名"肺病摩方"或"经渠复溜摩方"。

（5）手太阴标本摩方

《灵枢·卫气》云："五脏者，所以藏精神魂魄者也。六腑者所以受水谷而行化物者也。其气内干五脏，而外络肢节。其浮气之不循经者，为卫气；其精气之行于经者，为营气。阴阳相随，外内相贯，如环之无端，亭亭淳淳乎，孰能穷之？然其分别阴阳，皆有标本虚实所离之处，能别阴阳十二经者，知病之所生。候虚实之所在者，能得病之高下，知六腑之气街者，能知解结契绍于门户。能知虚石之坚软者，知补泻之所在。能知六经标本者，可以无惑于天下。"其中"石"通"实"，足见"六经标本"在中医临床中的重要作用。该篇中记云："手太阴之本，在寸口之中，标在腋内动也。"马莳注云："手太阴肺经之本，在寸口中，即太渊穴，标在腋内动脉，即中府穴。"本者，犹木之根本；标者，犹树之梢杪。大凡手足诸经，在下为本，本虚则厥，本盛则热；在上为标，标虚则眩，标盛则热而痛。治之之法，虚则补之，实则泻之，故手太阴肺经之病，取中府伍太渊，有激发肺经经气、调节肺经的功能，施以按摩术，今名"手太阴标本摩方"。又因中府尚为肺之募穴、手足太阴经交会穴，穴当中焦脾胃之气汇集于肺经之处，而有益气宣肺、止咳定喘、健脾和胃、解痉止痛之功，故为咳喘、肺胀满、胸痛、肩背痛、喉痹、瘿瘤之治穴；太渊为手太阴肺经之输穴、原穴，又为脉之会穴，故以其宣达肺气、输布气血、调和营卫之功，而为治肺经疾患之要穴。故中府、太渊二穴相须为用，为治手太阴肺经疾病之要方。

（6）胸街摩方

《灵枢·动输》云："四街者，气之径路。"气街，是指经气聚集通行的共同道路。其作用是在十二经脉气血运行于四肢末端及头部时，猝逢大寒或受邪风侵袭而受阻时，经气会沿着气街这一通道返回原经脉，而不失周而复始之循环。对此，《灵枢·卫气》云："胸气有街，腹气有街，头气有街，胫气有街……气在胸者，止之膺与背腧。"膺腧，乃中府之别名，为肺经募穴，又为手足太阴经交会穴，有益气宣肺、止咳定喘之功；背腧，当为膈俞，膈俞又为血会，内应胸膈，具清营凉血、宽胸利膈、止咳定喘之功，而为咳喘、胸胀满、咳血、衄血之治穴。故肺经之病或生于外，或生于内，或属"是动则病"，或属"是主肺所生病"，均可取中府与膈俞，施以按摩术，今名"胸街摩方"。

（7）气海摩方

《灵枢·海论》云："人亦有四海、十二经水。经水者，皆注于海……人有髓海，有血海，有气海，有水谷之海，凡此四者，以应四海也。"盖因人合天地四海升降出入，医者当善调之，否则败乃至也，故《灵枢·海论》尚有"凡此四海者"，"得顺者生，得逆者败，知调者利，不知调者害"之论。何谓气之海？该篇有云："膻中者为气之海，其腧上在于柱骨之上下，前在于人迎。""柱骨之上下"，即天柱穴。膻中为气会，有益气宽胸、止咳定喘之功，故为气喘、胸痛之治穴；人迎乃足阳明胃经之穴，又为足阳明、足少阳之交会穴，故具调气血、和脾胃、达枢机之功，而助气血生化之源。天柱乃膀胱经在颈部"通天"处之穴，位于颈项双侧，若柱，故名，有通达膀胱经脉气之功。天柱与膻中、人迎相伍，施以按摩术，今名"气海摩方"，乃为肺经气虚诸候之用方。对其应用，《灵枢·海论》中尚有注曰："天地阴阳之道，更相和平者也，故有余不足，皆为之逆。膻中者，宗气之所居，上出于喉，以司呼吸，故气海有余者，气满胸中，气息悗乱，气上逆故面赤也。气海不足，则气少，气少故不足以言。"该篇又云："气海有余者，气满，胸中悗息，面赤。气海不足，则气少不足以言。"故"气虚则肩背痛寒，少气不足以息"者，或刺之，或灸之，或摩之，均可愈病。

（8）手太阴盛络摩方

《灵枢·根结》云："十二经脉者，盛络皆当取之。"故取手太阴肺经之井穴少商、原穴太渊、经穴经渠、络穴列缺、上臂之天府，名"手太阴盛络摩方"。以其通达肺经脉气之功，而为肺经病之重要治方。

（9）邪在肺摩方

《灵枢·五邪》云："邪在肺，则病皮肤痛，寒热，上气喘，汗出。咳动肩背，取之膺中外腧，背三节五脏之傍，取之缺盆中以越之。"盖因邪在肺，肺合皮毛，邪郁，故皮肤痛，发为寒热，气逆而喘；腠理疏，故汗出。肺为五脏六腑之华盖，肩乃肺经脉气所行之处，故"邪在肺"，取膺中外腧云门、中府二穴，又取背三节旁之肺俞，五椎旁之心俞，俾气血之运行通畅，营卫得调，气化得行，则在肺之邪得去。尚可取缺盆穴，或扶突穴，使邪气从上或从腑以越，则犯肺之邪得解。今以按摩术代替针灸术，名"邪在肺摩方"。

2. 手阳明大肠经摩方

《灵枢·经脉》云："大肠手阳明之脉……是动则病齿痛颈肿。是主津液所生病者，目黄口干，鼽衄，喉痹，肩前臑痛，大指次指痛不用。气有余则当脉所过者热肿，虚则寒栗不复。为此诸病，盛则泻之，虚则补之，热则疾之，寒则留之，陷下则灸之，不盛不虚以经取之。盛者人迎大三倍于寸口，虚者人迎反小于寸口也。"此段经文表述了手阳明大肠经的异常变动，可见"是动则病齿痛颈肿"；"是主津液所生病者，目黄口干，鼽衄，喉痹，肩前臑痛，大指次指痛不用。"鼽者，鼻流清涕之谓；衄者，鼻出血之谓。凡喉中壅塞不通的疾患，统称为喉痹。经云："是动则病齿痛颈肿。"马莳注云："及其动穴验病，则为齿痛，以脉入齿缝也。为颈肿，脉上行也。"经云："是主津液所生病者，目黄口干，鼽衄，喉痹，肩前臑痛，大指次指痛不用。"马莳注云："是主津液所生之病耳，又有诸之生，或出本经，或由合经，为目黄，大肠内热也。为口干，脉挟口也。为鼽为衄，脉挟鼻孔也。为喉痹，脉出挟口也。为肩之前臑痛，脉上臑肩也。为大指次指不能举用，井荥五输，皆由次指而上也。"概而论之，该经之主要病证为腹痛、肠鸣泄泻、便秘、痢疾、咽喉肿痛、齿痛、鼻流清涕或出血，及本经循行部位疼痛、热肿或寒冷等。证分虚实，故该篇又云："气有余则当脉所过者热肿，虚则寒栗不复。"其治与其他经脉一样，即"为此诸病，盛则泻之，虚则补之，热则疾之，寒则留之，陷下则灸之，不盛不虚以经取之"。概而论之，名"手阳明大肠经摩方"，均取肺经之"五输穴"而调之。何以知病之虚实，《灵枢》经有统一的诊法，即诊寸口、人迎脉法。

（1）大肠俞摩方

因大肠俞是大肠经经气输注于背部之处，具疏通大肠腑气之功，为腹痛、腹胀、肠鸣、泄泻、便秘、腰痛之治穴。故手阳明大肠经发生病变，根据《素问·气府论》取手阳明大肠经的背俞穴大肠俞以治之，今名"大肠俞摩方"。临证施以补法，或泻法，或平补平泻法，当视疾病的虚实而定。

（2）大肠经五输摩方、大肠经下合摩方、大肠经四时摩方

《灵枢·本输》云："大肠上合手阳明，出于商阳，商阳，大指次指之端也，为井金；溜于本节之前二间，为荥；注于本节之后三间，为俞；过于合谷，合谷，在大指歧骨之间，为原；行于阳溪，阳溪，在两筋间陷者中也，为经；入于曲池，曲池，在肘外辅骨陷者中，屈臂而得之，为合，手阳明也。"此言大肠经之井、荥、输、原、经、合也。大肠之腑在下，而其经脉在上，故谓"大肠上合手阳明"。《灵枢·顺气一日分为四时》云："病在脏者，取之井。"鉴于以腑合脏之理，则大肠经病变可取其井穴商阳，今名"大肠病商阳摩井方"。

阳经五输穴配属五行则为井金、荥水、输木、经火、合土。根据《灵枢》"盛者泻之，虚者补之"之治病法则，及五行生克乘侮之理，大肠经五行属金，宗"实则泻其子"之法，取大肠经中属水之荥穴二间，因金生水，水为金之子，故有二间之治，今名"肠实二间摩方"；宗"虚则补其母"之法，取大肠经之属土之合穴曲池，培土生金，土为金之母，故有曲池之治，今名"肠虚曲池摩方"。经云"不盛不虚，以经取之"，故病证无明显虚实之分者，取大肠经之经穴阳溪，今名"手阳明经穴摩方"，或"大肠病阳溪经穴摩方"。《灵枢·邪气脏腑病形》云："大肠合入于巨虚上廉……大肠病者，肠中切痛而鸣濯濯，冬日重感于寒即泄，当脐而痛，不能久立，与胃同候，取巨虚上廉。"故取手阳明大肠经之下合穴上巨虚，今名"大肠经下合摩方"。

《灵枢·本输》云："春取络脉诸荥大经分肉之间，甚者深取之，间者浅取之。夏取诸俞孙络肌肉皮肤之上。秋取诸合，余如春法。冬取诸井诸俞之分，欲深而留之。此四时之序，气之所处，病之所舍，针之所宜。"故大肠经病证，可春取大肠经之荥穴二间，夏取输穴三间，长夏取经穴阳溪，秋取合穴曲池，冬取井穴商阳。今施以按摩术，名"大肠经四时摩方"。

（3）大肠经原穴摩方

《灵枢·本输》云："过于合谷，合谷，在大指歧骨之间为原。"故合谷为手阳明大肠经之原穴。宗《灵枢·九针十二原》之法，手阳明大肠经有疾，可取该经之原穴合谷。《素问·刺法论》云："大肠者，传道之官，变化出焉，可刺大肠之源。"意谓大肠的职能犹如传道之官，变化糟粕由此而出，可取大肠经的原穴合谷，以促进传化

物之功。今施以按摩之术，名"大肠经原穴摩方"。

（4）手阳明标本摩方

《灵枢·卫气》云："能知六经之标本者，可以无惑于天下。"该篇记有手阳明标本之用："手阳明之本在肘骨中，上至别阳，标在颜下合钳上也。"对此，马莳注云："手阳明大肠之本，在肘骨中曲池穴，上至别阳，标在颜下合于钳上，疑是胃经头维穴。"曲池乃手阳明经之合穴，又为该经之本穴，具激发本经脉气之功。其标穴为足阳明经之头维穴，具汇聚转输手足阳明经脉气之功。故对二穴施以按摩术，今名"手阳明标本摩方"，为手阳明大肠经病之治方。

（5）手阳明根结摩方、手阳明盛络摩方

《灵枢·根结》云："不知根结，五脏六腑，折关败枢，开阖而走，阴阳大失，不可复取。"盖因脉气所起为根，所归为结。每经各有其根穴和结穴，以通达该经之经气，概而论之，名"根结摩方"。盖因该篇统论三阴三阳之气合于六经，根于下而结于上，继而复分论三阳之气，入于手足之经，皆循颈项而上出，故曰"此所谓十二经者，盛络皆当取之"。其功效诚如张志聪所云："谓手足十二经脉，皆从四肢五俞，而归于中，复从中而上出颈项。此章论三阴三阳之气，合于六经，而复出于脉外。五十二篇论荣气，七十一篇论宗气，盖三阴三阳，荣气、宗气相将而行于经脉皮肤，形身脏腑，外内出入，环转无端，是以数篇词句相同，而所论者各别。学者分而论之，合而参之。人之阴阳血气，有形无形，应天地之五运六气，寒暑往来，如桴鼓影响之相合也。"今统名"盛络摩方"。《灵枢·根结》云："手阳明根于商阳，溜于合谷，注于阳溪，入于扶突、偏历也。"意谓井穴商阳尚为手阳明之根穴，伍该经结穴天部之扶突，可名"手阳明根结摩方"。若商阳伍本经之原穴合谷、经穴阳溪、络穴偏历、井穴扶突，即名"手阳明盛络摩方"，以其通达手阳明大肠经脉气之功，为手阳明大肠经病之要方。

（6）邪客手阳明之络摩方、手阳明络脉摩方

《素问·缪刺论》云："邪客于手阳明之络，令人气满胸中，喘息而支肤，胸中热，刺手大指次指爪甲上……左刺右，右刺左。"肤即腋下胁肋处。支肤意为胁肋部撑胀感。盖因该经自肩端入缺盆，其支者，从缺盆直上颈，故其病亦如是，而有井穴商阳之治，今变针方为摩方，名"邪客手阳明之络摩方"。该篇又云："邪客于手阳明之络，令人耳聋，时不闻声，刺手大指次指爪甲上，去端如韭叶，各一痏，立闻。不已，刺中指爪甲上与肉交者，立闻。其不时闻者，不可刺也。耳中生风者，亦刺之如此数。左刺右，右刺左。"盖因手阳明经之络入耳会于宗脉，若邪客手阳明之络，"留而不去，"则令人耳聋时不闻声，或耳鸣，故有手阳明之井穴商阳之取；又因手厥阴之络亦会于耳中，故取商阳未见效，加取手厥阴之井穴少冲，行缪摩之法，亦名"邪客手阳

明之络摩方"。若完全失去听力者，则治之无效，不可摩之。因邪犯络脉，"留而不去"，故临证有该经络穴偏历之用，即"手阳明络脉摩方"。

3. 足阳明胃经摩方

《灵枢·经脉》云："胃足阳明之脉……是动则病洒洒振寒，善呻数欠，颜黑，病至则恶人与火，闻木声则惕然而惊，心欲动，独闭户塞牖而处，甚则欲上高而歌，弃衣而走，贲响腹胀，是为骭厥。是主血所生病者，狂疟，温淫汗出，鼽衄，口㖞唇胗，颈肿喉痹，大腹水肿，膝髌肿痛，循膺、乳、气街、股、伏兔、骭外廉、足跗上皆痛，中指不用。气盛则身以前皆热，其有余于胃，则消谷善饥，溺色黄。气不足则身以前皆寒栗，胃中寒则胀满。为此诸病，盛则泻之，虚则补之，热则疾之，寒则留之，陷下则灸之，不盛不虚以经取之。盛者人迎大三倍于寸口，虚者人迎反小于寸口也。"此段经文表述了足阳明胃经的异常变化，有"是动则病洒洒振寒，善呻数欠，颜黑，病至则恶人与火，闻木声则惕然而惊，心欲动，独闭户塞牖而处，甚则欲上高而歌，弃衣而走，贲响腹胀，是为骭厥"；"是主血所生病者，狂疟温淫汗出，鼽衄，口㖞唇胗，颈肿喉痹，大腹水肿，膝髌肿痛，循膺、乳、气街、股、伏兔、骭外廉、足跗上皆痛，中指不用。"骭，指足胫。骭厥，指气自胫上逆。疟疾温病，因发高热而如狂，故称狂疟。淫，是太过之谓。温淫，意为发热的温病。唇胗，《说文解字》云："唇疡也。"概而论之，该经的主要病证为肠鸣腹胀、水肿、胃痛、呕吐或消谷善饥、嗳气脘痞、口渴、唇疡、咽喉肿痛、鼻衄、胸部及膝髌等本经循行部位疼痛、热病发狂等。证分虚实，故该篇又云："气盛则身以前皆热，其有余于胃，则消谷善饥，溺色黄。气不足则身以前皆寒栗，胃中寒则胀满。"其治，与他经一样，有"为此诸病，盛则泻之，虚则补之，热则疾之，寒则留之，陷下则灸之，不盛不虚以经取之"。概而论之，变刺法为摩法，名"足阳明胃经摩方"，均取其五输穴而调之。何以知虚实，当诊寸口、人迎之脉，"盛者人迎大三倍于寸口，虚者人迎反小于寸口也"。

（1）胃俞摩方

胃俞为足阳明胃经之背俞穴，具又调中和胃、消胀除满之功，为胃脘痛、腹胀、翻胃、呕吐、肠鸣之治穴。故足阳明胃经发生疾病，则取而摩之，名"胃俞摩方"。

（2）胃经五输摩方、胃经下合摩方、胃经四时摩方

《灵枢·本输》云："胃出于厉兑，厉兑者，足大指内次指之端也，为井金；溜于内庭，内庭，次指外间也，为荥；注入陷谷，陷谷者，上中指内间，上行二寸，陷者中也，为俞；过于冲阳，冲阳，足跗上五寸，陷者中也，为原，摇足而得之；行于解溪，解溪，上冲阳一寸半，陷者中也，为经；入于下陵，下陵，膝下三寸，胻骨外三里也，为合。复下三里三寸，为巨虚上廉，复下上廉三寸，为巨虚下廉也，大肠属上，

小肠属下，足阳明胃脉也。大肠、小肠皆属于胃，是足阳明也。"此段经文表述了胃经井、荥、输、经、合之穴，及足三里、上巨虚、下巨虚，分别为胃经、大肠经、小肠经之下合穴。胃为五脏六腑之海，且大小肠受盛胃腑水谷之余，泌别汁而生津液，故皆属于胃。大肠受胃腑之经气，而属于巨虚上廉，小肠属巨虚下廉。《灵枢·邪气脏腑病形》云："胃合入于三里……胃病者，腹䐜胀，胃脘当心而痛，上支两胁，膈咽不通，食饮不下，取之三里也。"足三里乃胃经之下合穴，取而摩之，名"胃经下合摩方"，而取上巨虚为"大肠经下合摩方"，取下巨虚为"小肠经下合摩方"。

根据《灵枢》"病在脏者，取之井"之理，胃经病可取其井穴厉兑，名"胃病厉兑摩方"。尚可根据《灵枢》"盛者泻之，虚者补之"之法则，及五行生克乘侮的规律，制定摩方。宗"实则泻其子"之法，胃与脾五行属土，取胃经中属金之井穴厉兑，因土生金，金为土之子，故有厉兑之施，又名"胃实厉兑摩方"。宗"虚则补其母"之法，取胃经中属火之经穴解溪，因火生土，火为土之母，故有解溪之用，名"胃虚解溪摩方"。宗"不盛不虚以经取之"之法，故胃经病未见明显虚实之候，可取胃经之经穴解溪，名"足阳明经穴摩方"。

根据《灵枢》"春取荥，夏取输，长夏取经，秋取合，冬取井"之脏气法时规律，故胃经病有春取荥穴内庭，夏取输穴陷谷，长夏取经穴解溪，秋取合穴足三里，冬取井穴厉兑之治。概而论之，今名"胃经四时摩方"。

（3）胃经原穴摩方

冲阳为足阳明胃经的原穴，乃阳气必由之要冲，可促进胃受纳腐熟水谷的功能，俾气血生化之源充，故又有补气血、和营卫、疏通经络之效。宗《灵枢·九针十二原》"五脏有疾，当取十二原"之法，若胃经发生异常而出现疾病，可取胃经原穴冲阳治之。《素问·刺法论》云："胃为仓廪之官，五味出焉，可刺胃之源。"意谓胃的职能犹如仓库，饮食五味由此而出。今可变针方为摩方，取胃经的原穴冲阳，名"胃经原穴摩方"。

（4）足阳明标本摩方

《灵枢·卫气》云："能知六经之标本者，可以无惑于天下。"大凡本多在人体四肢部，而标在头面部，故对标本施术，可通达经气，而无疾病发生。该篇又云："足阳明之本在厉兑，标在人迎颊夹颃颡也。"故足阳明之本穴为厉兑，标穴为人迎。厉兑伍人迎而摩之，名"足阳明标本摩方"，可疗胃经之诸病。

（5）水谷之海摩方

《灵枢·海论》云："胃者水谷之海，其腧上在气冲，下至三里。"意谓胃为水谷之海，其输穴上在气街，下至三里，故对气街、足三里二穴施按摩术，名"水谷之海摩方"。该篇又云："凡此四海者，何利何害何生何败？岐伯曰：得顺者生，得逆者败，知调者利，不知调者害。"盖因人合天地四海升降出入，运行无息，故谓得顺而合，则生利无穷，反之则败害生也。"四海之逆顺奈何"？对此，岐伯谓"水谷之海有余则腹满，水谷之海不足，则饥不受谷食"。而其治，岐伯有"审守其输，而调其虚实，无犯其害，顺者得复，逆者必败"之论。故施治之要，当可察患者脉之虚实，行补泻手法，即《灵枢·经脉》中足阳明经"盛者人迎大三倍于寸口，虚者人迎反小于寸口也"之法。

（6）十二经之海摩方

《灵枢·海论》云："冲脉者，为十二经之海，其腧上在于大杼，下出于巨虚之上下廉。"张志聪注云："冲脉者为十二经之海，其输上在于太阳之大杼，下至巨虚之上下廉，而出于胫气之街，是冲脉之外通于天气，而通于经水也。""巨虚之上下廉"，即胃经之上巨虚、下巨虚。故对诸穴施以按摩术，名"十二经之海摩方"。鉴于其法有通达十二经脉气之功，故十二经有疾均可用之，此处不再赘述。

（7）足阳明根结摩方、足阳明盛络摩方

《灵枢·根结》云："不知根结，五脏六腑，折关败枢，开阖而走，阴阳大失，不可复取。"盖因脉气所起者为根、为始，所归者为结、为终。故该篇复云："九针之玄，要在终始。故能知终始，一言而毕，不知终始，针道咸绝。"何谓足阳明之根结？该篇有"阳明根于厉兑，结于颡大，颡大者，钳耳也"之记。"颡大"，马莳注："谓头维穴也。"故胃经有疾，可取厉兑与头维而按摩之，名"足阳明根结摩方"。两穴相伍以成通调气血、畅达经气之功，而无"真气稽留，邪气居之"之弊；且因开阖有序，而又有起痿疾之效，此即"痿疾者，取之阳明"之理也。《灵枢·根结》云："足阳明根于厉兑，溜于冲阳，注于下陵，入于人迎、丰隆。"马莳注云："足阳明胃经，根于厉兑之井，溜于冲阳之原，注于解溪之经，入于人迎之在头者，络于丰隆之在足者。"故诸穴合用，而按摩之，今名"足阳明盛络摩方"。"此所谓十二经者，盛络皆当取之"之谓。该方之伍有井穴之根，有"五脏六腑之有疾者，皆取其原"之原穴，有通达脉气之经穴，有表里两经联络之络穴，有上入于颈项之人迎，而成胃经盛络之伍。其理诚如张志聪所云："人之阴阳血气，有形无形，应天地五运六气，寒暑往来，如桴鼓影响之相应。"

大凡三阴三阳之气，合于六经，根于下而结于上，故《灵枢》有"根结"专篇。尚有"盛络"之论，如张志聪注云："三阳之气，从井而入于脉中，上入于颈项之天柱、天容、人迎、天窗、天牖、扶突，而上出于头面，与血气之溜于荥，注于输，行于经，入于合者不同，故另提曰，飞扬、光明、丰隆，支正，盖以分别阳气与营血，出入于经脉外内之不同也。是以所论一次脉二次脉者，谓手足之十二经脉，皆从四支之五输而归于中，复从中而上出于颈项。"今称之为"天穴"，即"人之阴阳血气，有形无形，应天地五运六气，寒暑往来，如桴鼓影响之相应"也，亦"盛络"之治的临床应用之理。

（8）邪客足阳明之络摩方

《素问·缪刺论》云："邪客于足阳明之络，令人鼽衄，上齿寒，刺足中指次指爪甲与肉交者，各一痏。左刺右，右刺左。"盖因其脉起于鼻交頞中，下循鼻外，入上齿中，还出夹口环唇，下交承浆，循颐后下廉，出大迎，循颊车，上耳前。故病邪"舍于络脉，留而不去"，则病如是。今有井穴厉兑之治，变针法为摩法，名"邪客足阳明之络摩方"。尚可取胃经络穴丰隆，即"足阳明络穴摩方"。

4. 足太阴脾经摩方

《灵枢·经脉》云："脾足太阴之脉……是动则病舌本强，食则呕，胃脘痛，腹胀善噫，得后与气则快然如衰，身体皆重。是主脾所生病者，舌本痛，体不能动摇，食不下，烦心，心下急痛，溏瘕泄，水闭，黄疸，不能卧，强立，股膝内肿厥，足大指不用。为此诸病，盛则泻之，虚则补之，热则疾之，寒则留之，陷下则灸之，不盛不虚以经取之。盛者寸口大三倍于人迎，虚者寸口反小于人迎也。"此段经文表述了足太阴脾经的异常变化，有"是动则病"的病证，及"是主脾所生病"的病证。"得后与气"，即得通大便和矢气。溏，即大便稀薄。瘕泄，即今之痢疾。概而述之，脾经的主要病证，是胃脘痛、食则呕、嗳气、腹胀便溏、黄疸、身重无力、舌根强痛、下肢内侧肿胀、厥冷等。鉴于证分虚实，故其治该篇有"盛则泻之，虚则补之，热则疾之，寒则留之，陷下则灸之，不盛不虚以经取之"之经脉为病通行治法。概而论之，名"足太阴脾经摩方"，即取"五输穴"之法也。至于何以知虚实，该篇有诊人迎、寸口脉之通行诊断法则。

（1）脾俞摩方

脾俞，乃膀胱经循行于背部之腧穴，内应脾脏，为脾经之脉气输注于脊背之处，具补脾阳、助运化、益气血、化湿浊之功，故为足太阴脾经异常而产生疾病之治穴。今施以按摩术，名"脾俞摩方"。

（2）脾经五输摩方、脾经四时摩方

《灵枢·本输》云："脾出于隐白，隐白者，足大指之端内侧也，为井木；溜于大都，大都，本节之后，下陷者之中也，为荥；注入太白，太白，腕骨之下也，为俞；行于商丘，商丘，内踝之下，陷者之中也，为经；入于阴之陵泉，阴之陵泉，辅骨之下，陷者之中也，伸而得之，为合，足太阴经也。"根据《灵枢·顺气一日分为四时》

"病在脏者，取之井"之法，若脾经有病，可取脾经井穴隐白以治之，今名"脾病隐白摩井方"。经云："盛则泻之，虚则补之。"除用上述方法外，尚可根据五行生克乘侮理论指导临床实践。盖因脾经在五行中属土，脾经实证可取脾经五输穴中属金的经穴商丘，因土生金，金为土之子，取穴商丘，即"实则泻其子"之意，施以按摩术，名"脾实商丘摩方"。若脾经虚证可取脾经属火的荥穴大都，因火生金，火为金之母，此即"虚则补其母"之谓，名"脾虚大都摩方"；宗"不盛不虚以经取之"之法，可取脾经之经穴商丘，今名"足太阴经穴摩方"。何以知病之虚实，即脉诊法："盛者寸口大三倍于人迎，虚者寸口反小于人迎。"据《灵枢》"春取荥，夏取输，长夏取经，秋取合，冬取井"之脏气法时规律及治则，故脾经病春取脾之荥穴大都，夏取输穴太白，长夏取经穴商丘，秋取合穴阴陵泉，冬取井穴隐白。概而论之，今名"脾经四时摩方"。

（3）脾经原穴摩方

《灵枢·九针十二原》有"五脏有疾，当取十二原"之施治法则。《素问·刺法论》尚有"脾为谏议之官，知周之官，可刺脾之源，"意谓脾的职能犹如谏议之官，智慧周密由此而出，可取脾之原穴太白。以按摩术代替针刺术，今名"脾经原穴摩方"。

（4）脾病摩方

《素问·脏气法时论》云："脾病者，身重，善肌肉痿，足不收，行善瘈，脚下痛；虚则腹满肠鸣，飧泄食不化。取其经，太阴阳明少阴血者。"意谓脾经病证乃因脾失健运，生化之源不足，及腹满、肠鸣、飧泄、食不化之候所致。且因脾主肌肉，若生化之源不足，则肌肉失濡而见身重、肉痿、足不收、行善瘈、脚下痛诸症。诸经穴有畅达脉气之功。足太阴脾经之经穴商丘，具健脾利湿、解痉镇痛、开窍醒神之功；足阳明胃经之经穴解溪，具和气血、解痉通络之功；足少阴肾经之经穴复溜，具益元荣肾、化气通脉之功。因肾阳足则脾阳充，脾胃受纳健运之功有司，故对此三穴施以按摩法，名"脾病摩方"。

（5）足太阴标本摩方

《灵枢·卫气》云："足太阴之本，在中封前上四寸之中，标在背腧与舌本也。"马莳注云："足太阴脾经之本，在中封前上四寸之中，是三阴交穴，标在背腧与舌本廉泉穴也。"由此可知，三阴交为足太阴之本穴。本者，经脉血气所出之处，伍足太阴之标穴脾俞及任脉与阴维脉之交会穴廉泉，具激发、汇聚、转输足太阴经脉气运行之功，今施以按摩术，名"足太阴标本摩方"。三阴交尚为足太阴、足少阴、足厥阴三阴经交会之穴，具健脾利湿、调补肝肾、益气养血之功，故为脾经病之治穴。

（6）足太阴根结摩方

《灵枢·根结》云："不知根结，五脏六腑，折关败枢，开阖而走，阴阳大失，不可复取。"盖因脉气所起者为根，所归者为结。大凡用针必知根结，盖因三阴三阳之气，主开、主合、主枢，乃无形之气，出入外内，而合于有形之经；且人之阴阳，应天之六气，天之六气，合于四时，故根结乃成病之缘由，治病之法也。该篇尚云："太阴根于隐白，结于太仓。""太阴为开……故开折则仓廪无所输膈洞，膈洞者取之太阴，视有余不足。""太仓"即任脉之中脘穴。"膈洞"即膈证、洞泄之合称。隐白既为足太阴经根穴，又为该经之井穴，有调气血、益脾胃、温阳救逆、启闭开窍、清心定志、升举下陷、收敛止血、滋阴生津之功。中脘乃任脉之穴，且为足太阴经之结穴，尚为胃经募穴、腑之会穴、任脉与手太阳、手少阳、足阳明经交会穴，又为回阳九穴之一，具较强的健脾和胃、化痰导积之功。故隐白伍中脘乃足太阴脾经根结之伍，施以按摩术，今名"足太阴根结摩方"，多用于脾胃虚弱之证。

（7）邪客足太阴之络摩方

《素问·缪刺论》云："邪客于足太阴之络，令人腰痛，引少腹控眇，不可以仰息，刺腰尻之解，两胂之上是腰俞，以月死生为痏数，发针立已。左刺右，右刺左。""眇"即胁下虚软处。"控眇"指牵引胁下。"尻"指脊柱末端。"胂"指夹脊部肌肉。"腰俞"，非督脉经之"腰俞"穴，其位当是肾之外府"肾堂"处，今称"腰眼"部。盖因邪客于足太阴之络循行部位，"留而不去"，则病如是。于是有腰俞之缪刺，并据月亮盈亏而定用针之数，出针后即可病愈。今变针法为按摩法，名"邪客足太阴之络摩方"。尚可辅以足太阴脾经之络穴公孙，即"足太阴络穴摩方"。

"以月死生为痏数"，又名"以月死生为数"。对此《素问·缪刺论》记云："凡痹往来行无常处者，在分肉间痛而刺之，以月死生为数。用针者，随气盛衰以为痏数，针过其日数则脱气，不及日数则气不泻。左刺右，右刺左。病已，止；不已，复刺之如法。月生一日一痏，二日二痏，渐多之；十五日十五痏，十六日十四痏，渐少之。"变刺法为摩法，其理同也。

（8）邪在脾胃摩方

《灵枢·五邪》云："邪在脾胃，则病肌肉痛。阳气有余，阴气不足，则热中善饥；阳气不足，阴气有余，则寒中肠鸣腹痛；阴阳俱有余，若俱不足，则有寒有热，皆调于三里。"马莳注云："此言刺脾胃诸病之法也。"盖因脾主肌肉，故肌肉痛；胃为阳热之腑，故邪在脾胃；正气不足，阳气有余，故见"热中善饥"；若阳气不足，阴气有余，则肠鸣腹痛。其治取胃经之足三里，盖因足三里乃足阳明经之合土穴，亦为足阳明胃经之下合穴，是该经脉气汇合之处，具健脾胃、补中气、调气血、通经络之功。脾胃互为表里，故邪在脾胃之治，有余用泻法，不足用补法，今名"邪在脾胃摩方"。

5. 手少阴心经摩方

《灵枢·经脉》云:"心手少阴之脉……是动则病嗌干心痛,渴而欲饮,是为臂厥。是主心所生病者,目黄胁痛,臑臂内后廉痛厥,掌中热痛。为此诸病,盛则泻之,虚则补之,热则疾之,寒则留之,陷下则灸之,不盛不虚以经取之。盛者寸口大再倍于人迎,虚者寸口反小于人迎也。""再倍"即两倍。此段经文表述了手少阴经的异常变动,有"是动则病"及"是主心所生病"的病证。概而论之,心经的主要证候是心痛、咽干、口渴、目黄、胁痛、上臂内侧痛、手心发热等。鉴于证分虚实,宗"为此诸病,盛则泻之,虚则补之,热则疾之,寒则留之,陷下则灸之,不盛不虚,以经取之",今以按摩法代替针法,名"手少阴心经摩方"。至于何以知虚实,该篇又有诊人迎、寸口之通用诊法。

（1）心俞摩方

心俞乃足太阳膀胱经循行于背部之腧穴,内应心脏,为心经脉气输注于脊背之处,又为手少阴心经之标穴,具通达心脉、调理心血、安神定志之功。《素问·阴阳应象大论》云:"善用针者,从阴引阳,从阳引阴。"故取背阳之心俞,为心经病之治穴。今变针法为按摩法,名"心俞摩方"。

（2）心经五输摩方、心经四时摩方

《灵枢·本输》云:"心出于中冲,中冲,手中指之端也,为井木;溜于劳宫,劳宫,掌中中指本节之内间也,为荥;注于大陵,大陵,掌后两骨之间方下者也,为俞;行于间使,间使之道,两筋之间,三寸之中也,有过则至,无过则止,为经;入于曲泽,曲泽,肘内廉下陷者之中也,屈而得之,为合,手少阴经也。"盖因心主血而包络主脉,心与包络血脉相通,心脏所出之血气,间行于手少阴之经、手厥阴之经也。根据《灵枢·顺气一日分为四时》中"病在脏者,取之井"之法,若心经有病,可取心包经之井穴中冲,实乃"心包经中冲摩方"。而心经之井、荥、输、经、合,实为少冲、少府、神门、灵道、少海,故心经有病,尚可取心经之井穴少冲施以按摩术,名"心病少冲摩方"。

经云:"盛则泻之,虚则补之。"除用针灸补泻手法外,尚可根据五行生克乘侮理论指导临床实践。盖因心在五行属火,心经之实证,可取心之五输穴中属土的输穴神门,因火生土,土为火之子,取穴神门,即"实则泻其子"之谓,施以按摩术,名"心实神门摩方"。若属心经虚证,可取心经属木的井穴少冲,因木生火,木为火之母,此即"虚则补其母",今名"心虚少冲摩方"。宗"不盛不虚,以经取之"之法,取心经之经穴灵道,今名"手少阴经穴摩方"。

根据《灵枢》"春取荥,夏取输,长夏取经,秋取合,冬取井"之脏气法时规律,心经有病，则有春取少府，夏取神门，长夏取灵道，秋取少海，冬取少冲之治，今名"心经四时摩方"。

（3）心经原穴摩方

《灵枢·九针十二原》云："五脏有疾，当取十二原。"《素问·刺法论》云："心者，君主之官，神明出焉，可刺手少阴之源。"故心经功能失司所生之疾病，可取手少阴心经之原穴神门，变针方为摩方，今名"心经原穴摩方"。

（4）心病摩方

《素问·脏气法时论》云："心病者，胸中痛，胁支满，胁下痛，膺背肩胛间痛，两臂内痛。虚则胸腹大，胁下与腰相引而痛，取其经，少阴、太阳、舌下血者。其变病，刺郄中血者。"此段经文前段表述的是心病实证的表现，后者是心病虚证的表现。其治当按摩手少阴心经之经穴灵道、手太阳小肠经的经穴阳谷，并刺舌下廉泉穴出血。如疾病又有其他变化，可取手少阴心经郄穴阴郄，今名"心病摩方"。

（5）手少阴标本摩方

《灵枢·卫气》云："手少阴之本，在锐骨之端，标在背腧也。"马莳注云："手少阴之本，在锐骨之端，即神门穴，标在背之心俞穴。"二穴相伍而摩之，名"手少阴标本摩方"，具激发、汇聚、转输手少阴心经脉气之功，故为心经病之治方。

（6）邪在心摩方

《灵枢·五邪》云："邪在心则病心痛，喜悲，时眩仆。视有余不足而调之其输也。"马莳注云："此言刺心邪诸病之法也。"邪犯心脉，血气留闭，络脉不通，故心痛；心气不足，故喜悲；心血不足，故时眩仆。神门乃手少阴心经之输穴、原穴，尚为手少阴心经之本穴。本者，犹树之根茎，经脉血气由此而出，具宁心定搐、通痹益脉之功。故"邪在心"之诸病，有"视有余不足，调之其输"之治，施以按摩术，名"邪在心摩方"。

6. 手太阳小肠经摩方

《灵枢·经脉》云："小肠手太阳之脉……是动则病嗌痛颔肿，不可以顾，肩似拔，臑似折。是主液所生病者，耳聋目黄颊肿，颈、颔、肩、臑、肘、臂外后廉痛。为此诸病，盛则泻之，虚则补之，热则疾之，寒则留之，陷下则灸之，不盛不虚以经取之。盛者人迎大再倍于寸口，虚者人迎反小于寸口也。"此段经文表述了手太阳小肠经发生异常的变动所生之疾病，有"是动则病"及"是主液所生病"的病证。概而论之，小肠经的主要病证是少腹痛、腰脊痛引睾丸、耳聋、目黄、颊肿、咽喉肿痛、肩臂外侧后缘痛等。鉴于证分虚实，宗"为此诸病，盛则泻之，虚则补之，热则疾之，寒则留之，陷下则灸之，不盛不虚以经取之"之法，今以按摩术代替针灸术，名"手太阳小肠经摩方"。至于何以知病之虚实，该篇又有诊人迎与寸口之通用诊法。

（1）小肠俞摩方

小肠俞，为手太阳小肠经之背俞穴，乃小肠经经气输注、敷布于腰背部之腧穴，具有泌清别浊、化气布津之功，故为小肠经疾病之治穴。临床中，当某一脏腑发生病变时，必在其相应的背俞穴上出现疼痛，故对小肠俞施以按摩术，名"小肠俞摩方"。

（2）小肠经五输摩方、小肠经四时摩方、小肠经下合摩方

《灵枢·本输》云："手太阳小肠者，上合手太阳，出于少泽，少泽，小指之端，为井金；溜于前谷，前谷，在手外廉本节前，陷者中也，为荥；注入后溪，后溪者，在手外侧本节之后也，为俞；过于腕骨，腕骨，在手外侧腕骨之前，为原；行于阳谷，阳谷在锐骨之下，陷者中也，为经；入于小海，小海，在肘内大骨之外，去端半寸，陷者中也，伸臂而得之，为合。手太阳经也。"此段经文乃言小肠经五输穴及原穴的名称和位置。《灵枢·顺气一日分为四时》云："病在脏者，取之井。"故小肠经出现病证取其井穴少泽而按摩之，名"小肠病少泽摩方"。宗"实则泻其子"之法，及五行生克乘侮规律，因小肠五行属火，故取小肠经之中属土之合穴小海，土为火之子，故有泻小海之用，名"小肠实小海摩方"。宗"虚则补其母"法，取小肠经中属木之输穴后溪，木为火之子，故有补后溪之治，名"小肠虚后溪摩方"。宗"不盛不虚以经取之"之法，取手太阳小肠经之经穴阳谷，予以平补平泻法，名"手太阳经穴摩方"。

根据《灵枢》"春取荥，夏取输，长夏取经，秋取合，冬取井"之法，故小肠经出现疾病，可行"春取前谷，夏取后溪，长夏取阳谷，秋取小海，冬取少泽"之法，今施以按摩术，名"小肠经四时摩方"。

《灵枢·邪气脏腑病形》云："小肠合入于巨虚下廉……小肠病者，小腹痛，腰脊控睾而痛，时窘之后，当耳前热，若寒甚，若独肩上热甚，及手小指次指之间热，若脉陷者，此其候也。手太阳病也，取之巨虚下廉。"此即"荥输治外经，合治内腑"之谓，取手太阳小肠经之下合穴下巨虚治小肠经病之理也，今名"小肠经下合摩方"。

（3）小肠经原穴摩方

《素问·刺法论》云："小肠者，受盛之官，化物出焉，可刺小肠之源。"《灵枢·九针十二原》云："五脏有六腑，六腑有十二原……五脏有疾，当取之十二原。"三焦乃原气之别使，具有导原肾间动气而输布于全身、调和内外、宣通上下之功，故"五脏六腑之有疾者，皆取其原。"故手太阳小肠经有疾，可取该经之原穴腕骨，今施以按摩术，名"小肠经原穴摩方"。

（4）手太阳标本摩方

《灵枢·卫气》云："手太阳之本，在外踝之后，标在命门之上一寸也。"马莳注

云："其本为养老穴，标穴为督脉之悬枢。"今施以按摩术，名"手太阳标本摩方"，以其通达手太阳经经气之功，而为小肠经病之治方。

（5）手太阳盛络摩方

《灵枢·根结》云："不知终始，针道咸绝。"又云："手太阳根于少泽，溜于阳谷，注于小海，入于天窗、支正也。"即取手太阳小肠经之井穴少泽，经穴阳谷，合穴小海，天穴天窗，络穴支正，今施以按摩术，名"手太阳盛络摩方"。"此即所谓十二经者，盛络皆当取之"之谓也。

7. 足太阳膀胱经摩方

《灵枢·经脉》云："膀胱足太阳之脉……是动则病冲头痛，目似脱，项如拔，脊痛，腰似折，髀不可以曲，腘如结，踹如裂，是为踝厥。是主筋所生病者，痔，疟，狂，癫疾，头囟项痛，目黄泪出，鼽衄，项、背、腰、尻、腘、踹、脚皆痛，小指不用。为此诸病，盛则泻之，虚则补之，热则疾之，寒则留之，陷下则灸之，不盛不虚以经取之。盛者人迎大再倍于寸口，虚者人迎反小于寸口也。"此段经文表述了足太阳膀胱经发生异常变动所生之疾病，有"是动则病"及"是主筋所生病"的病证。概而论之，膀胱经的主要病证有小便不通、遗尿、癫狂、疟疾、目痛、见风流泪、鼻塞多涕、鼻衄、头痛，以及项、背、腰、臀、下肢后侧循行部位疼痛诸候。宗"此为诸病，盛则泻之，虚则补之，热则疾之，寒则留之，陷下则灸之，不盛不虚以经取之"之法，今以摩法代替针法，名"足太阳膀胱经摩方"。而辨虚实之法，仍以人迎、寸口之通用诊法。

（1）膀胱俞摩方

膀胱俞，乃膀胱经之背俞穴，内应膀胱之腑，乃膀胱经经气输注、敷布于背部之处，具有司气化、布津液之功，故对膀胱俞施以按摩术，今名"膀胱俞摩方"，为治疗膀胱经疾病之良方。

（2）膀胱经五输摩方、膀胱经四时摩方、膀胱经下合摩方

《灵枢·本输》云："膀胱出于至阴，至阴者，足小指之端也，为井金；溜于通谷，通谷，本节之前外侧也，为荥；注于束骨，束骨，本节之后，陷者中也，为俞；过于京骨，京骨，足外侧大骨之下，为原；行于昆仑，昆仑，在外踝之后，跟骨之上，为经；入于委中，委中，腘中央，为合，委而取之。足太阳也。"此段经文乃言足太阳膀胱经五输穴及原穴的名称和位置。《灵枢·顺气一日分为四时》云："病在脏者，取之井。"故取膀胱经之井穴至阴，以治膀胱经疾病，今名"膀胱病至阴摩方"。膀胱经与肾经五行属水，而膀胱经之输穴束骨属木，水生木，宗"实则泻其子"之法，故取束骨乃"膀胱实束骨摩方"。取膀胱经属金之井穴至阴，金生水，宗"虚则补其母"之

法，今名"膀胱虚至阴摩方"。宗"不盛不虚以经取之"之法，取足太阳经之经穴昆仑，予以平补平泻法，以治足太阳经之病，名"足太阳经穴摩方"。根据《灵枢》"春取荥，夏取输，长夏取经，秋取合，冬取井"之法，故膀胱经之疾病，可"春取足通谷，夏取束骨，长夏取昆仑，秋取委中，冬取至阴"，今名"膀胱经四时摩方"。

《灵枢·邪气脏腑病形》云："合治内府。"又云："膀胱病者，小腹偏肿而痛，以手按之，即欲小便而不得，肩上热，若脉陷，及足小指外廉及胫踝后皆热。若脉陷，取委中。"此即取足太阳膀胱经之下合穴委中，以治"膀胱病者"，今名"膀胱经下合摩方"。委中尚属该经五输穴之合穴。

（3）膀胱经原穴摩方

《素问·刺法论》云："膀胱者，州都之官，精液藏焉，气化则能出矣，刺膀胱之源。"《灵枢·九针十二原》云："五脏有六腑，六腑有十二原……五脏有疾当取之十二原。"故膀胱经有疾，可取膀胱经之原穴京骨，今变针方为摩方，名"膀胱经原穴摩方"。

（4）足太阳标本摩方

《灵枢·卫气》云："足太阳之本，在跟以上五寸中，标在两络命门。命门者，目也。"马莳认为：足太阳之本穴为跗阳，标穴为睛明。二穴相伍，变针方为摩方，今名"足太阳标本摩方"，以成敷布太阳脉气、强筋濡脉、疏经通络之功，而为疗足太阳经病之治方。

（5）足太阳根结摩方、足太阳盛络摩方

《灵枢·根结》云："九针之玄，要在终始，能知终始，一言而毕，不知终始，针道咸绝。"马莳注云："九针玄妙之法，其要在终始篇中，人有知否，乃针道之所以明暗也。"该篇又云："太阳根于至阴，结于命门。命门者，目也。"目者，睛明穴。二穴相伍而按摩之，名"足太阳根结摩方"，具畅达足太阳经经气之功，而疗膀胱经之病。该篇又云："足太阳根于至阴，溜于京骨，注于昆仑，入于天柱、飞扬也。""足太阳盛络摩方"，即取足太阳膀胱经之井穴至阴、原穴京骨、经穴昆仑，入于天穴天柱及络穴飞扬，其功效优于根结方。

（6）邪客足太阳之络摩方

《素问·缪刺论》云："邪客于足太阳之络，令人头项肩痛，刺足小指爪甲上与肉交者各一痏，立已。不已，刺外踝下三痏。左取右，右取左，如食顷已。"盖因足太阳之脉，循行于头、项、肩等处，若"邪客于足太阳之络""留而不去"，则病如是，而有该经井穴至阴缪刺之治。今施以按摩术，名"邪客足太阳之络摩方"。

8. 足少阴肾经摩方

《灵枢·经脉》云："肾足少阴之脉……是动则病饥不欲食，面如漆柴，咳唾则有血，喝喝而喘，坐而欲起，目䀮䀮如无所见，心如悬若饥状，气不足则善恐，心惕惕如人将捕之，是为骨厥。是主肾所生病者，口热舌干，咽肿上气，嗌干及痛，烦心心痛，黄疸，肠澼，脊股内后廉痛，痿厥嗜卧，足下热而痛。为此诸病，盛则泻之，虚则补之，热则疾之，寒则留之，陷下则灸之，不盛不虚以经取之。灸则强食生肉，缓带披发，大杖重履而步。盛者寸口大再倍于人迎，虚者寸口反小于人迎也。"此段经文表述了足少阴肾经的异常变动，有"是动则病"及"是主肾所生病"的病证。概而论之，肾经的主要病证是气喘、舌干、咳血、咽喉肿痛、水肿、大便秘结、泄泻、腰痛、脊股内后侧痛、痿弱无力、足心热诸疾。鉴于证分虚实，宗"为此诸病，盛则泻之，虚则补之，热则疾之，寒则留之，陷下则灸之，不盛不虚以经取之"之法，今以摩法代替针法，名"足少阴肾经摩方"。至于何以知虚实，而有人迎、寸口之通行诊法。

（1）肾俞摩方

肾俞乃足少阴肾经经气输注、敷布于背部之腧穴，内应肾脏，以其具益肾培元之功，而为治肾经病之要穴，今施以按摩术，名"肾俞摩方"。

（2）肾经五输摩方、肾经四时摩方

《灵枢·本输》云："肾出于涌泉，涌泉者，足心也，为井木；溜于然谷，然谷，然骨之下者也，为荥；注于太溪，太溪，内踝之后，跟骨之上，陷者中也，为俞；行于复留，复留，上内踝二寸，动而不休，为经；入于阴谷，阴谷，辅骨之后，大筋之下，小筋之上也，按之应手，屈膝而得之，为合。足少阴经也。"此言肾经井、荥、输、经、合之穴也，即肾之井穴涌泉，荥穴然谷，输穴太溪，经穴复溜，合穴阴谷。宗《灵枢》"病在脏者，取之井"之法，若肾经病可取井穴涌泉治之，今名"肾病涌泉摩方。"经云："盛则泻之，虚则补之。"临证除采用补泻手法外，尚可根据脏腑及腧穴的五行属性，实施"实则泻其子""虚则补其母"之治疗法则以调之。如肾经五行属水，若运用泻法按摩属木的井穴涌泉，名"肾实涌泉摩方"。因水生木，木为水之子，乃"实则泻其子"之法，若运用补法，取肾经属金之经穴复溜，名"肾虚复溜摩方。"因金生水，金为水之母，乃"虚则补其母"之法。宗"不盛不虚以经取之"之法，取肾经之经穴复溜，施平补平泻之术，名"足少阴经穴摩方"。宗《灵枢·本输》"春取荥穴，夏取输穴，长夏取经穴，秋取合穴，冬取井穴"之法，而有肾经病"春取然谷，夏取太溪，长夏取复溜，秋取阴谷，冬取涌泉"之治，名"肾病四时摩方"。

"肾虚复溜摩方"与"足少阴经穴摩方"均取穴于复溜，然前者行补法，后者用平补平泻法，此即《内经》引《大要》之论："谨守病机，各司其属。"

（3）肾经原穴摩方

《灵枢·九针十二原》云："五脏有疾，当取十二原。"《素问·刺法论》云："肾者，作强之官，伎巧出焉，刺其肾之源。"故肾经之功能失司所生之疾病，可取肾经原穴太溪，今以摩法代替针法，名"肾经原穴摩方"。

（4）肾病摩方

《素问·脏气法时论》云："肾病者，腹大胫肿，喘咳身重，寝汗出，憎风；虚则胸中痛，大腹、小腹痛，清厥，意不乐。取其经，少阴、太阳血者。"此段经文表述了肾经病当取足少阴肾经之经穴复溜及足太阳膀胱经之经穴昆仑，今用摩法代替针法，名"肾病摩方"。

（5）足少阴标本摩方

《灵枢·卫气》云："足少阴之本，在内踝下上三寸中，标在背腧与舌下两脉也。"马莳注云："其本为肾经之交信穴，其标为肾俞、廉泉穴。"三穴相伍为用，今名"足少阴标本摩方"，以其通达肾经脉气之功，而为肾经病之治方。

（6）足少阴根结摩方

《灵枢·根结》云："少阴根于涌泉，结于廉泉。"又云："太阴为开，厥阴为阖，少阴为枢……枢折则脉有所结而不通，不通者取之少阴，视有余不足。"枢机不利，故经脉不通而生疾病。涌泉为足少阴之井，又为肾经之根穴，具补肾益元、纳气定喘、温阳健脾、柔肝定搐、宽胸益肺之功；又为回阳九穴之一，有通关开窍、醒脑复苏之功。廉泉乃任脉与阴维脉之交会穴，又为足少阴肾经之结穴，还是足少阴肾经、足太阴脾经之标穴，具激发肾气、调节五脏六腑之功。涌泉与廉泉相伍，施以按摩术，名"足少阴根结摩方"，乃足少阴肾经病之治方。

（7）邪在肾摩方

《灵枢·五邪》云："邪在肾，则病骨痛，阴痹。阴痹者，按之而不得，腹胀，腰痛，大便难，肩、背、颈、项痛，时眩。取之涌泉、昆仑，视有血者，尽取之。"马莳注云："此言刺肾邪诸病之法也。"盖因肾主骨，而阴痹当在阴分，邪气犯肾，肾经血气留闭，故"病骨痛，阴痹"。因肾脉入小腹，腰为肾之外府，肾司二便，故邪在于肾，而见"腹胀，腰痛，大便难。"肾与膀胱互为表里，邪犯肾经，必然造成膀胱经脉气运行受阻，血气留闭，则致其循行部位络脉痹阻，故有"肩、背、颈、项痛"。又因肾主骨生髓，肾脉痹阻则髓海失荣，因膀胱之脉"上额交巅""其直者，从巅入络脑，还出别下项，循肩髆内，夹脊抵腰中，入循膂，络肾属膀胱"，故邪犯肾经，血气闭阻，而致"肩、背、颈、项痛"。涌泉为肾经之井穴，具补肾益元、温阳通痹之功；昆仑乃膀胱经之经穴，具敷布太阳经气、舒筋通络缓急之功，故邪气犯肾，有取涌泉、昆仑之治，施以按摩手法，名"邪在肾摩方"。

9. 手厥阴心包经摩方

《灵枢·经脉》云："心主手厥阴心包络之脉……是动则病手心热，臂肘挛急，腋肿，甚则胸胁支满，心中憺憺大动，面赤目黄，喜笑不休。是主脉所生病者，烦心，心痛，掌中热。为此诸病，盛则泻之，虚则补之，热则疾之，寒则留之，陷下则灸之，不盛不虚以经取之。盛者寸口大一倍于人迎，虚者寸口反小于人迎也。"此段经文表述了手厥阴心包经的异常变动，有"是动则病"与"是主脉所生病"的病证。概而论之，心包经的主要病证是心痛、胸闷、心悸、心烦、癫狂、腋肿、肘臂挛急、掌心发热诸疾。证分虚实，宗"为此诸病，盛则泻之，虚则补之，热则疾之，寒则留之，陷下则灸之，不盛不虚，以经取之"之法，今以摩法代替针法，名"手厥阴心包经摩方"。至于何为虚实，亦有人迎、寸口之通行脉诊法。

（1）厥阴俞摩方

厥阴俞，为手厥阴心包经气输注、敷布于背部之腧穴，以其通阳散结、宽胸利膈、理气导滞之功，而为厥阴经病之治穴，尤为胸痹、咳喘之治穴，今名"厥阴俞摩方"。

（2）厥阴经五输摩方、厥阴经四时摩方

《灵枢·本输》云："心出于中冲，中冲，手中指之端也，为井木；溜于劳宫，劳宫，掌中中指本节之内间也，为荥；注于大陵，大陵，掌后两骨之间方下者也，为俞；行于间使，间使之道，两筋之间，三寸之中也，有过则至，无过则止，为经；入于曲泽，曲泽，肘内廉下陷者之中也，屈而得之，为合。手少阴经也。"张志聪云："手少阴心脉者，中冲包络之经也……心与包络血脉相通，心脏所出之血气，间行于手少阴之经，手厥阴之经也。"故上段经文之末曰"手少阴经也"。由此可见，手厥阴心包经之五输穴为井穴中冲、荥穴劳宫、输穴大陵、经穴间使、合穴曲泽。故宗《灵枢·顺气一日分为四时》"病在脏者，取之井"之法，大凡厥阴经疾病，可取其井穴中冲以治之，今名"心包病中冲摩方"。经云"盛则泻之，虚则补之"，故临证除采用补泻手法外，尚可根据脏腑腧穴的五行属性，实施"实则泻其子""虚则补其母"之法而调之。厥阴经五行属火，而手厥阴心包经之输穴大陵属土，火生土，土为火之子，故取大陵，乃行泻子之法，故名"心包实大陵摩方"，以治厥阴经疾病之属实证者。而手厥阴心包经之井穴中冲属木，木生火，木为火之母，故取中冲，乃行补母之法，名"心包虚中冲摩方"，以治厥阴经疾病之属虚证者。宗"不盛不虚，以经取之"之法，可取厥阴经之经穴间使，施以平补平泻之法，名"手厥阴经穴摩方"。《灵枢·本输》中有"春取荥穴，夏取输穴，长夏取经穴，秋取合穴，冬取井穴"之法，故厥阴经有病，而有"春取劳宫，夏取大陵，长夏取间使，秋取曲泽，冬取中冲"之治，今名"厥阴病四时摩方"。

（3）厥阴经原穴摩方、厥阴经荥穴摩方

《灵枢·九针十二原》云："五脏有疾，当取十二原。"《素问·刺法论》云："膻中者，臣使之官，喜乐出焉，可刺心包络所流。"故心包络经有病，可取其原穴大陵，名"厥阴经原穴摩方"；或取其荥穴劳宫，名"厥阴经荥穴摩方"。

（4）手厥阴标本摩方

《灵枢·卫气》云："手心主之本，在掌后两筋之间二寸中，标在腋下三寸也。"马莳认为：手厥阴之本穴为内关，标穴为天池。二穴相伍，行按摩术，名"手厥阴标本摩方"，以其通达心包经脉气之功，可愈手厥阴经之病。

10. 手少阳三焦经摩方

《灵枢·经脉》云："三焦手少阳之脉……是动则病耳聋浑浑焞焞，嗌肿喉痹。是主气所生病者，汗出，目锐眦痛，颊痛，耳后、肩、臑、肘、臂外皆痛，小指次指不用。为此诸病，盛则泻之，虚则补之，热则疾之，寒则留之，陷下则灸之，不盛不，以经取之。盛者人迎大一倍于寸口，虚者人迎反小于寸口也。"此段经文表述了手少阳三焦经发生异常变动所生之疾病，有"是动则病"与"是主气所生病"的病证。概而论之，三焦经的主要病证为口苦、目眩、疟疾、头痛、颔痛、目外眦痛、缺盆部肿痛、腋下肿，及胸、胁、股、下肢外侧痛、足外侧痛、足外侧发热等候。证分虚实，故有"为此诸病，盛则泻之，虚则补之，热则疾之，寒则留之，陷下者灸之，不盛不虚以经取之"之治。今以摩法代针法，名"手少阳三焦经摩方"。至于何以知其虚实，有诊人迎、寸口二脉之法。

（1）三焦俞摩方

三焦俞，为手少阳三焦经之背俞穴，具调达枢机、通利三焦、化气通脉、健脾利水之功，故为三焦经疾病之治穴，今名"三焦俞摩方"。

（2）三焦经五输摩方、三焦经下合摩方、三焦经四时摩方

《灵枢·本输》云："三焦者，上合手少阳，出于关冲，关冲者，手小指次指之端也，为井金；溜于液门，液门，小指次指之间也，为荥；注于中渚，中渚，本节之后，陷者中也，为俞；过于阳池，阳池，在腕上，陷者之中也，为原；行于支沟，支沟，上腕三寸，两骨之间，陷者中也，为经；入于天井，天井，在肘外大骨之上，陷者中也，为合，屈肘乃得之；三焦下腧，在于足太阳之前，少阳之后，出于腘中外廉，名曰委阳，是太阳络也。""三焦下腧"指手少阳三焦经之下合穴。此段经文表述了手少阳三焦经的五输穴、原穴及下合穴的名称和位置。《灵枢·顺气一日分为四时》云："病在脏者，取之井。"故三焦经之病证，可取该经之井穴关冲，名"三焦病关冲摩方"。宗"盛则泻之，虚则补之"之法，及五行生克乘侮规律，三焦经五行属火，其合

穴天井属土，因土为火之子，故取合穴天井，名"三焦实天井摩方"，乃"实则泻其子"之法。该经输穴中渚属木，木生火，木为火之母，故取输穴中渚，名"三焦虚中渚摩方"，乃"虚则补其母"之法。宗"不盛不虚，以经取之"之法，刺手少阳三焦经之经穴支沟，行平补平泻手法，以治三焦经之病，名"手少阳经穴摩方"。《灵枢·邪气脏腑病形》云："合治内府……三焦合入于委阳。"又云："三焦病者，腹气满，小腹尤坚，不得小便，窘急，溢则为水，留即为胀……取委阳。"此即取手少阳三焦经之下合穴委阳，以治三焦经之疾病，名"三焦经下合摩方"。宗《灵枢·本输》"春取荥穴，夏取输穴，长夏取经穴，秋取合穴，冬取井穴"之法，大凡三焦经之病证，可"春取其荥穴液门，夏取其输穴中渚，长夏取其经穴支沟，秋取其合穴天井，冬取其井穴关冲"，今名"三焦经四时摩方"。

（3）三焦经原穴摩方

《素问·刺法论》云："三焦者，决渎之官，水道出焉，刺三焦之源。"《灵枢·九针十二原》云："五脏有六腑，六腑有十二原。""五脏有疾，当取十二原。"综上所述，手少阳三焦经有疾，可取该经之原穴阳池，按摩之，今名"三焦经原穴摩方"。

（4）手少阳标本摩方

《灵枢·卫气》云："能知六经标本者，可以无惑于天下。"由此可见，标本治方在中医治疗学中的地位。"手少阳之本，在小指次指之间上二寸，标在耳后上角下外眦也。"马莳注云："其本穴为液门，标穴为丝竹空。"对此二穴行按摩术，名"手少阳标本摩方"，以其通达三焦经气之功，可愈手少阳三焦经之疾病。

（5）手少阳盛络摩方

《灵枢·根结》云："手少阳根于关冲，溜于阳池，注入支沟，入于天牖、外关也。"取手少阳三焦经之井穴关冲，原穴阳池，经穴支沟，入于天牖之在头者，络于外关之在手者，施以按摩术，名"手少阳盛络摩方"，以其激发、输布手少阳三焦经经气之功，可愈手少阳三焦经之疾病。

（6）邪客手少阳之络摩方

《素问·缪刺论》云："邪客于手少阳之络，令人喉痹舌卷，口干心烦，臂外廉痛，手不及头，刺手中指次指爪甲上，去端如韭叶，各一痏。壮者立已，老者有顷已。左取右，右取左。此新病，数日已。"盖因手少阳三焦经"出臂外两骨间，上贯肘""入缺盆，布膻中，散络心包"，若"邪客于手少阳之络""留而不去"，故病如是而有井穴关冲缪刺之治，今施以按摩术，名"邪客手少阳之络摩方"。尚可辅以络穴外关，即"手少阳络穴摩方"。

11. 足少阳胆经摩方

《灵枢·经脉》云："胆足少阳之脉……是动则病口苦，善太息，心胁痛不能转侧，甚则面微有尘，体无膏泽，足外反热，是为阳厥。是主骨所生病者，头痛颔痛，目锐眦痛，缺盆中肿痛，腋下肿，马刀侠瘿，汗出振寒，疟，胸、胁、肋、髀、膝外至胫、绝骨、外踝前及诸节皆痛，小指次指不用。为此诸病，盛则泻之，虚则补之，热则疾之，寒则留之，陷下则灸之，不盛不虚以经取之。盛者人迎大一倍于寸口，虚者人迎反小于寸口也。"此段经文表述了足少阳胆经发生异常变动所生之疾病，有"是动则病"及"是主骨所生病"的病证。概而论之，有口苦、目眩、疟疾、头痛、颔痛、目外眦痛、缺盆部肿痛、腋下肿，及胸、胁、股、下肢外侧痛、足外侧痛、足外侧发热等候。宗"此为诸病，盛则泻之，虚则补之，热则疾之，寒则留之，陷下则灸之，不盛不虚以经取之"之法，今施以按摩术，名"足少阳胆经摩方"，且有通行之虚实诊脉法。

（1）胆俞摩方

胆俞，乃足少阳胆经位于背部之腧穴，内应胆腑，乃足少阳胆经脉气输注、敷布于背部之处，具调达枢机、疏泄肝胆之功，故为胆经病之治穴。今对该穴施以按摩术，名"胆俞摩方"。

（2）胆经五输摩方、胆经四时摩方、胆经下合摩方

《灵枢·本输》云："胆出于窍阴，窍阴者，足小指次指之端也，为井金；溜于侠溪，侠溪，足小指次指之间也，为荥；注于临泣，临泣，上行一寸半，陷者中也，为俞；过于丘墟，丘墟，外踝之前下，陷者中也，为原；行于阳辅，阳辅，外踝之上，辅骨之前，及绝骨之端也，为经；入于阳之陵泉，阳之陵泉，在膝外陷者中也，为合，伸而得之。足少阳经也。"此段经文表述了胆经五输穴、原穴的名称及位置。《灵枢·顺气一日分为四时》云："病在脏者，取之井。"故取胆经之井穴足窍阴，可疗胆经之疾病，今施以按摩术，名"胆病窍阴摩方"。胆经五行属木，而胆经之经穴阳辅属火，因木生火，故对该穴施以泻法，乃"实则泻其子"之法，名"胆实阳辅摩方"，乃胆经病属实证之治方。而胆经荥穴侠溪属水，水生木，故对该穴施以补法，乃"虚则补其母"之法，名"胆虚侠溪摩方"，乃胆经病属虚证之治方。宗"不盛不虚，以经取之"之法，以平补平泻手法，取胆经之经穴阳辅，名"足少阳经穴摩方"。虽与"胆实阳辅摩方"之取穴同为阳辅，然因法不同，其适应证也有不同之处。

根据《灵枢》"春取荥，夏取输，长夏取经，秋取合，冬取井"之法，故胆经之病可行"春取侠溪，夏取足临泣，长夏取阳辅，秋取阳陵泉，冬取窍阴"之法，今施以按摩术，名"胆经四时摩方"。

《灵枢·邪气脏腑病形》云："胆病者，善太息，口苦，呕宿汁，心下澹澹，恐人将捕之，嗌中吤吤然，数唾……取阳陵泉。"此即"合治内腑""胆合入于阳陵泉"之谓也。故取胆经之下合穴阳陵泉，摩之以治胆经之病，名"胆经下合摩方"。

（3）胆经原穴摩方

《素问·刺法论》云："胆者，中正之官，决断出焉，可刺足少阳之源。"《灵枢·九针十二原》云："五脏有六腑，六腑有十二原。""五脏有疾，当取十二原。"故胆经有疾，当取胆经原穴丘墟，以按摩法代替针法，名"胆经原穴摩方"。

（4）足少阳标本摩方

《灵枢·卫气》云："足少阳之本，在窍阴之间，标在窗笼之前。窗笼者，耳也。"马莳注云："足少阳之本穴，为足窍阴，标为听宫穴。"故对二穴施术，名"足少阳标本摩方"，以其畅达胆经经气之功，而愈胆经之疾病。

（5）足少阳根结摩方、足少阳盛络摩方

《灵枢·根结》云："少阳根于窍阴，结于窗笼，窗笼者，耳中也。""耳中"，即听宫穴。故取穴足窍阴、听宫，施以按摩术，名"足少阳根结摩方"。由此可知，足少阳之根与结、本与标之穴位相同。均具通达胆经经气之功，为胆经病之治方。此即"九针之玄，要在终始""不知终始，针道咸绝"之谓也。该篇又云："足少阳根于窍阴，溜于丘墟，注于阳辅，入于天容、光明也。"即足少阳胆经，根于井穴足窍阴，溜于原穴丘墟，注于经穴阳辅，入于天容之在头者，络于光明之在足者。故对诸穴施以按摩术，名"足少阳盛络摩方"，其功效倍于"根结摩方"，此即"十二经者，盛络皆当取之"之谓也。

（6）邪客足少阳之络摩方

《素问·缪刺论》云："邪客于足少阳之络，令人胁痛不得息，咳而汗出，刺足小指次指爪甲上与肉交者各一痏，不得息立已，汗出立止，咳者温衣饮食，一日已。左刺右，右刺左，病立已；不已，复刺如法。"盖因其脉，从目锐眦下大迎，合手少阳于颇，下颊车，下颈，合缺盆，以下胸中，贯膈络肝属胆循胁，故外邪"舍于络脉，留而不去"，则病如是，故有胆经井穴足窍阴缪刺之治，今以摩法代针法，名"邪客足少阳之络摩方"。尚可辅以胆经络穴光明，即"足少阳络穴摩方"。该篇又云："邪客于足少阳之络，令人留于枢中痛，髀不可举，刺枢中以毫针，寒则久留针，以月死生为数，立已。"此乃邪客于环跳部之络，"留而不去"，则病如是，故有环跳之治，并根据月亮的盈亏而确定按摩之数。今以摩法代替针法，乃另一"邪客足少阳之络摩方"，又名"邪客足少阳络摩痛方"。

12. 足厥阴肝经摩方

《灵枢·经脉》云："肝足厥阴之脉……是动则病腰痛不可以俯仰，丈夫癞疝，妇人少腹肿，甚则嗌干，面尘脱色。是主肝所生病者，胸满，呕逆，飧泄，狐疝，遗溺，闭癃。为此诸病，盛则泻之，虚则补之，热则疾之，寒则留之，陷下则灸之，不盛不虚以经取之。盛者寸口大一倍于人迎，虚者寸口反小于人迎也。"此段经文表述了足厥阴肝经发生异常变动所生之疾病，有"是动则病"及"是主肝所生病"的病证。概而论之，肝经的主要病证有腰痛、胸满、呃逆、遗尿、小便不利、疝气、少腹肿等候。宗"为此诸病，盛则泻之，虚则补之，热则疾之，寒则留之，陷下则灸之，不盛不虚以经取之"之法，今施以按摩术，名"足厥阴肝经摩方"。而何以知虚实，有人迎、寸口之脉诊法。

（1）肝俞摩方

肝俞，乃足厥阴肝经经气输注、敷布于背部之腧穴，又为该经之标穴，内应肝脏，以其清泄肝胆经湿热、养血柔肝之功，而为治肝经病之要穴。故对该穴施以按摩术，名"肝俞摩方"。

（2）肝经五输摩方、肝经四时摩方

《灵枢·本输》云："肝出于大敦，大敦者，足大指之端及三毛之中也，为井木；溜于行间，行间，足大指间也，为荥；注于太冲，太冲，行间上二寸，陷者之中也，为俞；行于中封，中封，内踝之前一寸半，陷者之中，使逆则宛，使和则通，摇足而得之，为经；入于曲泉，曲泉，辅骨之下，大筋之上也，屈膝而得之，为合。足厥阴经也。"宛者，郁也。经行不畅，故曰"使逆则宛"；经行通畅，故曰"使和则通"。上段经文表述了肝经五输穴的名称和位置，即肝经之井穴大敦，荥穴行间，输穴、原穴太冲，经穴中封，合穴曲泉。宗《灵枢》"病在脏者，取之井"之法，若肝经病取井穴大敦而摩之，今名"肝病大敦摩井方"。经云："盛则泻之，虚则补之。"除采用补泻手法外，尚可根据脏腑及腧穴的五行属性，施以"实则泻其子""虚则补其母"之法。如肝经五行属木，若运用泻法，取肝经属火之荥穴行间，木生火，火为木之子，名"肝实行间摩方"。若采用补法，取肝经属水之合穴曲泉，水生木，水为木之母，名"肝虚曲泉摩方。"宗"不盛不虚以经取之"之法，取肝经之经穴中封，施以平补平泻法，名"足厥阴经穴摩方"。

宗《灵枢·本输》"春取荥穴，夏取输穴，长夏取经穴，秋取合穴，冬取井穴"之法，而有肝经病"春取荥穴行间，夏取输穴太冲，长夏取经穴中封，秋取合穴曲泉，冬取井穴大敦"之治，名曰"肝病四时摩方"。

（3）肝经原穴摩方

《灵枢·九针十二原》云："五脏有疾，当取十二原。"《素问·刺法论》云："肝者，将军之官，谋虑出焉，可刺足厥阴之源。"故肝经病可取肝经原穴太冲，施以按摩术，今名"肝经原穴摩方"。

（4）肝病摩方

《素问·脏气法时论》云："肝病者，两胁下痛引少腹，令人善怒；虚则目䀮䀮无所见，耳无所闻，善恐如人将捕之，取其经，厥阴与少阳。"此段经文表述了肝经病可取足厥阴肝经的经穴中封、足少阳胆经的经穴阳辅，今名"肝病经穴摩方"。

（5）足厥阴标本摩方

《灵枢·卫气》云："能知六经之标本者，可以无惑于天下。"故十二经脉各有其本穴与标穴。对于厥阴经之标本，该篇记云："足厥阴之本，在行间上五寸所，标在背腧也。"马莳认为：足厥阴经之本穴为中封，标穴为肝俞。对此二穴施术，名"足厥阴标本摩方"，以其通达肝经经气之功，而愈肝经之病。

（6）足厥阴根结摩方

《灵枢·根结》云："厥阴根于大敦，结于玉英，络于膻中。"玉英，即任脉之玉堂穴。若对厥阴经之大敦，任脉之玉堂、膻中施术，名"足厥阴根结摩方"，以其具有调达气机、滋补肝阴、濡养血气之功，而愈肝经之疾。

（7）邪客足厥阴之络摩方

《素问·缪刺论》云："邪客于足厥阴之络，令人卒疝暴痛，刺足大指爪甲上与肉交者各一痏，男子立已，女子有顷已。左取右，右取左。"盖因足厥阴之脉"入毛中，过阴器，抵小腹"，若"邪客于足厥阴之络""留而不去"，则病如是，而有井穴大敦缪刺之治，今以按摩术施之，名"邪客足厥阴之络摩方"。因邪犯络脉，故临证有加取其络穴蠡沟之治，即"足厥阴络穴摩方"。

（8）邪在肝摩方

《灵枢·五邪》云："邪在肝，则两胁中痛，寒中，恶血在内，行善掣，节时脚肿。取之行间以引胁下，补三里以温胃中，取血脉以散恶血，取耳间青脉以去其掣。"马莳注云："此言刺肝邪诸病之法也。"盖因肝脉贯胸中、布胁肋，故邪在肝，则肝络闭阻，而见胁痛；胃中寒，乃木旺土衰之候；肝气不疏，肝血失藏，故恶血在内；肝阴不足，筋脉失养，行则掣节而痛，故谓"行善掣节"；且因肝脉自足大趾上行内踝，厥阴之经气下逆，肝郁土壅，故"时脚肿"。补足阳明胃经之合穴三里，以温其胃中之寒；取足厥阴肝经之荥穴行间，以散在内之恶血；取耳间青脉，以去其掣节之痛，今名"邪在肝摩方"。

二、奇经八脉方

1. 督脉摩方

清·丁锦《古本难经阐注》云："盖督脉者，都也，能统诸阳脉，行于背，为阳脉之都纲也。""督"有总管、统率之意。督脉行于背部正中，其脉多次与手、足三阳经及阳维脉交会，能总督一身之阳经，故又称为"阳脉之海"。督脉是一干而三支，后正中线是主干，后行支线贯脊分出属肾，前支贯脐中央，上贯心。故督脉具有调节十二经气血，主司人体生殖功能，反映脑、髓、肾的功能正常与否的作用。《素问·骨空论》有"督脉为病，脊强反折"，"此生病，从少腹上冲心而痛，不得前后，为冲疝，其女子不孕"的记载。"督脉为病"，何以可致"女子不孕"？金·张从正云："督脉乃是督领妇人经脉之海也。"故虽说"胞胎"有任脉为之担任，然尚有督脉为之督摄。

《素问·气府论》云："督脉气所发者二十八穴：项中央二，发际后中八，面中三，大椎以下至尻尾及旁十五穴，至骶下凡二十一节，脊椎法也。""项中央二"即风府、哑门二穴。"发际后中八"指前发际至后发际中行有神庭、上星、囟会、前顶、百会、后顶、强间、脑户八穴。"面中三"指面部中央，从鼻至唇，有素髎、水沟、兑端三穴。"大椎以下至尻尾及旁十五穴"即大椎、陶道、身柱、神道、灵台、至阳、筋缩、中枢、脊中、悬枢、命门、腰阳关、腰俞、长强，及尻尾两旁足太阳经之会阳穴。临证可根据腧穴的功效主治及"督脉为病"及其"此生病"之候，辨证取穴，施以按摩术，而统称为"督脉病摩方"。

《素问·骨空论》云："督脉为病，脊强反折……此生病，从少腹上冲心而痛，不得前后，为冲疝；其女子不孕，癃，痔，遗溺，嗌干。督脉生病治督脉，治在骨上，甚者在脐下营。""冲疝"乃督脉并于任脉为病所成之疝。骨上即曲骨穴。"脐下营"，张介宾注云："谓齐下一寸阴交处。"此段经文表述了督脉出现异常，会有"督脉为病"及"此生病"的病证。《素问·阴阳应象大论》云："善用针者，从阴引阳，从阳引阴。"故取任脉之穴，而有"督脉生病治督脉，治在骨上，甚者在脐下营"之用。曲骨为任脉、足厥阴经的交会穴，故有调冲任、养肝肾之功，为泌尿生殖系统疾病之治穴。阴交乃元阳之气相交于阴之穴，故具荣任益督、通达经脉之功。对此二穴施术，今名"督脉病摩任方"。

2. 任脉摩方

《素问·骨空论》云："任脉为病，男子内结七疝，女子带下瘕聚。""七疝"，系冲疝、狐疝、癫疝、厥疝、瘕疝、㿗疝、癃癃疝的总称。"瘕聚"，即指腹中有块，或聚或散，时痛时止，没有定处，多见于妇女。此段经文表述了任脉出现异常，男子会发生"内结七疝"，女子会发生"带下瘕聚"之病。任，有担任、任受的意思。任脉行于腹面正中线，其脉多次与手、足三阴经及阴维脉交会，能总任一身之阴经，故又称"阴脉之海"。任，又与"妊"意义相通，其脉起于胞中，与女子妊娠有关，故称"任主胞胎"。

《素问·气府论》云："任脉之气所发者二十八穴：喉中央二，膺中央骨陷中各一，鸠尾下三寸、胃脘五寸、胃脘以下至横骨六寸半一，腹脉法也。下阴别一，目下各一，下唇一，龈交一。""喉中央二"指廉泉、天突二穴。"膺中央骨陷中各一"指胸前正中线上有璇玑、华盖、紫宫、玉堂、膻中、中庭各一，共六穴。"鸠尾下三寸、胃脘五寸、胃脘以下至横骨六寸半一"：鸠尾至上脘有鸠尾、巨阙、上脘三穴；上脘至脐中，有中脘、建里、下脘、水分、神阙五穴；神阙至横骨有阴交、气海、石门、关元、中极、曲骨六穴。"下阴别一"即前后阴之间的会阴穴。"目下各一"指足阳明经与任脉之会承泣穴。"下唇一"指承浆穴。"龈交一"即龈交穴。临证可根据腧穴的功效、主治，及"任脉为病"之候，而辨证取穴，施以按摩术，今称"任脉病摩方"。

3. 冲脉摩方

《素问·骨空论》云："冲脉为病，逆气里急"。此段经文表述了冲脉出现异常会有"逆气里急"之候。冲脉上至于头，下至于足，贯穿全身，为气血的要冲，能调节十二经气血，故有"十二经脉之海"之称。冲脉又称"血海"，冲、任二脉与肝、肾二经有颇多联系，所以有调冲任、养肝肾之说；同时说明肝肾、冲任与妇女的月经有密切的关系。

冲脉与任脉同起于胞中，上络唇口，肾气盛，天癸至，任脉通，太冲脉盛，在男子则精气溢泻，在女子则月事以时下，所以冲、任二脉的病理，主要反应在性功能及生育方面。故冲脉异常，可见女子月经不调、男子阳痿、早泄、不孕不育及腹内拘急而痛等病证。

《素问·气府论》云："冲脉气所发者二十二穴：夹鸠尾外各半寸至脐寸一，夹脐下旁各五分至横骨寸一，腹脉法也。""夹鸠尾外各半寸至脐寸一"指以腹正中线为基准，自鸠尾至脐，左右各旁开半寸，每寸一穴，有幽门、腹通谷、阴都、石关、商曲、肓俞六穴。"夹脐下旁各五分至横骨寸一"即自脐至横骨，左右各旁开半寸，每寸一穴，有中注、四满、气穴、大赫、横骨五穴。由此可知，与冲脉交会的腧穴为横骨、大赫、气穴、四满、中注、肓俞、商曲、石关、阴都、腹通谷、幽门。上述交会穴均属足少阴经，故具益肾荣冲脉之功。临证可根据腧穴的功效、主治，及"冲脉为病"之候，辨证取穴，施以按摩术，今称"冲脉病摩方"。

《灵枢·动输》云："冲脉者，十二经之海也。"《灵枢·海论》云："冲脉者为十二经之海，其腧上在于大杼，下出于巨虚之上下廉。"此段经文表述了冲脉为十二经之血海，其腧穴上在于膀胱经之大杼，下在于胃经之上下巨虚。三穴之伍，具有通达十二经脉之功，施以摩法，今名"十二经脉之海摩方"。大凡经脉运行不畅，均可用之。

4. 带脉摩方

《素问·痿论》云："阳明虚则宗筋纵，带脉不引，故足痿不用也。"《难经·二十九难》云："带之为病，腹满，腰溶溶若坐水中。"带脉围腰一周，犹如束带，约束纵行诸脉。故带脉异常可见腹痛、腰部有弛缓无力感及妇女带下诸证。本经交会穴主治带下病及与经脉循行部位的病证。

带脉交会穴有带脉、五枢、维道，故取此三穴，以治带脉异常之候，施以按摩之术，名曰"带脉病摩方"。

《素问·刺腰痛》云："衡络之脉，令人腰痛，不可以俯仰，仰则恐仆，得之举重伤腰，衡络绝，恶血归之，刺之在郄阳、筋之间，上郄数寸，衡居，为二痏出血。"衡通横。衡络之络，即带脉。意谓衡络之脉发生病变使人腰痛，且不能弯腰俯仰，后仰则痛剧而恐怕跌倒。病之因是用力举重时伤及腰部，使衡络之脉阻绝不通，瘀血留阻其中。"郄阳"：即委阳穴。"筋之间"：即殷门穴。应当在委阳穴处和殷门穴处施术，名曰"衡络摩方"。

5. 阳跷脉、阴跷脉摩方

《灵枢·寒热病》云："阴跷、阳跷，阴阳相交，阳入阴，阴出阳，交于目锐眦，阳气盛则瞋目，阴气盛则瞑目。"《难经·二十九难》云："阳跷为病，阴缓而阳急。"该篇又云"阴跷为病，阳缓而阴急。""跷"通"蹻"。跷脉有濡养眼目、司眼睑开阖和下肢运动的功能，故阴跷、阳跷二脉异常，可见肢体运动功能障碍、不寐、不瘼等病证。

二脉各有交会穴。阳跷脉交会穴包括申脉、仆参、跗阳（足太阳经）、居髎（足少阳经）、臑俞（手太阳经）、肩髃、巨骨（手阳明经）、天髎（手少阳经）、地仓、巨髎、承泣（足阳明经）、睛明（足太阳经）。阴跷脉交会穴包括照海、交信（足少阴经）、睛明（足太阳经）。验诸临证，识阴阳瘖瘼，别刚柔缓急，以治痿痹、瘛疭、振掉、惊风、瘖瘼、癫痫之证，及经脉所过部位病变，可根据腧穴的功效、主治，辨证取穴施治，今名"阳跷病摩方""阴跷病摩方"。

《素问·缪刺论》云："邪客于足阳跷之脉，令人目痛从内眦始，刺外踝之下半寸所各二痏。左刺右，右刺左。如行十里顷而已。"盖因其脉起于足，上行至头而属目，故邪客该经，"舍于络脉，留而不去"，则病如是。"外踝之下半寸所"为申脉。申脉为八脉交会穴之一，通于阳跷，故有申脉缪刺之治，今对该穴施以摩法，名"邪客阳跷之脉摩方"。

6. 阴维脉、阳维脉摩方

《素问·刺腰痛》云："阳维之脉，令人腰痛"。《难经·二十九难》云："阳维维于阳，阴维维于阴，阴阳不能自相维，则怅然失志，溶溶不能自收持。阳维为病苦寒热，阴维为病苦心痛。"维，有维系之意。阴维脉的功能是"维络诸阴"；阳维脉的功能是"维络诸阳"。故此二脉失司，可见阳维脉为病恶寒发热，阴维脉为病心痛。

阳维脉交会穴包括金门（足太阳经）、阳交（足少阳经）、臑俞（手太阳经）、天髎（手少阳经）、肩井（足少阳经）、头维（足阳明经）、本神、阳白、头临泣、目窗、正营、承灵、脑空、风池（足少阳经）、风府、哑门（督脉）。阴维脉交会穴包括筑宾（足少阴经）、府舍、大横、腹哀（足少阴经）、期门（足厥阴经）、天突、廉泉（任脉）。验诸临床，可根据腧穴的功效，选穴组方，以主治本经异常病变及经脉循行部位的病证。概而论之，名曰"阳维病摩方""阴维病摩方"。

《素问·刺腰痛》云："阳维之脉令人腰痛，痛上怫然肿，刺阳维之脉，脉与太阳合腨下间，去地一尺所。"意谓阳维脉发生病变使人腰痛，痛处经脉怒张肿起，应当取阳维脉，取阳维脉和太阳经在腿肚下端会合处离地一尺左右的承山穴。今施以按摩之术，名"阳维脉腰痛摩方"。

三、十五络脉方

1. 手太阴络脉摩方

《灵枢·经脉》云："手太阴之别，名曰列缺……其病实则手锐掌热，虚则欠㰦，小便遗数，取之去腕一寸半，别走阳明也。"经别，乃五脏六腑之大络。络脉是指经脉别出部分的络穴，为表里两经联络之处，可主治表里两经的有关疾病。张志聪注云："别者，谓十二经脉之外，别有经络，阳络之走于阴，阴络之走于阳，与经络之缪处而各走其道。"上段经文表述了手太阴肺经络穴列缺的主治范围，并谓其病实为"手锐掌热"，病虚为"欠㰦，小便遗数"。今施以按摩术，名"手太阴络脉摩方"。"别走阳明"即别走手阳明经之列缺穴。盖因两经互为表里，列缺可治两经之病，故谓"别走阳明"。

2. 手少阴络脉摩方

《灵枢·经脉》云："手少阴之别，名曰通里……其实则支膈，虚则不能言，取之掌后一寸，别走太阳也。"此段经文表述了手少阴络穴通里的主治范围。邪气实则见膈间若有所支而不畅；正气虚则不能言。盖因通里"别而上行，循经入于心中，系舌本"，故"不能言"。取通里穴，施以按摩术，今名"手少阴络脉摩方"。"别走太阳"

即别走手太阳小肠经之通里穴。盖因两经互为表里，故通里可治两经之病，而有"别走太阳"之记。

3. 手厥阴络脉摩方

《灵枢·经脉》云："手心主之别，名曰内关……实则心痛，虚则为头强，取之两筋间也。"此段经文表述了手厥阴心包经络穴内关的主治范围。手厥阴心包经谓之手心主者，盖因其代心经受邪。故而《灵枢·邪客》云："心者，五脏六腑之大主也，精神之所舍也，其脏坚固，邪弗能容也。容之则心伤，心伤则神去，神去则死矣。故诸邪之在于心者，皆在于心之包络。包络者，心主之脉也。"若心系间邪气盛而实，则必心痛；正气虚则头强，盖因包络主行血脉，脉气虚故头强。故取穴内关施以按摩术调之，名"手厥阴络脉摩方"。根据十二经别皆为阳走阴而阴走阳，故手厥阴经亦必别走手少阳三焦经。

4. 手太阳络脉摩方

《灵枢·经脉》云："手太阳之别，名曰支正……实则节弛肘废，虚则生肬，小者如指痂疥，取之所别也。"此段经文表述了手太阳小肠经络穴支正的主治范围。因"其别者，上走肘，络肩髃"，故邪气盛而实，则节弛而肘废；正气不足则虚，而生赘瘤、痂疥之疾。故可取支正以治之，名"手太阳络脉摩方"。因手太阳小肠经与手少阴心经互为表里，故谓支正"内注少阴"。因支正可治此二经之病，故谓"内注少阴""取之所别"。

5. 手阳明络脉摩方

《灵枢·经脉》云："手阳明之别，名曰偏历……实则龋聋，虚则齿寒痹隔。取之所别也。"此段经文表述了手阳明经络穴偏历的主治范围。因"其别者，上循臂，乘肩髃，上曲颊偏齿"，"入耳，合于宗脉"，故邪气盛则实，则为龋而齿痛，为耳聋；正气不足则虚，则为齿寒，为内痹、膈塞不通。故取穴偏历以治之，名"手阳明络脉摩方"。因手阳明大肠经与手太阴肺经互为表里，故谓偏历"别入太阴"；且该穴可治两经之病，故谓"别入太阴""取之所别"。

6. 手少阳络脉摩方

《灵枢·经脉》云："手少阳之别，名曰外关……病实则肘挛，虚则不收，取之所别也。"此段经文表述了手少阳经络穴外关的主治范围。邪气有余则实，而见肘臂挛急；虚则手臂不能收。其治取手少阳经之络穴外关，施以按摩术，或用泻法，或用补法，名"手少阳络脉摩方"。因手少阳三焦经与手厥阴心包经互为表里，三焦经络穴外关可治二经之病，故谓"合心主病""取之所别"。

7. 足太阳络脉摩方

《灵枢·经脉》云："足太阳之别，名曰飞扬……实则鼽窒头背痛，虚则鼽衄，取之所别也。"此段经文表述了足太阳经络穴飞扬的主治范围。邪气有余则实，而为鼽窒，为头背痛；正气不足则虚，而发鼽而衄。其治取足太阳经络穴飞扬而摩之，名"足太阳络脉摩方"。因足太阳膀胱经与足少阴肾经互为表里，故飞扬可治二经之疾，此即"别走少阴""取之所别"之谓。

8. 足少阳络脉摩方

《灵枢·经脉》云："足少阳之别，名曰光明……实则厥，虚则痿躄，坐不能起，取之所别也。"此段经文表述了足少阳经络穴光明的主治范围。邪气有余则实，病发气逆而为厥；正气不足则虚，病发痿躄。其治取足少阳胆经络穴光明而摩之，名曰"足少阳络脉摩方"。因足少阳胆经与足厥阴肝经互为表里，故光明可治二经之疾，即"别走厥阴""取之所别"之谓。

9. 足阳明络脉摩方

《灵枢·经脉》云："足阳明之别，名曰丰隆……其病气逆则喉痹瘁喑，实则狂癫，虚则足不收，胫枯，取之所别也。"此段经文表述了足阳明经络穴丰隆的主治范围。因其别上行，络喉嗌，故胃气逆则为喉痹瘁喑。邪气有余则实，病发狂癫；正气不足则虚，病发足不能收，而胫亦枯槁。故取穴丰隆以治之，名曰"足阳明络脉摩方"。因足阳明胃经与足太阴脾经互为表里，故丰隆可治二经之病，即"别走太阴""取之所别"之谓。

10. 足太阴络脉摩方

《灵枢·经脉》云："足太阴之别，名曰公孙……厥气上逆则霍乱，实则肠中切痛，虚则鼓胀，取之所别也。"此段经文表述了足太阴经络穴公孙的主治范围。因其络脉"别走阳明，入络肠胃"，故其经络异常，则可见霍乱的胃肠道表现。邪气有余则实，多病发"肠中切痛"之候；正气不足则虚，而见鼓胀之候。故取穴公孙以治之，名曰"足太阴络脉摩方"。因足太阴脾经与足阳明胃经互为表里，故脾之络穴公孙可治二经之病，即"别走阳明""取之所别"之谓。

11. 足少阴络脉摩方

《灵枢·经脉》云："足少阴之别，名曰大钟……其病气逆则烦闷，实则闭癃，虚则腰痛，取之所别者也。"此段经文表述了足少阴经络穴大钟的主治范围。因其"别走太阳"，"并经上走于心包，下外贯腰脊"，故经脉异常，可见"气逆""烦闷"之候。因肾通窍于二便，故邪气盛则实，其病为癃闭；正气不足则虚，则肾之外府失荣，而发腰痛之候。故取络穴大钟以治之，名曰"足少阴络脉摩方"。因足少阴肾经与足太阳膀胱经互为表里，故肾之络穴大钟，可治二经之疾病，即"别走太阳""取之所别"之谓。

12. 足厥阴络脉摩方

《灵枢·经脉》云："足厥阴之别，名曰蠡沟……其病气逆则睾肿卒疝，实则挺长，虚则暴痒，取之所别也。"此段经文表述了足厥阴经络穴蠡沟的主治范围。睾丸，即阴子。茎，即阴茎。因"其别者，循经上睾，结于茎"，故络穴蠡沟可治"气逆则睾肿卒疝"之候。邪气盛则实，而发阴茎挺长之候；正气不足则虚，则为暴痒，如阴囊湿疹之疾。取络穴蠡沟以治之，名曰"足厥阴络脉摩方"。因足厥阴肝经与足少阳胆经互为表里，故肝经络穴蠡沟可治二经之疾病，即"别走少阳""取之所别"之谓。

13. 任脉络穴摩方

《灵枢·经脉》云："任脉之别，名曰尾翳……实则腹皮痛，虚则痒瘙，取之所别也。"此段经文表述了任脉络穴鸠尾的主治范围。因其脉"下鸠尾，散于腹"，故该经出现异常，实证则见腹皮痛；虚证则见瘙痒之候。取络穴鸠尾以治之，名曰"任脉络穴摩方"。因其治取该经之络穴鸠尾，故谓"取之所别也"。

14. 督脉络穴摩方

《灵枢·经脉》云："督脉之别，名曰长强……实则脊强，虚则头重，高摇之，夹脊之有过者，取之所别也"。此段经文表述了督脉络穴长强的主治范围。因其络脉"夹膂上项，散头上"，"别走太阳，入贯膂"，故该经出现异常，实证则见脊强；虚证则见头重难支。取络穴长强以治之，名"督脉络穴摩方"。因其治取该经之络穴长强，故谓"取之所别也"。

15. 脾经大络摩方

《灵枢·经脉》云："脾之大络，名曰大包……实则身尽痛，虚则百节皆纵，此脉若罗络之血者，皆取之脾之大络脉也。"此段经文表述了脾经除有络穴公孙外，还有大络大包，其穴位于腋下，布于胸肋。该经出现异常，实证会出现一身尽痛之候；虚证可出现百节皆弛纵之候。取络穴大包以治之，名"脾经大络摩方"。因该穴统络阴阳二经，具统血荣脉、宽胸止痛之功，故可培补后天之本、安和五脏，而为脏腑经络疾病通用之方。

四、十二经筋方

十二经筋是十二经脉之气结聚于筋肉关节的体系，即十二经脉外周的连属部分，且其分布与十二经脉在体表通路基本一致，具有约束骨骼、通利关节之功。若外邪侵入，或内生五邪，均可导致筋脉挛急、关节屈伸不利，故养血柔筋、疏经通络、缓急止痛乃治疗经筋病之大法。

1. 足太阳经筋摩方

《灵枢·经筋》云："足太阳之筋……其病小指支跟肿痛，腘挛，脊反折，项筋急，肩不举，腋支缺盆中纽痛，不可左右摇。治在燔针劫刺，以知为数，以痛为腧腧。名曰仲春痹也。"此段经文表述了足太阳之筋循行部位发生的病证及其治疗方法。大凡足太阳之筋，起于足少小趾外侧之至阴穴，由足通谷、束骨、京骨、金门、申脉，结于踵跟之仆参、昆仑；又上循跟出于外踝，由附阳、飞扬、承山、承筋、合阳，结于腘窝中央之委中穴；其别者，从络穴飞扬络穴，与腘中相并而行的委阳、浮郄、殷门等穴，以上结于臀；上会阳，下中次上四髎、白环俞，直至大椎计二十穴，开中行一寸五分，夹脊上于项之天柱、玉枕等穴；其直者，则结于玉枕之下枕骨之上，由此而上至头以前，下颜结于鼻；又其支者，自睛明为目上纲，下结于目下之顺（顺者，颧骨也）；又其支者，从腋后外廉，结于手阳明经之肩髃；又其支者，入于腋下，上出缺盆，上结于完骨；又其支者，出于缺盆，斜上出于目下之顺。马莳曰："经皆有筋，筋皆有病，各有治法。"故筋脉发生疾病，多反应在其循行部位及腧穴处。足太阳之筋出现疾病，则表现为"小指支跟肿痛，腘挛，脊反折，项筋急，肩不举，腋支缺盆中纽痛，不可左右摇"之候。"以痛为腧"，即随其痛处，为所取之腧穴。燔针，烧针也。劫刺，如劫夺之势，刺之即去，无迎随出入之法。"以知为数"，即视病情需要确定针刺数量。因手足阴阳之筋，应天之四时，岁之十二月，故其为病亦应时而生，并非外感。二月为卯月，主左足之太阳，故上述病证乃血气留闭而为痹为痛。春之二月为"卯月""仲春"，故称"仲春痹"。以痛点为穴，行按摩推拿诸法，以代"燔针劫刺之术"，名"足太阳经筋摩方"，又名"仲春痹摩方"。

2. 足少阳经筋摩方

《灵枢·经筋》云："足少阳之筋……其病小指次指支转筋，引膝外转筋，膝不可屈伸，腘筋急，前引髀，后引尻，即上乘眇季胁痛，上引缺盆膺乳，颈维筋急，从左之右，右目不开，上过右角，并跷脉而行，左络于右，故伤左角，右足不用，命曰维筋相交。治在燔针劫刺，以知为数，以痛为腧，名曰孟春痹也。"此段经文表述了足少阳之筋的循行部位，因血气留闭而发生"孟春痹"的病证及其治疗方法。足少阳之筋起于足小趾次趾，即第四趾之足窍阴穴，由侠溪、地五会、足临泣，结于外踝之丘墟；上循胫外侧悬钟、阳辅、光明、外丘、阳交，结于膝外廉之阳陵泉；其支者，别起于外辅骨，上髀，其在前则结于足阳明经穴伏兔之上，其在后则结于督脉尻尾之上；其直者，上至侧腹季胁下之空软处，上走于腋之前廉，系于膺乳间，上结于缺盆中；又其直者，上出于腋，贯于缺盆，出太阳之前，循耳后，上额角，交颠上，下走于颔，上结于頄；又其支者，结于目眦为外维。若足少阳经筋因血气留闭而生病，即可出现"小指次指支转筋，引膝外转筋，膝不可屈伸，腘筋急，前引髀，后经尻，即上乘眇季胁痛，上引缺盆膺乳，颈维筋急，从左之右，右目不开，上过右角，并跷脉而行，左络于右，故伤左角，右足不行，命曰维筋相交"。其治法，仍宗"燔针劫刺，以知为数，以痛为腧"。该经筋病多发于正月，盖因春三月之正月，名"寅月""孟春"，故名"孟春痹"。今以痛点为穴，施以按摩术，以代"燔针劫刺"之法，其方名"足少阳经筋摩方"，又名"孟春痹摩方"。

3. 足阳明经筋摩方

《灵枢·经筋》云："足阳明之筋……其病足中指支胫转筋，脚跳坚，伏兔转筋，髀前肿，癫疝，腹筋急，引缺盆及颊，卒口僻，急者目不合，热则筋纵，目不开。颊筋有寒，则急引颊移口；有热则筋弛纵缓不胜，故僻。治之以马膏，膏其急者；以白酒和桂以涂其缓者，以桑钩钩之，即以生桑灰置之坎中，高下以坐等，以膏熨急颊，且饮美酒，啖美炙肉，不饮酒者自强也，为之三拊而已。治在燔针劫刺，以知为数，以痛为腧，名曰季春痹也。"此段经文表述了足阳明之筋循行的部位，因血气留闭而发生"季春痹"的病证，及其治疗方法。足阳明之筋的循行部位，起于足之厉兑，结于足背，上冲阳、解溪等部，斜外而上加于辅骨、下巨虚、条口、上巨虚，上结于膝之外廉足三里，以直上结于髀枢，上循胁，属于脊；其直行者，又上循骭（骭即胫），结于膝；其支行者，结于外辅骨，合于足少阳；其直者，循本经之伏兔，上结于髀关，而聚于阴器；又上腹中而布之，以上至于缺盆，复结于上颈，夹于口，合于目下之頄，结頄下之鼻中；其上合于足太阳经，故彼太阳为目之上纲，此阳明为目之下纲；又其支者，从颊结于目前。若足阳明经之血气留闭而生病，即可出现"其病足中指支胫转筋，脚跳坚，伏兔转筋，髀前肿，癫疝，腹筋急，引缺盆及颊，卒口僻，急者目不合，热则筋纵，目不开。颊筋有寒，则急引颊移口；有热则筋弛纵缓不胜收，故僻"诸候。其治法"在燔针劫刺，以知为数，以痛为腧"。三月为辰月，春之季月，故经筋痹阻，名"季春痹"。今以按摩术以代"燔针劫刺"法，方名曰"足阳明经筋摩方"，又名"季春痹摩方"。上述经文中尚提到了药物外治之法，临证亦可根据病情选用。

4. 足太阴经筋摩方

《灵枢·经筋》云："足太阴之筋……其病足大指支内踝痛，转筋痛，膝内辅骨痛，阴股引髀而痛，阴器纽痛上引脐，两胁痛引膺中，脊内痛。治在燔针劫刺，以知为数，以痛为腧，命曰孟秋痹也。"此段经文表述了足太阴筋的循行部位，因血气留闭而发生"孟秋痹"的病证及其治疗方法。足太阴之筋起于足之隐白穴处，上结于内踝下之商丘；其直行者，络于膝内辅骨之地机、阴陵泉，上循阴股结于髀，而聚于阴器；又上腹结于脐，循腹里之腹结、大横、腹哀等部，以结于肋，散之胸中；其在内者，则着于脊。"经皆有筋，筋皆有病，各有治法"，故足太阴经筋有病，即可出现"足大指支内踝痛，转筋痛，膝内辅骨痛，阴股引髀而痛，阴器纽痛上引脐，两胁痛引膺中，脊内痛"诸痹痛之候。盖因诸候多发于七月，七月又称申月，为三秋之孟秋，故称为"孟秋痹"。其"治在燔针劫刺，以知为数，以痛为腧"，今以按摩术以代"燔针劫刺"，方名"足太阴经筋摩方""孟秋痹摩方"。

5. 足少阴经筋摩方

《灵枢·经筋》云："足少阴之筋……其病足下转筋，及所过而结者皆痛及转筋。病在此者，主痫瘛及痉，在外者不能俯，在内者不能仰。故阳病者腰反折不能俯，阴病者不能仰。治在燔针劫刺，以知为数，以痛为腧，在内者熨引饮药。此筋折纽，纽发数甚者，死不治，名曰仲秋痹也。"此段经文表述了足少阴经筋循行部位，因血气闭留而发生"仲秋痹"的病证及其治疗方法。足少阴之筋起于足底之涌泉穴，出于内踝下，并足太阴脾经之筋，斜趋内踝之下然谷、太溪，而结于踵之照海、复溜、水泉；又与足太阳膀胱经之筋合，而上结于内辅骨之下，又并足太阴脾之筋，以上循股阴，结于阴器；循脊内夹膂，以上至于项，结于枕骨，又与足太阴之筋合。"经筋皆有病"，故可现"足下转筋，及所过而结者皆痛及转筋。病在此者，主痫瘛及痉，在外者不能俯，在内者不能仰。故阳病者腰反折不能俯，阴病者不能仰"诸候。盖因诸痹多发生于八月，八月为酉月，为仲秋，故称"仲秋痹"。其"治在燔针劫刺，以知为数，以痛为腧"，故以痛点为腧穴，施以按摩术，以代"燔针劫刺"之法，今名"足少阴经筋摩方"，又名"仲秋痹摩方"。

6. 足厥阴经筋摩方

《灵枢·经筋》云："足厥阴之筋……其病足大指支内踝之前痛，内辅痛，阴股痛转筋，阴器不用，伤于内则不起，伤于寒则阴缩入，伤于热则纵挺不收。治在行水清阴气。其病转筋者，治在燔针劫刺，以知为数，以痛为腧，命曰季秋痹也。"此段经文表述了足厥阴经筋循行部位，因血气留闭而发生"季秋痹"的病证及其治疗方法。足厥阴之筋，起于足之大敦穴处，上结于内踝前之中封，上循胫，结于内辅骨之曲泉，以上循阴股之阴包等穴，结于阴器以络诸筋。"筋皆有病"，故足厥阴筋有病，可见"其病足大指支内踝之前痛，内辅痛，阴股痛转筋，阴器不用，伤于内则不起，伤于寒则阴缩入，伤于热则纵挺不收。治在行水清阴气"。因病在秋，取之合，故运用泻法刺肝经之合穴曲泉以治之。"其病转筋者"或诸部痹痛者，以常法，"治在燔针劫刺，以知为数，以痛为腧"。盖因九月在十二地支中属戌月，三秋名季秋，故九月之痹名"季秋痹"。以痛点为腧穴，施以按摩术，以代"燔针劫刺"之法，今名"足厥阴经筋摩方"，又名"季秋痹摩方"。

7. 手太阳经筋摩方

《灵枢·经筋》云："手太阳之筋……其病小指支肘内锐骨后廉痛，循臂阴入腋下，腋下痛，腋后廉痛，绕肩胛引颈而痛，应耳中鸣，痛引颔，目瞑，良久乃得视，颈筋急则为筋瘘颈肿。寒热在颈者，治在燔针劫刺之，以知为数，以痛为腧，其有肿者，复而锐之。本支者，上曲牙，循耳前，属目外眦，上颔，结于角。其痛当所过者支转筋。治在燔针劫刺，以知为数，以痛为腧，名曰仲夏痹也。"此段经文表述了手太阳经筋循行部位，因血气留闭而发生"仲夏痹"的病证及治法。手太阳之筋起于手小指之少泽处，结于手外侧之腕骨、阳谷、养老部，上循臂内廉，结于肘内锐骨后之小海穴，入于腋下；其支行者，走腋之后廉，上绕肩胛，由肩贞、臑俞、天宗、秉风、曲垣、肩外俞以入肩中俞，循颈以出走手太阳之前，结于耳后之完骨；其又一支者，入于耳中；其又一直行者，出于耳上，下结于颔，上属于目之外眦。"经皆有筋，筋皆有病"，而手太阳之经筋有病，即可见"其病小指支肘内锐骨后廉痛，循臂阴入腋下，腋下痛，腋后廉痛，绕肩胛引颈而痛，应耳中鸣，痛引颔，目瞑，良久乃得视，颈筋急则为筋瘘颈肿"。其"治在燔针劫刺，以知为数，以痛为腧"。盖因此证当发于五月，五月为午月，为仲夏，故名"仲夏痹"。今以痛点为腧穴，行按摩术，以代"燔针劫刺"之法，故名"手太阳经筋摩方"，又名"仲夏痹摩方"。

8. 手少阳经筋摩方

《灵枢·经筋》云："手少阳之筋……其病当所过者即支转筋，舌卷。治在燔针劫刺，以知为数，以痛为腧，名曰季夏痹也。"此段经文表述了手少阳经筋的循行部位，因血气留闭而发生"季夏痹"的病证及治法。手少阳三焦之筋，起于四指之关冲，由液门、中渚，结于手腕上之阳池穴，上循臂之外关、支沟、会宗、三阳络，结于肘之四渎、天井，上绕臑之外廉臑会穴，以上于肩端之肩髎、天髎，走于颈之天牖；其支者，当曲颊前以系舌本；又其支者，上于曲牙循耳前之角孙、耳门、口禾髎，以属目外眦之丝竹空，且上乘于颔，结于角。"经皆有筋，筋皆有病"。若手少阳之筋有病，"其病当所过者即支转筋，舌卷"。其治疗之大法，乃经筋病通用之法，即"治在燔针劫刺，以知为数，以痛为腧"。盖因此证多发于六月，而六月又称未月、季夏，故病名为"季夏痹"。今以痛点为腧穴，施以按摩术，以代"燔针劫刺"之法，名为"手少阳经筋摩方"，又名"季夏痹摩方"。

9. 手阳明经筋摩方

《灵枢·经筋》云："手阳明之筋……其病当所过者支痛及转筋，肩不举，颈不可左右视。治在燔针劫刺，以知为数，以痛为腧，名曰孟夏痹也。"此段经文表述了手阳明经筋的循行部位，因血气闭留而发生"孟夏痹"的病证及治法。手阳明之筋，起于食指端之商阳处，经二间、三间、合谷以结于腕上之阳溪部，循臂上结于肘外之肘髎，又上臑以结于肩髃；其支者，绕于肩胛夹脊；其直者，循肩髃以上颈之天鼎部；又其支者，上颊结于頄；又其直者，上出于太阳之前，上于左角以络于头下右颔。"经皆有筋，筋皆有病"，而手阳明之筋有病"其病当所过者支痛及转筋，肩不举，颈不可左右视"。治之之法，仍为通用之法，即"燔针劫刺，以知为数，以痛为腧"。此证多发于四月，四月又称巳月、孟夏，故名为"孟夏痹"。今以痛点为腧穴，施以按摩术，以代"燔针劫刺"之法，其名"手阳明经筋摩方"，又名"孟夏痹摩方"。

10. 手太阴经筋摩方

《灵枢·经筋》云："手太阴之筋……其病当所过者支转筋痛，甚成息贲，胁急吐血。治在燔针劫刺，以知为数，以痛为腧，名曰仲冬痹也。"此段经文表述了手太阴经筋循行部位，因血气留闭而发"仲冬痹"的病证及治法。手太阴之筋，起于手大指端之少商穴，循指上行，结于鱼际之后，行寸口之外侧，上循臂，结于肘中之尺泽，上臑之内廉，入于腋下三寸之天府，出于缺盆，结于肩前之髃骨，又结于缺盆，下结胸里，散贯于贲（贲者，膈也，胃气所出之部，故名贲门），合贲下抵季胁。"经皆有筋，筋皆有病"，而手太阴经筋有病，"其病当所过者支转筋痛，甚成息贲，胁急吐血。"治之之法仍为通用之法，即"治在燔针劫刺，以知为数，以痛为腧"。此证多发于十一月，因十一月又称子月、仲冬，故名为"仲冬痹"。今以痛点为腧穴，施以按摩之术，以代"燔针劫刺"之法，名"手太阴经筋摩方"，又名"仲冬痹摩方"。

11. 手厥阴经筋摩方

《灵枢·经筋》云："手心主之筋……其病当所过者支转筋，前及胸痛息贲。治在燔针劫刺，以知为数，以痛为腧，名曰孟冬痹也。"此段经文表述了手厥阴经筋循行部位，因血气闭留而发"孟冬痹"的病证及治法。手厥阴之筋，起于手中指之中冲，与手太阴经筋并行，结于肘之内廉曲泽，上臂阴，结于腋下之天泉、天池，下散于前后之夹腋处；其支者，入于腋，散于胸中，结于臂。手厥阴之经筋有病，"其病当所过者支转筋，前及胸痛息贲"。治之大法仍为经筋通用之法则，即"治在燔针劫刺，以知为数，以痛为腧"。此证多发于十月时，因十月又称亥月、孟冬，故名为"孟冬痹"。今以痛点为腧穴，施以按摩术，以代"燔针劫刺"之法，名为"手厥阴经筋摩方"，又名"孟冬痹摩方。"

12. 手少阴经筋摩方

《灵枢·经筋》云："手少阴之筋……其病内急，心承伏梁，下为肘网。其病当所过者支转筋痛。治在燔针劫刺，以知为数，以痛为腧，其成伏梁唾血脓者，死不治。

经筋之病，寒则反折筋急，热则筋弛纵不收，阴痿不用。阳急则反折，阴急则俯不伸。焯刺者，刺寒急也，热则筋纵不收，无用燔针。名曰季冬痹也。"此段经文表述了手少阴经筋循行部位，因血气闭留而发"季冬痹"的病证及治法。手少阴之筋，起于手小指内侧之少冲穴，结于掌后锐骨端之神门，上结于内廉之青灵，上入腋间，以交于手太阴，夹乳里，结于胸中，下系于脐。"经皆有筋"，而"筋皆有病"。"其病内急，心承伏梁，下为肘网"，意谓其病于内，为内急，如梁之伏于心下而上承于心。"其病当所过者支转筋痛"即其病于外，当所过之处为转筋痛。其治仍为通用治经筋病之大法，即"治在燔针劫刺，以知为数，以痛为腧"。其证多发于十二月，因十二月又称子月、季冬，故其名为"季冬痹"。今以痛点为腧穴，施以按摩术，以代"燔针劫刺"之法，名"手少阴经筋摩方"，又名"季冬痹摩方。"

《灵枢·经筋》之末记云："足之阳明，手之太阳。筋急则口目为僻，眦急不能卒视，治皆如右方也。"意谓胃与小肠之筋，有病当治法如前。若筋脉急，则口与目皆为喎僻，目眦亦急不能猝然而视之。故"面瘫"之口眼喎斜，属经筋病，当取足阳明、手太阳经筋病变部位之穴。健侧用泻法，患侧施以按摩术，今名"足阳明手太阳经筋摩方"，又名"喎僻摩方"。

第二节　从临床证候论摩方

《内经》中论述的病证近三百种，说明了该时期人们已完成了对三百余种疾病的证候、病因、病机及其证治的认识。《内经》中记录的临床诊治方法在"脏腑经络摩方"一节中已做了较详细的介绍，本节则以"临床证治论摩方"为题，阐述的是以临床病证为切入点的辨证论治思维方法。

一、风病方

风性轻扬，善行而数变，四时均可致病，故《素问·风论》有"风者，百病之长也。至其变化，乃为他病也，无常方，然致有风气也"之记，继而《素问·生气通天论》又有"风者，百病之始也"之论。此乃外风致病之因。

1. 风病头痛摩方

《素问·骨空论》云："黄帝问曰：余闻风者百病之始也，以针治之奈何？岐伯对曰：风从外入，令人振寒，汗出头痛，身重恶寒，治在风府，调其阴阳，不足则补，有余则泻。"盖因头为诸阳之会，风寒外袭，循经上犯颠顶，清阳之气被遏，络脉痹阻，故发头痛；太阳主一身之表，经脉上行颠顶，循项背，故其痛连及项背；风寒束于肌表，卫阳被遏，不得宣达，故恶风畏寒；邪犯肌表，营卫失和，故身重。风府为督脉与阳维脉的交会穴。督脉为阳脉之海，阳维脉为"维络诸阳之经"，故风府以其通达阳气之功驱邪外出而愈头痛，今对该穴施以按摩术，名"风病头痛摩方"或"风府摩方"。

2. 风病颈项痛摩方

《灵枢·岁露》云："邪客于风府，病循膂而下，卫气一日一夜，常大会于风府……此其先客于脊背也，故每至于风府则腠理开，腠理开则邪气入，邪气入则病作。"《素问·骨空论》云："大风，颈项痛，刺风府。"盖因邪之中人，首先犯脊背之足太阳经及督脉，此亦取督脉与阳维脉之会穴风府之理也。故而风邪外袭，客于项背，而有取风府之治，今对该穴施以按摩术，名"风府颈项痛摩方"。

3. 大风汗出摩方

《素问·骨空论》云："大风汗出，灸谚谯。"意谓感受风邪较重而汗出，可灸谚谯而治之，今以按摩术代替灸法，名"大风汗出谚谯摩方"。盖因谚谯乃足太阳膀胱经之穴，位于督脉旁，有通达阳气、敛汗固津之功，故为祛风固汗之治穴。

4. 从风憎风眉头摩方

《素问·骨空论》云："从风憎风，刺眉头。"从，迎也；憎，恶也。"从风憎风"，意谓风邪外袭前额，致营卫失和，前额络脉血气闭阻，而必有恶风、前额痛之候。故有取眉头攒竹之治，今对该穴施以按摩术，名"从风憎风眉头摩方"，或名"从风憎风攒竹摩方"。攒竹，乃足太阳经循行于眉头之脉气所发之处，以其宣泄太阳经脉气、疏风通络止痛之功而愈病。

二、热病方

热病，病证名，其一，泛指一切外感发热性疾病，如《素问·热论》云："今夫热病者，皆伤寒之类也。"其二，泛指一切温热性疾病，包括外感、内伤的各种热性病，如五脏六腑、经脉、五体等的热证。其三，即《素问·水热穴论》及《灵枢·热病》中所记述的热病。本节阐述的正是此两篇中论述的热病的证候、诊断、治疗和预后，及对各种热病的辨证施治。

1.《素问·水热穴论》五十九摩方

《素问·水热穴论》云："帝曰：夫子言治热病五十九俞，余论其意，未能领别其处，愿闻其处，因闻其意。岐伯曰：头上五行，行五者，以越诸阳之热逆也。大杼、膺俞、缺盆、背俞，此八者，以泻胸中之热也。气街、三里、巨虚上下廉，此八者，以泻胃中之热也。云门、髃骨、委中、髓空，此八者，以泻四肢之热也。五脏俞旁五，此十者，以泻五脏之热也。凡此五十九穴者，皆热之左右也。帝曰：人伤于寒而传为热，何也？岐伯曰：夫寒盛则生热也。"此段经文表述了治热病的五十九个腧穴及其应用。"经脉所过"，"主治所及"，为针灸临证取穴的一大法门。该篇所论述的"治热病五十九俞"，所取之穴均为热邪所在部位的附近，属"经脉所过"之"循经取穴法"，以达行气血、调阴阳、通经络之效。其病因为感受寒邪，因寒气盛极，郁而发热。分而论之：①泄诸阳之热逆，即阳热头穴摩方：取头上正中督脉循行线之上星、囟会、前顶、百会、后顶五穴；头部足太阳膀胱经循行线之五处、承光、通天、络却、玉枕五穴，左右共十穴；头部足少阳胆经循行线之头临泣、目窗、正营、承灵、脑空五穴，左右共十穴，共二十五穴。②泄胸中之热，即胸热摩方：取足太阳经之大杼、手太阴经之中府（膺俞）、足阳明经之缺盆、足太阳经之肺俞（背俞），左右共八穴。③泄胃中之热，即阳明胃热摩方：取足阳明经之气冲（气街）、足三里、上廉、下廉四穴，左右共八穴。④泄四肢之热，即四肢热摩方：手太阴经之云门、手阳明经之肩髃（髃骨）、足太阳经之委中、足少阳经之绝骨（髓空）四穴，左右共八穴。⑤泄五脏之热，即五脏热摩方："五脏俞旁五"，即肺俞旁魄户、心俞旁神堂、肝俞旁魂门、脾俞旁意舍、肾俞旁志室，左右共十穴。合而言之，若病甚者，据《素问·刺热》之法，为五十九刺。

（1）《素问》阳热头穴摩方

"头上五行，行五者，以越诸阳之热逆也。"头上五穴，俱在头之颠顶，中行督脉之上星、囟会、前顶、百会、后顶五穴；旁二行一线膀胱经之五处、承光、通天、络却、玉枕，左右共十穴；又旁二行，即足少阳胆经之头临泣、目窗、正营、承灵、脑空，左右共十穴。因诸阳之气通达于头，故取之行按摩之术，以泄诸阳之热逆，今名"《素问》阳热头穴摩方"。

（2）《素问》胸热摩方

"大杼、膺俞、缺盆、背俞，此八者，以泻胸中之热也。""膺俞"即手太阴肺经之中府穴，在云门下1寸，乳上第3肋间，动脉应手处，仰而取之。"背俞"即足太阳膀胱经之肺俞。杨上善曰："背俞，肺俞。"高世栻曰："背中第一俞，两旁肺俞穴也。"肺俞位于第3胸椎下，脊柱旁开1.5寸处。张景岳认为："背俞，风门也，一名热俞。""泻"指针刺之泻法，对此《素问·离合真邪论》有"候呼引针，呼尽乃去，大气皆出，故命曰泻"之论。大杼，足太阳膀胱经之穴，为手足太阳经交会穴及八会穴之骨会。膺俞，即中府穴，手太阴肺经穴，又为肺经之募穴、手足太阴经的交会穴。缺盆，足阳明经穴。背俞，即肺俞。左右共8穴，取之"以泻胸中热"，今以按摩术代替针刺术，名"《素问》胸热摩方"。

（3）《素问》胃热摩方

"气街、三里、巨虚上下廉，此八者，以泻胃中热也。"气街又名气冲，足阳明胃经之穴；三里，即足阳明胃经之足三里，为足阳明经之合穴，又为治疗胃肠病患之要穴；上巨虚又名上廉，为大肠经之下合穴，主治大肠腑病；下巨虚又名下廉，为小肠经之下合穴，主治小肠腑病。左右共八穴，均属足阳明胃经之穴。广义气街，指经络之气通行的路径。狭义的气街，名气冲。一指穴名气冲，为足阳明胃经之穴；另指气冲穴之部位，即《素问·痿论》"冲脉者……会于气街"及《灵枢·经脉》"胃足阳明之脉……从缺盆下乳内廉，下夹脐，入气街中"。由此可见，胃经经脉自足入腹与冲脉"会于气街"，此即冲脉隶属于足阳明胃经之源，并以此列为"泻胃中热"之第一穴。他如足三里为足阳明胃经经气汇集之处，又为治疗肚腹疾病之要穴；上、下廉又为大、小肠之下合穴，均系主治胃肠病之要穴，故取之有"泻胃中热"之功效。今施以按摩术，名"《素问》胃热摩方"。

（4）《素问》四肢热摩方

"云门、髃骨、委中、髓空，此八者，以泻四肢之热也。"云门，手太阴肺经之穴；髃骨，即手阳明大肠经之肩髃穴；委中，足太阳膀胱经之合穴；髓空，即足少阴胆经之悬钟穴，又名绝骨，为八会穴之髓会。张景岳谓："云门、髃骨连手，委中、髓空连足，故此八穴可泻四肢之热。"左右共八穴，按摩有"泻四肢之热"之功效，今名"《素问》四肢热摩方"。

（5）《素问》五脏热摩方

"五脏俞旁五，此十者，以泻五脏之热也"。五脏之俞旁，即肺俞旁魄户、心俞旁神堂、肝俞旁魂门、脾俞旁意舍、肾俞旁志室。左右共十穴，皆足太阳经穴。凡五脏之所系，咸附于背，故"此十者"，"以泻五脏之热"，今施以按摩术，名"《素问》五脏热摩方"。

2. 《素问》刺热方

《素问·刺热》云："热病先胸胁痛，手足躁，刺足少阳，补足太阴，病甚者为五十九刺。热病始手臂痛者，刺手阳明、太阴，而汗出止。热病始于头首者，刺项太阳而汗出止。热病始于足胫者，刺足阳明而汗出止。热病先身重骨痛，耳聋好瞑，刺足少阴，病甚为五十九刺。热病先眩冒而热，胸胁满，刺足少阴、少阳。"本篇所表述的刺热之法，为热病发于头、躯干、四肢部位之刺法；病甚者，仍做五十九刺，属"经脉所过"之"循经取穴"法。盖各经之井穴、荥穴，具激发、敷布该经气血之功，故以扶正祛邪之能而用之。此即根据热病所犯之部位及所发之体征，辨为何脏所主，取"主治所及"之井穴、荥穴，以祛邪扶正。凡上述之证甚者，均可加取五十九穴以治之。

（1）《素问》刺热五十九穴摩方、《素问》热病胸胁痛摩方

"热病先胸胁痛，手足躁，刺足少阳，补足太阴，病甚者，为五十九刺"。外因之热，多为病在三阳，各有刺法。盖因足少阳之脉下颈，合缺盆，下胸中，贯膈，络肝胆，循胁里，过季胁，下外辅骨之前，下抵绝骨，故先胸胁痛，病发于少阳。足少阳主筋，热甚则筋急，手足躁摇。故热病手足躁，取之筋间，当刺足少阳之井穴足窍阴及荥穴侠溪以泄阳分之热，补足太阴以御外入之邪。邪在少阳，三阳未尽，太阴当受邪也，故当补足太阴之井穴隐白及荥穴大都，今名"《素问》热病胸胁痛摩方"。阳热甚而及于内，则宗《素问·水热论》之五十九穴以刺之，今名"《素问》刺热五十九穴摩方"。

（2）《素问》热病始于臂痛摩方

"热病始手臂痛者，刺手阳明、太阴而汗出止"。上半身手太阴、阳明皆主之。热病始于手臂者，病在上而发于阳，列缺为太阴经走阳明经之穴，故取手太阴肺之络穴列缺。欲出汗，取手阳明大肠经之井穴商阳及荥穴二间，今名"《素问》热病始于臂痛摩方"。

（3）《素问》热病始于头摩方

"热病始于头首者，刺项太阳而汗出止"。始于头者，太阳之为病也。刺项者，刺天柱。太阳为诸阳主气，其脉连于风府，故施以按摩术而汗出乃止，今名"《素问》热病始于头摩方"。

（4）《素问》热病始于足胫摩方

"热病始于足胫者，刺足阳明而汗出止"。阳气起于足五趾之表，热病始于足胫者，发于阳而始于下，故取足阳明胃之井穴厉兑及荥穴内庭，汗出止，今名"《素问》热病始于足胫摩方"。

（5）《素问》热病骨痛耳聋摩方

"热病先身重骨痛，耳聋好瞑，刺足少阴，病甚为五十九刺"。此病发于少阴而为热病。肾主骨为生气之源，气伤故身重；肾开窍于耳，故耳聋；少阴病但欲寐，故好瞑。取足少阴之井穴涌泉、荥穴然谷，今变针法为按摩术，名"《素问》热病骨痛耳聋摩方"。

3. 《灵枢》热病摩方

《灵枢》有"热病篇"，因篇中所言诸病，论热病者众，故名。

（1）《灵枢》苛轸鼻摩方

《灵枢·热病》云："热病先肤痛，窒鼻充面，取之皮，以第一针，五十九刺；苛轸鼻，索皮于肺，不得索之火，火者心也。"马莳注云："此言热病之邪在皮者，当取

之皮。"窒，即阻塞不通。窒鼻充面，是指鼻塞不通表现于面部。"第一针"是指古九针之一，镵针。苛，芥也，故假为芥之意。苛轸鼻，即鼻部生小疹也。上述经文表述了热邪犯肺所致诸症。肺主皮毛，邪犯皮者，当取皮，用按摩术代替针法，以取五十九穴。邪在皮，鼻生丘疹，因肺主皮毛，故取肺经之井穴少商、荥穴鱼际，以激发该经血气运行，迫邪外出；若不退，求之心，因火克金，取心经之井穴少冲、荥穴少府，今名"《灵枢》苛轸鼻摩方"。

（2）《灵枢》热病五十九穴摩方、《灵枢》热病寒汗摩方

《灵枢·热病》云："热病先身涩，倚而热，烦悗，干唇嗌，取之脉，以第一针，五十九刺；肤胀口干，寒汗出，索脉于心，不得索之水，水者肾也。""身涩倚而热"即身体涩滞而发热。"烦悗"指心情烦闷不安。"热病先身涩，倚而热，烦悗，干唇嗌，取之脉，以第一针，五十九刺"，此言热邪在心脉，心火上炎，而见诸症，当取之脉以泻之，用镵针刺五十九穴。今变针法为按摩术，名"《灵枢》热病五十九穴摩方"。"肤胀口干，寒汗出，索脉于心，不得索之水，水者肾也"，意谓肤胀口干、寒汗出，皆心脉病也，取手少阴心经之井穴少冲、荥穴少府，病不解则依五脏制胜之法，取肾经之井穴涌泉、荥穴然谷，乃水克火之意也。今变针法为按摩术，名"《灵枢》热病寒汗摩方"。

（3）《灵枢》热病瘛疭摩方、《灵枢》热病癫疾摩方

《灵枢·热病》云："热病数惊，瘛疭而狂，取之脉，以第四针，急泻有余者；癫疾毛发去，索血于心，不得索之水，水者肾也。""瘛疭"与"抽搐"同义。筋急引缩为"瘛"；筋缓纵伸曰"疭"，多属热极生风之象。"毛发去"即指脱发。"热病数惊，瘛疭而狂，取之脉，以第四针，急泻有余者"，意谓心病热，故数惊；心脉急，热邪甚，故筋脉挛急纵伸；心气实则狂。"第四针"即《灵枢·九针论》之"四曰锋针"。用锋针取心经之井穴少冲、荥穴少府，以泻心脉有余之邪。今变针法为按摩术，名"《灵枢》热病瘛疭摩方"。"癫疾毛发去，索血于心，不得索之水，水者肾也"，意谓发者，血之余，心主血，故脱发。"诸躁狂越，皆属于火"，故心热而发癫疾。当求之于心，取心经之井少冲、荥少府；不效，当取肾水之气，以制其心火，水旺则火衰，心邪自退，补肾之原穴、输穴太溪。今变针法为按摩术，名"《灵枢》热病癫疾摩方"。

（4）《灵枢》热病目疾摩方

《灵枢·热病》云："热病嗌干，多饮，善惊，卧不能安，取之肤肉，以第六针，五十九刺；目眦青，索肉于脾，不得索之木，木者肝也。""第六针"即古代九针之一，名圆利针。眦，即眼角。眦青，指眼角色青。"热病嗌干，多饮，善惊，卧不能安，取

之肤肉，以第六针，五十九刺"，意谓热病犯脾，而见诸症。邪在肌肉，当以第六针圆利针，行五十九刺。"目眦青，索肉于脾，不得索之木，木者肝也"，意谓目眦色青，乃木克土之象，故取脾不效，求之于肝，取肝木之井穴大敦、荥穴行间。今以摩方代替针方，名"《灵枢》热病目疾摩方"。

(5)《灵枢》热病筋躄摩方

《灵枢·热病》云："热病面青脑痛，手足躁，取之筋间，以第四针于四逆；筋躄目浸，索筋于肝，不得索之金，金者肺也。""第四针"即古九针之一，名锋针"筋躄"即足不能行之病证。"目浸"指眼泪浸淫状。"热病面青脑痛，手足躁，取之筋间，以第四针于四逆"，此言热邪犯肝经，热邪在筋者，见面色青，乃肝色见也。热邪随督脉冲于颠而脑痛；热扰肝经伤筋，故手足躁，以第四针锋针取四肢之井穴以治手足躁、四末厥逆。"筋躄目浸，索筋于肝，不得索之金，金者，肺也"，意谓肝主筋，故足不能行；肝开窍于目，故目泪浸淫而不收。取四肢之井穴不效，求之于肺经之井穴少商、荥穴鱼际，取金旺木衰之意。今以按摩术代替针术，名"《灵枢》热病筋躄摩方"。

(6)《灵枢》热病骨病摩方

《灵枢·热病》云："热病身重骨痛，耳聋而好瞑，取之骨，以第四针，五十九刺；骨病不食，啮齿耳青，索骨于肾，不得索之土，土者脾也""好瞑"即欲寐。"啮齿"指咬牙。"热病身重骨痛，耳聋而好瞑，取之骨，以第四针，五十九刺"，此段经文与《素问·刺热》中所述之病因病机及证治基本相同。彼"刺足少阴"，取其井穴涌泉、荥穴然谷，"病甚为五十九刺"。本节"取之骨"，盖因热病之邪在骨，肾主骨，故亦取足少阴之井穴、荥穴，以第四针锋针行"五十九刺"。"骨病不食，啮齿耳青，索骨于肾，不得索之土，土者脾也""足少阴之脉……是动则病，饥不欲食"。齿为骨之余，热盛则咬牙；肾开窍于耳，故咬牙、耳青，索于肾。不效则取脾土之井穴隐白、荥穴大都，此乃培土克水之治。今着力快速按摩诸穴，以泄其热，名"《灵枢》热病骨病摩方"。

(7)《灵枢》热病五十九穴摩方

《灵枢·热病》云："所谓五十九刺者，两手外内侧各三，凡十二痏；五指间各一，凡八痏，足亦如是；头入发一寸旁三分各三，凡六痏；更入发三寸边五，凡十痏；耳前后口下者各一，项中一，凡六痏；巅上一，囟会一，发际一，廉泉一，风池二，天柱二。""痏"指腧穴。"三分"此指三处。"两手外内侧各三，凡十二痏"，意谓两手内侧有手太阴肺经之井穴少商、手少阴心经之井穴少冲、手厥阴心包经之井穴中冲，左右各三，计六穴。外侧有手阳明大肠经之井穴商阳、手太阳小肠经之井穴少泽、手少阳三焦经之井穴关冲，左右各三，计六穴。两手内外各三，共十二穴。"五指间各一，凡八痏，足亦如是"，意谓五指间各一，即指三节尽处缝间，计四处，左右共八处。足亦有八处，计十六处。"入发一寸旁三分各三，凡六痏"，意谓入发际 1 寸之上星穴旁三处，即足太阳膀胱经之五处，督脉旁，去上星 1.5 寸处；承光，五处后 1.5 寸处；通天，承光后 1.5 寸处。两旁各三，共六穴。"更入发三寸边五，凡十痏"，意谓入发际 3 寸旁有五处，即足少阳胆经之临泣，阳白直上入发际 5 分处；目窗，在临泣后 1 寸处；正营，在目窗后 1.5 寸处；承灵，在正营后 1.5 寸处；脑空，在承灵后 1.5 寸处。每侧五穴，左右共十穴。"耳前后口下者各一，项中一，凡六痏"，意谓耳前听会穴，在耳前凹陷中；耳后完骨穴，在耳后入发际 4 分处。左右二穴，系足少阳胆经穴。口下承浆，在颏唇沟正中凹陷处，系任脉穴。项中大椎，在第七颈椎与第一胸椎棘突之间，属督脉。"巅上一，囟会一，发际一，廉泉一，风池二，天柱二"，意谓巅上一为百会，头顶中央旋毛陷中。囟会在上星后 1 寸，即督脉入发际 2 寸处。发际一，即前发际之神庭，头正中线，入前发际 0.5 寸处。后发际之风府，在颈上入后发际 1 寸处，均系督脉穴。廉泉，在舌骨体上缘的中点处，系任脉穴。风池二，系足少阳胆经穴，在风府外侧，当胸锁乳突肌和斜方肌上端之间的凹陷处。天柱二，系足太阳膀胱经穴，在项后发际，大筋外廉凹陷中，哑门穴外 1.3 寸处。此五十九穴，多属脏腑经络热病所取之穴，今以按摩术代替针刺术，名"《灵枢》热病五十九穴摩方"。

三、寒热病方

寒热病在《内经》中多有论述，然本节所论为病在寒热。但《灵枢·寒热病》所论之寒热指外感，与瘰疬之寒热不同。

1. 《灵枢》皮寒热病摩方、《灵枢》肌寒热病摩方、《灵枢》骨寒热病摩方

《灵枢·寒热病》云："皮寒热者，不可附席，毛发焦，鼻槁腊，不得汗。取三阳之络，以补手太阴。肌寒热者，肌痛，毛发焦而唇槁腊，不得汗。取三阳于下以去其血者，补足太阴以出其汗。骨寒热者，病无所安，汗注不休。齿未槁，取其少阴于阴股之络。"马莳注云："此言寒热不同，而刺之亦异也。"盖因肺主皮毛，开窍于鼻，故外邪犯人而为寒热，继而见皮痛不可近席、毛发焦、鼻孔干枯。腊者，干也。此邪在表而病太阴、太阳之气，当从汗解。三阳，太阳也。若不得汗，当取足太阳膀胱经之络穴飞扬以泻之、手太阴肺经之络穴列缺以补之。因太阳主表，故宜泻其邪，而肺主皮毛，必宜补之于既泻之后。今以摩方代替针方，名"《灵枢》皮寒热病摩方"。盖因脉外之血，充肤、热肉、生毛，而病寒热进而犯于肌肉，则血气闭阻，故必肌痛、毛发焦。若不得汗，当取足太阳膀胱经之络穴飞扬以去其血。盖因脾乃后天气血生化之源，故又补足太阴脾经之络穴公孙，资水谷之气，输布津液以出其汗，今名"《灵枢》

肌寒热病摩方"。肾主骨生髓，骨寒热病者，病在足少阴肾经；病无所安者，阴躁也；少阴为生气之源，汗注不休者，生气外脱也；齿未槁者，根气尚存也，故当取足少阴肾经络穴大钟，今名"《灵枢》骨寒热病摩方"。

2. 《灵枢》振寒摩方

《灵枢·寒热病》云："振寒洒洒，鼓颔，不得汗出，腹胀烦悗，取手太阴。"马莳注云："此方振寒为病之法也。凡振寒而洒洒然鼓其颔间，汗不得出，腹内作胀而烦闷，此元气不足也，当取手太阴肺经以补之。"盖因列缺为手太阴肺经之络穴，具宣发肺气、通达大肠腑气之功，故可愈"振寒""不得汗出""腹胀烦悗"之候。今以摩方代替针方，名"《灵枢》振寒摩方"。

四、疟病方

疟，病证名，是由感受疟邪而引起的以寒战、壮热、头痛、汗出、休作有时为临床特征的一种疾病。本病首见于《黄帝内经·素问》，其有专篇"疟论"，重点探讨了疟疾的病因、病理、症状和治疗。继而有"刺疟"续篇，承接"疟论"而讨论刺疟之法，并按照脏腑经络系统详细地阐述，故名"刺疟"。验之于今，行按摩术，亦可用于"寒热往来""休作有时"之热病。

1. 疟病诸痛摩方

《素问·刺疟》云："刺疟者，必先问其病之所先发者，先刺之。先头痛及重者，先刺头上及两额两眉间出血。先项背痛者，先刺之。先腰脊痛者，先刺郄中出血。先手臂痛者，先刺手少阴阳明十指间。先足胫酸痛者，先刺足阳明十指间出血。"此段经文表述了刺疟必先询问患者发作时的症状、部位，然后予以治疗。若先头痛重者，以按摩术代替针刺术，取上星、百会及两额悬颅、攒竹穴施术，今名"疟病头痛摩方"。若先项背痛者，项有风池、风府穴，背有大杼、神道穴，今名"疟病项背痛摩方"。先腰脊痛者，可取委中穴，今名"疟病腰脊痛摩方"。若先手臂痛者，可取手阴阳十指间孔穴，今名"疟病臂痛摩方"。若先足胫酸痛者，可取足阳明十趾间，今名"疟病胫酸痛摩方"。

2. 疟病始热摩方、疟病欲寒摩方、疟脉满大摩方、疟脉小实摩方

《素问·刺疟》云："疟发身方热，刺跗上动脉，开其空，出其血，立寒。疟方欲寒，刺手阳明太阴、足阳明太阴。疟脉满大急，刺背俞，用中针，旁伍胠俞各一，适肥瘦出其血也。疟脉小实急，灸胫少阴，刺指井。疟脉满大急，刺背俞，用五胠俞、背俞各一，适行至于血也。疟脉缓大虚，便宜用药，不宜用针。"此段经文表述了疟病初发，身始发热，可取跗上动脉冲阳，施以按摩术，今名"疟病始热摩方"。若疟病欲寒，可刺手阳明经之原穴合谷、络穴偏历，手太阴经之原穴太渊、络穴列缺，足阳明经之原穴冲阳、络穴丰隆，足太阴经之原穴太白、络穴公孙等，施以按摩术，今名"疟病欲寒摩方"。"伍胠俞"，即五脏俞旁之穴。见疟脉满大，可取其背俞大杼，"旁伍胠俞"之魄门、神堂、魂门、意舍、志室，今施以按摩术，名"疟脉满大摩方"。见疟脉小实急，灸足少阴肾经之复溜，取其井穴涌泉及与肾经相表里之膀胱经至阴穴，施以按摩术，今名"疟脉小实摩方"。见疟脉缓大虚，为气血亏虚，"便宜用药，不宜用针"。

3. 足太阳疟摩方

《素问·刺疟》云："足太阳之疟，令人腰痛头重，寒从背起，先寒后热，熇熇喝喝然，热止汗出，难已。刺郄中出血。"意谓足太阳之疟，腰痛头重，寒冷之感从脊背而起，先寒后热，热势很盛，热止则汗出，很难治愈，可取足太阳经之合穴委中，今名"足太阳疟摩方"。盖因委中具输布阳气于人身之上下，以扶正祛邪之功而愈疟病。

4. 足少阳疟摩方

《素问·刺疟》云："足少阳之疟，令人身体解㑊，寒不甚，热不甚，恶见人，见人心惕惕然，热多汗出甚。刺足少阳。"意谓足少阳之疟，使人身倦无力，恶寒发热均不甚厉害，怕见人，见人则有恐惧感，发热时间较长，汗出亦多，可取足少阳经之荥穴侠溪以治之，今施以按摩术，名"足少阳疟摩方"。《难经·六十八难》云："荥主身热。"盖因侠溪具和解少阳、通达气机之功而适用于少阳之疟。

5. 足阳明疟摩方

《素问·刺疟》云："足阳明之疟，令人先寒洒淅，洒淅寒甚，久乃热，热去汗出，喜见日月光火气乃快然。刺足阳明跗上。"意谓足阳明之疟，使人先觉怕冷，逐渐恶寒加剧，久则使人发热，热退时便会汗出，见亮光火光就感到爽快，可取足阳明经之原穴冲阳以治之，今施以按摩术，名"足阳明疟摩方"。盖因冲阳乃阳气必由之要冲，俾后天生化之源充足，故有通补气血、调和营卫之功，达扶正祛邪之效而愈病。

6. 足太阴疟摩方

《素问·刺疟》云："足太阴之疟，令人不乐，好太息，不嗜食，多寒热汗出，病至则善呕，呕已乃衰，即取之。"足太阴之疟，使人闷闷不乐，时常叹息；病发作时使人不想吃东西，且容易发生剧烈呕吐，吐后病势会减轻；寒热时常发作，且汗出亦多。其治可取足太阴脾经之井穴隐白及络穴公孙，今施以按摩术，名"足太阴疟摩方"。盖因隐白为足太阴之井穴，又为足太阴之根穴，有调气血、益脾胃、滋阴生津之功，俾足太阴之脉气运行有序；公孙乃足太阴之络穴，又为八脉交会穴之一，通于冲脉，具健脾胃、和营卫之功，俾足太阴之脉气通达。故二穴相伍，则气血得补，营卫得和，正气得扶，邪气得除而愈病。

7. 足少阴疟摩方

《素问·刺疟》云："足少阴之疟，令人呕吐甚，多寒热，热多寒少，欲闭户牖而处，其病难已。"意谓足少阴之疟，会使人呕吐，寒热多发，热多寒少，常常喜欢紧闭门户而居。这类疟疾患者为肾经病证，反见胃经证候。肾藏志，今因土刑于水，肾虚而志不坚，故见"欲闭户牖而处"，并谓"其病难已"。历代学者疑文末脱"刺少阴"三字。《针灸甲乙经》记云："其病难已，取太溪。"又按"大钟穴"。故有太溪、大钟之刺。足少阴之疟，可取足少阴肾经之输穴、原穴太溪，以其导肾间动气输布全身而壮肾元、除水弱之候；大钟乃肾经络穴，足少阴之精气，汇聚至此并转注于足太阳膀胱经，故有益肾宁志之功。《标幽赋》有"用大钟治心内之呆痴"之验，二穴相伍，施以按摩术，今名"足少阴疟摩方"。

8. 足厥阴疟摩方

《素问·刺疟》云："足厥阴之疟，令人腰痛少腹满，小便不利如癃状，非癃也，数便，意恐惧，气不足，腹中悒悒。刺足厥阴。"足厥阴之脉循股阴，入毛中，环阴器，抵少腹，故病如是。《灵枢·九针十二原》有云："五脏有疾，当取之十二原。"故而取足厥阴肝经之输穴、原穴太冲，今名"足厥阴疟摩方"。盖因三焦涵盖五脏六腑，为人身之大腑，又为原气之别使，导脐下肾间动气输布全身，具和内调外、宣上导下、化气通脉之功。此乃取原穴太冲愈足厥阴疟之机理也。

9. 肺疟摩方

《素问·刺疟》云："肺疟者，令人心寒，寒甚热，热间善惊，如有所见者，刺手太阴、阳明。"意谓肺疟，使人心里感到发冷，冷极则发热，热时容易发惊，好像见到了可怕的事物，治疗方法为刺手太阴、手阳明两经。盖因列缺为肺经脉气所集之处，又为肺经之络穴而别走于手阳明大肠经，具宣发肺气、通达阳明经气之功；合谷乃手阳明大肠经之原穴，具通达三焦、化气通脉、调气和血、扶正祛邪之功。二穴相伍，乃脏腑、原络相须之伍，故为疗肺疟之治方，今以按摩术代替针刺术，名"肺疟摩方"。

10. 心疟摩方

《素问·刺疟》云："心疟者，令人烦心甚，欲得清水，反寒多，不甚热，刺手少阴。"此段经文表述了心疟使人心中烦热得很厉害，想喝冷水，但身上反觉寒多而不太热，治疗方法为刺手少阴经。《内经》有"五脏有疾，当取十二原"之论。盖因神门乃手少阴心经之原穴、输穴，具清心凉营、宁心除烦、通痹益脉之功，又为手少阴经之本穴。本者，犹树木之根干，经脉之气由此而出，具通达心脉、扶正祛邪之效。故独取神门乃心疟之治穴，今施以按摩术，名"心疟摩方"。

11. 肝疟摩方

《素问·刺疟》云："肝疟者，令人色苍苍然，太息，其状若死者，刺足厥阴见血。"此段经文表述了肝疟使人面色苍青，时欲太息，严重的时候形状如死，治疗方法为刺足厥阴经出血。盖因中封乃足厥阴肝经之经穴，又为足厥阴经之本穴。本者，经气由此而出，具通达、激发肝经脉气之功，故为肝疟之治穴，故独取中封，今行按摩术，名"肝疟摩方"。

12. 脾疟摩方

《素问·刺疟》云："脾疟者，令人寒，腹中痛，热则肠中鸣，鸣已汗出，刺足太阴。"此段经文表述了脾疟使人发冷、腹中痛，待到发热时则脾气行而肠中鸣响，肠鸣后阳气外达而汗出，治疗方法为刺足太阴经之经穴。商丘为足太阴脾经之经穴，具通达脾经脉气、健脾渗湿、解痉镇痛之功，故为脾疟之治穴。独取商丘，行按摩术，名"脾疟摩方"。

13. 肾疟摩方

《素问·刺疟》云："肾疟者，令人洒洒然，腰脊痛宛转，大便难，目眴眴然，手足寒，刺足太阳、少阴。"此段经文表述了肾疟使人洒渐寒冷、腰脊疼痛、难以转侧、大便困难、目视眩动不明、手足冷，治疗方法为刺足太阳、足少阴两经。"刺足太阳"同"足太阳之疟"刺法，取委中；"刺少阴"同"足少阴之疟"刺法，取太溪、大钟。今以按摩术，名"肾疟摩方"。尚可取足太阳经之络穴飞扬、足少阴之络穴大钟，亦名"肾疟摩方"。

14. 胃疟摩方

《素问·刺疟》云："胃疟者，令人且病也，善饥而不能食，食而支满腹大，刺足阳明、太阴横脉出血。"此段经文表述了胃疟发病时易觉饥饿，但又不能进食，进食则感脘腹胀满膨大，治疗方法刺取足阳明、足太阴两经横行的络脉至其出血。盖因厉兑乃足阳明胃经之井穴，又为该经之本穴、根穴，具和脾胃、调气血之功；隐白乃足太阴脾经之井穴，具健脾胃、调气血、解痉通络之用。故二穴合用，以按摩术代之，乃"胃疟"之治方，今名"胃疟摩方"。

五、咳证方

咳证，泛指咳嗽。咳嗽是肺系疾病的主要证候之一。有声无痰为咳，有痰无声为嗽，临证多痰声并见。咳证最早见于《内经》，如《素问·宣明五气》云："五气所病……肺为咳。"《素问·阴阳应象大论》云："秋伤于湿，冬生咳嗽。"《素问·示从容论》云："咳嗽烦冤者，是肾气之逆也。"且《素问》中尚有"咳论"专篇，其中对各种咳嗽和病因、症状、病理传变及治疗进行了讨论，并指出了"五脏六腑皆令人咳，非独肺也"的立论。

《素问·咳论》载："黄帝问曰：肺之令人咳，何也？岐伯对曰：五脏六腑皆令人咳，非独肺也。帝曰：愿闻其状。岐伯曰：皮毛者，肺之合也，皮毛先受邪气，邪气以从其合也。其寒饮食入胃，从肺脉上至于肺则肺寒，肺寒则外内合邪，因而客之，则为肺咳。五脏各以其时受病，非其时，各传以与之。"此段经文表述了五脏六腑有病，都能使人咳嗽，不单是肺病。盖因肺合皮毛，皮毛先感受外邪，则会影响肺脏。又因吃了寒冷的饮食，寒气循肺脉上行于肺，引起肺寒。这样就使内外寒邪相结合，停留于肺脏，从而导致肺咳。至于五脏六腑之咳，是五脏各在其所主的时令受病，并非在肺的主时受病，而是各脏之病传给肺的。故其治，除有五脏六腑之咳方，尚需加用《素问》之肺咳方。

"人与天地相参，故五脏各以治时感于寒则受病，微则为咳，甚则为泄为痛。乘秋则肺先受邪，乘春则肝先受之，乘夏则心先受之，乘至阴则脾先受之，乘冬则肾先受之"。此段经文表述了人与自然界相应，五脏在其所主的时令感受寒邪，便会得病；若轻微者可发生咳嗽，严重者寒气入里则为泄泻、腹痛。所以秋季肺先受邪，春季肝先受邪，夏季心先受邪，长夏为太阴主时，脾先受邪，冬季肾先受邪。

"帝曰：何以异之？岐伯曰：肺咳之状，咳而喘息有音，甚则唾血。心咳之状，咳则心痛，喉中介介如梗状，甚则咽肿喉痹。肝咳之状，咳则两胁下痛，甚则不可以转，转则两胠下满。脾咳之状，咳则右胁下痛，阴阴引肩背，甚则不可以动，动则咳剧。肾咳之状，咳则腰背相引而痛，甚则咳涎。"此段经文表述了五脏之咳的证候，如肺咳的症状为气喘，呼吸有声，甚至唾血。心咳的症状为心痛，喉中如物梗塞，甚至咽喉肿痛闭塞。肝咳的症状为两侧胁肋下疼痛，甚则不能转侧，转侧则两胁下胀满。脾咳的症状为右胁下疼痛隐隐，痛引肩背，甚至不可以动，动辄咳嗽加剧。肾咳的症状为腰背相互牵引作痛，甚至咳吐痰涎。

"帝曰：六腑之咳奈何？安所受病？岐伯曰：五脏之久咳，乃移于六腑。脾咳不已，则胃受之，胃咳之状，咳而呕，呕甚则长虫出。肝咳不已，则胆受之，胆咳之状，咳呕胆汁。肺咳不已，则大肠受之，大肠咳状，咳而遗矢。心咳不已，则小肠受之，小肠咳状，咳而失气，气与咳俱失。肾咳不已，则膀胱受之，膀胱咳状，咳而遗溺。久咳不已，则三焦受之，三焦咳状，咳而腹满，不欲食饮。此皆聚于胃，关于肺，使人多涕唾而面浮肿气逆也。"此段经文表述了五脏之咳日久不愈，则会移于六腑。如脾咳不食，则胃受病；胃咳的症状为咳而呕吐，甚至呕出蛔虫。肝咳不愈，则胆受病；

胆咳的症状为咳而呕吐胆汁。肺咳不愈，则大肠受病；大肠咳的症状为咳而大便失禁。心咳不愈，则小肠受病；小肠咳的症状为咳而矢气，而且往往是咳嗽与矢气同时发生。肾咳不愈，则膀胱受病；膀胱咳的症状为咳而遗尿。以上各种咳嗽，如经久不愈，则使三焦受病；三焦咳的症状为咳而腹满，不思饮食。凡此咳嗽，不论由于哪一脏腑的病变，其邪必聚于胃，并循着肺的经脉而影响及肺，才能使人多痰涕、面部浮肿、咳嗽气逆。

"帝曰：治之奈何？岐伯曰：治脏者治其俞；治腑者治其合，浮肿者治其经。帝曰：善。"此段经文表述了治五脏之咳，取其输穴；治六腑之咳，取其合穴；凡咳而浮肿者，可取其相关脏腑的经穴而治之。

1. 五脏咳摩方

（1）《素问》肺咳摩方

《素问·咳论》云："五脏六腑皆令人咳……人与天地相参，故五脏各以治时，感于寒则受病……乘秋则肺先受邪……肺咳之状，咳而喘息有音，甚则唾血。"盖因肺主气而应息，故咳则喘息而喉中有声。甚则肺络逆，故咳血。其治，该篇有"治脏者治其俞，治腑者治其合，浮肿者治其经"之论，故而肺咳者，取其输穴、原穴太渊，若浮肿者，取其经穴经渠，施以按摩术，名"《素问》肺咳摩方"。盖因太渊为脉会，又为手太阴肺经之输穴、原穴。《灵枢·九针十二原》有"五脏有六腑，六腑有十二原""五脏有疾，当取之十二原"之论，此乃肺咳取太渊之理也。且太渊又为手太阴肺经之本穴，有激发手太阴经脉气之功，故肺之主气应息之功能正常，而无"咳而喘息""唾血"之候。经渠乃肺经之经穴，气血运行至此则脉气充盈，肺气之宣发、肃降有序，则水液代谢有司，故无"浮肿"之症。"治脏者治其俞"，马莳认为"俞为手足之俞穴"；张志聪认为"俞为背俞各穴"；余认为俞即五输穴之输，因其具通达脉气之功而取之。若五脏六腑之咳见虚证者，可加灸其背俞穴，如肺咳灸肺俞。

（2）《素问》心咳摩方

"感于寒则受病……乘夏则心先受之……心咳之状，咳则心痛，喉中介介如梗状，甚则咽肿喉痹"。盖因手少阴心经起于心中，属心系；其支者从心系上夹咽喉，故病如是。宗"治脏者治其俞""浮肿者治其经"之法则，故取心经之输穴神门；若咳而浮肿者，取其经穴灵道，施以按摩术，名"《素问》心咳摩方"。盖因神门为心经之本穴，经脉之血由此而出，故具通痹益脉之功，而"心痛"之症可除；又为手少阴心经之原穴、输穴，具清心凉营之功，施以按摩术，则"咽肿喉痹"之候可解。

该篇尚云："五脏各以其时受病，非其时各传以与之。"意谓五脏各在其主时受病，若咳嗽非在肺所主时发生，乃由他脏传之于肺所致。故除以他脏之治方，尚需伍以肺经输穴太渊。

（3）《素问》肝咳摩方

"感于寒则受病……乘春则肝先受之……肝咳之状，咳则两胁下痛，甚则不可以转，转则两胠下满"。盖因肝脉上贯膈，布胁肋，故邪犯肝经，见证如是。宗"治脏者治其俞""浮肿者治其经"法则，故有取肝经之输穴太冲、经穴中封之治，今施以按摩术，名"《素问》肝咳摩方"。盖太冲乃肝经之输穴，具畅达肝经脉气之功；其又为肝经之原穴，可导脐下肾间动气输布全身，具和内调外、宣上导下、化气通脉之功。中封乃肝经之经穴，又为该经之本穴，经脉血气由此而出，故有畅达肝脉之记。尚可加刺肺经输穴太渊，亦名"《素问》肝咳摩方"。

（4）《素问》脾咳摩方

《素问·咳论》云："脾咳之状，咳则右胁下痛，阴阴引肩背，甚则不可以动，动则咳剧。""阴阴"即隐隐之谓。盖因足太阴脾经，上贯膈，夹咽；其支者，多从胃上膈，故病如是。脾气连肺，故痛引肩背；脾气主右，故右胁下隐隐作痛。宗《素问·咳论》治咳之法，当取脾经之输穴太白；若兼浮肿者，可取其经穴商丘，今施以按摩术，名"《素问》脾咳摩方"。方中太白既为脾经之输穴，又为该经原穴，具通达脾经之脉气，而有调和脾胃、通经活络之功；商丘乃脾经之经穴，具健脾利湿、解痉镇痛之效。因脾主长夏受邪传肺，故尚须佐以肺经输穴太渊。

（5）《素问》肾咳摩方

《素问·咳论》云："肾咳之状，咳则腰背相引而痛，甚则咳涎。"盖因肾足少阴之脉，上股内后廉，贯脊，属肾，络膀胱；其直者，从肾上贯肝膈。入肺中，循咽喉，夹舌本。又因膀胱经从肩别下夹脊，抵腰中，入循膂，络肾，故病如是。其治宗《素问·咳论》之法，当取肾经之输穴太溪；若"浮肿者"取其经穴复溜，今施以按摩术，名"《素问》肾咳摩方"。盖因太溪乃肾经之输穴，又为该经之原穴，可导肾间动气而输布全身，具益肾阴、壮元阳、利三焦、补命火、止咳喘之功；复溜乃肾经之经穴，亦具补肾益元、化气通脉之功。因肾主冬受邪传肺，故可佐以肺经输穴太渊。

2. 六腑咳摩方

（1）《素问》胃咳摩方

《素问·咳论》云："帝曰：六腑之咳奈何？安所受病？岐伯曰：五脏之久咳，乃移于六腑。脾咳不已，则胃受之，胃咳之状，咳而呕，呕则长虫出。""长虫"即蛔虫。盖因脾与胃合，又因胃脉循喉咙入缺盆，下膈，属胃，络脾，故脾咳不已，胃受之，胃寒则呕，呕甚则肠之腑气逆上，若肠有蛔虫，故虫出。其治，该篇有"治脏者治其俞，治腑者治其合，浮肿者治其经"之大法，故胃咳者取足阳明经之合穴足三里，浮肿者取该经之经穴解溪，施以按摩术，今名"《素问》胃咳摩方"。因足三里乃足阳明胃经之合穴，有健脾胃、补中气、调气血，通经络之功；解溪为足阳明经之经穴，有调和气血、解痉通脉之效。故二穴相伍，乃胃咳之治方。因脾咳久之而邪移于胃腑，故行"胃咳"之治的同时，可伍以脾之输穴太白、肺之输穴太渊，亦名"《素问》胃咳摩方"。

（2）《素问》胆咳摩方

《素问·咳论》云："肝咳不已，则胆受之，胆咳之状，咳呕胆汁。"盖因肝与胆合，又因胆之脉从缺盆下胸中，贯膈，络肝，故肝咳不已，胆受之，胆气好逆，故呕胆汁。宗《素问》"治腑者治其合，浮肿者治其经"之法，故取胆经合穴阳陵泉，咳兼浮肿者取该经经穴阳辅，施以按摩术，今名"《素问》胆咳摩方"。因阳陵泉乃足少阳胆经之合穴，具调达气机、疏泄肝胆、舒筋通络之功；阳辅乃该经之经穴，亦具调达气机、疏肝利胆之用。故二穴相伍，乃治胆咳之治方。因"肝咳不已，则胆受之"，故尚需伍肝经之输穴太冲、肺经之输穴太渊，亦名"《素问》胆咳摩方"。

（3）《素问》大肠咳摩方

《素问·咳论》云："肺咳不已，则大肠受之，大肠咳状，咳而遗矢。"盖因肺与大肠合，又大肠脉入缺盆络肺，故肺咳不已，大肠受之。大肠为传导之腑，故因寒则腑气不禁，而遗矢。宗《素问》"治腑者治其合，浮肿者治其经"之法，取大肠经之合穴曲池，兼浮肿者，取其经穴阳溪，今名"《素问》大肠咳摩方"。因曲池乃手阳明经之合穴，又为该经之本穴，具汇聚、转输手阳明经脉气之功；阳溪乃手阳明大肠经之经穴，具通调气血、舒筋通络之效。因"肺咳不已，则大肠受之"，故尚需伍肺经之输穴太渊，亦名"《素问》大肠咳摩方"。

（4）《素问》小肠咳摩方

《素问·咳论》云："心咳不已，则小肠受之，小肠咳状，咳而失气，气与咳俱失。"盖因心与小肠合，小肠脉入缺盆，络心，故心咳不已，小肠受之。小肠寒盛，气入大肠，咳则小肠气下奔，故失气也。宗《素问》治咳之大法，取手太阳小肠经之合穴小海；若咳而浮肿者，取小肠经之经穴阳谷。二穴相伍，具通达手太阳经脉气之功而愈病，今名"《素问》小肠咳摩方"。因"心咳不已，则小肠受之"，故尚需伍以心经之输穴神门、肺经之输穴太渊，亦名"《素问》小肠咳摩方"。

（5）《素问》膀胱咳摩方

《素问·咳论》云："肾咳不已，则膀胱受之，膀胱咳状，咳而遗溺。"盖因肾与膀胱合，又因膀胱经从肩转内夹脊，抵腰中，入循膂，络肾，属膀胱，故"肾咳不已，则膀胱受之"。宗《素问·咳论》中治咳之法，取膀胱之合穴委中；若咳而浮肿者，取该经之经穴昆仑，名"《素问》膀胱咳摩方"。因委中、昆仑具激发、承接、转输足太阳经脉气之功，故二穴相伍乃膀胱咳证之治方。因其病机乃"肾咳不已，则膀胱受之"之因，故尚需取肾经之输穴太溪、肺经之输穴太渊，故亦名"《素问》膀胱咳摩方"。

（6）《素问》三焦咳摩方

《素问·咳论》云："久咳不已，则三焦受之，三焦咳状，咳而腹满，不欲食饮。此皆聚于胃，关于肺，使人多涕唾而面浮肿气逆也。"此处言三焦者，"聚于胃"，中焦也；"关于肺"，上焦也。故"久咳不已"，邪犯上焦、中焦，则病如是。故取手少阳三焦经之合穴天井；若咳而浮肿者，取该经之经穴支沟。二穴相伍，以其通利三焦、宣肺止咳之功而愈三焦之咳证，今名"《素问》三焦咳摩方"。诸咳皆因邪犯肺经，故尚需伍肺经输穴太渊，亦名"《素问》三焦咳摩方"。

六、喘证方

喘证，病证名，简称喘，亦称喘逆、咳喘上气，症见呼吸困难，甚则张口抬肩、鼻翼扇动、不能平卧。喘证首见于《内经》，其对喘证的证候及病因病机均有详尽的记载。如《灵枢·五阅五使》云："肺病者，喘息鼻张。"《素问·大奇论》云："肺之壅，喘而两胠满。"《素问·调经论》云："气有余则喘咳上气。"《素问·脏气法时论》云："肺病者，喘咳逆气。"《素问·示从容论》云："喘咳者，是水气并于阳也。"

1. 喘证经隧摩方

《素问·调经论》云："岐伯曰：气有余则喘咳上气，不足则息利少气，血气未并，五脏安定，皮肤微病，命曰白气微泄。帝曰：补泻奈何？岐伯曰：气有余则泻其经隧，无伤其经，无出其血，无泄其气。不足则补其经隧，无出其气。"此段经文表述了"喘咳上气"虚实之刺法。肺主气，息不利则喘。大凡肺气虚，则鼻息利少气，实则喘满仰息。若血气未发生异常，五脏功能尚正常。盖因肺合脾，其色白，则皮肤微病，故曰"白气微泄"。若见实证，即气有余，"则泻其经隧"；若见虚证，即气不足，"则补其经隧"。杨上善注云："经隧者，手太阴之别，从手太阴走手阳明，乃是手太阴走向手阳明之道，故曰经隧。隧道也。欲通脏腑阴阳，故补泻之，皆取其正经别走之络也。"故取宣发肺气、通达大肠经腑气之手太阴络穴列缺，或泻之，或补之，以摩法代替针法，今名"喘证经隧摩方"。

2. 气满喘息隐白摩方

《灵枢·热病》云："气满胸中喘息，取太阴大指之端，去爪甲如韭叶，寒则留之，热则疾之，气下乃止。"此条经文表述了凡气满于胸中，而见其息喘促者，其治当宗《内经》"病在上者，取之下"之法，当取足太阴经之隐白穴。盖因隐白乃足太阴脾经之井穴，又为该经之根穴，有益脾胃、调气血、温阳救逆、启闭开窍之功，故为"气满胸中喘息"之治穴。对其施以按摩之术，今名"气满喘息隐白摩方"。

3. 腹鸣气喘气海摩方

《灵枢·四时气》云："腹中常鸣，气上冲胸，喘不能久立，邪在大肠，刺肓之原、巨虚上廉、三里。"张志聪注云："大肠传导之官，病则其气反逆，是以腹中常鸣。气上冲胸，喘不能久立。""肓之原"，又名脖胦、下肓丹田。《灵枢·九针十二原》云："肓之原出于脖胦。"《素问·腹中论》云："肓之原在脐下。"马莳注云："肓之原出于脖胦，其穴一，一名下气海，一名下肓，在脐下一寸半宛宛中，男子生气之海。"故而有气海、上巨虚、足三里之治。今对其施以按摩之术，名"腹鸣气喘气海摩方"。方中气海乃任脉之腧穴，为元气之海，具益元荣肾、益气通脉之功。上巨虚乃手阳明大肠经之下合穴，足三里乃足阳明胃经之下合穴，二穴乃《灵枢》"合治内腑"之大法。

七、泄泻方

泄泻，病证名，是指排便次数增多、粪便稀薄，甚至泻出如水样的一类疾病。最早的文献记载见于《内经》，其中有"濡泄""溏泄""热泄""洞泄""溏瘕泄""飧泄""注泄"的不同。《难经》有五泄之分。汉唐又称为"下利"。宋以后称为"泄泻"。

1.《素问》脾病飧泄摩方

《素问·脏气法时论》云："脾病者……虚则腹满肠鸣，飧泄食不化，取其经，太阴阳明少阴血者。""飧泄"，古病名，出自《内经》。如《素问·阴阳应象大论》云："清气在下，则生飧泄。"是一种由脾胃阳气虚弱而致的完谷不化之候。盖因脾太阴之脉，从股内前廉入腹，属脾络胃，故病如是。足太阴之经穴商丘，具健脾渗湿、解痉镇痛之功；足阳明之经穴解溪，具补脾胃、和气血、通经活络之效；火旺则土健，故又有取足少阴肾经之经穴复溜，具益元荣肾、化气通脉之效。三穴相须为用，即"取其经，太阴阳明少阴"之谓，今名"《素问》脾病飧泄摩方"，乃脾肾气虚之泄泻常用方。

2. 飧泄三阴交摩方

《灵枢·九针十二原》云："飧泄取三阴。"《灵枢·四时气》云："飧泄，补三阴之上，补阴陵泉，皆久留之，热行乃止。"此二条言飧泄之疾，可补脾经之阴陵泉。三阴者，足太阴脾经也。阴陵泉乃足太阴之合穴，又为足太阴、厥阴、少阴之会穴，又为足太阴经之本穴，具激发、汇聚、转输足太阴脉气运行之功，而有健脾渗湿、调补肝肾之效。脾虚运化失司，而成飧泄，故有补三阴交之治。今施以按摩术，名"飧泄三阴交摩方"。

3. 溏瘕泄商丘摩方

《灵枢·经脉》云："脾足太阴之脉……是主脾所生病者……心下急痛，溏瘕泄。""溏"即大便稀薄。"瘕泄"即今之痢疾。其治，宗"盛则泻之，虚则补之"，"不盛不虚以经取之"之法。盖因商丘乃足太阴之脉所行之经穴，具健脾渗湿、解痉镇痛之功，故其治如是，施以按摩术，今名"溏瘕泄商丘摩方"。

八、胆瘅方

"瘅"，通疸。"胆瘅"非黄疸病，乃为口苦病，为胆热而气上溢所致，故名。

《素问》胆瘅阳陵泉摩方、《素问》胆瘅募俞摩方

《素问·奇病论》云："帝曰：有病口苦，取阳陵泉。口苦者病名为何？何以得之？岐伯曰：病名曰胆瘅。夫肝者中之将也，取决于胆，咽为之使。此人者，数谋虑不决，故胆虚气上溢而口为之苦，治之以胆募俞，治在《阴阳十二官相使》中。"《素问·灵兰秘典论》云："肝者，将军之官，谋虑出焉。""胆者中正之官，决断出焉。"盖因肝与胆合，故诸谋虑取决于胆，故谓"肝者中之将也，取决于胆。"因口为枢之窍，少阳主枢，故咽部受胆支配，而谓"咽为之使"。此种患者因经常谋虑而不决，导致胆气不足，胆汁上溢，于是病发口苦。其治取阳陵泉者，以其为足少阳经之合穴，有条达枢机、疏泄肝胆之功，而治"胆瘅"，今施以按摩术，名"《素问》胆瘅阳陵泉摩方"。尚可取胆经之募穴和背俞穴，名"《素问》胆瘅募俞摩方"。盖因胆募日月，又为足少阳、太阴之交会穴，可治两经之疾病，而有利胆气、健脾气、疏中焦之功；胆俞乃足太阳经之腧穴，又为胆经脉气聚于背俞之处，具条达气机、疏肝利胆、敷布津液之功。故二穴相须为用，共成条达枢机、疏肝利胆、敷布津液之功，而"胆瘅"可愈。此法记载于古医籍《阴阳十二官相使》中，惜该书早已亡佚。

从"治之以胆募俞"可知，在《内经》时代，募穴、俞穴、五输穴等特定穴已被广泛应用。

九、霍乱方

霍乱，病证名，是主要以突然吐泻、挥霍缭乱为见症之病。如《灵枢·经脉》云："足太阴……厥气上逆则霍乱。"表述了若脾胃之运化功能失司，气机不畅，升降失序，可致霍乱。他如《素问·气交变大论》有"土郁之发"，"呕吐霍乱"之记；有"岁土不及，风乃大行，化气不令""民病飧泄霍乱"之述，均表述了呕吐、泄泻为霍乱的主要证候。故中医之霍乱，非现代医学之急性传染病"霍乱"。

1. 《灵枢》霍乱摩方

《灵枢·五乱》云："乱于肠胃则为霍乱……取之足太阴、阳明；不下者取之三里。"大凡脉与四时相合，是谓顺也。其清气宜升，当在于阳，反在于阴；浊气宜降，当在于阴，而反在于阳。荣气阴性，精专固顺；宗气以行于经隧之中；卫气阳性，慓悍滑利，宜行于分肉之间。今昼不行于阳经，夜不行于阴经，其气逆行，乃清浊相干变乱，故谓"乱于肠胃则为霍乱"。因"乱于胃肠"，故"取之足太阴、阳明"。即取足太阴经之经穴商丘，以健脾渗湿；取足阳明经之经穴解溪，以和胃降浊、和肠通痹。"郄有孔隙意，临床能救急。"郄穴是经气深聚之处，适用于各经急性病证。故尚须取脾经郄穴地机、大肠经郄穴温溜、胃经郄穴梁丘。足阳明经之合穴足三里，又为该经之下合穴，宗《灵枢》"合治内腑"之法，而有"不下者取之三里"之治。故诸穴合用，今施以按摩术，名"《灵枢》霍乱摩方"。

2. 《素问》霍乱摩方

《素问·通评虚实论》云："霍乱，刺俞旁五，足阳明及上旁三。"就其病因病机，《诸病源候论·霍乱候》有云："冷热不调，饮食不节，使人阴阳清浊之气相干，而变乱于肠胃之间。"《黄帝内经素问集注》云："霍乱者，胃为邪干，胃气虚逆也。夫阳明胃土，借足少阴之气以合化，故宜刺少阴俞旁以补之。""刺俞旁五"，即针刺肾俞旁之志室五次；"足阳明及上旁三"，即针刺胃俞及胃俞旁之胃仓各三次。三穴相须为用，以成益肾元、促气化、和胃肠、止吐泻之功而愈病，今以按摩术代替针刺术，名"《素问》霍乱摩方"。

十、胀证方

胀证，又称鼓胀，病证名，是以腹部膨胀如鼓、青筋暴露为特征的疾病。最早见于《内经》，如《灵枢·水胀》云："鼓胀何如？岐伯曰：腹胀，身皆大，大与肤胀等也。"他如《素问·腹中论》云："黄帝问曰：有病心腹满，旦食则不能暮食，此为何病？岐伯对曰：名为鼓胀。"

1. 《灵枢》鼓胀摩方

《灵枢·水胀》云："黄帝曰：肤胀、鼓胀可刺邪？岐伯曰：先泻其胀之血络，后调其经，刺去其血络也。"马莳注云："此言刺肤胀、鼓胀之法也。"盖因二胀皆有血络，须先泻，后当分经而调之。若因脾运不健，湿阻中焦而见鼓胀，可取脾经之原穴太白、经穴商丘以补之。若因脾阳不振，运化失司，内生五邪，致寒湿困脾而成鼓胀者，当兼见大便溏、小便少之候。其治重在健脾渗湿，故取脾经之原穴太白、经穴商丘以补之，尚可取脾经之募穴章门、背俞穴脾俞以施之。若因脾肾阳虚者，必兼见神倦、怯寒、肢冷之候，治法同寒湿困脾之法，加补肾经之原穴太溪、经穴复溜、募穴京门、背俞穴肾俞。此即"后调其经"之解，今以按摩术代替针刺术，名"《灵枢》鼓胀摩方"。

2.《灵枢》肤胀摩方

《灵枢》有"胀论"专篇，对胀形成之由，有"卫气之在身也，常然并脉循分肉，行有逆顺，阴阳相随，乃得天和。五脏更始，四时循序，五谷乃化。然后厥气在下，营卫留止，寒气逆上，真邪相攻。两气相搏，乃合为胀也"之论。对肤胀之治，有"卫气并脉循分为肤胀。三里而泻，近者一下，远者三下，无问虚实，工在疾泻"之论。此乃"急则治其标"之法，即泻足阳明经之下合穴足三里，亦即该篇"胀论言无问虚实，工在疾泻"之谓，今名"《灵枢》肤胀摩方"。

3.《灵枢》脏腑胀摩方

《灵枢·胀论》云："黄帝曰：愿闻胀形。岐伯曰：夫心胀者，烦心短气，卧不安；肺胀者，虚满而喘咳；肝胀者，胁下满而痛引小腹；脾胀者，善哕，四肢烦悗，体重不能胜衣，卧不安；肾胀者，腹满引背央央然，腰髀痛。"对此，马莳注云："此节以五脏之胀形言之也。"表述了卫气逆于胸廓中，由无形而成有形之五脏胀形。该篇又云："六腑胀：胃胀者，腹满，胃脘痛，鼻闻焦臭，妨于食，大便难；大肠胀者，肠鸣而痛濯濯，冬日重感于寒，则飧泄不化；小肠胀者，少腹䐜胀，引腰而痛；膀胱胀者，少腹满而气癃；三焦胀者，气满于皮肤中，轻轻然而不坚；胆胀者，胁下痛胀，口中苦，善太息。"对此，马莳注云："此以六腑之胀形言之也。"对五脏六腑诸胀之治，该篇表述了"良工"施治之大法："凡此诸胀者，其道在一，明知逆顺，针数不失。泻虚补实，神去其室，致邪失正，真不可定，粗之所败，谓之夭命。补虚泻实，神归其室，久塞其空，谓之良工。"即补泻有得失，而医工分高下也。在"《灵枢》肤胀刺方"中，有取"三里而泻""无问虚实，工在疾泻"之法。而治五脏六腑诸胀之法，即"补虚泻实"。其法，可参"《灵枢》鼓胀摩方"辨证施术。而对各脏腑之胀，可根据疾病之虚实，分取五脏六腑之原穴、经穴，或补或泻。实证尚可泻各经之郄穴；虚证可补各经之募穴，或加各经之背俞穴，统称"《灵枢》脏腑胀摩方"，分而名之曰"《灵枢》心胀摩方""《灵枢》肺胀摩方""《灵枢》脾胀摩方""《灵枢》肝胀摩方""《灵枢》肾胀摩方""《灵枢》胃胀摩方""《灵枢》大肠胀摩方""《灵枢》小肠胀摩方""《灵枢》膀胱胀摩方""《灵枢》三焦胀摩方""《灵枢》胆胀摩方"。

十一、水肿方

水肿，病证名，系指体内水液潴留，泛溢肌肤，引起眼睑、头面、四肢、腹背，甚至全身浮肿，严重者尚可伴有胸水、腹水等候。《内经》中称其为水、水气、水病，并根据不同症状，又分为风水、石水、涌水。在《素问》"气穴论""骨空论""水热穴论"中有"水俞五十七处""肾俞五十七穴"之名。而《灵枢·四时气》名为"五十七痏"，与五十七穴的分布均相同。

1. 五十七穴的部位

《素问·骨空论》云："水俞五十七穴者，尻上五行，行五；伏菟上两行，行五，左右各一行，行五；踝上各一行，行六穴。"表述了治疗水病的五十七个腧穴的部位。因人体周身骨节之间，有空（孔），故以"骨空"名篇。

"尻上五行，行五"：尻者，尾骶部也。"尻"指屁股。其一，脊背当中，督脉之所循。脊中、悬枢、命门、腰俞、长强，共五穴。其二，夹督脉两旁足太阳经之所循。大肠俞、小肠俞、膀胱俞、中膂俞、白环俞，左右共十穴。其三，次夹督脉两旁足太阳经之所循。胃仓、肓门、志室、胞肓、秩边，左右共十穴。于是"尻上五行，行五"，共二十五穴。

"伏菟上两行，行五，左右各一行，行五"：伏菟穴在大腿前上方。"伏菟上"，当指腹部两侧腧穴，夹腹中线任脉两旁。其一，为冲脉与足少阴经交会之穴。《素问·骨空论》："冲脉者，起于气街，并少阴之经，夹脐上行，至胸中而散。"中注（脐下1寸，前正中线旁开0.5寸）、四满（脐下2寸）、气穴、大赫、横骨，左右共十穴。其二，为次夹任脉，足少阴经之旁足阳明经穴。外陵、大巨、水道、归来、气冲，左右共十穴。于是，"伏菟上两行，行五"，共二十穴。

"踝上各一行，行六穴"：足内踝之上，为足少阴经脉之所循。络穴大钟，足少阴脉通于阴跷脉之照海，经穴复溜，合穴阴谷，阴跷脉之郄穴交信，足少阴脉通于阴维脉之郄穴筑宾。于是"踝上各一行，行六穴"，每侧六穴，左右共十二穴。

2. 水病的病因病机

盖因治疗水病的五十七穴都隐藏在人体下部或较深的经脉之中，即易留邪的脉络之处，故《素问·水热穴论》有"凡此五十七穴者，皆脏之阴络，水之所客也"之论。此即为水病病机的高度概括。

《素问·水热穴论》云："黄帝问曰：少阴何以主肾？肾何以主水？岐伯对曰：肾者，至阴也，至阴者盛水也。肺者，太阴也，少阴者冬脉也，故其本在肾，其末在肺，皆积水也。帝曰：肾何以能聚水而生病？岐伯曰：肾者，胃之关也，关门不利，故聚水而从其类也。上下溢于皮肤，故为胕肿。胕肿者，聚水而生病也。帝曰：诸水皆生于肾乎？岐伯曰：肾者，牝脏也，地气上者属于肾，而生水液也，故曰至阴。勇而劳甚则肾汗出，肾汗出逢于风，内不得入于脏腑，外不得越于皮肤，客于玄府，行于皮里，传为胕肿，本之于肾，名曰风水。所谓玄府者，汗空也。"本段经文以"积水"，"其本在肾，其末在肺"；"聚水"，因"肾者，胃之关也，关门不利"；"风水"，其成因"本于肾"，表述了"肾何以主水"之由。"少阴何以主肾？肾何以主水"？肾为足少阴经，其脏属水，故谓之。"其本在肾，其末在肺，皆积水也"。肾应北方之气，其脏居下，故曰至阴；水旺于冬而肾主之，故曰盛水。肺为手太阴经属金，肾为足少阴经属水，足少阴经脉从肾上贯胸膈入肺中，故肾邪上逆，则水客于肺。此即肾为主水之脏，肺为水之上源之谓。故病水者，"其本在肾，其末在肺"。"肾者，胃之关也，关门不利，故聚水而从其类也"。关者，门户要会之处，所以司启闭出入也。肾居下焦，开窍于二阴，水谷入胃，经气化之后，清者由前阴而出，浊者由后阴而出。肾气化则二阴通，不化则二阴闭；肾气壮则二阴调，肾气虚者则二阴不禁，故曰"肾者，胃之关也"。肾气虚，下焦决渎失司，关门不利，水不自流则聚水，总因肾败，故曰"聚水而从其类"。"胕肿者，聚水而生病也"。肌肤浮肿曰胕肿。肾气虚，下焦决渎失司，中焦聚水而成病；皮肤者，肺之合，水聚于下，反溢于上，故肿胀于皮肤之间，亦聚水而成病。"本之于肾，名曰风水"。玄府者，又名鬼门，汗孔也。肾司气化，水谷精微上输于肺，以泽皮毛，若汗出遇风，客于玄府，则毛窍闭塞而发胕肿，成为风水，故曰"本之于肾"。

3. 水俞五十七穴临床应用的机制

《素问·水热穴论》云："帝曰：水俞五十七处者，是何主也？岐伯曰：肾俞五十七穴，积阴之所聚也，水所从出入也。尻上五行、行五者，此肾俞。故水病下为胕肿大腹，上为喘呼，不得卧者，标本俱病，故肺为喘呼，肾为水肿，肺为逆不得卧，分为相输，俱受者，水气之所留也。伏菟上各二行、行五者，此肾之街也，三阴之所交结于脚也。踝上各一行、行六者，此肾脉之下行也，名曰太冲。凡五十七穴者，皆脏之阴络，水之所客也。""肾俞五十七穴，积阴之所聚也，水所从出入也"，即谓肾俞五十七穴，并非肾经的腧穴，盖因"水者，循津液而流出；肾者，水脏也，主津液"（《素问·逆调论》），故水俞五十七处，又称"肾俞五十七穴"，而成因是阴气所积聚的地方，也是水液由此出入的地方。"肺为喘呼，肾为水肿，肺为逆不得卧，分为相输"，乃承上文"水病下为胕肿大腹，上为喘呼，不得卧者，标本俱病"而有此论。诚如《素问·逆调论》所云："不得卧，卧则喘者，是水气客也；夫水者，循津液而流也；肾者，水脏也，主津液，主卧与喘也。"于是则分为相互影响的肺与肾的病变。"分为相输"，即水病分为不同的临床表现。肾为水肿，肺为逆不得卧，故言"分为"。"相输"，相互影响的意思。"分为相输"，是说肺与肾病变后的表现各不相同，但二者之间同是气化失司，水邪滞留为患，因而相互影响。"此皆水气往来的道路，故为肾之街"，"此肾脉之下行也，名曰太冲"，踝上六穴，皆足少阴肾经之穴，肾经并冲脉下行于足，合而盛大，故曰太冲。"凡五十七穴者，皆脏之阴络，水之所客也"，是指此五十七穴在"孙络三百六十五穴"之内，孙络之穴会是以络与穴为会，穴深在内，络浅在外，且胕肿者，肌肤肿也，故浅取孙络；又因此五十七穴均在少腹以下至足之部位，且多为少阴肾经所主，其在人体下部或较深的络脉之中，是水液容易停聚的地方。

4. 水肿病摩方

（1）《灵枢》风水摩方、《灵枢》徒水摩方

《灵枢·四时气》云："风痃肤胀，为五十七痏，取皮肤之血者，尽取之……徒痃，先取环谷下三寸，以铍针针之，已刺而筩之，而内之，入而复之，以尽其痃，必坚束之，束缓则烦悗，束急则安静，间日一刺之，痃尽乃止。"本条经文论述了治疗风水、水肿病之法。"风水"，水病也，为有风有水之病。"肤胀"，即皮肤肿胀。《灵枢·水胀》云："肤胀者，寒邪客于皮肤之间。""痏"，其义有三：一指针刺的痕迹，即针孔；二指针刺的次数单位；三指穴位。此处系指穴位。徒，众也。土位中央，主灌四旁，土气虚则四方之众水，反乘侮其土而为水病，故徒痃为有水无风之水肿病。"环谷下三寸"，其说有二：其一，杨上善《黄帝内经太素·杂刺》注云："环谷当是脐中也。"故"环谷下三寸"当是关元穴。其二，张景岳认为"或即是少阳之环跳"。"铍针"，九针之一，针长四寸，宽二分半，末似剑锋，用以破脓。"筩"通"筒"，直也。

"风痃肤胀，为五十七痏，取皮肤之血者，尽取之"，即指因汗出遇风，毛窍闭塞，风遏水阻，聚水而为肿胀。今对诸穴施以按摩术，名"《灵枢》风水刺摩方"。"徒痃，先取环谷下三寸，以铍针针之"，表述了水肿病，先取脐下三寸之关元穴，以铍针针刺之。关元为任脉与足少阴经的交会穴，可益元荣任、通利三焦、促气化、司决渎，有利水消肿之效。或取环跳下"踝上各一行、行六穴"，即大钟、复溜、阴谷、照海、交信、筑宾六穴。今对诸穴施以按摩术，名"《灵枢》徒水摩方"。

（2）《素问》水病尻上摩方、《素问》水病伏菟上摩方、《素问》水病胃经五穴摩方、《素问》水病踝上摩方

《素问·上古天真论》云："肾者主水，受五脏六腑之精而藏之。"《素问·逆调论》云："肾者水脏，主津液。"说明肾中精气的气化功能，对于体内津液的输布和排泄起着重要的调节作用。《素问·经脉别论》云："饮入于胃，游溢精气，上输于脾，脾气散精，上归于肺，通调水道，下输膀胱，水精四布，五经并行。合于四时五脏阴阳，揆度以为常也。"此段经文说明，在正常的生理情况下，津液的输布是通过胃的摄入、脾的运化和转输、肺的宣发和肃降、肾的蒸腾气化，以三焦为通道，输布至全身，气化后的津液，则化为汗液、尿液和浊气排出体外。而肾中精气的蒸腾气化，实际上

主宰着津液输布的全过程。因肺、脾等内脏对津液的气化功能均赖于肾中真阳的蒸腾气化功能，故《素问·水热穴论》有"诸水皆生于肾"之论。

"肾主水液"是指肾脏具有主持全身"气化"功能的作用。而"下焦主出"是"肾主水液"功能的组成部分，是狭义的"肾主水液"功能，即被脏腑组织利用后的水液（水中之浊、清中之浊）经三焦而归于肾。经肾的气化作用分为清浊两部分，清者，复经三焦上升，归于肺而散于全身；浊者下输膀胱，变成尿液从尿道排出体外。如此循环往复，以维持人体气化功能的正常。若症见面浮身肿，腰以下尤著，按之凹陷不起，腰肢重，四肢厥冷，尿少，舌质淡胖，苔白，脉小或沉迟无力，为肾气衰微，阳不化气之证，宜温肾助阳、化气行水，当宗《素问·水热穴论》之"肾俞五十七穴，积阴之所聚也，水所从出入也。尻上五行，行五者，此肾俞"。对督脉之脊中、悬枢、命门、腰俞、长强诸穴施以按摩术，若"阳光普照，阴霾四散"，以冀水肿得除。取足太阳膀胱经之大肠俞、小肠俞、膀胱俞、中膂俞、白环俞及胃仓、肓门、志室、胞肓、秩边诸穴，俾膀胱气化有序，胃之化源得充。故取"尻上五行，行五"，共二十五穴，今名"《素问》水病尻上摩方"。

《素问·水热穴论》云："肾者，胃之关也，关门不利，故聚水而从其类也。上下溢于皮肤，故为胕，胕肿者，聚水而生病也。"此段说明胃阳不足，脾阳不振，"脾主为胃行其津液"的功能障碍，可致水饮溢于肌肤，发为水肿，即有水无风之"徒㽷"。症见身肿腰以下为重，按之凹陷不起，伴有脘腹痞闷，纳呆便溏，小便不利。此中阳不振，健运失司，中焦失化之证。肾主水液，司气化，开窍于二阴，肾之气化通，则脾阳振，运化有司；肾之气化失序，脾之运化失司，二阴启闭不利，聚水而成水肿。故宗《灵枢·四时气》之"徒㽷，先取环谷下三寸"，即取环跳下"踝上各一行，行六穴"，足少阴肾经之大钟、照海、复溜、交信、筑宾、阴谷，左右共十二穴，以温补肾中元阳。此即"益火之源，以消阴翳"之谓也。今对诸穴施以按摩术，名"踝上六穴摩方"。亦可加任脉之关元穴，益肾阳，促气化，以通调水道。

《灵枢·决气》云："上焦开发，宣五谷味，熏肤、充身、泽毛，若雾露之溉，是谓气。"该经文表述的是肺的宣发卫气、散布精微作用。若风邪犯肺，肺之宣发卫气、疏通腠理功能失司，毛窍闭塞，不能将代谢后的津液化为汗液排出体外，则见眼睑浮肿、恶寒发热、小便不利。当以风水论之，宗《素问·水热穴论》之"水病下为胕肿大腹，上为喘呼不得卧者，标本俱病，故肺为喘呼，肾为水肿，肺为逆不得卧，分为相输。俱受者，水气之所留也。伏菟上各二行，行五者，此肾之街也"，取伏菟上，腹部肾经中注、四满、气穴、大赫、横骨五穴，左右共计十穴，今施以按摩术，名"《素问》水病伏菟上摩方"；取胃经外陵、大巨、水道、归来、气冲五穴，左右共计十穴，今名"《素问》水病胃经五穴摩方"。《素问·水热穴论又云："三阴之所交结于脚也，踝上各一行，行六针，此肾脉之下行也，名太冲。"故取踝上，足少阴肾经之大钟、照海、复溜、交信、筑宾、阴谷六穴，左右共计十二穴，今施以按摩术，名"《素问》水病踝上摩方"。其摩方组成及功效同"《灵枢》徒水摩方"。

十二、癃闭方

癃闭是指小便量少，点滴而出，甚则小便闭塞不通为主要症状的一类疾患。其中以小便不利、点滴短少、病势较缓者称为"癃"；小便闭塞、点滴不通、病势较急者称为"闭"。对此，《素问·宣明五气》云："膀胱不利为癃。"《素问·标本病传论》云："膀胱病小便闭。"《内经》中又称为闭癃，对其证候、鉴别诊断及治法，《灵枢·本输》有"三焦者""入络膀胱，约下焦，实则闭癃，虚则遗溺，遗溺则补之，闭癃则泻之"的记载。

1. 《灵枢》癃闭摩方

《灵枢·四时气》云："小腹痛肿，不得小便，邪在三焦约，取之太阳大络，视其络脉与厥阴小络结而血者，肿上及胃脘，取三里。"对此，马莳认为："此言刺邪在三焦者之法也。"又云："足太阳大络而刺之，即飞扬穴。又必视其络脉，与足厥阴肝经有结血者尽取之。"盖因三焦者，决渎之官，水道出焉，失司则小便不通。水谷出入之道路，故三焦气化失司，必导致膀胱气化失序，而致"小腹肿痛，不得小便"，而有飞扬之刺。盖因飞扬为足太阳之络穴，别走足少阴肾，可宣发足太阳、足少阴经气，故有化气通脉、清热利湿之功，乃现代医学之肾炎、膀胱炎之治穴。盖因肝主疏泄，疏泄失司，则肝气郁结，结于厥阴之络，亦可不得小便，可取足厥阴肝经络穴蠡沟。《针灸聚英》谓蠡沟之治"癃闭""小便不利"，已成实验之记；且因三焦分属胸腹，乃水谷出入之道路，故三焦气化失司，枢机不利，腹气结滞，而致"小腹痛肿""肿上及胃脘"，故有"取三里"之治。足三里为足阳明经之合穴，乃该经脉气汇合之处，具健脾和胃、理气导滞、调补气血之功。《灵枢·邪气脏腑病形》有"合治内腑"之论，故《四总穴歌》有"肚腹三里留"之治。三穴合用而行按摩术，今名"《灵枢》癃闭摩方"。

2. 《灵枢》通溲摩方

《灵枢·癫狂》云："内闭不得溲，刺足少阴、太阳，与骶上以长针。"马莳注云："此言刺不得溲之法也。""内闭不得溲"，乃癃闭之闭证也。张景岳注云："内闭不得溲者，病在水脏，故当刺足少阴之涌泉、筑宾，足太阳之委阳、飞扬、仆参、金门等穴。骶上，即督脉尾骶骨之上，穴名长强，刺以长针，第八针。"盖因"肾者水脏，主津液"，肾元亏虚，气化失司而致"内闭不得溲"。宗《灵枢》"病在脏者，取之井"之法，故有取肾经井穴涌泉之治。筑宾乃肾经之穴，又为阴维脉之郄穴。《难经》谓"阴维维于阴"，"阴维起于诸阴交"，故筑宾有和阴通阳、化气通脉、行瘀散结之功。委阳乃足太阳膀胱经之穴，又为三焦经之下合穴，宗《灵枢·邪气脏腑病形》"合治内腑"之法，故有取委阳之治。飞扬乃足太阳膀胱经之络穴，别走足少阴肾经，具宣发足太阳、足少阴经气之功，俾肾主水液，关门职守，膀胱之津液气化有序，三焦决渎有司。金门为足太阳经之郄穴，又为阳维脉所别属，故具通阳化气之功。故二穴亦为"内闭不得溲"之要穴。长强，为督脉与足少阴经之交会穴，并为督脉之络穴。《针灸甲乙经》云："长强，一名气之阴郄。督脉别络，在脊骶端，少阴所结。"以其循环无端为其长、健行不息谓之强之功，故名长强；以其调和阴阳、益肾荣督之功，为解"不得溲"之治穴。故诸穴合用，今施以按摩术，名"《灵枢》通溲摩方"。

3.《灵枢》癃证摩方

《灵枢·热病》云："癃，取之阴跷及三毛上及血络出血。"马莳注云："此言刺癃者之法也。"小便不利名癃，乃肾与膀胱气化失司所致。照海，乃足少阴肾经之穴，为阴跷脉所生，又为八脉交会穴之一，通于阴跷脉，故为癃证之治穴。"三毛上"，即足大趾三毛中之大敦穴。《灵枢·经脉》云"肝足厥阴之脉""是主肝所生病者""闭癃"。宗《灵枢》"病在脏者，取之井"之法，而有取肝经井穴大敦之治。故对上述诸穴施以按摩术，今名"《灵枢》癃证摩方"。

十三、头痛方

头痛，乃头部疼痛的病证。头为诸阳之会，又为髓海所在之处，凡五脏精华之血，六腑清阳之气，皆注于头。故六淫之邪外袭，上犯颠顶，邪气稽留，阻抑清阳，名外感头痛；或内生五邪，致气血逆乱，经络瘀阻，脑络髓海失濡，亦可引起头痛。故其治当分脏腑经络、内外虚实，调治可参阅"从脏腑经络论摩方"中之治法。此处所记乃《灵枢》"寒热病""厥病"二篇中头痛之治方。

1. 寒热病头目痛摩方

《灵枢·寒热病》云："足太阳有通项入于脑者，正属目本，名曰眼系，头目苦痛取之，在项中两筋间，入脑乃别。"此段经文表述了头目痛之治法。玉枕乃足太阳膀胱经通项入脑之处，具通达阳气、清利头目之功，摩之，名"玉枕头目痛摩方"。因其在《灵枢·寒热病》论之，故又名"寒热病头目痛摩方"。

2. 厥头痛摩方

《灵枢·厥病》云："厥头痛，面若肿起而烦心，取之足阳明、太阴。厥头痛，头脉痛，心悲善泣，视头动脉反盛者，刺尽去血，后调足厥阴。厥头痛，贞贞头重而痛，泻头上五行，行五，先取手少阴，后取足少阴。厥头痛，意善忘，按之不得，取头面左右动脉，后取足太阴。厥头痛，项先痛，腰脊为应，先取天柱，后取足太阳。厥头痛，头痛甚，耳前后脉涌有热，泻出其血，后取足少阳。"厥头痛者，邪气逆于他经，上于头而痛也。其气不循经遂，而有逆行之势，故名厥。真头痛，为邪气专入头脑而痛，非他经之犯也。此段经文表述了厥头痛之证治。

（1）厥头痛烦心摩方

"厥头痛，面若肿起而烦心，取之足阳明太阴"，此厥头痛乃面肿于外，心烦于内之候。盖因阳明之气，上出于面，厥气上逆于头，故病头痛面肿；阳明是动则病心欲动，故起心烦。故其治"取之足阳明"，多取足阳明胃经之原穴冲阳，俾后天生化之源充足，而有通补气血、调和营卫、通经活络之功。此即"五脏六腑之有疾者，皆取其原也"之谓也。或取足阳明之经穴解溪，阳明从中见太阴之化，故可伍足太阴脾经之经穴商丘，共成补气血、通经络、降逆气之伍，故其治名"厥头痛烦心摩方"。

（2）厥头痛心悲摩方

《灵枢·厥病》云："厥头痛，头脉痛，心悲善泣，视头脉反盛者，刺尽去血，后调足厥阴。"此段经文表述了气厥于上而及于经脉，逆于脉，故头脉痛；厥阴为合，合折则气绝而喜悲；逆在气，故心悲善泣。视头脉反盛者，刺之尽去其血以泻脉厥。盖因厥阴之气逆于上，转入于其经，而为厥头痛，故后调足厥阴以通其气逆，可取足厥阴经之经穴中封，以畅达足厥阴肝经之气，降逆解痉而愈病，今以指甲掐揉该穴，名"厥头痛心悲摩方"。

（3）厥头痛而重摩方

《灵枢·厥病》云："厥头痛，贞贞头重而痛，泻头上五行，行五，先取手少阴，后取足少阴。""贞贞"，即指固定而不移。此少阴之气，厥逆于上，转及于太阳经而为厥头痛。故先泻足太阳经之头上五处、承光、通天、络却、玉枕，以通达太阳经之经气而止头痛。少阴主火，太阳主水，上下标本相合，是以先泻太阳，可次取手少阴之经穴灵道，后取足少阴之经穴复溜，而愈病。今行按摩之术，名"厥头痛而重摩方"。

（4）厥头痛善忘摩方

《灵枢·厥病》云："厥头痛，意善忘，按之不得，取头面左右动脉，后取太阴。"足太阴之气，厥逆于上，及于头面之脉，故头痛。盖因脾藏意，太阴之气厥逆，则脾脏之神志昏迷，故而意善忘。头主天气，脾主地气，地气上乘于天，入于头之内，故头"按之不得"。左右之动脉，乃足阳明之脉也，故摩之以泻其逆气；后取足太阴经之经穴商丘以调之，俾血气通畅，无上逆之气，而愈病。今行按摩之术，名"头痛善忘摩方"。

（5）厥头痛脊应摩方

《灵枢·厥病》云："厥头痛，项先痛，腰脊为应，先取天柱，后取足太阳。"盖因足太阳之脉，从头项而下循于腰脊。故太阳之厥头痛，项先痛而腰脊为应。此逆而应于经，故先取项上足太阳经之天柱，后取足太阳经之经穴昆仑，或下合穴委中，于是畅通经气，降逆止痉而愈病。今行按摩之术，名"厥头痛脊应摩方"。

（6）厥头痛涌热摩方

《灵枢·厥病》云："厥头痛，头痛甚，耳前后脉涌有热，泻出其血，后取足少阳。"此乃少阳之气厥入头项经脉而为厥头痛之候。少阳之上，相火主之，火气上逆，故头痛甚，而且耳前后动脉有热涌动。先于脉涌处掐之，然后取其气，取手少阳之经穴支沟、足少阳之经穴阳辅。今施以按摩术，名"厥头痛涌热摩方"。

3. 头半寒痛摩方

《灵枢·厥病》云："真头痛，头痛甚，脑尽痛，手足寒至节，死不治。头痛不可取于腧者，有所击堕，恶血在于内；若肉伤，痛未已，可即刺，不可远取也。头痛不可刺者，大痹为恶，日作者，可令少愈，不可已。头半寒痛，先取手少阳、阳明，后取足少阳、阳明。"此段经文表述了真头痛之临床表现，及其因"手足寒至节"，因真气为邪所伤，故谓"死不治"。若"头半寒痛"尚有可愈之机，可"先取手少阳、阳明，后取足少阳、阳明"，今名"头半寒痛摩方"。具体治法，可先取手少阳之经穴支沟，手阳明之经穴阳溪；后取足少阳之经穴阳辅，足阳明之经穴解溪、合穴足三里。

4. 邪犯阳明头痛摩方

《灵枢·寒热病》云："阳明头痛，胸满不得息，取之人迎。"此段经文表述了阳明经邪盛，厥逆之气逆于腹，而阳明经之脉气不能循人迎而上充于头，而见"头痛，胸满不得息"。盖因人迎乃足阳明、少阳之会，又为足阳明胃经之标穴，具和脾胃、调气血、达气机、通经脉之功，故有"取之人迎"之治。今名"邪犯阳明头痛摩方"。

十四、胸痹方

胸痹证，首见于《灵枢·本脏》："肺大则多饮，善病胸痹、喉痹、逆气。"意谓胸阳不振，痰湿作饮而成胸痹。他如《金匮要略·胸痹心痛短气病脉证治》记云："胸痹之病，喘息咳唾，胸背痛，短气，寸口脉沉而迟，关上小紧数。"是指胸部闷痛，甚则胸痛彻背、短气、喘息不得卧为主症的一种病证。而胸痹的临床表现在《内经》中尚有"心痛""心病""心痹""厥心痛""真心痛""久心痛""猝心痛""心疝暴痛"为名的论述。

如《灵枢·经脉》记云："心手少阴之脉，是动则病嗌干心痛，是为臂厥。"《素问·五常政大论》云"太阳司天""心烦热""甚则心痛"。《素问·至真要大论》云"少阴在泉""主胜则厥气上行，心痛发热，膈中众痹皆作"；"少阳在泉""主胜则热反上行而客于心，心痛发热，格中而呕"。《灵枢·邪气脏腑病形》云"心脉""微急为心痛引背，食不下"。《素问·脉要精微论》云"夫脉者，血之府也""涩则心痛"。上述经文均是以心痛为证表述的，符合现代医学冠心病之冠状动脉血液循环障碍、心肌缺血之候。

《素问·脏气法时论》云："心病者，胸中痛，胁支满，胁下痛，膺背肩胛间痛，两臂内痛；虚则胸腹大，胁下与腰相引而痛。"《灵枢·厥病》云："厥心痛，与背相控，善瘛，如从后触其心，伛偻者，肾心痛也。""厥心痛，腹胀胸满，心尤痛甚，胃心痛也。""厥心痛，痛如以锥针刺其心，心痛甚者，脾心痛也。"《素问·痹论》云："心痹者，脉不通，烦则心下鼓，暴上气而喘，嗌干善噫，厥气上则恐。"上述经文，前二条符合现代医学心绞痛出现的心胸胁下闷痛、刺痛，并放射至肩背及两臂内侧的表现，而后条则指出了冠心病"脉不通"的病因病机，并观察到冠心病可出现其他证候。

《素问·厥论》尚云："手心主少阴厥逆，心痛引喉，身热，死不可治。"《灵枢·热病》云"心疝暴病""心痛，臂内廉痛，不可及头"。上述证候，符合心肌梗死猝然心胸大痛、手足逆冷之候，形象地指出了心肌梗死可致循环衰竭，多预后不良。

《灵枢·胀论》云："夫心胀者，烦心短气，卧不安。"《灵枢·本神》云："心怵惕思虑则伤神，神伤则恐惧自失，破䐃脱肉，毛悴色夭，死于冬。"上述记载，符合冠心病心律失常、心力衰竭之候。

中医认为，本病之病因多与寒邪内侵、饮食不当、情志失常、年老体虚有关。其病机有虚实之分。实为寒凝、气滞、血瘀、痰阻，痹遏胸阳，阻滞心脉而致；虚为五脏亏虚，心脉失养而致。基于本病的形成和发展过程，大多先实后虚，亦有先虚后实者。然从临床表现，多虚实夹杂，故扶正祛邪乃本病治疗之大法。现就《素问》与《灵枢》之法述之。

1.《素问》胸痹摩方

《素问·气穴论》云："背与心相控而痛，所治天突与十椎及上纪下纪。上纪者胃脘也，下纪者关元也。背胸邪系阴阳左右，如此其病前后痛涩，胸胁痛而不得息，不得卧，上气短气偏痛，脉满起，斜出尻脉，络胸胁，支心贯膈，上肩加天突，斜下肩交十椎下。""天突"乃任脉之穴，为任脉与阴维脉交会穴。任脉为病主心痛，故为"背与心相控而痛"之首穴。"十椎"，张志聪注"十椎在大椎下第七椎，乃督脉之至阳穴之穴，督脉阳维之会"，具温阳通脉之功，有"益火之源，以消阴翳"之效，主治胸胁、腰背之痛，故为胸痹之治穴。"胃脘"是指任脉之中脘穴，胃经之募穴，又为腑会，并为任脉与手太阳、少阳、足阳明之交会穴。其所受气者，泌糟粕，蒸津液，化其精微，上注于肺脉，乃化而为血，以奉心脉。关元为小肠之募穴，又为任脉与足三阴交会穴，具益元固本、补气壮阳之功。"邪系阴阳"之"邪"通"斜"；系，有连属之意；阴阳，系指前后。盖因督脉上贯心膈而入喉，任脉入胸中，上喉咙。本条经文所述之病证，皆经脉所过之病证，故而有胸阳不振、心脉痹阻而致"背胸邪系阴阳左右""背与心相控而痛"之候，取天突、至阳、中脘、关元四穴，以成温阳固本、益气养阴、活血通脉之功。今施以按摩术，行荣督秘任强心之治，故名"荣督秘任强心摩方"，又名"《素问》胸痹摩方"，为治疗胸痹之良方。

2. 《灵枢》胸痹摩方

《灵枢·厥病》云："厥心痛，与背相控，善瘛，如从后触其心，伛偻者，肾心痛也，先取京骨、昆仑；发狂不已，取然谷。厥心痛，腹胀胸满，心尤痛甚，胃心痛也，取之大都、太白。厥心痛，痛如以锥针刺其心，心痛甚者，脾心痛也，取之然谷、太溪。厥心痛，色苍苍如死状，终日不得太息，肝心痛也，取之行间、太冲。厥心痛，卧若徒居，心痛间，动作痛益甚，色不变，肺心痛也，取之鱼际、太渊。真心痛，手足清至节，心痛甚，旦发夕死，夕发旦死。"此段经文，表述了心痛者，有厥痛，有真痛，皆有可刺之法。诸厥痛尚有可治之方，而真心痛乃邪入于心，其死在旦夕间，实无可用之良方。

（1）《灵枢》肾心痛摩方

"厥心痛，与背相控，善瘛，如从后触其心，伛偻者，肾心痛也，先取京骨、昆仑，发狂不已，取然骨"，意谓背为阳，心为阳中之太阳，胸阳不振，故"与背相控"而痛；心脉急甚而为瘛疭；如从背触其心者，皆因肾与督二脉皆附于脊，肾气从背而上注于心；肾阳式微致心痛，而伛偻不能仰，此肾气逆于心下而为痛，故名"肾心痛"。鉴于肾与膀胱相表里，足太阳膀胱经具敷布津液、通达一身之阳之功，故先取膀胱经之原穴京骨、经穴昆仑，从阳腑而泻其阴脏之逆气，此乃"善针者，从阴引阳，从阳引阴"之谓也。若狂躁心痛未解，再取肾经之荥穴然骨，此乃"病在上，下取之"之谓也。俾上逆之气以息，则心痛得除。今对诸穴施以按摩术，名"《灵枢》肾心痛刺方"。

（2）《灵枢》胃心痛摩方

"厥心痛，腹胀胸满，心尤痛甚，胃心痛也，取之大都、太白"，意谓冲脉隶属于足阳明胃经，故冲脉之气夹胃气上逆，致"腹胀胸满，心尤痛甚"。脾与胃相表里，治之取脾经之荥穴大都、输穴及原穴太白，以振奋脾阳，运转升降之气机，俾胃气得降。此从脏泻腑，使脏腑之经气交通，而胃心痛得解。此亦"从阴引阳，从阳引阴"之大法。故取大都、太白，行"从阴引阳"之法，今对二穴施以按摩术，名"《灵枢》胃心痛摩方"。

（3）《灵枢》脾心痛摩方

"厥心痛，痛如以锥针刺其心，心痛甚者，脾心痛也，取之然谷、太溪"，意谓脾阳不振，则阴寒之邪阻遏心阳，壅塞气机，致心脉痹阻，故有"痛如以锥针刺其心"之证。肾中元阳充则脾阳足，故有肾经之荥穴然谷、输穴及原穴太溪之治。尤其原穴能导肾间动气，而输全身，具调和内外、宣上导下之功。此乃火旺土健之意，乃温阳散寒、通脉导滞之法，若"阳光普照，阴霾四散"。今对二穴施以按摩术，名"《灵枢》脾心痛摩方"。

（4）《灵枢》肝心痛摩方

"厥心痛，色苍苍如死状，终日不得太息，肝心痛也，取之行间、太冲"，意谓因肝主疏泄，恶抑郁，若肝气逆乘于心，心气郁结，致气滞血瘀，心脉痹阻，发为心痛；其色苍苍乃气滞血瘀之象。当取肝经之荥穴行间、输穴及原穴太冲，此乃木火相生之功，以疏其逆气而解厥心痛。今对二穴施以按摩术，名"《灵枢》肝心痛摩方"。

（5）《灵枢》肺心痛摩方

"厥心痛，卧若徒居，心痛间，动作痛益甚，色不变，肺心痛也，取之鱼际、太渊"，意谓肺主周身之气，卧若徒然居于此者，乃气逆于内而不能运行于形身也。动作则气逆内动，故痛或少间而痛益甚。心之合脉也，其荣色也，肺者心之盖，从此上而逆于下，故心气不上出于面而色不变。肺主周身之气而朝百脉，若胸阳不振，肺气逆于下，而有肺心痛之候，故取肺经之荥穴鱼际、输穴及原穴太渊，宣发肺气，以除其逆而解厥痛。此乃气行血亦行之谓也，今对二穴施以按摩术，名"《灵枢》肺心痛摩方"。

（6）《灵枢》真心痛摩方

"真心痛，手足清至节，心痛甚，旦发夕死，夕发旦死"，意谓真心痛而见手足凉至腕踝，乃邪入于心，心痛更甚之危证。其死在旦夕间，故《灵枢》未列治法，然亦不可束手待毙。四脏一腑之厥逆而为心痛者，乃循各自经脉而犯心脉，其主症为"背与心相控而痛"，或见"厥心痛，与背相控"，可取天突、至阳、中脘、关元四穴，即《素问》胸痹方。若兼有其他脏腑之厥痛证者，当以《素问》胸痹方辅以各经之荥穴、输穴共治之。今对诸穴施以按摩术，名"《灵枢》真心痛摩方"。

十五、胁痛方

胁痛，病证名，是以一侧或两侧胁肋部疼痛为主要表现的疾病。其名首见于《内经》，如《素问·缪刺论》云："邪客于足少阳之络，令人胁痛不得息。"就其病因而言，有因于寒者，如《素问·举痛论》云："寒气客于厥阴之脉，厥阴之脉者，络阴器，系于肝，寒气客于脉中，则血泣脉急，故胁肋与少腹相引痛矣。"有因于热者，如《素问·刺热》云："肝热病者……胁满痛，手足躁，不得安卧。"有因于瘀者，如《灵枢·五邪》云："邪在于肝，则两胁中痛……恶血在内。"

1. 《素问》谚语胁痛摩方

《素问·骨空论》云："䏚络季胁引少腹而痛胀，刺谚语。""䏚络"，即胁肋下虚软处的络脉。"少腹"，即脐下之腹部。该经文表述了胁痛当取谚语穴。谚语乃膀胱经之背俞穴，位于督俞之旁，有通达阳气、舒筋通络、缓急止痛之功，故为胁痛之治穴。今对该穴施以按摩术，名"《素问》谚语胁痛摩方"。

2. 手少阴胁痛摩方

《灵枢·经脉》云："心手少阴之脉……是动则病……目黄胁痛。"其治则有"盛则泻之，虚则补之""不盛不虚以经取之"之法。盖因手少阴心经之脉"从心系却上肺，下出腋下"。若心脉之血气留闭，络脉痹阻，而发胁痛，故有灵道之治。盖因灵道乃手少阴心经之经穴，有通达手少阴经血气之功，而"是动"之候可解。今施以按摩术，名"手少阴胁痛摩方"。

3. 足少阳胁痛摩方

《灵枢·经脉》云："胆足少阳之脉……是动则病，口苦，善太息，心胁痛不能转侧。"其治则有"盛则泻之，虚则补之"，"不盛不虚以经取之"之法。盖因足少阳胆经之脉，"下胸中，贯膈，络肝属胆，循胁里"。若胆经之血气留闭，络脉痹阻，必发胁痛，故有足少阳胆经经穴阳辅之治。盖因阳辅具调达气机、疏肝利胆、活络止痛之功，故为治胁痛之要穴。今施以按摩术，名"足少阳胁痛摩方"。

十六、腹痛方

腹痛，病证名，是指胃脘以下，耻骨毛际以上腹部出现疼痛的疾病。腹痛首见于《内经》，如《灵枢·五邪》云："邪在脾胃……阳气不足，阴气有余，则寒中肠鸣、腹痛。"提示了因脾胃虚寒可发腹痛。腹部有肝、胆、脾、肾、大小肠、膀胱等脏腑，并为手足三阴、足少阳、手足阳明、冲、任、带等经脉循行之处，若因外邪侵袭，或内伤所致，必致气血运行不畅，血气留闭而发腹痛。本节所论多系内科之腹痛，而外科、妇科疾病不作赘述。

1. 腹暴满摩方

《素问·通评虚实论》云："腹暴满，按之不下，取手太阳经络者，胃之募也，少阴俞去脊椎三寸旁五，用圆利针。"在《针灸甲乙经·卷九第七》中"暴"字下有

"痛"字。本条经文说明腹部急痛胀满，且按之痛不减，当取手太阳经之络穴支正、胃经之募穴中脘、膀胱经之背俞穴肾俞。盖因支正乃手太阳经之别络，内注手少阴心经，心为五脏六腑之大主，故曰正；支者离也，离小肠而入络于心之正主。《素问·至真要大论》云："诸痛痒疮，皆属于心。"故取支正乃入络心经解痉止痛之治。中脘为胃之募穴、腑之会穴，又为任脉与手太阳、少阳、足阳明经之交会穴，故具较强的健脾和胃、通腑除胀之功。肾俞乃膀胱经腧穴，又为肾气敷布之处，具培补命门之功，取之乃"火旺土健"之治。三穴相须为用，乃腹部急痛胀满之治方，今名"《素问》腹暴满摩方"。《灵枢·九针论》云："六曰圆利针，取法于氂针，微大其末，反小其身，令可深内也，长一寸六分。"该篇又云："六者，律也。律者，调阴阳四时，而合十二经脉，虚邪客于经络，而为暴痹者也。故为之治针，必令尖如氂，且圆且锐，中身微大，以取暴气。"故而"腹暴满"，可用圆利针。今以指代针，行指针之术。

2. 腹痛天枢气街摩方

《灵枢·杂病》云："腹痛，刺脐左右动脉，已刺按之，立已，不已，刺气街，已刺按之，立已。"盖因足阳明之脉，从膺胸而下夹脐，入气街中。腹痛者，乃阳明经之经气厥逆也。足阳明经之天枢穴，乃足阳明经脉气所发之处，又为大肠经之募穴。穴当脐旁，为上下腹之界畔，通行中焦，有斡旋上下、职司升降之功，以其通达腑气而解腹痛之候，故有天枢之治。若"不已，取气街"，气街，又名气冲，为足阳明经脉气所发之处，乃经气流注之要冲，为治"水谷之海不足"之要穴。故二穴相须为用，今施以按摩术，名"腹痛天枢气街摩方"，俾阳明之气出入经脉内外，环转无端，无有留滞，则为逆为痛之候得解也。

十七、腰痛方

腰痛，病证名，系指以腰部疼痛为主要症状的一类疾病。外感、内伤均可致病，首见于《内经》，如《素问·病能》云："冬诊之，右脉固当沉紧，此应四时；左脉浮而迟，此逆四时。在左当主病在肾，颇关在肺，当腰痛也。"此段经文表述了通过脉象可知病腰痛之由。《素问·脉要精微论》云："腰者，肾之府，转摇不能，肾将惫矣。"表述了肾虚腰痛的临床特点。而《素问·刺腰痛》专篇根据经络，详尽地论述了诸多经脉的病变所致腰痛的证治。

1. 足太阳脉令人腰痛摩方

《素问·刺腰痛》云："足太阳脉令人腰痛，引项脊尻背如重状，刺其郄中太阳正经出血，春无见血。"盖因足太阳之脉，别下项，循肩膊内，夹脊抵腰中。故足太阳经发病，血气留闭，脉络痹阻，令人腰痛，并引项、脊、尻、背重着不适。"郄中"，即委中。《灵枢·经别》云："足太阳证，别入于腘中。"委中乃足太阳经之合穴，具激发、承接、枢转足太阳经脉气之功，为治腰痛之要穴，故《四总穴歌》有"腰背委中求"之验。今变针刺术为推拿术，掐揉足太阳经之委中，名"足太阳脉令人腰痛摩方"，又名"腰痛委中摩方"。盖因太阳合肾，肾旺于冬，水衰于春，故有该方之施。

2. 足少阳脉令人腰痛摩方

《素问·刺腰痛》云："少阳令人腰痛，如以针刺其皮中，循循然不可以俯仰，不可以顾，刺少阳成骨之端出血，成骨在膝外廉之骨独起者，夏无见血。"盖因足少阳脉，绕毛际，入髀厌中，故经脉中血气留闭，络脉痹阻，发为腰痛。因胆经上抵头角，下耳后，循颈，故胆络不通，而见"循循然，不可以俯仰"之候。"成骨之端"，乃足少阳胆经之阳陵泉。该穴为胆经之合穴，以其善治筋病，故又为筋之会，具调达枢机、疏泄肝胆、通经活络、舒筋制挛之功，而为治胆脉痹阻腰痛之治穴，尤为西医学之腰椎病伴坐骨神经痛之治方。今以按摩术代替针刺术，名"足少阳脉令人腰痛摩方"，又名"腰痛阳陵泉摩方"。少阳合肝，肝旺于春，衰于夏，故谓"夏无出血"。

3. 足阳明脉令人腰痛摩方

《素问·刺腰痛》云："阳明令人腰痛，不可以顾，顾如有见者，善悲，刺阳明于骺前三痏，上下和之出血，秋无见血。"盖因足阳明脉，起于鼻，交頞中，下循鼻外，入上齿中，还出夹口环唇，下交承浆，循颐后下廉，出大迎；其支别者，下人迎，循喉入缺盆；其支者，起于胃下口，循腹里，至气街中而合，以下髀。故胃脉痹阻，而见腰痛不可以顾。"骺前三痏"，即足三里穴。该穴乃足阳明胃经之合穴，且为该经脉气汇合之处，故有补脾胃、调气血、通经络之功，而可解腰痛不可以顾之证。今以按摩术代替针刺术，名"足阳明脉令人腰痛摩方"，又名"腰痛足三里摩方"。因脾合胃，脾土旺于长夏，衰于秋，故有"秋无见血"之诫。

4. 足少阴脉令人腰痛摩方

《素问·刺腰痛》云："足少阴脉令人腰痛，痛引脊内廉，刺少阴于内踝上二痏，春无见血，出血太多，不可复也。"盖因足少阴肾经之脉，上股内后廉，贯脊属肾，且"腰为肾之外府"，故肾脉之血气留滞，痹阻肾府络脉，则"腰痛，痛引脊内廉"。复溜穴位踝上二寸，故谓"内踝上二痏"。盖因复溜乃足少阴肾经之经穴，具补肾益元、畅达肾经脉气之功，故施以按摩术，俾血气流畅，而无痹阻之弊，今名"足少阴脉令人腰痛摩方"，又名"腰痛复溜摩方"。因春时木旺水亏，故曰"春无见血"。

5. 厥阴之脉令人腰痛摩方

《素问·刺腰痛》云："厥阴之脉令人腰痛，腰中如张弓弩弦，刺厥阴之脉，在腨踵鱼腹之外，循之累累然，乃刺之，其病令人善言默默然不慧，刺之三痏。"足厥阴脉，自阴股环阴器，抵少腹，其支者与太阴、少阳结于腰踝；且"肝与胆合"，"少阳属肾"，若邪犯足厥阴经，致血气闭留，络脉不通，故病如是。"在腨踵鱼腹之外，循之累累然"，即肝经之蠡沟穴。该穴乃肝经之络穴，有调达枢机、疏肝利胆、理气止痛之功。今施以按摩术，名"厥阴之脉令人腰痛摩方"，又名"腰痛蠡沟摩方"。

6. 解脉令人腰痛摩方

《素问·刺腰痛》云："解脉令人腰痛，痛引肩，目䀮䀮然，时遗溲，刺解脉，在膝筋肉分间郄外廉之横脉出血，血变而止。""解脉"乃足太阳脉之分支，"起于目内眦，上额交巅；其支者，从巅至耳上角"，"夹脊抵腰中，入循膂，络肾属膀胱"。若足太阳之脉，因血气留闭，络脉不通，故病如是。"刺解脉，在膝筋肉分间郄外廉之横脉出血"，即取足太阳经之合穴委中。盖因委中具汇聚、激发太阳经气之功，尤为治腰背痛之要穴，故《四总穴歌》有"腰背委中求"之验。今以按摩术代之，名"解脉令人腰痛摩方"。

7. 解脉令人腰痛如引带摩方

《素问·刺腰痛》云："解脉令人腰痛如引带，常如折腰状，善恐，刺解脉，在郄中结络如黍米，刺之血射以黑，见赤血而已。"足太阳之别络，自肩而别下，循背膂至腰，而横入髀外后廉，而下合腘中，故若引带，若折腰之状。"郄中"，即足太阳经之合穴委中。大凡足太阳经之腰痛均取委中穴。此条经文表述的是"腰痛如引带，常如折腰状"，病情较重，其法要求"刺之血射以黑，见赤血而已"。此即明·李士材"方者定而不可易也；法者，活而不可拘者也。非法无以善其方，非方无以为其症"之谓也。故对此穴行以按摩术，而见瘀斑，名"解脉令人腰痛如引带摩方"。

8. 同阴之脉令人腰痛摩方

《素问·刺腰痛》云："同阴之脉，令人腰痛，痛如小锤居其中，怫然肿，刺同阴之脉，在外踝上绝骨之端，为三痏。""同阴之脉"是指足少阳经之别络。其上行去足外踝上同身寸之五寸，乃别走厥阴，并经下络足跗。盖因邪犯足少阳经，致血气留闭，络脉痹阻，故病如是。"在外踝上绝骨之端"非指固定穴位，可取髓会绝骨，或该经之经穴阳辅。二穴均具畅达枢机、舒筋通络之功，且"少阳属肾"，故尚具疏通肾府之络脉之效。今名"同阴之脉令人腰痛摩方"。

9. 阳维之脉令人腰痛摩方

《素问·刺腰痛》云："阳维之脉令人腰痛，痛上怫然肿，刺阳维之脉，脉与太阳合腨下间，去地一尺所。"盖因阳维脉起于阳，乃太阳之所生，此其一也；且与太阳经并行于上，至腨下，复与太阳合而上行，故邪犯阳维，经气痹阻，而病如是。"脉与太阳合腨下间，去地一尺所"，当为承山穴，具敷布阳气、舒筋通络之功而解腰痛。今行按摩之术，名"阳维之脉令人腰痛摩方"。

10. 衡络之脉令人腰痛摩方

《素问·刺腰痛》云："衡络之脉令人腰痛，不可以俯仰，仰则恐仆，得之举重伤腰，衡络绝，恶血归之，刺之在郄阳筋之间，上郄数寸，衡居为二痏出血。"张志聪注云："此论带脉为病而令人腰痛也。衡者，横也，带脉横络于腰间，故曰衡络之脉。"盖因带脉之血气痹阻，故病如是。"郄阳"，乃委阳；"上郄数寸"，当为殷门。二穴均为足太阳经之腧穴，具通达阳气、舒筋活络之功。二穴相须为用，乃带脉痹阻发为腰痛之治穴。今行按摩之术，名"衡络之脉令人腰痛摩方"。

11. 会阴之脉令人腰痛摩方

《素问·刺腰痛》云："会阴之脉令人腰痛，痛上漯漯然汗出，汗干令人欲饮，饮已欲走，刺直阳之脉上三痏，在跷上郄下五寸横居，视其盛者出血。"马莳注云："会阴者，本任脉经之穴名。督脉由会阴而行于背，则会阴之脉，自腰下会于后阴。"高世栻注云："会阴在大便之前，小便之后，任督二脉相会于前后二阴间。故曰会阴。"王冰认为，会阴之脉乃"足太阳之中经也，其脉循腰下会于后阴，故曰会阴之脉"。若邪犯足太阳，致腰部之血气留滞，络脉不通而发腰痛。因汗出阴液外泄，即肾燥阴虚，故令人欲饮，饮已则欲溲。"直阳之脉"系指足太阳经在下肢直行的一段经脉。"跷上郄下五寸横居"，张景岳认为："跷为阳跷，即申脉也。郄即委中也。此脉上之穴，在跷之上，郄之下，相去五寸，两横居其中，则承筋穴也。"故取委中、申脉、承筋三穴，乃通经活络之伍。今施以按摩之术，名"会阴之脉令人腰痛摩方"。

12. 飞扬之脉令人腰痛摩方

《素问·刺腰痛》云："飞阳之脉令人腰痛，痛上怫怫然，甚则悲以恐，刺飞阳之脉，在内踝上五寸，少阴之前与阴维之会。"《灵枢·经脉》云："足太阳之别，名曰飞扬。"故飞扬之脉，乃足太阳经之别络。足太阳经，其直者"夹脊抵腰中，入循膂""其支者，从腰中下夹脊，贯臀入腘中""其支者……别下贯胛，夹脊内，过髀枢"。若邪犯足太阳经，则血气留闭，络脉痹阻，故病如是。盖因筑宾乃足少阴肾经之腧穴，与阴维脉交会之腧穴，又为阴维脉之郄穴。故"少阴之前，与阴维之会"，当为筑宾穴，具和阴通阳、化瘀散结之功。故对该穴施以按摩术，今名"飞扬之脉令人腰痛摩方"。

13. 昌阳之脉令人腰痛摩方

《素问·刺腰痛》云："昌阳之脉令人腰痛，痛引膺，目䀮䀮然，甚则反折，舌卷不能言，刺内筋为二痏，在内踝上大筋前、太阴后，上踝二寸所。"马莳注云："昌阳，系足少阴经穴名，又名复溜。"故昌阳之脉，当为足少阴经之别称。其行合于太阳、阳跷而上行，故络脉痹阻而见腰痛诸症。"在内踝上大筋前、太阴后，上踝二寸所"，即肾经之交信、复溜二穴，且交信尚为阴跷之郄穴。二穴相须为用，今对该穴施以按摩术，名"昌阳之脉令人腰痛摩方"。

14. 散脉令人腰痛摩方

《素问·刺腰痛》云："散脉令人腰痛而热，热甚生烦，腰下如有横木居其中，甚则遗溲，刺散脉，在膝前骨肉分间，络外廉束脉，为三痏。"王冰注"散脉"云："足太阴之别也，散行而上，故以名焉。"故散脉系指足太阴之别络，因其散开上行，故名。其脉循股内，入腹中，故邪犯足太阴，则络脉痹阻，其病如是。"散脉，在膝前骨肉分间，络外廉束脉"，王冰注为足太阴经之郄穴地机。今对该穴施以按摩术，名"散脉令人腰痛摩方"。

15. 肉里之脉令人腰痛摩方

《素问·刺腰痛》云："肉里之脉令人腰痛，不可以咳，咳则筋缩急，刺肉里之脉为二痏，在太阳之外，少阳绝骨之后。"盖因足少阳之脉，"其支者……下胸中，贯膈，络肝属胆，循胁里，出气街，绕毛际，横入髀厌中"；且"少阳属肾"，故足少阳经脉络痹阻，症见胸胁腰膝诸节疼痛。因其脉过季胁，故咳则引起筋脉挛急。王冰记云："肉里之脉，少阳所生，则阳维之脉气所发也。"因穴在"少阳绝骨之后"，故张介宾注云："肉里，分肉之间，足少阳脉所行，阳辅穴也。"《玉龙经》云："阳辅，为经火，在外踝上四寸，辅骨前，绝骨端。"《神灸经纶》谓："百节酸疼，阳辅。"阳辅乃足少阳胆经之经穴，具调达气机、通经活络之功。今取阳辅，对该穴施以按摩术，名"肉里之脉令人腰痛摩方"。

16. 腰痛夹脊而痛至头摩方

《素问·刺腰痛》云："腰痛夹脊而痛，至头几几然，目䀮䀮欲僵仆，刺足太阳郄中出血。腰痛上寒，刺足太阳、阳明；上热，刺足厥阴；不可以俯仰，刺足少阳；中热而喘，刺足少阴，刺郄中出血。"盖因足太阳经"起于目内眦，上额交巅……夹脊抵腰中，入循膂，络肾属膀胱。""其支者，从腰中下夹脊，贯臀入腘中。"故邪犯足太阳经，则络脉闭阻，其病如是。故有"刺足太阳郄中出血"之治。"郄中"即足太阳经之合穴委中。腰痛时上半身恶寒，当取足太阳、阳明二经之经穴昆仑、解溪；上热，取足厥阴经之经穴中封；不可俯仰，取足少阳经之经穴阳辅；中热而喘，取足少阴经之经穴复溜穴。今名"腰痛夹脊而痛至头摩方"。

17. 腰痛上寒不可顾摩方、腰痛上热摩方、腰痛中热而喘摩方、腰痛大便难摩方、腰痛少腹满摩方、腰痛不可俯仰摩方、腰痛引脊内廉摩方

《素问·刺腰痛》云："腰痛上寒，不可顾，刺足阳明；上热，刺足太阴；中热而喘，刺足少阴。大便难，刺足少阴。少腹满，刺足厥阴。如折，不可以俯仰，不可举，刺足太阳。引脊内廉，刺足少阴。""上寒"，阴市主之。阴市乃足阳明经脉气流注之处，具通行气血、温经散寒之功，故为主治阴寒湿邪集聚之要穴。"不可顾"，三里主之。盖因足三里为足阳明经之合穴，具健脾胃、补中气、调气血、通经络之功。阴市伍足三里，为"腰痛上寒不可顾摩方"。若腰痛"上热"，取足太阴之郄穴地机。该穴为运动腰膝关节之要穴，故为"腰痛上热摩方"。"中热而喘"，取足少阴经之井穴涌泉、络穴大钟，以纳气平喘之功，而名"腰痛中热而喘摩方"。"大便难"，取足少阴之井穴涌泉，名"腰痛大便难摩方"。"少腹满"，取足厥阴之输穴太冲，名"腰痛少腹满摩方"。腰痛"如折"，取足太阳经之输穴束骨；"不可以俯仰"，经穴昆仑主之；"不可举"，足太阳经之申脉、仆参主之，对诸穴施以按摩术，名"腰痛不可俯仰摩方"。腰痛"引脊内廉"，取足少阴经之经穴复溜，名"腰痛引脊内廉摩方"。

18. 腰痛不可以仰摩方

《素问·刺腰痛》云："腰痛引少腹控䏚，不可以仰，刺腰尻交者，两髁胂上。以月生死为痏数，发针立已。左取右，右取左。""控"，通引。"䏚"，谓季胁下空软处。"腰尻交者"，谓尻骨两旁四骨空，即八髎穴。"髁"，大腿骨。"胂"，肌肉群。邪客于足太阴经，血气留闭，经络痹阻，故病如是，可取足太阳膀胱经之八髎穴。今对诸穴施以按摩术，名"腰痛不可以仰摩方"。"以月生死为痏数"，即《素问·缪刺论》"月生一日一痏，二日二痏，十五日十五痏，十六日十四痏"之数。痛在左，针取右；痛在右，针取左。"痏"原指针刺次数，今为按摩次数。

19. 腰痛不可转摇摩方

《素问·骨空论》云："腰痛不可以转摇，急引阴卵，刺八髎与痛上，八髎在腰尻分间。"盖因足太阳膀胱经"夹脊抵腰中，入循膂，络肾属膀胱"，"其支者，从腰中下夹脊，贯臀入腘中"。"督脉者，起于少腹以下骨中央……其络循阴器……至少阴与巨阳中络者，合少阴上股内后廉，贯脊属肾……夹脊抵腰中，入循膂，络肾。"因督脉乃阳脉之海，故邪客督脉、足太阳经，血气留闭，络脉痹阻，而见"腰痛不可以转摇，急引阴卵"之候。八髎乃足太阳膀胱经之腧穴，具益肾荣督、畅达太阳经脉之功。"痛上"，即督脉之腰俞穴，乃腰肾精气所过之处，具益元荣督、强筋健骨、通经活络之功，而为腰痛之要穴。诸穴相伍，今施以按摩术，名"腰痛不可转摇摩方"。

十八、四肢病方

1.《素问》膝痛摩方

膝痛，病证名。《素问·骨空论》云："蹇膝伸不屈，治其楗。坐而膝痛，治其机。立而暑解，治其骸关。膝痛，痛及拇指，治其腘。坐而膝痛如物隐者，治其关。膝痛不可屈伸，治其背内。连骷若折，治阳明中俞髎。若别，治巨阳、少阴荥。淫泺胫酸，不能久立，治少阳之维，在外踝上五寸。"此论膝之为病，而当治其机楗骸关之骨空也。

（1）膝痛髀关治楗摩方

"蹇膝伸不屈，治其楗"：蹇者，跛也，谓行走困难。"楗"，即股骨，辅骨上，横骨下为楗。"治其楗"，即取股部的腧穴治疗。本条意谓膝关节能伸不能屈，治疗时可取足阳明髀关穴，今施以按摩术，名"膝痛髀关治楗摩方"。

（2）膝痛环跳治机摩方

"坐而膝痛，治其机"："治其机"，谓髋为机，乃髀股动摇如枢机也。本条意谓坐下而膝痛者，取足少阳环跳，今名"膝痛环跳治机摩方"。

（3）膝痛阳关治热摩方

"立而暑解，治其骸关"："暑"，热也。"骸关"，指膝关节。本条意谓站立而膝关节热痛，可取足少阳经之膝阳关穴，今名"膝痛阳关治热摩方"。

（4）膝痛委中治腘摩方

"膝痛，痛及拇指，治其腘"："指"，当为足趾。"腘"，骸下为辅，辅下为腘，取足太阳膀胱经合穴委中。本条意谓膝痛牵引拇趾，当取委中穴，今名"膝痛委中治腘摩方"。

（5）膝痛承扶治关摩方

"坐而膝痛如物隐者，治其关"：腘上为关。本条意谓膝痛如物隐藏在其中，取膀胱经之承扶穴，今名"膝痛承扶治关摩方"。

（6）膝痛大杼治背摩方

"膝痛不可屈伸，治其背内"：本条意谓膝痛不可以屈伸，可取足太阳膀胱经之背部腧穴，多取大杼，今名"膝痛大杼治背摩方"。

（7）膝痛连骷若折摩方

"连骷若折，治阳明中俞髎"：梁丘、阴市、髀关三穴在膝上，犊鼻在膝下，故称"连骷"。本条意谓若膝痛不可屈伸，连骷痛如折者，可取犊鼻、梁丘、阴市、髀关，以治膝痛连骷若折之候，今名"膝痛连骷若折摩方"。

（8）膝痛如别离摩方

"若别，治巨阳、少阴荥"：本条意谓若痛而膝如别离者，可取足太阳经之荥穴足通谷、足少阴经之荥穴然谷，今名"膝痛如别离摩方"。

（9）胫酸不能久立摩方

"淫泺胫酸，不能久立，治少阳之维，在外踝上五寸"：本条意谓浸渍水湿之邪日久而致胫骨酸痛无力，不能久立，可取足少阳经之络穴光明，今名"胫酸不能久立摩方"。

2.《灵枢》膝中痛摩方

《灵枢·杂病》云："膝中痛，取犊鼻，以圆利针，针发而间之。针大如氂，刺膝无疑。"此言邪气入于经脉，气血运行受阻，而为膝中痛，当取足阳明经之犊鼻穴；所用之针，则为九针第六之圆利针。"发"，进针、下针之谓。"发而间之"，即发其针而又间日取之，非一刺而已。犊鼻位于膝下之外膝眼，以其强筋健骨、疏经通络之功，而为治膝中痛之要穴，故今施以按摩术，名"《灵枢》膝中痛摩方"。

3.《灵枢》足髀不可举摩方

《灵枢·厥病》云："足髀不可举，侧而取之，在枢合中，以圆利针，大针不可刺。"马莳注云："此言足髀不可举者，有当取之穴，当用之针也。足髀皆不能举者，当侧卧而取之于髀枢中，即足少阳胆经之环跳穴也。用第六圆利针以刺之，其第九大针不可刺也。"环跳乃足少阳脉气灌注于枢合之处，又为足少阳、太阳经之交会穴，具调达枢机、转输阳气、舒筋通络之功，故为足髀不可举之治穴，今以按摩术治之，名"《灵枢》足髀不可举摩方"。

十九、痹证方

痹证，病证名，有广义、狭义之分。狭义之痹，指因感受风寒湿热之邪，闭阻经脉而引起的肢体关节疼痛为主要症状的疾病。根据病邪的性质、病变的部位，及证候特点，又有行痹、痛痹、着痹、热痹之别。如《素问·痹论》云"风寒湿三气杂至，合而为痹也"，"其风气胜者为行痹，寒气胜者为痛痹，湿气胜者为着痹也。"该篇尚云"风寒湿三气杂至，合而为痹也"，"以冬遇此者为骨痹，以春遇此者为筋痹，以夏遇此者为脉痹，以至阴遇此者为肌痹，以秋遇此者为皮痹"。此乃各以其时而感于风、寒、湿之气而致也。而广义之痹，泛指痹阻不通，或痛，或麻木不仁的病证，除风、寒、湿、热痹外，尚包括脏腑痹和形体痹。《素问》中有"痹论"专篇，对其病因病机，概而论之。《素问·痹论》记云："痹，或痛，或不痛，或不仁，或寒，或热，或燥，或湿，其故何也？痛者寒气多也，有寒，故痛也。其不痛、不仁者，病久入深，荣卫之行涩，经络时疏，故不通；皮肤不营，故为不仁。"又云："夫痹之为病，不痛何也？岐伯曰：痹在于骨则重；在于脉则血凝而不流；在于筋则屈不伸；在于肉则不仁；在于皮则寒。故具此五者则不痛也。凡痹之类，逢寒则虫，逢热则纵。"此乃"形体痹也"。"虫"，当作"急"，拘急之谓。"纵"，弛缓之谓。《素问·痹论》尚云："帝曰：内舍五脏六腑，何气使然？岐伯曰：五脏皆有合，病久而不去者，内舍于其合也。故骨痹不已，复感于邪，内舍于肾；筋痹不已，复感于邪，内舍于肝；脉痹不已，复感于邪，内舍于心；肌痹不已，复感于邪，内舍于脾；皮痹不已，复感于邪，内舍于肺。所谓痹者，各以其时重感于风寒湿之气也。"表述了痹病的病邪又内侵而累及五脏六腑，而致"脏腑痹"之谓也。而施治之法，仍宗《灵枢·经脉》之"盛则泻之，虚则补之，热则疾之，寒则留之，陷下则灸之，不盛不虚以经取之"，而多以"五输穴"等特定穴治之。

1. 风痹方

风痹，痹证的一种，又名行痹，指风气偏胜的痹证。临床表现多见肢体关节酸痛，游走不定，关节屈伸不利，或见恶风发热，苔薄白，脉浮。《灵枢·寿夭刚柔》云："病在阳者命曰风，病在阴者命曰痹，阴阳俱病命曰风痹。"对此，《素问·宣明五气》有"邪入于阴则痹"之论。对其病因病机，《素问·痹论》记云："风寒湿三气杂至，合而为痹，其风胜者为行痹。"《灵枢·厥病》云："风痹淫泺，病不可已者，足如履冰，时如入汤中，股胫淫泺，烦心头痛，时呕时悗，眩已汗出，久则目眩，悲以喜恐，短气不乐，不出三年死也。"此乃风痹之重证者，多见于现代医学风湿性心脏病之心衰重症。盖因阴阳不和，脏腑不营，营卫不交，血气耗尽之谓也。而脉，诚如《灵枢·论疾诊尺》所云："尺肤涩者，风痹也。"涩者，脉行维艰也。本证多于病患处取穴，按摩之，名"风痹方"。

（1）风痹缪摩方

《素问·缪刺论》云："凡痹往来行无常处者，在分肉间痛而刺之，以月死生为数，用针者，随气盛衰以为痏数。""凡痹往来行无常处者"，高世栻注云："此言往来行痹，不涉经脉，但当缪刺其络脉，不必刺其俞穴也。其行无常处者，邪在分肉之间，不涉经脉也。""以月死生为数，用针者，随气盛衰以为痏数"表述了行痹之痛无定处，依疼痛所在而刺其分肉之间，即《内经》所谓"以痛为腧"。而且要根据人体在月周期中气血的盛衰来确定用针的次数，如果违背这个规律，超过相应日数，就会耗伤人之正气；如果达不到相应的日数，邪气则不会得以祛除。病愈则停针，若不愈可再行此法。缪有左右交错之义，即左病刺右侧，右病刺左侧。痏，本处指针刺的痕迹，即针孔。其行针之数，大凡月亮新生初一刺一针，初二刺二针，逐日增加，十五日加至十五针，而十六日则减一针，即针十四针，然后逐日减少。今亦"以月死生为数"行按摩之术，名"风痹缪摩方"。

（2）益阴通痹摩方

《素问·宣明五气》云："邪入于阴则痹。"意谓邪入阴则血气留闭，营卫失和，血脉阻滞而成为痹证。《灵枢·寿夭刚柔》云："病在阳者命曰风，病在阴者命曰痹。"故治风痹者，当祛除风邪，尚需和营卫、补气血，以通脉导滞。《灵枢·海论》云：

"黄帝问于岐伯曰：余闻刺法于夫子，夫子所言，不离于营卫血气。夫十二经脉者，内属于腑脏，外络于肢节，夫子乃合之于四海乎……岐伯曰，人有髓海，有血海，有气海，有水谷之海……胃者水谷之海，其输上在气街，下至三里。冲脉者，为十二经之海，其腧上在于大杼，下出于巨虚之上下廉。"鉴于脾胃为后天之本，气血生化之源，故补其阴，通其痹，而有"水谷之海摩方""十二经之海摩方"之用。气街即气冲。气冲，足阳明脉气所发，乃经气流注之要冲，为治"水谷之海不足"之要穴。足三里乃足阳明经之合穴，乃足阳明经气通达之处。足三里又为该经之下合穴，《灵枢·邪气脏腑病形》云"合治内腑"。故气冲伍足三里，今施以按摩术，名"水谷之海摩方"，共成健脾胃、补气血之功，以调和营卫，通脉导滞，则入阴之邪得解。大杼为手、足太阳经之交会穴，又为八会穴之骨会，具外达肌表、内通筋骨之功；上、下巨虚乃足阳明经穴，且上巨虚又为手阳明经之下合穴，下巨虚为手太阳经之下合穴。故大杼伍上、下巨虚，今施以按摩术，名"十二经之海摩方"，共成补气血、和营卫之功，为痹证、痿证之治。合二方之治，今名"益阴通痹摩方"。该方非但风痹之用，乃诸痹证之治方。

（3）以痛为腧摩方

"以痛为腧"刺法，是《内经》治疗痹证的重要方法，即随其痛而为其取之腧穴的方法。《灵枢·经筋》云："足太阳之筋……其病小指支跟肿痛，腘挛，脊反折，项筋急，肩不举，腋支缺盆中纽痛，不可左右摇。治在燔针劫刺，以知为数，以痛为腧，名曰仲春痹也。""以痛为腧"，乃治经筋病之大法。痛处即腧穴，今以按摩术代替针刺术，名为"以痛为腧摩方"。

（4）其他

可根据十二经脉"是动""所生病"而各经所见之痹痛，施行"五输摩方""标本摩方""根结摩方"或"盛络摩方"。

2. 寒痹方

寒痹，痹证的一种，指寒气偏胜的痹证。临证多见肢体关节疼痛较剧，痛有定处，得热痛减，遇寒痛剧，关节不可以屈伸，局部皮肤不红，触之不热，舌苔薄白，脉象多弦紧或沉弦。《灵枢·寿夭刚柔》记云："寒痹之为病也，留而不去，时痛，皮不仁。"《灵枢·贼风》云："腠理闭而不通，其开而遇风寒，则血气凝结，与故邪相袭，则为寒痹。"寒痹又名痛痹，即因寒邪为主而导致经络气血痹阻，以痛为主症之痹。对其病因病机，《素问·痹论》记云："风寒湿三气杂至，合而为痹也……其寒气胜者，为痛痹。"又云："痛者，寒气多也，有寒，故痛也。"《灵枢·九针论》谓："邪之所客于经，而为痛痹，舍于经络者也。"而痛痹之脉，《灵枢·邪客》记云："其脉……

大以涩者，为痛痹。"《素问·四时刺逆从论》云："厥阴有余，病阴痹。"王冰注云："痹谓痛也，阴谓寒也。"故痛痹又名阴痹。本证多于病痛处取穴按摩，名"寒痹方"。

（1）寒痹摩方

《灵枢·寿夭刚柔》云："黄帝曰：余闻刺有三变，何谓三变？伯高答曰：有刺营者，有刺卫者，有刺寒痹之留经者。黄帝曰：刺三变者奈何？伯高答曰：刺营者出血，刺卫者出气，刺寒痹者内热。""三变"马莳注云："刺有三变，法有不同，谓之变。""刺寒痹者内热"马莳注云："刺寒痹之留于经者，必熨之，以使之内热。"意谓刺寒痹之留于经脉者，必用温法，以使之产生内热，驱寒外出。其具体方法，该篇有云："刺寒痹内热奈何？伯高曰：刺布衣者，以火焠之；刺大人者，以药熨之。"意谓刺寒痹使之内热之法有两种：一是冠以"刺布衣"之"火焠"法；一是冠以"刺大人"之"药熨"法。"布衣"以示体壮；"大人"以示体弱者。"焠"，烧、灼之谓。"以火焠之"，即近世之雷火灸，及艾灸、蒜灸、针灸之类。《素问·调经论》云："病在骨，焠针药熨。""焠针"，王冰注云："焠针，火针也。"而针灸取穴，可宗《素问·痹论》"五脏有俞，六腑有合，循脉之分，各有所发，各治其过，则病瘳也"之法。即根据痹证所发之处，为十二经脉循行之何部？五脏经脉的部位发病取其输穴，六腑则取其合穴。今以按摩术，以达"内热"之效，名"寒痹摩方"。如"手太阴之脉"，"是动则病"，"缺盆中痛"；"是主肺所生病者"，"肩臂痛"，可取肺手太阴经之输穴太渊。他如"大肠手阳明之脉"，"是动则病齿痛颈肿"；"是主津所生病者"，"肩前臑痛，大指次指痛不用"，可取手阳明经之合穴曲池。其理诚如《灵枢·本输》之"凡刺之道，必通十二经络之所终始，络脉之所别处，五输之所留，六腑之所与合，四时之所出入，五脏之所溜处，阔数之度，浅深之状，高下所至"之谓。

药熨奈何？《灵枢·寿夭刚柔》中有方及法，即针刺后加用复巾之法："用醇酒二十升，蜀椒一斤，干姜一斤，桂心一斤，凡四种，皆㕮咀，渍酒中，用棉絮一斤，细白布四丈，并内酒中。置酒马矢煴中，盖封涂，勿使泄，五日五夜，出布棉絮，曝干之，干复渍，以尽其汁。每渍必晬其日，乃出干。干，并用滓与棉絮，复布为复巾，长六七尺，为六七巾，则用之生桑炭炙巾，以熨寒痹所刺之处，令热入至于病所；寒复炙巾以熨之，三十遍而止。汗出，以巾拭身，亦三十遍而止。起步内中，无见风。每刺必熨，如此病已矣。此所谓内热也。"复巾又称炙巾，用此法以热其内，俾寒邪外出而愈病，故为针灸、按摩术辅助之法。

（2）阴痹摩方

阴痹即寒痹。《灵枢·五邪》云："阴痹者，按之而不得，腹胀腰痛，大便难，肩背颈项痛，时眩。取之涌泉、昆仑，视有血者尽取之。"张志聪注云："阴痹者，病在骨，按之而不得者，邪在骨髓也。腹胀者，脏寒生满病也。腰者肾之府，肾开窍于二阴，大便难者，肾气不化也。肩背颈项痛，时眩者，脏痛及腑也。"《灵枢·顺气一日分为四时》云："病在脏者，取之井。"故取足少阴经之井穴涌泉，可解"腹胀腰痛，大便难"之候。脏病及腑，即足太阳膀胱经血气闭留，络脉痹阻，而见"肩背颈项痛，时眩"之候。昆仑乃足太阳经脉气所行之穴，具敷布太阳经气、舒筋通络缓节之功。二穴相伍施以按摩术，以治阴痹，今名"阴痹摩方"，又为骨痹之治方。

3. 着痹方

着痹，痹证的一种，是湿气偏胜的痹证，故又名湿痹。临证多见肢体关节肌肉沉重、酸痛，或有肿胀麻木感，活动不便，舌苔白腻，脉濡缓。《素问·痹论》云："风寒湿三气杂至，合而为痹……湿气胜者为着痹。"本证于病痛处取穴按摩之，名"着痹方"。

湿痹摩方

《灵枢·四时气》云："着痹不去，久寒不已，卒取其三里。"张志聪注云："此邪留于关节而为痹也。"三里乃足阳明胃经之合穴，具健脾胃、渗湿邪、调气血、通经络之功。湿流于关节，久寒不已，故取足三里施以按摩术，取阳明燥热之气以胜寒湿之邪，今名"湿痹摩方"。

4. 热痹方

热痹，痹证的一种，是热毒流注关节，或内有蕴热，复感风寒湿邪，与热相搏，经脉中血气留闭，络脉不通所致的痹证。最早文献见于《内经》，如《素问·四时刺逆从论》记云："厥阴有余，病阴痹；不足，生热痹。""阴痹"是偏于寒性的痹证。"热痹"指与阴痹相对而言，是痹痛、有灼热感的痹证。对热痹之病因病机，《素问·痹论》记云："其热者，阳气多，阴气少，病气胜，阳遭阴，故为热痹。"意谓机体阳气偏盛，阴气不足，偏盛的阳气复遇偏盛的风邪，合而乘阴分，故而出现热象而成热痹。

其治，基本同风痹、湿痹之治法，亦可施以《灵枢·经筋》中"以痛为腧"之法或采用"热则疾之"之法。今施以按摩术，名"热痹摩方"。

5. 形体痹方

（1）筋痹方

筋痹，痹证的一种，指筋脉拘挛，关节疼痛，屈伸不利，不能行走的病证。语出《内经》，如《素问·痹论》有"风寒湿三气杂至，合而为痹……以春遇此者为筋痹"的记载。于病患处施以按摩术，名"筋痹方"。

①筋痹摩方：《素问·长刺节论》云："病在筋，筋挛节痛，不可以行，名曰筋痹。刺筋上为故，刺分肉间，不可中骨也，病起筋炅，病已止。"因病在筋上，故谓"刺筋上为故"。此即《灵枢·经筋》"以痛为腧"之法，今施以按摩术，名"筋痹摩方"。

分肉间有筋维络其处，故谓"刺分肉间，不可中骨"。"炅"，火热也。筋寒则痹生，筋热则病愈，故谓"病起筋炅，病已止"。

②筋痹行间摩方：《素问·痹论》云："风寒湿三气杂至，合而为痹也……春遇此者为筋痹。"《灵枢·本输》云："春取络脉诸荥大经分肉之间。"盖因五脏配属五季，肝与春合，故春天发筋痹，可取肝经荥穴行间，今名"筋痹行间摩方"。

③经筋摩方：详见"十二经筋摩方"中诸方。

（2）脉痹方

脉痹，病证名，指血脉痹阻，皮肤变色，皮毛枯萎，肌肉顽痹的病证。首见于《内经》，如《素问·痹论》云："风寒湿三气杂至，合而为痹……以夏遇此者为脉痹。"今于患处施以按摩术，名"脉痹方"。

脉痹神门摩方：《素问·痹论》云："风寒湿三气杂至，合而为痹也……以夏遇此者为脉痹。"宗《灵枢·本输》"夏取诸俞孙络肌肉皮肤之上"法，可取心脉输穴神门。盖因五脏配属五行、五季，心与夏合，今名"脉痹神门摩方"。

（3）皮痹方

皮痹，病证名，指皮肤麻木不仁，但尚能微感痛痒的病证。语出《内经》，如《素问·四时刺逆从论》有"少阴有余，病皮痹"之记。今于病患处施以按摩术，名"皮痹方"。

皮痹尺泽摩方：《素问·痹论》云："风寒湿三气杂至，合而为痹也……以秋遇此者为皮痹。"宗《灵枢·本输》"秋取诸合，余如春法"，可取肺脉之合穴尺泽以治之。盖因五脏配属五行、五季，肺与秋合，故有尺泽之治，今名"皮痹尺泽摩方"。

（4）肌痹方

肌痹，病证名，指寒湿之邪侵袭肌肤所致的病证。最早见于《内经》，如《素问·痹论》云："风寒湿三气杂至，合而为痹……以至阴遇此者为肌痹。"今于患处行按摩术，名"肌痹方"。

①肌痹摩方：《素问·长刺节论》云："病在肌肤，肌肤尽痛，名曰肌痹，伤于寒湿刺大分小分，多发针而深之，以热为故。"肌肉会合之处为"分"，较多肌肉会合处为大分，较少肌肉会合处为小分。上述经文表述了伤于寒湿，痹阻于肌肤而成肌痹。其治取肌肉会合之处，乃"以痛为腧"之法，今名"肌痹摩方"。

②肌痹商丘摩方：《素问·痹论》云："风寒湿三气杂至，合而为痹……以至阴遇此者为肌痹。"至阴乃长夏之时，五行配五脏、五季，长夏合脾土，宗"春取荥，夏取输，长夏取经，秋取合，冬取井"之法，故疗肌痹可取脾经之经穴商丘，今施以按摩术名"肌痹商丘摩方"。

（5）骨痹方

骨痹，病证名，是指风、寒、湿邪搏于骨所致之痹证。最早的文献见于《内经》，如《素问·痹论》云："风寒湿三气杂至，合而为痹……以冬遇此者为骨痹。"今于患处施以按摩术，名"骨痹方"。

①骨痹摩方：《素问·长刺节论》云："病在骨，骨重不可举，骨髓酸痛，寒气至，名曰骨痹。深者，刺无伤脉肉为故。其道大分、小分，骨热病已止。"意谓骨痹针刺宜深，要达到各分肉之间，以不伤血脉肌肉为度。此亦"以痛为腧"之法，今以重力揉运之，名"骨痹摩方"。待骨部感到有热感，说明病已愈。

②骨痹涌泉摩方：《素问·痹论》云："风寒湿三气杂至，合而为痹……以冬遇此者为骨痹。"五行配属五脏、五季，则冬合肾水。宗《灵枢·本输》"冬取诸井诸俞之分，欲深而留之"之法，而有按摩肾经井穴涌泉之治，名"骨痹涌泉摩方"。

③骨痹昆仑摩方：《灵枢·寒热病》云："骨痹举节不用而痛，汗注烦心，取三阴之经补之。"马莳注云："此言刺骨痹之法也。"骨痹已成，故肢节不能举而痛，汗注于外，心烦于内，正以肾主骨，其支脉上行至肺，络心注胸中，故病如是。盖因肾与膀胱相表里，取膀胱经之经穴昆仑，以敷布津液、通达阳气、和营卫而愈病。今以重力揉运之，名"骨痹昆仑摩方"。

（6）众痹方

众痹，痹证的一种，是指病在一处，则痛亦在一处，随发随止，随止随起的一种病证。《灵枢·周痹》云："黄帝问于岐伯曰：周痹之在身也，上下移徙，随其脉上下，左右相应，间不容空，愿闻此痛，在血脉之中邪？将在分肉之间乎？何以致是？其痛之移也，间不及下针，其愦痛之时，不及定治而痛已止矣，何道使然？愿闻其故。岐伯答曰：此众痹也，非周痹也。黄帝曰：愿闻众痹。岐伯对曰：此各在其处，更发更止，更居更起，以右应左，以左应右，非能周也，更发更休也。"马莳注云："此因帝问周痹而伯指为众痹也。周痹者，周身上下为痹也；众痹者，痹在各所谓痛也。"痹者，风、寒、湿邪杂合于皮肤分肉之间，邪在于皮肤而流溢于大络者为众痹；在于分肉而厥逆于经脉者为周痹。"愦痛"，动而痛也。"不及定治"，意谓邪客于左则右病，右盛则左病，左右移易，故不及下针，而痛已止。"各在其处"，盖因邪客于大络与经脉缪处，故有更发更止、左痛未已右脉先病之候。即以右应左，以左应右，左盛则右病，右盛则左病。鉴于其病"各在其处，更发更止，更居更起，以右应左，以左应右""更发更休"的病机特点，故众痹之治，岐伯有"刺此者，痛虽已止，必刺其处，勿令复起"之对。亦乃"以痛为腧"之法，即其病痛虽已止，亦当按摩原痛之处，可令其痛不复再起之法。宗此法，今施以按摩术，名"众痹摩方"。

（7）周痹方

周痹，痹证的一种，指风、寒、湿邪流溢于分肉而厥逆于血脉之中，血气痹阻而发痹痛，其病循行于上下的一种病证。对此，《灵枢·周痹》记云："周痹者，在于血脉之中，随脉以上，随脉以下，不能左右，各当其所。"对其病因，该篇有"风寒湿气，客于外分肉之间"之记。对其病机，该篇有"此内不在脏，而外未发于皮，独居分肉之间，真气不能周，故命曰周痹"之论。《灵枢·周痹》云："周痹者……刺之奈何？岐伯对曰：痛从上下者，先刺其下以过之，后刺其上以脱之。"意谓手足三阴三阳之脉，从下而上，从上而下，交相往还，故周痹在于血脉中，随脉气上下，而不能左之右而右之左。大凡痛从上而下者，当先刺其下之痛处已遏绝之，后乃刺其上之痛处，以脱其病根而不使之复下；其痛从下而上者，当先刺其上之痛处以遏绝之，后刺下之痛处，以脱病根而不使之复上。其仍属"以痛为腧"之法，宗此法，今以摩法代替针法，名"周痹摩方"。

6. 脏腑痹方

（1）肺痹方

肺痹，病证名，脏腑痹之一。其证，《素问·痹论》记云："肺痹者，烦满喘而呕。"多由皮痹不已，复感于邪，内舍予肺而成。如《素问·玉机真脏论》有"病入舍于肺，名曰肺痹，发咳上气"之论；《素问·四时刺逆从论》有"少阴有余病皮痹隐轸，不足病肺痹"之记。"轸"，通疹。"隐轸"，即瘾疹。盖因足少阴之脉，从肾上贯肝膈，入肺中，肾水逆运于肺中，故有余病皮痹瘾疹，不足则病肺痹。其治可参阅"手太阴肺经病"及"皮痹摩方"。

（2）心痹方

心痹，病证名，脏腑痹之一。其证，《素问·痹论》记云："心痹者，脉不通，烦则心下鼓，暴上气而喘，嗌干善噫，厥气上则恐。"多因脉痹日久不愈，重感外邪，或思虑伤心，气血亏虚，复感外邪，内犯于心，心气痹阻，脉道不通而致。如《素问·五脏生成》云："赤脉之至也，喘而坚，诊曰有积气在中，时害于食，名曰心痹。得之外疾，思虑而心虚，故邪从之。"盖因心脉起于心胸之中，故病气积聚脘部，妨害进食，名曰心痹。因思虑过度，心气内虚，外邪乘之，此乃致病之由。《素问·四时刺逆从论》云："阳明有余病脉痹，身时热；不足病心痹。"盖因胃阳明经属阳土，土生火，阳明有余上归于心，"病脉痹，身时热"。阳明乃多气多血之经，故不足则血气闭阻，心脉不畅，而发脉痹。其治可参阅"手少阴心经病"与"脉痹摩方"。

（3）脾痹方

脾痹，病证名，痹证之一。其证，《素问·痹论》云："脾痹者，四肢解堕，发咳

第三章 ✣ 按摩处方

呕汁，上为大塞。"多因肌痹日久，复感外邪；或饮食不节，脾气受损而致。如《素问·四时刺逆从论》有："太阴有余，病肉痹寒中，不足病脾痹。"盖因脾主肌肉，故病如是。其治可参阅"足太阴脾经病"及"肌痹摩方"。

（4）肝痹方

肝痹，病证名，脏腑痹之一。其证，《素问·痹论》记云："肝痹者，夜卧则惊，多饮数小便，上为引如怀。"多因筋痹不已，复感外邪，内舍于肝而成。《素问·五脏生成》云："青脉之至也，长而左右弹，有积气在心下支胠，名曰肝痹。"《素问·四时刺逆从论》云："少阳有余，病筋痹胁满，不足病肝痹。"盖因少阳与厥阴互为表里，且肝体阴而用阳，若疏泄太过则耗阴，肝络、筋脉失濡而病如是。其治可参阅"足厥阴肝经病"及"筋痹摩方"。

（5）肾痹方

肾痹，病证名，脏腑痹之一。其证，《素问·痹论》记云："肾痹者，善胀，尻以代踵，脊以代头。"多因骨痹不已，复感外邪，内舍于肾而成。如《素问·四时刺逆从论》云："太阳有余病骨痹身重，不足病肾痹。"盖因太阳与少阴互为表里，故有余、不足病归于肾。其治，可参阅"足少阴肾经病"与"骨痹摩方"。

二十、痿证方

痿证，是指肢体筋脉弛缓，软弱无力，不能随意运动而致肌肉萎缩的一种病证。最早的文献见于《黄帝内经·素问》，其有"痿论"专篇，并有痿躄、脉痿、筋痿、肉痿、骨痿之分。概而论之，统称"痿证方"。

1. 痿躄

痿躄，病证名，五痿之一，又称肺痿、皮毛痿。《素问·痿论》云："肺者，脏之长也，为心之盖也，有所失亡，所求不得，则发肺鸣，鸣则肺热叶焦，故曰：五脏因肺热叶焦，发为痿躄。"意谓因肺志不伸，则气郁生火，致喘息有声，发为肺鸣。金脏肺失其清肃之化，故热而叶焦；又因肺主气以行营卫，而调阴阳，若肺气热，则五脏之阴皆不足，故《素问·痿论》有"五脏因肺热叶焦，发为痿躄"之论。对痿躄之成因，《素问·痿论》记云："肺主身之皮毛……故肺热叶焦，则皮毛虚弱急薄，著则生痿躄也。"张景岳注云："肺痿者，皮毛痿也。盖热乘肺金，在内则为叶焦，在外则皮毛虚弱而为急薄。若热气留著不去，而及于筋脉骨肉，则病痿躄。躄者，足弱不能行也。"其治，见"肺痿补荣通输摩方"。

2. 脉痿

脉痿，病证名，五痿之一，又称心痿。《素问·痿论》云："悲哀太甚，则胞络绝，胞络绝则阳气内动，发则心下崩，数溲血也。故《本病》曰：大经空虚，发为肌痹，传为脉痿。""胞络"，胞宫之络。"《本病》"，古医书名。《素问·评热论》记云："胞脉者，属心而络于胞中。"意谓过度悲哀，就会造成气机郁结，而使心包络隔绝不通。心包络隔绝不通则导致阳气在内妄动，逼迫心血下崩，发生屡次尿血。所以《本病》有"大经空虚，发为肌痹，传为脉痿"之论。究其成因，《素问·痿论》尚云："心主身之血脉……心气热，则下脉厥而上，上则下脉虚，虚则生脉痿，枢折挈，胫纵而不任地也。"张景岳注云："心痿者，脉痿也。心气热，则火独上炎，故三阳在下之脉，亦皆厥逆而上，上逆则下虚，乃生脉痿。脉痿者，如枢纽之折不能捷挈，足胫纵缓而不能任地也。"其治，见"脉痿补荥通输摩方"。

3. 筋痿

筋痿，病证名，五痿之一，又称肝痿。《素问·痿论》云："思想无穷，所愿不得，意淫于外，入房太甚，宗筋弛纵，发为筋痿，及为白淫。故《下经》曰：筋痿者，生于肝，使内也。""《下经》"，古医书名。上述经文表述了若无穷无尽地胡思乱想，或意念受外界的影响而惑乱，加之房事不能节制，均可导致阳痿，从而形成筋痿或白淫。究其成因，《灵枢·痿论》尚云："肝主身之筋膜……肝气热，则胆泄口苦，筋膜干，筋膜干则筋急而挛，发为筋痿。"张景岳注云："肝痿者，筋痿也。胆附于肝，肝气热则胆汁溢泄，故为口苦。筋膜受热则血液干燥，故拘急而挛，为筋痿也。"其治，见"筋痿补荥通输摩方"。

4. 肉痿

肉痿，病证名，五痿之一，又称脾痿。《素问·痿论》云："有渐于湿，以水为事，若有所留，居处相湿，肌肉濡渍，痹而不仁，发为肉痿。故《下经》曰：肉痿者，得之湿地也。"上述经文表述了有的人是受湿邪浸渍而致肉痿。盖因脾主肌肉而恶湿，湿著于肉，则卫气不荣，故肌肉顽痹，气血失濡，而发为肉痿。张景岳云："地之湿气，感则害皮肉筋脉，病于脾也。"故《下经》有"肉痿者，得之湿地也"。究肉痿之成因，《素问·痿论》尚云："脾主身之肌肉……脾气热，则胃干而渴，肌肉不仁，发为肉痿。"张景岳注云："脾痿者，肉痿也。脾与胃以膜相连而开窍于口，故脾气热则胃干而渴。脾主肌肉，今热蓄于内，则精气耗伤，故肌肉不仁，发为肉痿。"其治，见"肉痿补荥通输摩方"。

5. 骨痿

骨痿，病证名，五痿之一，又称肾痿。《素问·痿论》云："有所远行劳倦，逢大热而渴，渴则阳气内伐，内伐则热舍于肾，肾者水脏也，今水不胜火，则骨枯而髓虚，故足不任身，发为骨痿。故《下经》曰：骨痿者，生于大热也。"意谓若长途跋涉，劳累太甚，又逢炎热天气而口渴，于是阳气化热内扰，热邪侵入肾脏，而发骨痿。盖因热甚则精髓干涸，故骨枯而为痿，乃病生于肾之谓也。对其成因，《素问·痿论》尚云："肾主身之骨髓……肾气热，则腰脊不举，骨枯而髓减，发为骨痿。"张景岳注云："肾痿者，骨痿也。腰者肾之府，其脉贯脊，其主骨髓，故肾气热则见证若此"。其治，见"骨痿补荣通输摩方"。

综上所述，痿证是由内伤引起的肢体失养、痿软不能随意任用的一类疾病。根据痿证的病因病机及证候的不同而又有"五痿"之称。然临床上何以知五脏之热而定位，故《内经》尚有以皮色、形态来分别五痿之法。诚如《素问·痿论》所记："肺热者，色白而毛败；心热者，色赤而络脉溢；肝热者，色苍而爪枯；脾热者，色黄而肉蠕动；肾热者，色黑而齿槁。"

6. 其他

（1）《素问》气街治痿方、治痿九穴方

《素问·痿论》云："《论》言治痿者独取阳明，何也？岐伯曰：阳明者，五脏六腑之海，主润宗筋，宗筋主束骨而利机关也。冲脉者，经脉之海也，主渗灌溪谷，与阳明合于宗筋，阴阳总宗筋之会，会于气街，而阳明为之长，皆属于带脉，而络于督脉。故阳明虚则宗筋纵，带脉不引，故足痿不用也。"由此可见，阳明是五脏六腑营养的源泉，能濡养宗筋。宗筋主管约束骨节，使关节活动灵活。冲脉为十二经气血汇聚之处，输送气血以渗透灌溉肌肉间隙，与足阳明经汇合于宗筋。阴经、阳经总会于宗筋，再会合于足阳明经的气街穴，故阳明经为诸经的统领，而诸经又均连属于带脉，系络于督脉。所以阳明经气血不足，则宗筋失养而迟缓，带脉不能收引诸经而发痿躄。于是，气街穴为治痿第一要穴，故今名"《素问》气街治痿方"。《灵枢·海论》云："胃者水谷之海，其腧上在气冲，下至三里。"盖因气冲乃足阳明脉气所发，经气流注之要冲，为治水谷之海不足之要穴；足三里为足阳明胃经之合穴，具健脾胃、调气血、通经络之功。二穴合用，名"水谷之海方"。且冲脉隶属于足阳明胃经，故气冲可用于冲脉病变诸证。《灵枢·逆顺肥瘦》云："冲脉者，五脏六腑之海也，五脏六腑皆禀焉。其上者，出于颃颡，渗诸阳，灌诸精；其下者，注少阴之大络，出于气街，循阴股内廉，入腘中，伏行骭骨内，下至内踝之后属而别；其下者，并于少阴之经，渗三阴，其前者，伏行出跗属，下循跗，入大指间，渗诸络而温肌肉。"《灵枢·海论》云："胃者水谷之海，其腧上在气冲，下至三里。冲脉者，为十二经之海，其腧上在于大杼，下出于巨虚之上下廉。膻中者，为气之海，其腧上在于柱骨之上下，前在于人迎。脑为髓之海，其腧上在于其盖，下在风府。"此即《内经》"治痿独取阳明"之理，及"阳明"与冲脉、带脉、督脉之内在关系。盖因大杼为手、足太阳经交会穴，有激发经气之功，又为八会穴之骨会，故有荣督、益脑、健骨之效；上、下巨虚为足阳明经之腧穴，又为手阳明、手太阳之下合穴，有通经脉、和气血之功。大杼、上巨虚、下巨虚三穴相伍，名"十二经之海方"，有疏通经络、益督补血之用，故为治疗痿证之用方。膻中乃任脉之腧穴，又为气会，有益气举陷、通脉导滞之功；人迎乃足阳明之标穴，有调气血、达枢机之功。人迎与膻中相伍，名"气之海方"。百会为诸阳之会，有荣督益髓、升阳举陷之功；风府为督脉与阳维脉之交会穴，具荣督通阳之功，而为治痿之要穴。故百会、风府二穴相伍，名"髓之海方"。于是有了"水谷之海方""十二经之海方""气之海方""髓之海方"。诸方合用，形成了"独取阳明法"，从而有了"治痿九穴"。即取气冲、足三里、大杼、上下巨虚、膻中、人迎、百会、风府诸穴，今名"治痿九穴方"，临证或针之，或灸之，或摩之，诚乃治疗痿证之良方。

（2）补荥通输治痿摩方

对痿证之治，《素问·痿论》尚云："治之奈何？岐伯曰：各补其荥而通其俞，调其虚实，和其逆顺。"诸经之所留为荥，所注为输；补者所以致气，通者所以行气。故上段经文表述了痿证之治，当调补各经之荥穴，疏通各经的输穴，达到调补气血、疏经通络之功而愈病。今施以按摩术，名"补荥通输治痿摩方"。五痿各有其治方，即肺痿者，补肺经之荥穴鱼际，通其输穴太渊，名"肺痿补荥通输摩方"；心痿者，补心经之荥穴少府，通其输穴神门，名"心痿补荥通输摩方"；肝痿者，补肝经之荥穴行间，通其输穴太冲，名"肝痿补荥通输摩方"；脾痿者，补脾经之荥穴大都，通其输穴太白，名"脾痿补荥通输摩方"；肾痿者，补肾经之荥穴然谷，通其输穴太溪，名"肾痿补荥通输摩方"。

根据《素问·痿论》"治痿者独取阳明"，及"各补其荥，而通其俞"之法，而另有"补荥通输之法"。而五痿之治又有另一处方内容，即筋痿者取足阳明、足厥阴之荥输，脉痿取足阳明、手少阴之荥输，皮毛痿取足阳明、手太阴之荥输，肉痿取足阳明、足太阴之荥输，骨痿取足阳明、足少阴之荥输。即五痿之治方，均伍以足阳明经之荥穴内庭而补之、输穴陷谷而通之。

《素问·痿论》之末有"筋脉骨肉，各以其时受月，则病已矣"之记。即在治疗诸痿时，应根据各脏所主之季节而调之。对此高世栻注云："肝主之筋，心主之脉，肾主之骨，脾主之肉，各以其四时受气之月而施治之则病已矣。"受气者，筋受气于春，脉受气于夏，肉受气于长夏，皮受气于秋，骨受气于冬。"以其四时受气之月"行"补荥通输"之法，今名"四时受气治痿方"。此乃《内经》天人相应的整体观思想的具体体现。

二十一、体惰方

体惰，病证名，是以四肢怠惰乏力为特点的疾病。首见于《灵枢·寒热病》。

《灵枢》体惰关元摩方

《灵枢·寒热病》云："身有所伤，血出多，及中风寒，若有所堕坠，四支懈惰不收，名曰体惰，取其小腹脐下三结交。三结交者，阳明、太阴也，脐下三寸关元也。"马莳注云："此方刺体惰之法也。"此段经文表述了身有所伤，出血已多，伤其血；复受风寒，伤其营卫；营卫失和，气血失濡，肢体懈惰不收，故名"体惰"。盖因脾胃乃气血生化之源，故其治当健脾胃、益气血。《灵枢·寒热病》云："三结交者，阳明、太阴也，脐下三寸关元也。""三结交"，乃关元穴之别称。关元乃任脉之穴，又为任脉与足阳明胃经、足太阴脾经之交会穴，故名"三结交"。冲脉起于关元，故关元又有调冲任、养肝肾之功。盖因肾主藏精，肝主藏血，故关元具培补先、后天之本之功。此乃关元治"体惰"之由也。今对该穴施以按摩术，名"《灵枢》体惰关元摩方"。

二十二、偏枯方

偏枯，病证名，又名偏风，亦称偏痹不遂、卒中偏痹，后世多以半身不遂论之，是指一侧肢体瘫痪，不能随意运动之候。其记载首见于《内经》，如《素问·生气通天论》云："有伤于筋，纵，其若不容。汗出偏沮，使人偏枯。"该段经文表述了筋脉损伤，肢体不受支配，若汗出，可使人发生半身不遂。《素问·本病论》云："木运升天，金乃抑之，升之不前……民病卒中偏痹，手足不仁。"表述了辰戌之岁，木运被抑，升之不前，气候异常，可发"卒中偏痹"之病。该篇又有"子午之岁"，"胜之不前，又或遇壬子"，"升天不前"，因气候异常，可发"偏痹不遂"之候。《灵枢·刺节真邪》云："虚邪偏客于身半，其入深，内居荣卫，荣卫稍衰，则真气去，邪气独留，发为偏枯。其邪气浅者，脉偏痛。"此即"邪之所凑，其气必虚"之由也。对此张志聪注云："此邪气偏客于形，伤其营卫，则真气去而为偏枯也。其邪气浅者，脉偏痛。盖偏枯者，邪直伤于筋骨也。"

《灵枢》根结摩方、《灵枢》盛络摩方

《灵枢·根结》云："不知根结，五脏六腑，折关败枢，开阖而走，阴阳大失，不可复取。九针之元，要在终始，故能知终始，一言而毕，不知终始，针道咸绝。""九针之玄"，指九针的玄妙之法。故熟知经脉之根结，即知成病之由和治病之法也。对此，《周易·系辞》有"《易》之为书也，原始要终，以为质也"的记载。表述的是，凡事要以考察事物的起始、探求事物的终结作为其主体。而《灵枢·根结》尚有："太

阳根于至阴,结于命门。命门者,目(睛明穴)也(今名"足太阳根结摩方")。阳明根于厉兑,结于颡大,颡大者,钳耳(头维穴)也(今名"足阳明根结摩方")。少阳根于窍阴,结于窗笼。窗笼者,耳中(听会穴)也(今名"足少阳根结摩方")。太阳为开,阳明为阖,少阳为枢。故关折则肉节渎而暴病起矣,故暴病者取之太阳,视有余不足。渎者,皮肉宛膲而弱也。阖折则气无所止息而痿疾起矣,故痿疾者取之阳明,视有余不足。无所止息者,真气稽留,邪气居之也。枢折即骨繇而不安于地,故骨繇者取之少阳,视有余不足。骨繇者,节缓而不收也。所谓骨繇者,摇故也,当穷其本也。"此言足三阳之根结。该篇又云:"太阴根于隐白,结于太仓(胃与脾相表里,太仓即中脘穴,二穴相伍,今名"足太阴根结摩方")。少阴根于涌泉,结于廉泉(二穴相伍,今名"足少阴根结摩方")。厥阴根于大敦,结于玉英(即廉泉穴,又名舌本),络于膻中(二穴相伍,今名"足厥阴根结摩方")。太阴为开,厥阴为阖,少阴为枢。故开折则仓廪无所输膈洞,膈洞者取之太阴,视有余不足,故开折者气不足而生病也。阖折即气绝而喜悲,悲者取之厥阴,视有余不足。枢折则脉有所结而不通,不通者取之少阴,视有余不足,有结者,皆取之不足。"此言足三阴经之根结。该篇复云:"足太阳根于至阴,溜于京骨,注于昆仑,入于天柱、飞扬也(诸穴摩之,今名"足太阳盛络摩方")。足少阳根于窍阴,溜于丘墟,注于阳辅,入于天容、光明也(诸穴摩之,今名"足少阳盛络摩方")。足阳明根于厉兑,溜于冲阳,注于下陵,入于人迎、丰隆也(诸穴摩之,今名"足阳明盛络摩方")。手太阳根于少泽,溜于阳谷,注于小海,入于天窗、支正也(诸穴摩之,今名"手太阳盛络摩方")。手少阳根于关冲,溜于阳池,注于支沟,入于天牖、外关也(诸穴摩之,今名"手少阳盛络摩方")。手阳明根于商阳,溜于合谷,注于阳溪,入于扶突、偏历也(诸穴摩之,今名"手阳明盛络摩方")。此所谓十二经者,盛络皆当取之。"此言手足六阳经,皆自井出,而入之于络,故而中风偏枯,可根据偏废的残肢属何经循行部位,而取该经的"根结摩方",或"盛络摩方",或十二经之"经筋摩方"。

二十三、癫狂方

癫与狂,均是精神失常的疾病。癫证以沉默痴呆、语无伦次、静而多喜为主要特征;狂证是以喧扰不宁、躁妄打骂、动而多怒为主要特征。二者在症状上往往不能截然分开,且又可相互转化,故多以癫狂并称。早期的文献见于《内经》,其中《灵枢》中又有"癫狂"专篇。就其病因病机,《素问·脉要精微论》云:"病成而变,何谓……厥成为癫疾。"又云:"来疾去徐,上实下虚,为厥癫疾。"《素问·至真大论》云:"诸躁狂越,皆属于火。"《素问·调经论》云:"血并于阴,气并于阳,故为惊狂。"《素问·宣明五气》云："邪入于阳则狂。"

1.《灵枢》癫证摩方、《灵枢》狂证摩方

《灵枢·杂病》云："喜怒而不欲食，言益小，刺足太阴；怒而多言，刺足少阳。"暴喜伤心，属癫，见不欲食，言益小；暴怒伤肝，属狂，多言。临证可应用五输穴、原穴等特定穴的功效而治之，如癫证可取足太阴之经穴商丘、原穴太白；狂证可取足少阳之经穴阳辅、原穴丘墟。今施以按摩术，名"《灵枢》癫证摩方""《灵枢》狂证摩方"。

2.《素问》狂证阳脉摩方

《素问·长刺节论》云："病在诸阳脉，且寒且热，诸分且寒且热，名曰狂，刺之虚脉，视分尽热，病已止。""病在诸阳脉"，即手足太阳、阳明、少阳诸脉。"诸分且寒且热"，张介宾注云："且寒且热者，皆阳邪乱其血气，热极则生寒也，故病为狂。""刺之虚脉"，张介宾注云："泻其盛者，使其虚也。"故其治有取诸经脉之法，今施以按摩术，名"《素问》狂证阳脉摩方。"验诸临床，可取诸阳经之经穴，施以按摩术，即手三阳之阳谷、阳溪、阳池，足三阳之昆仑、解溪、阳辅，待其均出现热感，说明病已愈。

3.《灵枢》狂证始生摩方

《灵枢·癫狂》云："狂始生，先自悲也，喜忘，苦怒，善恐者，得之忧饥，治之取手太阴、阳明，血变而止，及取足太阴、阳明。"马莳注云："凡狂始生时，悲者肺之志，忘者心之病，怒者肾之志。今诸证皆见，皆得之于忧饥也。当取手太阴肺、手阳明大肠、足太阴脾、足阳明胃经以治之。"验之临床，今施以按摩术，名"《灵枢》狂证始生摩方"。可先捏四经之井穴少商、商阳、隐白、厉兑，候其血出色变而止；或加取四经之经穴经渠、阳溪、商丘、解溪，以畅达上述诸经之脉气。

4.《灵枢》狂证始发摩方

《灵枢·癫狂》云："狂始发，少卧不饥，自高贤也，自辩智也，自尊贵也，善骂詈，日夜不休。治之取手阳明、太阳、太阴、舌下少阴，视之盛者皆取之，不盛释之也。"马莳注云："此言刺始发狂证之法也。"今施以按摩术，名"《灵枢》狂证始发摩方"。盖因阴气盛则多卧，阳气盛则少卧。食气入胃，精气归心，心气实则不饥。心乃君主之官，虚则自卑下，实则自尊贵。阳明实则骂詈不休。鉴于心与小肠互为表里，肺和大肠相表里。心火盛则刑肺金。故验之临床，可取手太阳经之穴，如经穴阳谷，以泻君火之实；取手阳明、太阴，如经穴阳溪、经渠，以清肃肺之邪。"舌下少阴"，即廉泉穴与手少阴心经之经穴灵道。尚须视之如盛者，并皆取之，如不盛则释之而不取之。

5.《灵枢》因恐致狂摩方

《灵枢·癫狂》云："狂言，惊，善笑，好歌乐，妄行不休者，得之大恐，治之取手阳明、太阳、太阴。"马莳注云："此言刺狂之得于大恐者之法也。"大凡狂言有惊，又善笑，又好歌乐，又妄行不休，皆得之于大恐。《素问·阴阳应象大论》云："恐伤肾。"肾伤则阴虚阳亢，故狂言发惊；心肾不交，水火失济，心气实则善笑、好歌乐；虚则善悲。神智皆病，故妄行不休，而有诸经之刺法，今以摩法代替针法，名"《灵枢》因恐致狂摩方。"心与小肠相表里，故可取手太阳之经穴阳谷，或络穴支正，以清心气之实；肺与大肠相表里，故可取手太阴之经穴经渠、手阳明之经穴阳溪，乃金水相滋之伍。

6.《灵枢》狂病生于少气摩方

《灵枢·癫狂》云："狂，目妄见、耳妄闻、善呼者，少气之所生也，治之取手太阳、太阴、阳明、足太阴、头、两颛。"马莳注云："此言刺狂病之生于少气者之法也。"乃正气衰而见诸候，故有诸经之治，今以摩法代替针法，名"《灵枢》狂病生于少气摩方"。"取手太阳、太阴、阳明"之经穴，其理同"因恐致狂方"之解。"颛"，通额。"头两颛"，实指足阳明经。不谓足阳明经而说头两颛，意谓阳明经之气，上走空窍，出于头之两颛也。取"足太阴，头两颛"，乃培补后天之本，以资气生化之源。验之临床，可取诸经之经穴，即手太阳之阳谷、手太阴之经渠、手阳明之阳溪、足太阴之商丘、足阳明之解溪。

7.《灵枢》狂证得于大喜摩方

《灵枢·癫狂》云："狂者多食，善见鬼神，善笑而不发于外者，得之有所大喜，治之取足太阴、太阳、阳明，后取手太阴、太阳、阳明。"马莳注云："此言刺狂之得于大喜者之法也。"张志聪谓："此喜伤心志而为虚狂也。"故其治当先补足太阴、阳明二经，以资气血生化之源，补足太阳经敷布津液以资神气；后取手太阴、太阳、阳明经以清其狂妄之候。今以摩法代替针法，名"《灵枢》狂证得于大喜摩方"。验之临床，可选各经五输穴之经穴。

8.《灵枢》狂证新发摩方

《灵枢·癫狂》云："狂而新发，未应如此者，先取曲泉左右动脉，及盛者见血，有顷已；不已，以法取之，灸骨骶二十壮。"马莳注云："此言刺狂之新发，而不使甚者之法也。"《素问·至真要大论》云："诸躁狂越，皆属于火。"盖因阴不足则不能制约心火，火性炎上，而发躁狂之候。曲泉乃足厥阴肝经之合穴，具养血濡肝、滋阴降火之功，为"狂而新发"之治穴；"骨骶"又称"骶骨"，乃督脉之长强穴，又为督脉、足少阴经的交会穴，并为督脉之络穴，具调和阴阳、益肾荣督之功，故为癫狂痫证之要穴。二穴相须为用，今以摩法代替针法，名"《灵枢》狂证新发摩方"。

二十四、痫证方

痫证，病证名，又称癫痫，俗称"羊痫风"。《内经》"癫疾"，亦属本证范围，如《素问·奇病论》云："人生而有病癫疾者，病名曰何？安所得之？岐伯曰：病名为胎病。此得之在母腹中时，其母有所大惊，气上而不下，精气并居，故令子发为癫疾也。"癫疾，在此指癫痫。此段经文指出了先天因素在本证发生中的作用，尚有因七情失调、脑部外伤而致者。，其治在《内经》中亦多有阐述。

1. 《灵枢》癫疾始生摩方

《灵枢·癫狂》云："癫疾始生，先不乐，头重痛，视举目，赤甚作极，已而烦心，候之于颜，取手太阳、阳明、太阴，血变而止。"此段经文表述了癫疾始生之证之治。意谓凡癫疾始生，其意先不乐，其头先重而痛，其所视举目先赤，甚则作极，其心大烦，遂发癫疾。当候之于颜以知之，取手太阳、阳明、太阴三经以摩之，候其血变而止，今名"《灵枢》癫疾始生摩方"。盖因癫疾，多因阴阳失调，或情绪过极，损伤心、脾、肝、肾，致阴液不足，木失濡润，屈而不伸所致。宗《灵枢·顺气一日分为四时》"病在脏者，取之井"之大法，可取手太阳之井穴少泽、手阳明之井穴商阳、手太阴之井穴少商，尚可加取三经之经穴阳谷、阳溪、经渠及郄穴养老、温溜、孔最按摩之。

2. 《灵枢》癫疾始作摩方

《灵枢·癫狂》云："癫疾始作，而引口啼呼喘悸者，候之手阳明、太阳，左强者攻其右，右强者攻其左，血变而止。"此治癫疾始作之法也。其口牵引，或啼或呼，喘急惊悸者，当取手阳明大肠经、手太阳小肠经，今名"《灵枢》癫疾始作摩方"。验诸临床，可取二经之井穴商阳、少泽，行按摩之术，左强攻右，右强攻左，至肤色变红而止。宗《灵枢·邪气脏腑病形》"合治内腑"之法，尚可加取二经之下合穴上巨虚、下巨虚。

3. 《灵枢》癫疾先作摩方

《灵枢·癫狂》云："癫疾始作，先反僵，因而脊痛，候之足太阳、阳明、太阴、手太阳，血变而止。"此乃治癫疾先作之法也。癫疾始作，先反僵仆，随即脊痛，当取四经之穴，今名"《灵枢》癫疾先作摩方"。验诸临床，可取足太阳膀胱经之井穴至阴、足阳明胃经之井穴厉兑、足太阴脾经之井穴隐白、手太阳小肠经之井穴少泽，揉运至肤色变红而止；亦可加取四经之经穴昆仑、解溪、商丘、阳谷。

4.《灵枢》筋癫疾大杼摩方

《灵枢·癫狂》云："筋癫疾者，身倦挛急，脉大，刺项大经之大杼。呕多沃沫，气下泄，不治。"马莳注云："此言筋癫疾有可治之穴，有不可治之证也。"筋癫疾病成于筋脉失濡，故见倦怠拘挛、脉急大。其治当取足太阳经之大杼穴，以其为手、足太阳经之交会穴，具敷布津液、濡养筋脉之功而愈病，今名"《灵枢》筋癫疾摩方"。而在上多呕沃沫，在下泄气者，乃痈证不治之候。

5.《灵枢》脉癫疾摩方

《灵枢·癫狂》云："脉癫疾者，暴仆，四肢之脉皆胀而纵。脉满，尽刺之出血；不满，灸之夹项太阳，灸带脉于腰相去三寸，诸分肉本腧。呕多沃沫，气下泄，不治。"马莳注云："此言脉癫疾有可治之穴，有不可治之证也。"张志聪注云："经脉者，所以濡筋骨而利关节。脉癫疾，故暴仆也。十二经脉，皆出于手足之井荥，是以四肢之脉皆胀而纵。脉满者病在脉，故当尽刺之以出其血。不满者，病气下陷也。夫心主脉而为阳中之太阳，不满者陷于足太阳也。十二经脉之经俞，皆属于太阳，故当灸太阳于项间，以启陷下之疾。带脉起于季胁之章门，横束诸经脉于腰间。"综上所述，"脉癫疾者"，脉满可取十二经之井、荥穴按摩之，以肤色变红为要；不满可按摩足太阳经夹项之天柱穴、足少阳经与带脉之交会穴带脉，今名"《灵枢》脉癫疾摩方"。

6.《长刺节论》癫病摩方

《素问·长刺节论》云："病初发，岁一发；不治，月一发；不治，月四五发，名曰癫病。刺诸分诸脉，其无寒者以针调之。"此段经文表述了有一种病，初起每年发作一次；若不治之，则变为每月发作一次；若仍不治，则每月发作四五次，名为癫病。"分"，即分肉，肌肉分理处，或谓赤白肉之间。"诸分诸脉"，即诸脉之络穴、经穴之处。故治疗时应取诸阳经的经穴和络穴，今以摩法代替针法，名"《长刺节论》癫病摩方"。

7.《灵枢》暴挛痫眩摩方

《灵枢·寒热病》云："暴挛痫眩，足不任身，取天柱。"马莳注云："此节以天柱所治之病言之也。""挛"，拘挛也。"痫"，癫痫也。"眩"，眩晕也。合三症，故"足不任身"。盖因足太阳经有敷布血气而滋全身，故有制挛缓急之功而解拘挛之候；且足太阳之脉，起于目内眦之睛明，气不上通，髓海失濡，故病痫眩。天柱乃足太阳膀胱经"通天"之穴，足太阳经脉气由此而上达头颠，而有敷布血气荣脑海之功，为治"暴挛痫眩，足不任身"之治穴。故取天柱按摩之，今名"《灵枢》暴挛痫眩摩方"。

8.《素问》痫惊摩方

《素问·通评虚实论》云："刺痫惊脉五，针手太阴各五，刺经，太阳五，刺手少阴经络旁者一，足阳明一，上踝五寸，刺三针。"此段经文表述了治疗痫证惊风，要针刺五条经脉上的穴位，即手太阴经穴经渠五次、足太阳经穴昆仑五次、手少阴络穴通里及其旁手太阳之络穴支正一次、足阳明经穴解溪一次，"上踝五寸"有内踝上足少阴之筑宾、足厥阴之蠡沟、外踝上足少阳之光明。然肾经之穴无治痫惊之功，而筑宾尚为阴维脉郄穴，具和阴通阳、行气散结之功。《难经》云："阴阳不能自相维，则怅然失志。"筑宾尚具疏肝达郁、宁神除烦、息痫定惊之功，故为治癫、狂、痫、惊证之治穴。今对诸穴施以按摩术代替针刺术，名"《素问》痫惊摩方"。

二十五、厥证方

厥证，病证名，指突然昏倒、不省人事，或伴有四肢逆冷为主要表现的病证。首见于《黄帝内经·素问》，并有"厥论"专篇。厥证的主要病机是由于气机突然逆乱，升降乖戾，阴阳气不相顺接，气血运行失常所致。故《素问·方盛衰论》有"逆皆为厥"之谓。对此《景岳全书·厥逆》有"厥逆之证"，"即气血败乱之谓"。根据不同的病因病机及证候，厥证又有不同的病名，如在《素问·通评虚实论》《素问·大奇论》中名"暴厥"；在《素问·缪刺论》《素问·本病论》中名"尸厥"；在《素问·本病论》《素问·调经论》中名"大厥"；在《素问·生气通天论》《素问·脉解》中名"煎厥"；在《素问·生气通天论》中名"薄厥"；在《灵枢·终始》中名"躁厥"；《灵枢·五乱》中名"四厥"；《素问·方盛衰论》中名"少气厥"；在《素问·厥论》《素问·方盛衰论》中名"寒厥"；在《素问·气交变大论》中名"阴厥"；在《素问·厥论》中名"热厥"；在《灵枢·经脉》中名"阳厥"；在《素问·阴阳别论》《素问·评热病论》《灵枢·五变》中名"风厥"；在《灵枢·癫狂》《灵枢·五乱》《灵枢·杂病》《素问·腹中论》中名"厥逆"。而今多以气、血、痰、食四因辨证施治。对厥证的治疗，首先要分别虚实，进行急救；然后待其清醒，则应在脏腑经络辨证的基础上，分别气、血、痰、食诸厥而进行施治。正如《灵枢·经脉》之大法："盛则泻之，虚则补之，热则疾之，寒则留之，陷下则灸之，不盛不虚以经取之。"

1.《灵枢》风逆四肢肿摩方

《灵枢·癫狂》云："风逆，暴四肢肿，身漯漯唏然时寒，饥则烦，饱则善变，取手太阴表里，足少阴、阳明之经，肉清取荥，骨清取井、经也。"张志聪注云："肉清者，凉出于肌腠，故荥火以温肌寒。盖土主肌肉，火能助土也；骨清者，尚在于水脏，故取井木以泻水邪也。"马莳注云："此言有风逆者，当验其证取其穴也。"盖因风由外感，致厥气内逆，而病如是。当取手太阴、手阳明表里二经之经穴经渠、阳溪而摩之，又取足少阴、足阳明二经之经穴复溜、解溪以摩之。其肉冷，则取各经之荥穴鱼际、二间、然谷、内庭；若骨冷，则取各经之井穴少商、商阳、涌泉、厉兑，经穴经渠、阳溪、复溜、解溪。今名"《灵枢》风逆四肢肿摩方"。

2.《灵枢》厥逆足暴冷摩方

《灵枢·癫狂》云："厥逆为病也，足暴清，胸若将裂，肠若将以刀切之，烦而不能食，脉大小皆涩，暖取足少阴，清取足阳明，清则补之，温则泻之。"厥逆为病者，其足暴冷，乃足少阴之本气厥逆而为病，若身体温则取足少阴肾经之经穴复溜以泻之，若身体清冷则取足阳明胃经之经穴解溪而补之。今名"《灵枢》厥逆足暴冷摩方"。

3.《灵枢》厥逆腹胀满摩方

《灵枢·癫狂》云："厥逆腹胀满，肠鸣，胸满不得息，取之下胸二胁，咳而动手者，与背腧以手按之立快者是也。"厥阴之气，上乘于太阴、阳明将成为癫疾。腹胀满，肠鸣乃厥逆之气，乘于足太阴脾经、足阳明胃经也。胸满不得息，乃厥逆之气乘于手太阴肺也。胸下二胁，乃手太阴经中府、云门穴。若患者咳嗽而穴应医生手者，当取其背俞肺俞。今对诸穴施以按摩术，名"《灵枢》厥逆腹胀满摩方"。

4.《灵枢》厥逆不得溲摩方

《灵枢·癫狂》云："内闭不得溲，刺足少阴、太阳，与骶上以长针。"此乃厥逆之气，逆于下而不上乘之候也。逆气在下，故内闭不得小便，当取足少阴、太阳之经穴及骶上。即取足少阴肾经之经穴复溜、足太阳膀胱经之经穴昆仑。其骶上乃督脉之长强，宜用重力以摩之。今名"《灵枢》厥逆不得溲摩方"。

5.《灵枢》气逆摩方

《灵枢·癫狂》云："气逆则取其太阴、阳明、厥阴，甚取少阴、阳明动者之经也。"此当视为厥逆通用之方。即有气逆者，取足太阴、足阳明、足厥阴三经之经穴商丘、解溪、中封。若病甚则取足少阴肾经之经穴复溜、足阳明胃经之经穴解溪。今名"《灵枢》气逆摩方"。

6.《灵枢》少气欲为虚逆摩方

《灵枢·癫狂》云："少气，身漯漯也，言吸吸也，骨酸体重，懈惰不能动，补足少阴。"张志聪注云："此足少阴之气少而欲为虚逆也。""漯漯"，寒栗貌。"吸吸"，引申之候。盖因心主言，肺主声，借肾间动气而后发。肾气虚，故言语之气不相接续。肾为生气之原而主骨，肾气虚，故"骨酸体重，懈惰不能动"，当补足少阴经之经穴复溜。今施以按摩术，名"《灵枢》少气欲虚逆摩方"。

7.《灵枢》短气欲虚逆摩方

《灵枢·癫狂》云："短气，息短不属，动作气索，补足少阴。"少气者，气不足于下。短气者，气不足于上，故息短而不能连续；若有动作，则其更消索。当补足少阴肾经之经穴复溜，今名"《灵枢》短气欲虚逆摩方。"

8. 《灵枢》厥病诸证摩方

《灵枢·杂病》云："厥，夹脊而痛至顶，头沉沉然，目晾晾然，腰脊强，取足太阳腘中血络。厥，胸满面肿，唇漯漯然，暴言难，甚则不能言，取足阳明。厥，气走喉而不能言，手足清，大便不利，取足少阴。厥，而腹向向然，多寒气，腹中榖榖，便溲难，取足太阴。""目晾晾然"，目不明也。"唇漯漯然"，为涎出涶下之意。"腹向向然"，乃气善走布之谓。"腹中榖榖"，乃水湿之声，大小便甚难之谓。此段经文乃言治厥病诸证之法也。足太阳膀胱有邪，致气机逆乱，而见诸候。盖因委中乃足太阳经之合穴，具承接、激发足太阳经气之用，又为足太阳膀胱经之下合穴。《灵枢·邪气脏腑病形》有"合治内腑"之大法，故"厥，夹脊而痛至顶，头沉沉然，目晾晾然"，有取委中之治。若厥逆为病，见胸满面肿，其唇漯漯然如有涎出唾下之意，猝暴难言，可取足阳明经之经穴解溪，俾血气充、血运畅则气顺畅。若厥气走喉不能言，手足逆冷，大便不利，可取足少阴经之经穴复溜。若厥逆为病，而气善走布，且多寒气，腹中榖榖然而有声，大小便甚难者，可取足太阴脾经之经穴商丘以治之。故对诸穴施以按摩之法，而厥病诸候得解，今名"《灵枢》厥病诸证摩方"。

9. 《灵枢》厥病解结摩方

《灵枢·刺节真邪》云："治厥者，必先熨调和其经，掌与腋、肘与脚、项与脊以调之，火气已通，血脉乃行，然后视其病，脉淖泽者刺而平之，坚紧者破而散之，气下乃止。"此段经文表述了治厥病者，必先以火熨通其各经之脉气，凡掌与腋，肘与脚，项与脊，无不熨之，俾经脉中之血气行于上下，无处不到。此即《史记·扁鹊仓公列传》中，扁鹊治虢太子"尸厥"，"使子豹为五分之熨"之法也。"淖泽者"，脉行太过之貌。今以按摩术代替针灸术，名"《灵枢》厥病解结摩方"。故马莳谓："此详言针论之义，而有解结之法也。"

10. 《灵枢》气逆膻中摩方

《灵枢·杂病》云："气逆上，刺膺中陷者与下胸动脉。"马莳注云："此言刺气逆之法也。"盖在中谓之胸，胸旁谓之膺。气逆于上而不下行，故有膻中穴之治。今以按摩术代替针灸术，名"《灵枢》气逆膻中摩方"。

11. 《灵枢》热厥摩方、《灵枢》寒厥摩方

《灵枢·寒热病》云："热厥取足太阴、少阳，皆留之；寒厥取足阳明、少阴于足，皆留之。"此言治寒热二厥之法也。《素问·厥论》云："阴气衰于下，则为热厥。"又云："精气竭则不营其四肢……肾气有衰，阳气独胜，故手足为之热也。"故《灵枢·寒热病》有"热厥取足太阴、少阳，皆留之"之治，可取足太阴经之荥穴大都、足少阳经之荥穴侠溪，今名"《灵枢》热厥摩方"。《素问·厥论》云："阳气衰于下，则为

寒厥。"又云："阳气衰，不能渗营其经络，阳气日损，阴气独在，故手足为之寒也。"
故《灵枢·寒热病》有"寒厥，取足阳明、少阴于足"之治，可取足阳明之经穴解
溪、足少阴之经穴复溜，今名"《灵枢》寒厥摩方"。厥逆取足经之穴而刺之，皆因阳
气生于下也。

12.《灵枢》止热厥摩方、《灵枢》止寒厥摩方

《灵枢·终始》云："刺热厥者，留针反为寒；刺寒厥者，留针反为热。刺热厥者，
二阴一阳，刺寒厥者，二阳一阴。所谓二阴者，二刺阴也；一阳者，一刺阳也。"张志
聪注云："此论寒热之阴阳厥逆也。"马莳注云："此言刺厥病之有法也。"继而表述了
刺热厥者，留针俟针下寒，乃去针；治寒厥者，留针俟针下热，乃去其针。治热厥者，
补阴经二次，泻阳经一次。盖阴盛则阳退，热当自去。故可取足太阴之经穴商丘、足
少阳之经穴阳辅。治寒厥者，补阳经二次，泻阴经一次。盖阳盛则阴退，寒当自去也。
故可取足阳明之经穴解溪、足少阴之经穴复溜。今以按摩术代针刺术，前者名"《灵
枢》止热厥摩方"，后者名"《灵枢》止寒厥摩方"。

二十六、转筋方

转筋，病证名，乃筋肉挛缩旋绕、不可屈伸之候。转筋一词，最早见于《内经》，
如《灵枢·经筋》记云："足少阳之筋……其病小指次指支转筋，引膝外转筋，膝不可
屈伸。"此乃足少阳经筋病之候，多因气血亏虚、营卫失和、血不养筋所致。

阳经转筋摩方、阴经转筋摩方

《灵枢·四时气》云："转筋于阳治其阳，转筋于阴治其阴，皆卒刺之。"马莳注
云："此言刺转筋者，当分阴阳而卒刺之也。"大凡手足之外廉属阳经所循之部，若转
筋于四肢外侧，其治当取阳经之腧穴，临证多取各经的经穴及阳陵泉、足三里，名
"阳经转筋摩方"。手足之内廉属阴经所循行之处，若转筋于四肢内侧，其治当取阴经
之腧穴，临证多取各经的经穴及阴陵泉、委中，名"阴经转筋摩方"。《灵枢·本输》
云："转筋者，立而取之，可令遂已。"意谓转筋当立而取各穴，可令病之遂已。盖因
转筋者，病在筋，立者，应天地之上下四旁也，四时之气，得以往来流行而无阻滞，
故伸舒其四体，则筋脉血气畅达，故谓"令遂已"也。

二十七、奇邪为病方

奇邪，其一，指四时不正之邪。如《灵枢·根结》云："奇邪离经，不可胜数。"
《灵枢·官能》云："上视天光，下司八正，以辟奇邪。"其二，指留于大络之邪。如
《素问·三部九候论》云："其病者在奇邪，奇邪之脉则缪刺之。"《素问·气穴论》

云："以溢奇邪，以通荣卫。"其三，即内生五邪。如《素问·至真要大论》所云："夫百病之生也，皆生于风寒暑湿燥火，以之化之变。"复云："帝曰：愿闻病机何如？岐伯曰：诸风掉眩，皆属于肝。诸寒收引，皆属于肾。诸气膹郁，皆属于肺。诸湿肿满，皆属于脾。诸热瞀瘛，皆属于火。诸痛痒疮，皆属于心。诸厥固泄，皆属于下。诸痿喘呕，皆属于上。诸禁鼓栗，如丧神守，皆属于火。诸痉项强，皆属于湿。诸逆冲上，皆属于火。诸胀腹大，皆属于热。诸躁狂越，皆属于火。诸暴强直，皆属于风。诸病有声，鼓之如鼓，皆属于热。诸病胕肿，疼酸惊骇，皆属于火。诸转反戾，水液浑浊，皆属于热。诸病水液，澄澈清冷，皆属于寒。诸呕吐酸，暴注下迫，皆属于热。""之化之变"王冰注云："静而顺者为化，动而变者为变，故曰之化之变也。"今释之，脏腑经络病变，当为《灵枢·经脉》诸篇之"是动则病"，即本经受外邪扰动而生的病证；及"是主""所生病"，即本经脏腑自身所主，有内生五邪而发之疾病。所以不论是四时不正之邪，或内生之邪，其治均可宗《素问·至真要大论》之法："谨守病机，各司其属，有者求之，无者求之，盛者责之，虚者责之。必先五胜，疏其血气，令其调达，而致和平。此之谓也。"

宗于此，《灵枢·口问》有"奇邪为病"之治："凡此十二邪者，皆奇邪之走空窍者也……黄帝曰：治之奈何？岐伯曰：肾主为欠，取足少阴；肺主为哕，取手太阴、足少阴；唏者，阴盛阳绝，故补足太阳、泻足少阴；振寒者，补诸阳；噫者，补足太阴、阳明；嚏者，补足太阳、眉本；亸，因其所在，补分肉间；泣出，补天柱经侠颈，侠颈者，头中分也；太息，补手少阴、心主、足少阳留之；涎下，补足少阴；耳鸣，补客主人、手大指爪甲上与肉交者；自啮舌，视主病者，则补之；目眩头倾，补足外踝下留之；痿厥心悗，刺足大指间上二寸留之，一曰足外踝下留之。"其对十二邪之证治，分述如下：

1. 欠证方

欠，病证名，又称呵欠、欠伸、呼欠，乃自觉困乏而伸腰呼气，常发生于过度疲劳时。《灵枢·九针》云："肾主欠。"故此病多为气虚阳衰、肾气不充之候。

人之欠者摩方

《灵枢·口问》云："黄帝曰：人之欠者，何气使然？岐伯答曰：卫气昼日行于阳，夜半则行于阴。阴者主夜，夜者主卧；阳者主上，阴者主下。故阴气积于下，阳气未尽，阳引而上，阴引而下，阴阳相引，故数欠。阳气尽，阴气盛，则目瞑；阴气尽而阳气盛，则寤矣。泻足少阴，补足太阳。"此段经文表述了人欠、寐与寤的原因，及治疗之法也。人之所以欠者，正以卫气昼日行于阳经，夜半行于阴经，阴经专主于夜而行之。夜时必卧，惟卫气属阳，主于上行；营气属阴，主于下行，兹以阴气积于下，阳气于夜半之时，亦在下而未得尽上，故阳气乘夜半之后，乃相引于上，阴气则相引而下，阴阳相引，故数数为欠。至于人之所以有瘛寐，盖因夜半之时，万民皆卧，命曰合阴，其时卫气已尽，营气方盛，故尔目瞑而寐。至夜半之后，阴气已尽，阳气方盛，故此时当醒而瘛。彼不寐而为欠者，《灵枢·寒热病》云："阳气盛则瞋目，阴气盛则瞑目。"跷脉有濡养眼目之功，司目之开阖。故阳跷病则不寐，阴跷病为不瘛。照海乃足少阴与阴跷交会穴，足少阴肾经有邪，故不能寐，则取照海穴；申脉乃足太阳经与阳跷交会穴，故阳跷虚则欠，宜取申脉穴。今名"人之欠者摩方"。

2. 哕证方

哕，病证名，呃逆之古称，出自《灵枢·杂病》："哕，以草刺鼻，嚏而已。"故《证治准绳》有"呃逆即《内经》所谓哕也"之记。

人之哕者摩方

《灵枢·口问》云："黄帝曰：人之哕者，何气使然？岐伯曰：谷入于胃，胃气上注于肺。今有故寒气与新谷气，俱还入于胃，新故相乱，真邪相攻，气并相逆，复出于胃，故为哕。补手太阴，泻足少阴。"此段经文表述了人之所以为哕而又有治之之法也。盖因人之谷气入于胃，胃得谷气而化之，遂成精微之气，以上注于肺，而行之五脏六腑。今有寒气犯胃，而又有谷气之新者以入于胃，真气与邪气相攻，彼此之气并而相逆，所以复出于胃而为哕也。肺者，手太阴也；肾者，足少阴也。其本在肾，其末在肺，故补手太阴肺以助天之阳气，泻足少阴以下肺之寒气，故有"补手太阴，泻少阴"之治。多以补手太阴肺经之原、输穴太渊，泻足少阴之肾经之经穴复溜，今对诸穴施以按摩术，名"人之哕者摩方"。

3. 唏证方

唏，病证名，哀痛不泣曰唏，证出《灵枢·口问》。

人之唏者摩方

《灵枢·口问》云："黄帝曰：人之唏者，何气使然？岐伯曰：此阴气盛而阳气虚，阴气疾而阳气徐，阴气盛而阳气绝，故为唏。补足太阳，泻足少阴。"此段经文表述了人之所以唏及其治方。盖因人之所以唏者，以阴气盛且疾，阳气虚且徐且绝，故为唏证。治之之法，宜补阳而泻阴，当于足太阳膀胱经阳跷脉气所出者补之，足少阴肾经阴跷脉气所出者泻之。即补足太阳膀胱经与阳跷脉之交会穴申脉，或仆参、跗阳；泻足少阴肾经与阴跷脉之交会穴照海，或交信。今对诸穴施以按摩术，名"人之唏者摩方"。

4. 振寒方

振寒，病证名，又名寒栗，系指发冷而战栗的一种病证。证出《黄帝内经》，如《素问·至真要大论》："岁厥阴在泉……民病洒洒振寒。"故《证治准绳》有"振寒，谓寒而颤振也"之论。

人之振寒者摩方

《灵枢·口问》云："黄帝曰：人之振寒者，何气使然？岐伯曰：寒气客于皮肤，阴气盛，阳气虚，故为振寒寒栗。补诸阳。"此段经文表述了人之所以振寒及其刺法。盖因振寒者，身寒而振动也。以寒气客于皮肤，其阴气盛，阳气虚，故阴盛则为寒，且寒而战栗。当补诸阳经以温之，则阳盛而阴衰矣。寒气乃太阳寒水之气，故当补诸阳。张志聪注云："诸阳者，谓三阳也。"即足太阳膀胱经也。"补诸阳"，可补足太阳经之荥穴足通谷，或输穴束骨，今施以按摩术，名"人之振寒者摩方"；或根据《灵枢·邪气脏腑病形》中"荥、输治外经，合治内腑"之旨，加补该经之下合穴委中以治之。

5. 噫证方

噫，病证名，即噫气、嗳气，指胃中浊气上逆，经食道排出的证候。《证治准绳》云："噫气，《内经》所谓噫，即今所谓嗳气也。"

人之噫者摩方

《灵枢·口问》云："黄帝曰：人之噫者，何气使然？岐伯曰：寒气客于胃，厥逆从下上散，复出于胃，故为噫。补足太阴、阳明。"此段经文表述了人之所以噫之病因及其治法。土位中央，而出于上下。盖因寒气客于胃中，厥逆之气上行，其气之散也，复出于胃，故为噫。脾胃互为表里，居中焦，寒气客于中焦脾胃，故当补足太阴脾经、足阳明胃经以温之。可补足太阴脾经之荥穴大都、足阳明胃经之荥穴内庭。今对诸穴施以按摩术，名"人之噫者摩方"。又因寒气客于胃者，即太阳寒水之气，故又有取足太阳经之攒竹（眉本，即攒竹）。该穴有激发、输布太阳脉气之功，故可解太阳寒水之邪。

6. 嚏证方

嚏，病证名，即喷嚏。证出《内经》，如《素问·至真要大论》云："少阴司天，客胜则鼽嚏。""鼽嚏"，即打喷嚏也。

人之嚏者摩方

《灵枢·口问》云："黄帝曰：人之嚏者，何气使然？岐伯曰：阳气和利，满于心，出于鼻，故为嚏。补足太阳荥、眉本。"此条经文表述了人之所以作嚏之由及其治法。盖因心与小肠相表里，平和顺利，满溢于心，故上升鼻而为嚏。太阳之气生于膀胱，膀胱乃津液之府，阳气和利上满于心则阳气盛，故当补足太阳膀胱经之荥穴足通谷。"眉本""眉上"即攒竹穴。加取足太阳之攒竹，以激发、敷布太阳经之阳气。故二穴相伍，相须为用而愈嚏证，今对诸穴施以按摩术，名"人之嚏者摩方"。

7. 軃证方

軃，病证名，系指肢体筋脉弛缓无力之候。《类经·疾病类》注云："軃，释曰：下垂貌。"其名首见于《黄帝内经》，如《灵枢·口问》云："胃不实，则诸脉虚，诸脉虚则筋脉懈惰，筋脉懈惰，则行阴用力，气不能复，故为軃。"

人之軃者摩方

《灵枢·口问》云："黄帝曰：人之軃者，何气使然？岐伯曰：胃不实则诸脉虚，诸脉虚则筋脉懈惰，筋脉懈惰则行阴用力，气不能复，故为軃。因其所在，补分肉间。"此段经文表述了人之所以患軃之因及其治法。軃者，垂首斜倾懈惰之态。筋脉皆本于水谷滋养，故胃不实则诸脉虚，诸脉虚则筋脉懈惰。盖经脉者，所以濡筋骨而利关节者也。盖因阳明主润宗筋，阳明虚则宗筋纵，是以筋脉懈惰，则阳明之气行于宗筋，而用力于阴器。行阴用力，则阳明气不能复养于筋脉，故为軃。因其所在行阴，故补分肉间，以取阳明之气外出。故其治当补足阳明经之经穴解溪、下合穴足三里。二穴相须为用，共成和脾胃、补气血之功，则筋脉得强，宗筋得复，故軃证得解。今对二穴施以按摩术，方名"人之軃者摩方"。

8. 泣涕方

泣涕，病证名，指眼泪和鼻涕齐出之候。语出《黄帝内经》，如《灵枢·口问》："故悲哀悉忧则心动……液道开，故泣涕出焉。"

人之泣涕摩方

《灵枢·口问》云："黄帝曰：人之哀而泣涕出者，何气使然？岐伯曰：心者，五脏六腑之主也。目者，宗脉之所聚也，上液之道也。口鼻者，气之门户也。故悲哀愁忧则心动，心动则五脏六腑皆摇，摇则宗脉感，宗脉感则液道开，液道开故泣涕出焉。液者，所以灌精濡空窍者也，故上液之道开则泣，泣不止则液竭，液竭则精不灌，精不灌则目无所见矣，故命曰夺精。补天柱，经夹颈。"此条经文表述了人患泣涕之因及其刺法。盖因人泣出于目，本于心，涕形于口鼻，正以心为五脏六腑之主，目为宗脉之所聚，又为液气上升之道路，口鼻为气之门户。故凡悲哀愁忧者，则心主动而五脏六腑随之以摇，摇则宗脉动而液道开，泣涕之所以出也。且此液者，所以灌精濡空窍者也，故上液之道一开，则泣不止液竭，精不灌而目盲，其名曰夺精。故补足太阳膀胱经之天柱穴，此经乃夹于后之颈项者，具通达足太阳经脉气，以资津液上灌、濡耳目口鼻空窍，故为泣涕之治穴。今施以按摩术，名"人之泣涕摩方"。

9. 太息方

太息，病证名，即叹气。语出《黄帝内经》，如《灵枢·口问》云："忧思则心系急，心系急则气道约，约则不利，故太息以伸之。"

人之太息摩方

《灵枢·口问》云："黄帝曰：人之太息者，何气使然？岐伯曰：忧思则心系急，心系急则气道约，约则不利，故太息以伸出之。补手少阴、心主、足少阳，留之也。"此段经文表述了人之患太息之由及其治法。人之心皆有系，唯忧思则心系紧急，而气道敛约，约则出气不利，故太息以伸出之。《灵枢·九针十二原》云："所溜为荥。"当补手少阴心经、手厥阴心包经络，及足少阳胆经之荥穴以补之。详而论之，盖因肾为生气之源，且少阳属肾，乃肾中所生之初阳，上通于心主心包。故可补手少阴心之荥穴少府、手厥阴心包经之荥穴劳宫，益心血而缓急通脉；足少阳经之荥穴侠溪，以调达枢机，则开阖有司、气道畅通而愈病，故对诸穴施以按摩术，今名"人之太息摩方"。

10. 涎下方

涎者，五液之一，脾之液，又称口津。《素问·宣明五气》云："脾为涎。"脾胃正常，则津足，口中和，不燥不渴，食而知味。脾胃虚寒则冷涎上涌，口淡泛恶；胃火炽盛则涎少口燥；脾胃湿热或内有虫积，或中风，或癫痫病发，亦每致口角流涎。

人之涎下摩方

《灵枢·口问》云："黄帝曰：人之涎下者，何气使然？岐伯曰：饮食者，皆入于胃，胃中有热则虫动，虫动则胃缓，胃缓则廉泉开，故涎下。补足少阴。"此段经文表述了涎下之成因及其治法。盖因足少阴元阳之气，上与阳明相合，而主化水谷者也。此乃肾阳充，则火旺土健也。虫者，阴类也。阴类动，则肾气不交于阳明而胃气缓矣。气不上交，则水邪反从任脉而上出于廉泉，故涎下。当补足少阴以助下焦之生气上升，而水邪自下矣。《灵枢·九针十二原》云："所行为经。"故今多取足少阴经之经穴复溜以畅达肾经之脉气，取肾经之原穴太溪，乃"五脏六腑之有疾者，皆取其原"之谓也。故对二穴行按摩术，名曰"人之涎下摩方"。

11. 耳鸣方

耳鸣，病证名，系自觉耳中鸣响的一种证候。首见于《黄帝内经》，如《素问·五常政大论》云："厥阴司天……风行太虚，云物摇动，目转耳鸣。"

人之耳鸣摩方

《灵枢·口问》云："黄帝曰：人之耳中鸣者，何气使然？岐伯曰：耳者，宗脉之所聚也。故胃中空则宗脉虚，虚则下溜，脉有所竭者，故耳鸣。补客主人、手大指爪甲上与肉交者也。"此段经文表述了耳鸣之成因及其治法。盖因经脉之血气，生于胃而始于肾也。肺朝百脉，宗脉者，百脉所宗，肺所主也。耳者，宗脉之所聚也。百脉之血气皆由水谷之所生也。故胃中空则宗脉虚，虚则脉气下溜矣。脉中之血气有所竭不能荣耳窍，故耳鸣也。当补客主人，与手太阴之少商。客主人乃足少阳之脉，即上关穴，乃足少阳与足阳明经之交会穴。补之以引下溜之脉气上行，以其舒筋通络、聪耳开窍之功而愈耳鸣。少商乃手太阴肺经之井穴，有激发肺经血气运行之功，俾"肺朝百脉"之功有司。两穴相伍，今名"人之耳鸣摩方"。

12. 啮舌、啮颊、啮唇方

啮舌、啮颊、啮唇，病证名，即不自觉啮咬舌头、颊部、口唇的病证。

啮舌摩方、啮颊摩方、啮唇摩方

《灵枢·口问》云："黄帝曰：人之自啮舌者，何气使然？岐伯曰：此厥逆走上，脉气辈至也。少阴气至则啮舌，少阳气至则啮颊，阳明气至则啮唇矣。视主病者，则补之。"此段经文表述了啮舌、啮颊、啮唇等证之成因及其治法。盖因人之啮舌者，皆气逆走上所致也。故手少阴心经厥逆之气至则啮舌，以舌为心之苗也。手少阳三焦经厥逆之气至则啮颊，以颊为三焦经之脉路也。手阳明大肠经厥逆之气至则啮唇，以唇为大肠经之脉路也。各视主病之经以补之耳，对手少阴心经之经穴灵道、原穴神门，施以按摩术，名"啮舌摩方"；对手少阳三焦经之经穴支沟、原穴阳池，施以按摩术，名"啮颊摩方"；对手阳明大肠经之经穴阳溪、原穴合谷，施以按摩术，名"啮唇摩方"。

二十八、五乱为病方

五乱，又称"五邪"，或谓"五邪所乱"，即病邪侵入，导致营卫逆行、气机紊乱之候。致气乱于心，或乱于肺，或乱于肠胃，或乱于臂胫，或乱于头，故《灵枢》有"五乱"立篇。如《灵枢·五乱》云："黄帝曰：经脉十二者，别为五行，分为四时，何失而乱？何得而治？岐伯曰：五行有序，四时有分，相顺则治，相逆则乱。黄帝曰：何谓相顺？岐伯曰：经脉十二者，以应十二月。十二月者，分为四时，四时者，春秋冬夏，其气各异，营卫相随，阴阳已和，清浊不相干，如是则顺之而治。黄帝曰：何谓逆而乱？岐伯曰：清气在阴，浊气在阳，营气顺脉，卫气逆行，清浊相干，乱于胸中，是谓大悗。故气乱于心，则烦心密嘿，俯首静伏。乱于肺，则俯仰喘喝，接手以呼。乱于肠胃，则为霍乱。乱于臂胫，则为四厥。乱于头，则为厥逆，头重眩仆。"此段经文表述了人有五乱，而诸证又各有其候。大凡脉与四时相合，是谓顺，惟清气宜升，当在于阳，反在于阴；浊气宜降，当在于阴，而反在于阳。营气阴性，精专固顺，以行行于经隧之中；卫气阳性，慓悍滑利，宜行于分肉之间。今昼不行于阳经，夜不行于阴经，其气逆行，乃清浊相干，乱在胸中，是之谓大闷也。悗，烦闷之谓。盖因营卫失和，清浊相干，宗气不得宣发，郁滞胸中，故见胸部烦闷。故气乱于心，或乱于肺，或乱于肠胃，或乱于臂胫，或乱于头，各有其证候。对五乱之治，通过黄帝与岐伯问对可知："黄帝曰：五乱者，刺之有道乎？岐伯曰：有道以来，有道以去，审知其道，是谓身宝。黄帝曰：善。愿闻其道。岐伯曰：气在于心者，取之手少阴、心主之俞。气在于肺者，取之手太阴荥、足少阴俞。气在于肠胃者，取之足太阴、阳明，不下者，取之三里。气在于头者，取之天柱、大杼；不知，取足太阳荥俞。气在于臂足，取之先去血脉，后取其阳明、少阳之荥俞。"道者，脉路也。邪之来也，必有其道，则邪之去也，亦必有其道，审知其道而善去之。《灵枢·邪气脏腑病形》云："荥俞治外经，合治内腑。"故气乱于心者，当取之手少阴心经之输穴神门。手心主，即厥阴心包络经之输穴大陵。气乱于肺者，取手太阴肺经之荥穴鱼际、足少阴肾经之输穴太溪。气乱于肠胃者，取之足太阴脾经之输穴太白、足阳明胃经之输穴陷谷；如刺之而邪气不下，当取足阳明胃经之合穴足三里。若气乱于头者，取之足太阳膀胱经之天柱，又取本经之大杼；如取之而病尚不知，又当取本经之荥穴足通谷、输穴束骨。若气乱于臂足者，当先去其臂足之血脉，然后在臂则取手阳明大肠经之荥穴二间、输穴三间，手少阳三焦经之荥穴液门、输穴中渚；在足则取足阳明胃经之荥穴内庭、输穴陷谷，足少阳胆经之荥穴侠溪、输穴足临泣。此五乱之治也。

1. 气乱于心摩方

"气乱于心，则烦心密嘿，俯首静伏"。盖因宗气积于胸中，上贯心脉，同营气行于脉中，以应呼吸，因营卫失和，清浊相干，宗气郁滞胸中，而成"大悗"。"密嘿"系指喜隐匿沉默之状，即欲闭户独居的表现。因气机逆乱，乱于心脉，故见心烦、密嘿、低头静伏之状。其治，该篇有"气在于心者，取之手少阴、心主之俞"之记，即取手少阴心经之输穴神门、手心主厥阴心包经之输穴大陵，以通二经之血气运行，俾营卫调和，宗气无郁滞之候而愈病。今施以按摩术，名"气乱于心摩方"，可用于郁证、自闭症患者。

2. 气乱于肺摩方

"乱于肺，则俯仰喘喝，接手以呼"，意谓胸位上焦，乃心肺所居之处，若气乱在胸，必及心肺，故有"乱于肺"之候，症见心烦口渴、坐立不安、挥手呼叫。其治，该篇有"气在肺者，取之手太阴肺荥、足少阴俞"之记，即取手太阴肺经之荥穴鱼际、足少阴肾经之输穴太溪。肾属水，肺属金，二穴相须为用，乃"金水相滋"之伍，有激发二经脉气运行之功而愈病。今施以按摩术，名"气乱于肺摩方"。

3. 气乱于肠胃摩方

"乱于肠胃，则为霍乱"。盖因谷入于胃，其精微者，先出于胃，以成营卫之气，而溉五脏六腑。今因气机逆乱，中焦无以主化，故见上吐下泻之霍乱之候。其治，该篇有"气在于肠胃者，取之足太阴、阳明，不下者，取之三里。"故而有取足太阴脾经之输穴太白、足阳明胃经之输穴陷谷，按摩之，名"气乱于肠胃摩方"。若邪气不下，则加取足阳明胃经之下合穴足三里，此即"合治内腑"之谓也。

4. 气乱于臂胫摩方

"乱于臂胫，则为四厥"。此乃"气乱于胸中"，宗气失于宣发，营卫失和，阳气不能通达四末，而发四厥。"四厥"，又名四逆，四肢厥逆之谓。盖因阳明经乃多气多血之经，且胃乃气血生化之源，故有取阳明经腧穴之治；且少阳为枢，枢转少阳，有调达气机之功，此乃四逆证治取少阳经之理。故该篇有"气在于臂足，取之先去血脉，后取其阳明、少阳之荥俞"之治。大凡气乱于臂胫者，先取其井穴，行捏拿之术使之泛红，而后上肢逆冷者，可取手阳明大肠经之荥穴二间、输穴三间，手少阳三焦经之荥穴液门、输穴中渚；在足者可取足阳明胃经之荥穴内庭、输穴陷谷，足少阳胆经之荥穴侠溪、输穴临泣。今行按摩之术，名"气乱于臂胫摩方"。

5. 气乱于头摩方

"乱于头则为厥逆，头重眩仆"。盖因经脉凝滞，气机逆乱，脑海失荣，故见"头重眩仆"之候。其治，该篇有"气在于头者，取之天柱、大杼。不知，取足太阳荥俞。"盖因足太阳为巨阳，其经脉起于目内眦，向上到达额部，左右交会于头顶部；其一支脉行于颈项部过天柱穴，下行交于督脉与手、足三阳经交会之大杼穴处。故气乱于头者，取足太阳膀胱经天柱、大杼，有通达诸阳经之功、输布津液之用；不愈，可加取足太阳经之荥穴足通谷、输穴束骨。今施以按摩术，名"气乱于头摩方"。

二十九、五节为病方

真气者，乃受于天与谷气并充于身。受于天者，乃先天所生之精气。谷气者，即水谷所生之营卫宗气、津液。真气游行肢节、皮肤、经脉之间，皆应调之和平，导其通利。节之交三百六十五会，神气游行出入之处。若邪犯人体肢节经脉，真气游行受阻，而有振埃、发蒙、彻衣、关节不利，神志迷惑之候。对此，《黄帝内经》尚有五节之刺，故《灵枢》以"刺节真邪"名之。对其治疗大法，《灵枢·刺节真邪》记云："黄帝问于岐伯曰：余闻刺有五节奈何？岐伯曰：固有五节：一曰振埃，二曰发蒙，三曰去爪，四曰彻衣，五曰解惑。黄帝曰：夫子言五节，余未知其意。岐伯曰：振埃者，刺外经，去阳病也。发蒙者，刺腑腧，去腑病也。去爪者，刺关节肢络也。彻衣者，尽刺诸阳之奇腧也。解惑者，尽知调阴阳，补泻有余不足，相倾移也。"其具体治法分述如下。

1. 振埃摩方

振埃，针刺五节针法之一，指针刺外经，去阳病的方法。《灵枢·刺节真邪》云："黄帝曰：刺节言振埃，夫子乃言刺外经，去阳病，余不知其所谓也，愿卒闻之。岐伯曰：振埃者，阳气大逆，上满于胸中，愤瞋肩息，大气逆上，喘喝坐伏，病恶埃烟，餉不得息。请言振埃，尚疾于振埃。黄帝曰：善。取之何如？岐伯曰：取之天容。黄帝曰：其咳上气，穷讪胸痛者，取之奈何？岐伯曰：取之廉泉。黄帝曰：取之有数乎？岐伯曰：取天容者，无过一里，取廉泉者，血变而止。"此乃阳气逆于内，而不能得以充于形身之由也。盖因阳气者，阳明水谷所生之气；天气者，宗气也。阳气大逆，故"愤瞋肩息，大气逆上，喘喝坐伏"。《素问·六元正纪论》曰："阳明所至为埃烟。"病恶埃烟，喘不得息。振发阳气，疾如振发其尘埃也。天容，手太阳小肠之经穴，按摩之以通阳气之逆。讪者，语塞也。"其咳上气，穷讪胸痛者"，所受于天之气，上逆不得，合并而充身。《灵枢·根结》云："少阴根于涌泉，结于廉泉。"盖因任脉发源于肾，故其结于肾之廉泉，故取任脉之廉泉，以通肾脏之逆气。一里者，如人行一里，其气已通，言其速也。血变者，通其血络也。故而有天容、廉泉之治。"疾"，速也。以其"疾于振埃"之功，今以摩法代针法，名"振埃摩方"。

2. 发蒙摩方

发蒙，针刺五节针法之一，指刺腑腧，去腑病的刺法。《灵枢·刺节真邪》云："黄帝曰：刺节言发蒙，余不得其意。夫发蒙者，耳无所闻，目无所见，夫子乃言刺腑腧，去腑病……刺此者，必于日中，刺其听宫，中其眸子，声闻于耳，此其腧也。"此乃详言发蒙之适应证及其具体的治法。盖因发蒙者，其人耳无所闻、目无所见，而经言"刺腑腧，去腑病"。如耳目无所闻见者，即于日中刺其手太阳小肠经之听宫穴。今以摩法代替针法，名"发蒙摩方"。其气与眸子相通，故谓"中其眸子"。若声则与耳自相闻矣。心为阳中之太阳，故必于日中治之。

3. 去爪掐方

去爪，刺五节针法之一，指《灵枢·刺节真邪》中用治关节络脉病的刺法。该篇记云："黄帝曰：刺节言去爪，夫子乃言刺关节肢络，愿卒闻之。岐伯曰：腰脊者，身之大关节也。肢胫者，人之管以趋翔也。茎垂者，身中之机，阴精之候，津液之道也。故饮食不节，喜怒不时，津液内溢，乃下留于睾，血道不通，日大不休，俯仰不便，趋翔不能，此病荣然有水，不上不下。铍石所取，形不可匿，常不得蔽，故命曰去爪。"此段经文详细表述了去爪之刺的内容。大凡去爪之法，多以刺关节肢络为法。正以腰脊为身之大关节，肢胫为人之管，茎垂为身中之机、阴精之候、津液之道也，故饮食喜怒不调，津液内溢，乃下留于睾，血道不通，其状日渐肿大，俯仰甚有不便。

此病源于有水，凝蓄不行，所以不上不下也。若用铍石之针以取之，则形虽大而不可复匿，日常不得隐蔽其水矣。铍石，乃铍针、砭石之简称。铍针，九针之一，见于《灵枢·九针十二原》，针长四寸，广二分半，末似剑锋，用以刺脓。今用掐法代替针法，取之关节，名"去爪掐方"。

4. 彻衣摩方

彻衣，系指脱去衣物，针刺五节法之一。因津液不能外濡皮毛，以致阳热盛而不可近席，不能上济于心，以致内热盛如怀炭火之候，刺之热去，其速如彻衣，故以"彻衣"冠名。《灵枢·刺节真邪》记云："黄帝曰：刺节言彻衣，夫子乃言尽刺诸阳之奇腧，未有常处也，愿卒闻之。岐伯曰：是阳气有余而阴气不足，阴气不足则内热，阳气有余则外热，两热相抟，热如怀炭，外畏绵帛，不可近身，又不可近席，腠理闭塞，则汗不出，舌焦唇槁，腊干嗌燥。饮食不让美恶。黄帝曰：善。取之奈何？岐伯曰：取之于其天府、大杼三痏，又刺中膂以去其热，补足手太阴以去其汗，热去汗稀，疾于彻衣。"此段经文表述了彻衣之证候及其治法。盖因阳气者，火热之气，阴气者，水阴之气也，故曰"尽刺诸阳之奇腧"。奇腧者，六腑之别络也。津液生于胃腑水谷之精，大肠主津，小肠主液；胆者，中精之腑；膀胱者，州都之官，津液藏焉，是六腑之津液，从大络而外濡于皮肤分肉者也。心为阳中之太阳，太阳膀胱为水腑，水火上下相济者也。水液不上滋于心，以致心火盛而热如怀炭，舌焦唇槁，腊干嗌燥；心不和，故饮食不知味也。或之于其者，谓水谷之津液，皆藏于膀胱，水液随太阳之气，运行于肤表，故不必尽刺诸阳之腧穴，取之于天府、大杼三痏。"三痏"作三次解。天府乃肺气聚集之地，具宣发肺气之功，故清肃有权，而外热可祛，内热可清；大杼乃足太阳膀胱经之穴，乃手足太阳经之交会穴，具较强的解表清热功效；中膂俞居人体中部，为太阳经脉气夹脊转枢于背部体表的穴位。故三穴相伍，主以中膂俞调太阳经气，伍大杼清热解表、天府宣通肺气，乃为治疗发热无汗之良方，故谓"疾于彻衣"。今以按摩术代替针刺术，名"彻衣摩方"。手太阴肺经乃金水之生源，而外主皮毛，足太阴主脾，而外主肌肉，脾主为胃行其津液者也，故谓"当补足手太阴以去其汗"，热去汗稀，疾于彻衣之祛热也。

5. 解惑摩方

解惑，原意为解除迷惑，而在《灵枢·刺节真邪》中列为刺五节法之一。乃为阴阳不调致神志迷惑证所设之刺法。就其证治，《灵枢·刺节真邪》记云："黄帝曰：刺节言解惑，夫子乃言尽知调阴阳，补泻有余不足，相倾移也，惑何以解之？岐伯曰：大风在身，血脉偏虚，虚者不足，实者有余。轻重不得，倾侧宛伏，不知东西，不知南北，乍上乍下，乍反乍复，颠倒无常，甚于迷惑。黄帝曰：善。取之奈何？岐伯曰：

泻其有余，补其不足，阴阳平复。用针若此，疾于解惑。"盖因火为阳，水火者，阴阳之征兆。火之精为神，水之精为志，大风在身，则血脉偏虚，虚者不足，实者有余。血脉偏虚，故见轻重倾侧；阴阳不调，则神志迷惑，是以不知东西，不知南北，而反复颠倒也。故其治当泻其有余，补其不足，阴阳平复，疾于解惑。夫血者，神气也，心脏所主，而发源于肾，是以风伤血脉，则阴阳不调，而神志昏而甚于迷惑也。《素问·灵兰秘典论》云："心者，君主之官也，神明出焉……肾者，作强之官，伎巧出焉。"《灵枢·大惑论》云："心者，神之舍也。"《灵枢·本神》云："所以任物者谓之心……肾藏精，精舍志。"故取心经之输穴、原穴神门，肾经之输穴、原穴太溪，补之乃交通心肾之伍。此即"五脏六腑之有疾者，皆取其原也"。大杼乃手足太阳经之交会穴，具祛风达邪之功，故行按摩术，乃"泻其有余"之治。三穴相须为用，今名"解惑摩方"。

三十、五邪为病方

五邪之内含众多，或为病机名，或为脉证名。《灵枢·五邪》中有专论邪气侵入五脏之证治，而在《灵枢·刺节真邪》中所表述的"五邪"乃病因名，系指痈邪、大邪、小邪、寒邪、热邪五种病邪，而在《金匮要略·脏腑经络先后病脉证》中有五邪中人的脉证及治法。对此《灵枢·刺节真邪》云："黄帝曰：余闻刺有五邪，何谓五邪？岐伯曰：病有持痈者，有容大者，有狭小者，有热者，有寒者，是谓五邪。黄帝曰：刺五邪奈何？岐伯曰：凡刺五邪之方，不过五章，瘅热消灭，肿聚散亡，寒痹益温，小者益阳，大者必去，请道其方。"马莳注云："五章，五事也。"此言真气通会于皮肤肌腠之间，而有壅滞大小寒热之病，并有五邪之刺。具体治法分述如下。

1. 痈邪摩方

"五邪"之中，气滞于皮肤肌腠之间则为肿聚。痈者，壅也，盖因气滞而肿，非痈脓。其证治《灵枢·刺节真邪》记云："凡刺痈邪，无迎陇，易俗移性不得脓，诡道更行去其乡，不安处所乃散亡。诸阴阳过痈者，取之其输泻之。"此即《内经》"荥输治外经"之谓也。此段经文表述了，凡诸阴阳经之有病生痈者，取其本经之输穴以泻之，如肺痈取手太阴输穴太渊、大肠痈取手阳明输穴三间之类。今以按摩术代替针刺术，名"痈邪摩方"。

2. 大邪摩方

大邪，即"五邪"中之"容大者"，指邪气盛大的病证。《灵枢·刺节真邪》云："凡刺大邪日以小，泄夺其有余乃益虚。剽其通，针其邪，肌肉亲视之，毋有反其真，刺诸阳分肉间。"此段经文表述了凡刺邪之大者，日渐使之小焉可也。彼大者成于有余，当泄夺之，则邪益虚。遂剽窃其通流之所，针其大邪之移，故其所取之穴，当刺诸阳经之分肉间。今以按摩术代替针刺术，名"大邪摩方"。大凡十二经之输穴、原穴、络穴、郄穴，均在四肢筋骨分肉间。如手阳明经之原穴合谷，有化气通脉、调气活血、扶正达邪之功；足少阴脾经之输穴太白，有调气血、通经络之效，均可疏通血气之壅滞而愈病。

3. 小邪摩方

小邪，亦属《灵枢·刺节真邪》所谓"五邪"之一，乃与"大邪"相对而言。其治该篇记云："凡刺小邪日以大，补其不足乃无害，视其所在迎之界，远近尽至不得外，侵而行之乃自费，刺分肉间。"此段经文表述了凡刺邪之小者，虑其日以益大，故必补其不足，则真气当复而无害。又视其分部所在，以迎其气来之界而夺之。此乃先补不足之经，而后泻其有余之经，是以远近之真气尽至，其邪不得外侵而行之，乃自废而无留也。所谓小者益阳之义如此。然刺之之法，当取其有邪之分肉之间，今以按摩术代替针刺术，名"小邪摩方"。如邪滞于太阳经，而致肢节烦疼，可先补与足太阳经相表里之足少阴肾经之经穴复溜，泻膀胱经之合穴委中。

4. 热邪摩方

热邪，属《灵枢·刺节真邪》中"五邪"之一，即阳气盛留于肌腠之间，而为热者之疾。其证治，该篇有"凡刺热邪越而苍，出游不归乃无病，为开道乎辟门户，使邪得出病乃已。"大凡其热盛则神思外越，而意气苍茫，若出游不归，乃欲无病，当开辟之以通其门户，使热邪得出，所谓泻其有余也，则病自已。今行按摩术，名"热邪摩方"。临证多查其何经为病，则取其荥穴或输穴，以泻其热，此乃《难经》"荥主身热，俞主体重节痛"之谓。而手足三阳经有热，尚可取其下合穴以摩之，即《内经》"荥输治外经，合治内腑"之谓。

5. 寒邪摩方

寒邪，属《灵枢·刺节真邪》"五邪"之一。其治，乃寒痹宜温之法也，该篇有"凡刺寒邪日以温，徐往徐来致其神，门户已闭，气不分，虚实得调，其气存也"之记。大凡刺寒邪者，日以除其寒，徐往徐来以致其神气，即闭起门户，使气不分，而寒热之虚实得调，其真气乃存矣。今行按摩之术，名"寒邪摩方"。上节"热邪摩方"，论开辟门户以祛邪，此论"寒邪摩方"乃门户已闭乃存正。寒性收引，必有痛证，故所取之穴，多以诸经之输穴、经穴、原穴以补之，即温补之法也。

三十一、卫气失常方

"卫气失常"，乃《灵枢》第五十九篇篇名，主要论述了卫气运行失常，留滞在胸

第三章 ❖ 按摩处方

159

腹中，所引起的各种病变及其治法。其篇首记云："黄帝曰：卫气之留于腹中，蓄积不行，苑蕴不得常所，使人支胁，胃中满，喘呼逆息者，何以去之？伯高曰：其气积于胸中者，上取之；积于腹中者，下取之；上下皆满者，旁取之。黄帝曰：取之奈何？伯高对曰：积于上，泻人迎、天突、喉中；积于下者，泻三里与气街；上下皆满者，上下取之，与季胁之下一寸。重者鸡足取之。诊视其脉大而弦急，及绝不至者，及腹皮急甚者，不可刺也。"

1. 卫气积胸摩方

《灵枢·卫气失常》云："其气积于胸中者，上取之。"盖因卫气乃水谷之悍气，因其气过于慓悍滑利，不能入于脉，故或循皮肤之中，或在分肉之间，或重于肓膜，或散于胸腹。散于胸腹者，蓄积不行，则病胀满发为喘呼逆息之候。其治，伯高谓：凡卫气积于胸中，当取之于上，如取足阳明胃经之大迎穴，以其具和营卫、调气血，俾胃经之脉气畅达；天突乃任脉与阴维脉之交会穴；喉中，即廉泉穴，乃任脉与阴维脉之交会穴，又为足少阴肾经之结穴，尚为足少阴肾经、足太阴脾经之标穴，具激发肾气、调节五脏六腑功能之用。诸穴相须为用，俾气外达而出于皮肤。故伯高有"积于上泻大迎、天突、喉中"之治，今行按摩之术，名"卫气积胸摩方"。因其主治"喘呼逆息"，故又名"《灵枢》大迎定喘方"。

2. 卫气积腹摩方

《灵枢·卫气失常》云："气……积于腹中者下取之。"意谓气积于腹中，使人"支胁胃中满"，故当取之于下。故伯高有"积于下者，泻三里、气街"之治。盖因足三里乃胃经之合穴，又为该经之下合穴，宗"合治内腑"之法，故有健脾胃、调气血、通经络之功；气街，又名气冲，为足阳明脉气所发之处。气者，经气；冲者，要冲，为气血之要冲，故名。二者相须为用，行按摩术，则胃气、经气畅达，而"支胁胃中满"证可解，今名"卫气积腹摩方"。

3. 气积胸腹摩方

《灵枢·卫气失常》云："气积于胸中者，上取之；积于腹中者，下取之；上下皆满者旁取之。"盖因积于中者，伯高有"上下皆满者，上下取之，与季胁下一寸"之治。"季胁下之一寸"，即足厥阴肝经之章门。章门又为脾经之募穴、八会穴之脏会，为治气积胸腹之要穴。其治，实为章门合"上取之"大迎、天突、廉泉，"下取之"足三里、气冲。今行按摩之术，名"气积胸腹摩方"。

三十二、衄血方

广义衄血，系指人体皮肤、五官出血，如牙齿、皮肤、舌等。狭义衄血指鼻出血，也称鼻衄，简称"衄"。衃，又称"衃血"，指败恶凝聚之死血，色赤黑，常以鼻衄论治。

《灵枢》衄血摩方

《灵枢·杂病》云："衄而不止，衃血流，取足太阳；衃血，取手太阳。不已，刺宛骨下；不已，刺腘中出血。"其治，张志聪注云："阳络伤则衄血，手足太阳之脉，交络于鼻上；足太阳主水，故衃血流；手太阳主火，故衃血而不流。此邪薄于皮毛之气分而迫于络脉也，故取手足太阳以行气；不已，刺手之经脉于腕骨下；不已，刺足之经脉于腘中。"盖因肾与膀胱相表里，属水，故曰"足太阳主水"；心与小肠相表里，属火，故曰"手太阳主火"。即"衄而不止，衃血流"，宗《内经》"荥输治外经，合治内服"之法，可取足太阳经腧穴。如足太阳膀胱经之荥穴通谷，乃太阳经脉气由上引下，由下返上之处，故为治鼻衄之要穴；若止衃血不成流，当取手太阳小肠经之井穴少泽，或荥穴前谷，施以捏拿之术，均以其通达血气之功，而去死血。不愈，加取手少阴心经位于腕骨下之络穴通里，正以其心与小肠相表里之谓。仍不止，补取足太阳膀胱经之下合穴委中，此即《灵枢·邪气脏腑病形》"合治内腑"之谓，今名此法为"《灵枢》衄血摩方"。

三十三、下血方

下血，病证名，又名便血，系指血从肛门而出。按其出血部位不同，有远血、近血之分。其病首见于《内经》，如《素问·大奇论》云："心肝澼亦下血，二脏同病者可治。"其治《灵枢·厥病》有病注下血者当刺之方。

《灵枢》下血摩方

《灵枢·厥病》云："病注下血，取曲泉。"盖因气为阳，血为阴，上为阳，下为阴，且足厥阴肝经主藏血。此证乃厥阴之气，厥于经，气从上而下，肝不能藏血则"病注下血"。曲泉为足厥阴肝经之合穴，具养血濡肝之功，故可疗"病注下血"之候。今施以按摩术，名"《灵枢》下血摩方。"

三十四、疝气方

疝气，病证名，又名疝气、横玄、膀胱小肠气、贼风入腹、小肠气、膀胱气、奔豚气、蟠肠气。《说文》云："疝，腹痛也。"现就《内经》中关于疝气的记述及治法分述之。

1. 疝气急脉治节方

《素问·长刺节论》云："病在少腹，腹痛不得大小便，病名曰疝，得之寒。刺少腹两股间，刺腰髁骨间，刺而多之，尽炅病已。"此段经文表述了病在少腹，腹痛且大小便不通，病名为疝，是受寒所致。盖因厥阴之脉，环阴器，抵少腹。冲脉与少阴络皆起于肾下，出于气街，循股阴。"腰髁骨间"，指髋关节处的穴位，即足厥阴肝经之急脉穴，具养肝荣冲之功，为疝气、阴茎中痛、少腹痛、股内侧痛之治穴，刺时需避开动脉，直刺0.5~0.8寸。"炅"，热也。据"刺而多之，尽炅病已"句可知，"多"，乃"灸"之误，即"针而灸之"之意。《灵枢》有"刺有五节""刺有十二节"之论，此乃《素问》补充刺节之论，故名"长刺节论"。今按摩"腰髁骨间"之急脉并加灸法以治疝，故名"疝气急脉治节方"。

2. 疝气脐下营摩方

《素问·骨空论》云："督脉者……此生病，从少腹上冲心而痛，不得前后，为冲疝……治在骨上，甚者在脐下营。"盖因督脉"其络循阴器"，尚有"至少阴与巨阳中络者"，即"从腰，下夹脊，贯臀属肾"。故督脉发生病变，会有气从少腹上冲心而痛，大小便不通之冲疝病证。轻者取横骨上曲骨穴，重者则刺脐下之阴交穴。足少阴之经，夹脐左右各五分行之，阳明之经夹脐左右各二寸以行之；且"冲脉者"，起于气冲，并少阴之经。该篇尚云："冲脉者，起于气街，并少阴之经，夹脐上行，至胸中而散。"且气冲乃足阳明脉气所发，冲脉自气冲起，在足少阴、足阳明两经之间，夹脐上行，故有气冲之刺，以降冲脉之气上逆之候。"脐下营"，系指小腹部任脉之阴交穴。阴交为任脉与足少阴经与冲脉的交会穴，具温补下元、调和冲任、温经通脉之功。故三穴相须为用，按摩之，乃疗疝之良方，今名"疝气脐下营摩方"。

3. 心疝摩方

心疝，病证名，因心脉受寒所致。其脉证，《素问·脉要精微论》有"诊得心脉而急"，"病名心疝，少腹当有形也"之记；《素问·大奇论》有"心脉搏滑急为心疝"之述；《灵枢·邪气脏腑病形》，有"心脉""微滑为心疝引脐，小腹鸣"之记。而其治《灵枢·热病》有"心疝暴痛，取足太阴、厥阴，尽刺去其血络"之法。盖因心疝者，病在下而及于上；且"心疝引脐"，"少腹当有形也"。足太阴脉从腹"上膈""注心中"，"是主脾所生病者"，"心下急痛"，心脉受寒，故有"心疝暴痛"之候，故可取足太阴脾经输穴太白或经穴商丘，以激发脾胃之气，俾血气畅通而达缓急止痛之功。"郄"有空隙义，临床常用来治疗急症，故可刺足太阴脾经之郄穴地机。足厥阴之脉，络阴器，抵少腹，上贯膈，"是动则病""丈夫㿗疝"。故可取足厥阴肝经之荥穴行间，或经穴、原穴太冲，以达疏肝理气、调冲降逆、柔肝养筋之功。此外，尚可取足太阴脾经之井穴隐白、足厥阴肝经之井穴大敦，行按摩之术，以达"尽刺去其血络"之效，名"心疝摩方"。

三十五、五官病方

五官，中医术语，多指鼻、眼、口唇、舌、耳五个器官。而五官又分别配属于五脏，为五脏的外候。故五官出现异常，均与相应的脏腑功能异常有关。

1. 暴喑气硬摩方

《灵枢·寒热病》云："暴喑气硬，取扶突与舌本出血。""喑"，"音不出之谓"。"硬"强硬。"暴喑气硬"乃音不出、喉部与舌肌强硬的病证。盖因肺主声，心主言，手阳明大肠经与手太阴肺经互为表里，阳明邪盛，循经蕴热于肺系，故见"暴喑气硬"之候。扶突乃手阳明大肠经位于喉结旁之腧穴，具通达阳明经脉气之功，为因热病而致喉疾之要穴；舌本，即督脉之风府。《针灸甲乙经》以其"疾言其肉立起，言休其肉立下"，故名。其穴为督脉与阳维脉之交会穴，故有通阳气、敷布津液之功。故按摩其穴使其泛红，俾热邪外泄，而解喉部之蕴热。故二穴相须为用，今名"暴喑气硬摩方。"

2. 暴聋气蒙摩方

《灵枢·寒热病》云："暴聋气蒙，耳目不明，取天牖。""暴聋"，突然发生耳聋之候。"气蒙"乃气机不畅，枢窍不利而致视物不清。盖因手少阳经脉"系目""至目锐眦"，"是动则病耳聋，浑浑焞焞"，若邪犯少阳，枢机不利，则见诸候。天牖乃手少阳三焦经之腧穴，具通利三焦、调达枢机、清利耳目之功。大凡手少阳三焦经病变，取天牖一穴，则诸头窍俱通，故有天牖摩法之施，今名"暴聋气蒙摩方"。

3. 暴挛痫眩摩方

《灵枢·寒热病》云："暴挛痫眩，足不任身，取天柱。""挛"拘挛也。"痫"癫痫之谓。目花为眩，头旋为晕。"眩"即眩晕也。盖因足太阳之脉，起于目内眦之睛明穴，故邪犯太阳，经气闭阻，精微不能上濡目养脑、下强腰脊、旁健四肢，故见"暴挛痫眩，足不任身"。天柱乃足太阳经之腧穴，上出于头面，下络于下肢，故具通天贯地、敷布阳气、扶正达邪之效，而愈上述之疾，今按摩之，名"暴挛痫眩摩方"。

4. 暴瘅血溢摩方

《灵枢·寒热病》云："暴瘅内逆，肝肺相搏，血溢鼻口，取天府。""瘅"，张志聪注云："瘅，清瘅，暴瘅，暴渴也。"盖因肝脉"贯膈"，"上注肺"，若外邪犯肺，手太阴肺经之脉气逆。因肝肺经相连，气逆于中，则血亦留聚而上逆，故有"血溢鼻口"之候。肺乃水之上源，邪搏于肺，则肺津不生而发"暴瘅"。盖因天府乃肺气聚集之地，具宣发肺气、生津止渴之功，故有取肺经天府之施。今行按摩术，名"暴瘅血溢摩方"。

5. 厥病耳聋无闻摩方、厥病耳鸣摩方、厥病耳聋少阳摩方、厥病耳鸣厥阴摩方

《灵枢·厥病》云:"耳聋无闻,取耳中。耳鸣,取耳前动脉。耳痛不可刺者,耳中有脓,若有干耵聍,耳无闻也。耳聋,取手小指次指爪甲上与肉交者,先取手,后取足。耳鸣,取手中指爪甲上,左取右,右取左,先取手,后取足。"此乃耳病诸证之法。

"耳聋无闻"者,取耳中听宫穴刺之,该穴乃手太阳小肠经之脉"入耳中"(听宫)之处,又为手太阳小肠经与手少阳三焦经、足少阳胆经的交会穴,且为通头窍之要穴。故手太阳经之脉气厥逆,血气闭滞,致"耳聋无闻",有听宫之治。今行按摩术,名"耳聋无闻摩方"。

"耳鸣,取耳前动脉"。"耳前动脉",即耳门穴。盖因手少阳三焦经之脉"走耳前",而耳门乃手少阳三焦经之腧穴,具调达枢机、通利三焦、敷布津液之功,《素问》云其可"候耳目之气",故为耳鸣之治穴。今行按摩术,名"厥病耳鸣摩方"。

"耳痛不可刺者,耳中有脓,若有干耵聍,耳无闻也",此乃耳中有脓而痛也。若脓积而干为耵聍,则耳无闻,须取出此耵聍而痛可止。

"耳聋取手小指次指爪甲上与肉交者。先取手,后取足",即手少阳三焦经之井穴关冲。此即先取手穴,后取足少阳胆经之井穴窍阴穴,均以启动手足少阳经血气运行之功,而成调达枢、通利三焦之治。今对其施以按摩术,名"厥病耳聋少阳摩方"。

"耳鸣取手中指爪甲上,左取右,右取左,先取手,后取足",意谓耳鸣者,当取手厥阴心包经之井穴中冲,行缪刺法,左耳鸣取右,右耳鸣取左,先取手经,后取足厥肝阴经之井穴大敦。今变缪刺法为缪摩术,名"厥病耳鸣厥阴摩方"。

6. 热病喉痹摩方

《灵枢·热病》云:"喉痹舌卷,口中干,烦心,心痛,臂内廉痛不可及头,取手小指次指爪甲下,去端如韭叶。"此段经文表述了刺喉痹之法也。"喉痹",多由邪热内结,气血瘀滞咽喉而成,症见咽喉肿痛、吞咽阻塞不利。《素问·阴阳别论》云:"一阴一阳结谓之喉痹。"《灵枢·经脉》云:"手厥阴心包络之脉。起于胸中,下膈,历络三焦……是主脉所生病者,烦心,心痛。"故邪犯心包而及三焦者,相火上炎,则"喉痹舌卷",取手少阳三焦经之井穴关冲,行掐揉之术,以泻相火,则诸症自平,今名"热病喉痹摩方"。

7. 热病目中赤痛摩方

《灵枢·热病》云:"目中赤痛,从内眦始,取之阴跷。"此段经文表述了治疗目中赤痛之法。"从内眦始",乃足太阳膀胱经之睛明穴。膀胱与肾互为表里,且肾经之照海穴,为八脉交会穴之一,通于阴跷脉,故有照海穴清阳热之治。今对其行指针按摩

之术，名"热病目中赤痛摩方"。

8. 舌纵涎下烦悗摩方

《灵枢·寒热病》云："舌纵涎下，烦悗，取足少阴。"此段经文表述了舌纵涎下烦闷之治法。"肾足少阴之脉"，"从肾上贯肝膈，入肺中，循咽喉，夹舌本"。且少阴之上，君火主之；肾属水脏，肾气不能上资于心火，而致"舌纵涎下烦悗"，当取足少阴之穴以补之。宗《灵枢》"荥输治外经"、《难经》"荥主身热"之理，可对足少阴肾经之荥穴然谷，原穴、输穴太溪施以按摩术，以其滋肾阴、退虚热、利三焦、补命火之功而愈病，今名"舌纵涎下烦悗摩方"。

9. 嗌干口热摩方

《灵枢·杂病》云："嗌干，口中热如胶，取足少阴。"此段经文表述了嗌干热证之治法。此乃少阴之气厥于下，而不能上交于心，则火热甚而见"嗌干，口热如胶"之候。其治可补足少阴之原穴太溪、经穴复溜，乃水旺火衰之法也。今对其施以按摩术，名"嗌干口热摩方"。

10. 喉痹不能言摩方、喉痹能言摩方

《灵枢·杂病》云："喉痹不能言，取足阳明；能言，取手阳明。"此段经文表述了喉痹不能言及能言证之刺法。张志聪注云："喉痹者，邪闭于喉而肿痛也。"足阳明之脉循喉咙夹喉结之旁，邪闭则不能言，故有"取足阳明"之治；手阳明之脉在喉旁之次，故喉痹能言者"取手阳明"。宗《内经》"五脏六腑之有疾者，皆取其原"，及"合治内腑"之理"取足阳明"，可取该经原穴冲阳、下合穴足三里；喉痹能言者"取手阳明"，可取该经之原穴合谷、下合穴上巨虚。上穴均施以按摩术，前者名"喉痹不能言摩方"，后者名"喉痹能言摩方"。

11. 齿痛不恶清饮摩方、齿痛恶清饮摩方

《灵枢·杂病》云："齿痛，不恶清饮，取足阳明；恶清饮，取手阳明。"此段经文表述了齿痛者，当审恶冷饮与不恶冷饮而分经治之。盖因足阳明胃经主悍热之气，不恶寒饮；手阳明大肠经主清秋之气，而恶寒饮，故有分治之法。前者多取足阳明胃经之原穴冲阳、经穴解溪，施以按摩之术，名"齿痛不恶清饮摩方"；后者取手阳明大肠经之原穴合谷、经穴阳溪，名"齿痛恶清饮摩方"。

12. 聋而不痛摩方、聋而肿痛摩方

《灵枢·杂病》云："聋而不痛者，取足少阳；聋而痛者，取手阳明。"此段经文表述了耳聋者，当审其痛与不痛，而分经治之。盖因手足少阳之脉，皆络于耳之前后，入耳中，故邪闭络脉而致耳聋者"取足少阳"，多取其荥穴侠溪、下合穴阳陵泉，及耳前足少阳经之听会，调达枢机以开耳窍，施以按摩术，名"聋而不痛摩方"。该段经文张志聪认为"手阳明当作手少阳",手少阳三焦经相火上炎,故聋而作痛,今多取其荥穴液门、下合穴委阳,及耳前手少阳经之耳门,以疏通三焦气机、清解邪热而愈病,施以按摩术,名"聋而肿痛摩方。"

13. 颇痛摩方、颔痛摩方

《灵枢·杂病》云:"颇痛,刺手阳明与颇之盛脉出血。"此段经文表述了颇痛之刺法。"颇",指腮部,乃手足阳明经循行之处。若邪郁阳明经,则有颇痛。马莳注云:"手阳明当是商阳穴,颇之盛脉,是胃经颊车穴。"今施以按摩之术,名"颇痛摩方"。该篇尚有"颇痛,刺足阳明曲周动脉见血,立已;不已,按人迎于经,立已。"此条经文表述了治颔痛之法,即取足阳明经颊车,若不已,则加取该经之人迎穴,其痛必已。今施以摩法,名"颔痛摩方"。

14. 项痛不可俯仰摩方、项痛不可以顾摩方

《灵枢·杂病》云:"项痛不可俯仰,刺足太阳;不可以顾,刺手太阳也。"此段经文表述了项痛者,当审其为"不可俯仰"或"不可以顾"而分治之。手足太阳之脉,皆循项而上,故经脉中血气闭阻皆能致项痛。足太阳经夹脊,抵腰中,故病不可以俯仰,对其施以按摩术,名"项痛不可俯仰摩方"。手太阳经绕肩胛,不可以顾,故对其施以按摩术,名"项痛不可以顾摩方"。前者可取足太阳经之经穴昆仑、下合穴委中;后者可取手太阳经之经穴阳谷、下合穴下巨虚。

三十六、痉证方

痉证,病证名,首见于《内经》,是以项背强急为主要表现的病证。其病因为外淫或内生五邪,导致经脉凝滞,络脉不通所致,如《素问·至真要大论》有"诸痉项强,皆属于湿""诸暴强直,皆属于风";《灵枢·经筋》云:"经筋之病,寒则反折筋急。"若邪结于十二经筋而致之项背强急,其治,可参阅"十二经筋摩方"。

风痉身反折摩方

《灵枢·热病》云:"风痉身反折,先取足太阳及腘中,及血络出血,中有寒,取三里。"此段经文表述了风痉之治法。盖因足太阳经脉"下项","侠脊","入腘中",风入于中,则筋脉强急而身反折,故"先取足太阳及腘中,及血络出血"。"腘中",即委中穴,乃膀胱经之下合穴,今对其施以捏拿之法,以泄血络之热邪。尚可取足太阳经经穴昆仑,二穴相须为用,可敷布、激发太阳经气,以成扶正祛邪、解痉制挛之效。盖因气血乃阳明水谷所化生,足三里乃足阳明经之合穴及下合穴,具健脾胃、补气血、通经络之功,故又有"中有寒,取三里"之治,今名"风痉身反折摩方"。

第四章　辨证论治

　　在掌握中医理论的基础上，明确推拿治病的原理及施术要点，并掌握推拿的手法，熟知腧穴的功效及常用处方（简称摩方），然后才能根据疾病的病因病机，选用不同的按摩推拿手法及适合病程的处方辨证施治。为了方便读者习用，本章关于疾病证候的分类，多采用中医学教材通用的分类方法，而重点内容则是摩方的临床应用。

　　今就按摩推拿疗法在常见病、多发病中的临床应用，做一介绍。非尽览临床之应用，主要是向读者提供一条临床辨证施治及立法用方的思路，即"方从法立，以法统方"。诚如《医宗金鉴·凡例》所云："方者不定之法，法者不定之方也。古人之方，即古人之法寓焉。立一方必有一方之精意存于其中，不求其精意而徒执其方，是执方而昧法也。"故本章的内容，多为笔者比综古法验于临证之心得。其他疾病的防治，可根据"经穴处方"的内容，辨证施术，并当牢记清·熊英雄"贵临机之通变，毋执一之成模"之训。

第一节　内科疾病

一、感冒

　　感冒，多因触冒风邪，而致邪郁肌腠，卫表失和，肺失清肃，而见头痛、身痛、恶寒发热、鼻塞流涕、咳嗽、咽痛、心烦倦怠、小便短赤等症。盖因风善行而数变，故《素问·风论》有"风者百病之长也，至其变化，乃为他病也"之论，故当及时治疗，以防传变；且因风性轻扬，易犯上焦，故《素问·太阴阳明论》谓："伤于风者，上先受之。"肺处胸中，位于上焦，主呼吸，气道为出入升降之通路，喉为其系，开窍

第四章 ✦ 辨证论治

于鼻，外合皮毛，职司卫外。故外邪从口鼻、皮毛入侵，肺卫首当其冲，而见诸候。病之轻者，称伤风感冒；若在一个时期内广泛流行，且症状相似者，称为时行感冒。因四时六气不同，故临床证候有风寒、风热及暑湿兼夹的不同。

1. 风寒感冒

临床症状：恶寒重，发热轻，无汗，头项强痛，肢节酸痛，鼻塞声重，时流清涕，喉痒，咳嗽，痰稀薄色白，口不渴，舌苔薄白而润，脉浮或浮紧。

证候分析：《灵枢·骨空论》云："风从外入，令人振寒。"大凡风寒之邪外袭，首犯肌表，卫阳被郁，故见恶寒发热、无汗；卫表失和，清阳不展，络脉不通，则见头项强痛、肢节酸痛；风寒上受，肺失宣发肃降，则见鼻塞流涕、咽痒、咳嗽；寒为阴邪，故口不渴，舌苔、脉象亦为表寒之征象。

治法：疏风散寒，和卫开腠。

处方：头部四大摩方：开天门、推坎宫、运太阳、揉运耳后高骨。按摩风府、合谷、头维、通天、迎香、肺俞。拿风池、肩井，拧大椎。气街摩方。收功法：自颈项始，对督脉、膀胱经背部两侧四条循行路线施以滚法，而对膀胱经施术至下肢部，最后对拿昆仑、太溪。

方解

（1）头部四大摩方

①开天门：天门位于眼区八廓，对应八卦之乾卦处，即两眉中间至前发际处，成一直线，推之名"开天门。"因其位于督脉循行线上，而督脉为阳脉之海，故开天门有通达卫阳、疏风通络之功。若从攒竹推向前发际，名推攒竹，亦名开天门。

②推坎宫：攒竹为足太阳经穴，为足太阳脉气所发之处，推之具宣发太阳经气之功，故有疏风解表、开窍醒神、解痉止痛之效。《针灸甲乙经》谓攒竹主治"头风痛""眉头痛""颈椎不可左右顾"之候。坎宫，即位于自眉头向眉梢成一横线，实乃自攒竹经鱼腰至丝竹空一线；自督脉之印堂经足少阳经之阳白至太阳穴，亦名推坎宫。盖因目之八廓自目之内眦上方为乾位，瞳神上方为坎位，眉尾丝竹空位于兑位，故自乾经坎至兑位推之，名推坎宫。乾位西北，络通大肠之腑，脏属肺；坎位正北，络通膀胱，脏属肾；艮位东北，络通上焦之腑，脏属命门。故推坎宫具宣发宗气，通达腑气，促进气化，调和营卫，调补气血，激发经气运行之功；且眉头攒竹为足太阳膀胱经之穴，有激发、运行该经血气之功；眉尾丝竹空为手少阳三焦经之标穴，具通调三焦气机、清利头目之功；鱼腰或阳白，为经外奇穴，因其位于坎宫位，故有益肾元、司气化、通津液之功。故推坎宫，具疏风解表、清利头目之功。

③运太阳：太阳穴位于眉梢与目外眦之间向后约 1 寸凹陷处，乃经外奇穴，穴居

八廓之震位。《银海指南》有八廓解："八廓为转运之使，应按于内，廓有恢廓之意……廓其输将精液之通路，犹之经涂九轨，以通往来也……震为正东。络通胆之腑，脏属于肝，肝与胆为表里，主运清纯，不受污浊，故曰清净廓。"且东方之风，风属肝，故揉运太阳，外可疏风解表、清解头目之挛痛，内可平肝息风，治肝阳上亢之头痛目眩。故运太阳为治头痛、目疾常用之穴。

④揉运耳后高骨：耳后高骨即足少阳经之完骨穴。该穴又为足太阳经、足少阳经之交会穴，具枢转气机、通达太阳经脉气之功，而有疏风解表、舒筋通络之效。故头部四大摩方为风寒感冒之常用方，亦为内风头痛、眩晕之用方。

（2）按摩风府

即施以风病头痛摩方、风府颈项痛摩方。风府，为督脉经穴，又为督脉与阳维脉之交会穴。督脉为阳脉之海，阳维脉维络诸阳之经，故风府具通达阳气之功，有祛除风邪之效。《素问·骨空论》云："风从外入，令人振寒、汗出、头痛、身重、恶寒，治在风府，调其阴阳。"盖因头为诸阳之会，太阳主一身之表，经脉上行颠顶，循项背，故其头痛连及项背；风寒束于肌表，卫阳被遏，不得宣达，故恶风畏寒；邪犯肌表，营卫失和，肌腠失濡，故身重。故《内经》有"治在风府"之论。于是按摩风府，或施以一指禅推法，名"《素问》风病头痛摩方"。《灵枢·岁露论》云："邪客于风府，病循膂而下，卫气一日一夜，常大会于风府。"《素问·骨空论》云："大风，颈项痛，刺风府。"盖因邪之中人，首先侵犯脊背之督脉及足太阳经。此乃取督脉之风府治风邪之理。今按摩风府或施以一指禅推法，又名"《内经》风府颈项痛摩方。"

（3）按摩合谷、头维、迎香、通天

合谷为手阳明经之原穴，与三焦关系甚密，有化气通脉、调气活血、扶正达邪之功；又为人体四总穴之一。《四总穴歌》有"面口合谷收"之治。具清热利咽、明目、通窍、舒筋通络、解痉止痛之功。

头维乃足阳明胃经脉气所发之处，又为足阳明、足少阳、阳维之会。《内经》称该穴为阳明经之结穴，有激发阳明、少阳经血气达于头部之效。故《针灸聚英》谓头维"主头痛如破，目痛如脱"之候。

《会元针灸学》云："迎香者，迎者，迎遇；香者，芳香之味。香气进鼻无知觉，刺之而知。又因足阳明宗气所合，开窍于口，脾味香，故名迎香。"《针灸甲乙经》云："迎香一名冲阳，在禾髎上鼻下孔旁，手足阳明之会……鼻鼽不利，窒洞气塞……鼻衄有疮，迎香主之。"迎香具通调阳明经气，俾肺经无郁热之弊。《通玄指要赋》有"鼻窒无闻，迎香可引"之语；《玉龙经》有"不闻香臭从何治，须向迎香穴内攻"之记。故迎香为感冒鼻塞或鼻渊之要穴。

通天乃足太阳经气通达于颠顶百会穴处，又治鼻疾，鼻司呼吸，亦通于天，故名。《针灸甲乙经》云："头项重痛……鼻窒衄衄，喘息不得通，通天主之。"故通天有通达太阳经气之功，为通鼻窍、治鼻疾之要穴，尤对急慢性鼻炎、副鼻窦炎有效，今名"《甲乙》通天鼻渊方"。若通天伍以合谷、迎香，施以按摩术，名"通天宣肺利窍方"，可宣肺通窍而愈疾。

（4）拿风池、肩井，点按、拧捏大椎

《伤寒论》云："太阳之为病，脉浮，头项强痛而恶寒。"此乃"太阳病"之提纲，为寒邪伤表而立。又云："太阳病，初服桂枝汤，反烦不解者，先刺风池、风府。"由此可见，风池、风府为治风寒感冒之要穴。

风池为足少阳经与阳维脉之交会穴。《针灸甲乙经》云："颈痛项不得顾，目眩……鼻衄衄，目内眦赤痛，气厥，耳目不明，咽喉伛偻引项筋挛不收，风池主之。"今名"《甲乙》风池摩方"，具调达气机、和解少阳、解痉息风、解热止痛之功。对该穴施以按、拿或一指禅之术，为治感冒、头项强痛、鼻渊之要穴。

肩井为手足少阳经与阳维脉之交会穴，具调达枢机、舒筋通络、维系诸阳脉之功。《通玄指要赋》有"肩井除两胛难任"之治；《标幽赋》有"肩井曲池，甄权刺臂痛而复射"之验。故肩井为治风寒湿邪凝结于颈部、肩臂致痛之治穴。该穴位于肩上，具贯下通上、透理枢机之功，名"拿肩井摩方"，为伤风感冒，及头项、颈、肩部疾病"收功"之摩方。

大椎乃督脉经穴，又为手、足三阳经的交会穴，故称诸阳之会，以其疏风通络之功，为治感冒、咳嗽、项背强痛、眩晕之要穴。《素问·骨空论》云："灸寒热之法，先灸项大椎。"对该穴施以捏拿或一指禅推法，名"《素问》大椎摩方"。《伤寒论》云："太阳与少阳并病，头项强痛，时如结胸，心下痞硬者，当刺大椎第一间、肺俞、肝俞，慎不可发汗。"又云："太阳、少阳并病，心下硬，颈项强而眩者，当刺大椎、肺俞、肝俞，慎勿下之。"此乃太阳与少阳并病之治法，今对大椎、肺俞、肝俞施以按摩术，名"《伤寒》颈强眩冒摩方"。

（5）气街摩方

《灵枢·动输》云："四街者，气之径路也。"气街是指经气聚集通行的共同道路。其作用是在十二经气血运行于四肢末端及头部时，因猝逢大寒或邪风侵袭，使经气沿着气街这一通道，复还至经脉而不失其终而复始的循环。对此，《灵枢·卫气》云："胸气有街，腹气有街，头气有街，胫气有街。"

因十二经脉气血，"皆上于面而走空窍"，故《灵枢·卫气》有"气在头者，止之于脑"的记载。"止于脑"，当穴在百会。《灵枢·海论》云："脑为髓之海，其输上在

170

于其盖，下在风府。"百会为手足三阳经与督脉交会于头颠之穴，故有百会、三阳五会之名。按摩百会，具荣督益髓、疏风通络、清热开窍之功。若百会伍风府，施以按摩术，名"头街摩方"，为治风邪外袭而致头项强痛之效方。

十二经脉脏腑之气集聚于胸腹、背脊等处，故《灵枢·卫气》又云："气在胸者，止之膺与背腧。""膺俞"乃中府之别名，为肺之募穴，又为手、足太阴经的交会穴。穴当中焦脾胃之气汇聚于肺经之处，而有益气宣肺、止咳定喘、健脾和胃之功。"背腧"乃背部之膈俞，为血之会穴，内应胸膈，具清营凉血、宽胸利膈、止咳定喘之功。故对二穴施以按摩术，名"胸街摩方"，俾胸气之街通畅，而愈外感风寒、肺失宣降之咳嗽、咽痒。

《灵枢·卫气》曰："气在腹者，止之背腧与冲脉于脐左右之动脉者。"张景岳注云："腹之背腧，谓自十一椎膈膜以下，太阳经诸脏之术皆是也。其行于前者，则冲脉并少阴之经行于腹与脐之左右动脉，即肓俞、天枢等穴。"故对诸穴施以按摩术，名"腹街摩方"，适用于邪气犯肺及腑，兼见腹胀、脘痞、恶心、呕吐等症，即今之所谓"胃肠感冒"。

《灵枢·卫气》又云："气在胫者，止之于气街与承山、踝上以下。"张景岳注云："此云气街，谓足阳明经穴，即气冲也。承山，足太阳经穴，以及踝之上下，亦足之气街也。"气冲，足阳明胃经脉气所发之处，乃经气所注之要冲。盖冲脉为经脉之海，主渗溪谷，与阳明合于宗筋，会于气街；承山，乃足太阳经之穴，具敷布阳气之功。二穴相伍，施以按摩术，名"胫街摩方"，为治痿证之要方。而用于感冒者，适用于外感风寒，邪郁肌腠所致之体痛沉重者。

2. 风热感冒

临床症状：身热著，微恶寒，汗泄不畅，头胀痛，心烦胸闷，体痛，咳嗽，痰黏或黄，咽燥，咽喉乳蛾红肿且痛，鼻塞，流黄色浊涕，口干欲饮，舌苔薄白微黄，脉象浮数。

证候分析：风热之邪犯表，热郁肌腠，卫表失和，故见身热著、微恶寒、汗泄不畅；风热上扰清窍，故头胀痛；热扰胸膈，故心烦、胸闷；邪郁肌腠，故身痛；风热熏蒸肺系、鼻窍，故见咽喉肿痛、咽燥口渴、鼻流浊涕；风热犯肺，肺失肃降，则咳嗽、痰黏或黄；脉舌之象，亦为风热犯卫之证。

治法：疏散风热，和卫开腠。

处方：因卫表失和、清阳不展、肺失肃降，故其处方与风寒感冒同。可采用《素问·水热穴论》《灵枢·热病》之热病方，如《素问》阳热头穴摩方、《素问》胸热摩方、《素问》四肢热摩方、手太阴标本摩方。

方解

(1)《素问·热论》云:"今夫热病者,皆伤寒之类也。"《素问·风论》曰:"风者,百病之长也。"故疏风和卫,乃治感冒的共同法则,而其处方亦基本相同。风热袭卫,或风寒犯卫,郁久化热,治当疏表清热。其治当参《素问·水热穴论》《灵枢·热病》之热病方。

(2)《素问》阳热头穴摩方

《素问·水热穴论》云:"头上五行行五者,以越诸阳之热逆也。"头上五穴,位在头之颠顶。中行督脉之上星、囟会、前顶、百会、后项五穴,皆具荣督通阳、清利头目、缓急解痉之功;旁二行一线膀胱经之五处、承光、通天、络却、玉枕,左右共十穴,皆太阳经脉气上达颠而朝百会之穴,具宣通太阳经气、通上窍、清头目、解热止痛之功;又旁二行,即膀胱经旁之足少阳胆经之头临泣、目窗、正营、承灵、脑空,左右共十穴,具调达气机、和解少阳、清诸阳之热之功。诸穴均为诸阳之脉气通达于头部之处,故取之行点按、揉运法或一指禅推之按摩术,以泄诸阳之热逆,以治热邪上扰清窍之发热、头痛之症,故名"《素问》阳热头穴方"。

(3)《素问》胸热摩方

《素问·水热穴论》云:"大杼、膺俞、缺盆、背俞,此八者,以写胸中之热也。""膺俞"即手太阴肺经之中府穴。该穴又为肺经之募穴,尚为手、足太阴经之交会穴,乃肺经脉气汇聚于胸部的腧穴,具宣发上焦、通达肺气、通行卫气运行之功。背俞即肺俞,具调肺气、止咳喘、和营血、实腠理之功。二穴相伍,实寓募俞之伍,故又名"肺经募俞方",可治疗多种原因引起的咳喘病。大杼为手、足太阳经之交会穴,又为八会穴之骨会,具较强的解表清热、宣肺止咳的功效。缺盆为足阳明胃经腧穴,具宣发肺胃之气,为治外感咳喘证之要穴。故诸穴合用,今施以按摩术,名"胸热摩方",以其"泻胸中之热"而解发热头痛、咳嗽之疾。

(4)《素问》四肢热摩方

《素问·水热穴论》云:"云门、髃骨、委中、髓空,此八者,以泻四肢之热也。"云门为手太阴肺经腧穴,可通行肺经血气,具宣肺止咳、肃肺平喘之功。髃骨即手阳明经之肩髃穴,尚为手阳明、阳跷之会,具疏行通络、运行气血之功,主治肩臂痛不能举之要穴。髓空即足少阳胆经之悬钟,又名绝骨,为八会之髓会,具培元益肾、密骨强髓、舒筋通络之功。委中为足太阳经之合穴。《灵枢·热病》云:"风痉身反折,先取足太阳及腘中(委中)。"《素问·刺腰痛》云:"足太阳脉令人腰痛,引项脊尻背如重状,刺其郄中太阳正经出血。"郄中,即委中穴。由此可见,邪犯太阳经而发颈项、腰脊、四肢疼痛,当取委中。对此,《四总穴歌》有"腰背委中求"。《通玄指要赋》云："腰脚痛，在委中而已矣。"故对上述诸穴施以按摩术，名"《素问》四肢热摩方"，适用于邪热犯太阳经，因热郁肌腠，热伤筋骨而致四肢、腰脊痛之治方，尚用于诸形体痹的患者。

（5）手太阴标本摩方

《灵枢·卫气》云："五脏者，所以藏精魂魄者也。六腑者，所以受水谷而行化物者也。其气内干五脏，而外络肢节。其浮气之不循经者为卫气，其精气之行于经者为营气，阴阳相随，外内相贯，如环之无端，亭亭淳淳乎，孰能穷之。然其分别阴阳，皆有标本虚实所离之处。能别阴阳十二经者，知病之所生……能知六经标本者，可以无惑于天下。"足见"六经标本"在中医临床中的作用。该篇又云："手太阴之本，在寸口之中，标在腋内动脉也。"中府乃肺经之募穴，又为手、足太阴经之交会穴，具益气健脾、宣肺止咳之功。太渊为手太阴肺经之输穴、原穴，又为脉之会穴，有宣达肺气、敷布气血津液、通行营卫之功。二穴相须为用，今施以按摩术，名"手太阴标本摩方"，乃为外邪犯肺而致咳喘病之治方。

3. 暑湿感冒

临床症状：身热，微恶风，汗少，肢体酸重或疼痛，头重痛、胀痛，咳嗽痰黏，鼻流浊涕，心烦，口渴，或口中黏腻，渴不多饮，胸闷，泛恶，小便短赤，舌苔薄黄而腻，脉濡数。

证候分析：暑湿之邪外袭，卫阳被郁，故见身热、恶风、汗出、肢体酸重；风暑夹湿上犯清窍，故见头昏沉重而痛；暑热犯肺，肺失肃降，故见咳嗽痰黏、鼻流浊涕；暑热内扰，邪犯五脏，故见心烦、口渴、小便短赤；脉舌之象亦属暑热夹湿之候。

治法：清暑祛湿，和卫开腠。

处方：因卫表失和、清阳不展、肺失肃降，故其基础处方同风寒感冒，辅以《素问》阳热头穴摩方、《素问》胸热摩方、手太阴标本摩方、《素问》五脏热摩方。

方解：故取风寒感冒之方，又因暑湿之邪上犯清窍、肺卫，故辅以《素问》阳热头穴摩方、胸热摩方，手太阴标本摩方。

《素问》五脏热摩方

盖暑湿之热内扰，邪犯五脏，而致咳嗽、心烦、口渴、小便短赤。宗《素问·水热穴论》"五脏俞旁五，此十者，以泻五脏之热也"法，取肺俞旁之魄户、心俞旁之神堂、肝俞旁之魂门、脾俞旁之意舍、肾俞旁之志室，左右共十穴。魄户为肺脏的阳热之气外传之门户，可泄肺热，为治肺热咳喘之要穴。故《标幽赋》云："体热劳嗽而泻魄户。"《针灸甲乙经》谓神堂乃"足太阳脉气所发"。《明堂灸经》云其"主肩痛，胸腹满，洒淅，反脊强急，寒热"，且具益心敛汗之功。《针灸甲乙经》云"魂门""足太阳脉气所发""胸胁胀满，背痛恶风寒，饮食不下，呕吐不留住，魂门主之。"《针灸甲乙经》云"意舍""足太阳脉气所发""腹满胪胀，大便泄""消渴身热，面赤黄，意舍主之"。故魂门、意舍，为胃肠感冒之治穴。《针灸甲乙经》云："志室，足太阳脉气所发。"《黄帝明堂灸经》谓其"主腰脊急痛，食不消，腹中坚急""小便淋漓"。盖因志室与肾俞之气通，故有益肾元、强腰脊、促气化之功，而为外感腰脊痛、小便不利之治穴。由此可知，左右十穴，皆足太阳经之穴。凡五脏之所系，附背，故《素问·水热穴论》谓"此十者""以泻五脏之热"，为热扰五脏之治方。对此十穴所成之路线施以滚法，然后对诸穴施以按、摩、揉、运，及一指禅法，今名"《素问》五脏热摩方"。

二、咳嗽

《灵枢·论疾诊尺》云："秋伤于湿，冬生咳嗽。"故咳嗽一词首见于《内经》，简称为咳。《素问·宣明五气》云"五气所病""肺为咳"，故咳嗽是肺系疾病的主要证候之一。详而论之，有声无痰谓之咳，有痰无声谓之嗽，一般痰、声并见。大凡外邪犯肺，或脏腑功能失调，病及于肺，均可导致咳嗽。《素问》有"咳论"专篇，对各种咳嗽的病因、症状、病理传变和治疗均进行了探讨，并提出了"五脏六腑皆令人咳，非独肺也"的观点。临床中，尚可参阅第三章"咳证方"，临证灵活应用。

咳嗽既是独立的证候，又是肺系多种疾病的一个症状。此处讨论的范畴，当属前者。咳嗽的病因有外感、内伤两大类。外感咳嗽系六淫侵犯肺系所致；内伤咳嗽为脏腑功能失调，内邪干肺，即"内生五邪"之谓。

1. 风寒犯肺

临床症状：咳嗽声重，气急，咽痒，咳痰白稀，伴鼻塞，流清涕，身痛头痛，恶寒发热，无汗，舌苔薄白，脉浮或浮紧。

证候分析：风寒袭肺，肺失肃降，故见咳嗽；风寒上犯，肺窍不通，故咽痒流涕；气不布津，聚湿为痰，故咳痰白稀；风寒犯卫，外束肌腠，故头痛身痛、恶寒发热、无汗。脉舌亦为风寒在表之候。

治法：疏散风寒，宣肺止咳。

处方：头部四大摩方、手太阴肺经摩方、肺经募俞摩方、肺经原穴摩方、肺病摩方、五脏六腑咳摩方、尺泽清肺方。

方解

（1）**头部四大摩方**

详见"风寒感冒"。

（2）手太阴肺经摩方

《灵枢·经脉》云："是动则病肺胀满，膨膨而喘咳……是主肺所生病者，咳，上气喘喝。"意谓该经的异常变动，或受外邪扰动而"是动则病"咳，或内生五邪而"所生病者"咳。其治，有"盛则泻之，虚则补之，热则疾之，寒则留之，陷下则灸之，不盛不虚，以经取之"之法，均取其五输穴。如掐井穴少商，点按揉运荥穴鱼际、输穴太渊、经穴经渠、合穴尺泽。鱼际、尺泽尚可施以一指禅推法，以其激发肺经脉气之功，俾肺气得宣，而无壅塞之弊而愈病，故该法又名"肺经五输摩方"。根据五输穴配属五行，则为井木、荥火、输土、经金、合水。如肺经在五行属金，肺经实证，可取肺经五输穴属水的合穴尺泽。因金生水，水为金之子，取尺泽行按摩术，即"实则泻其子"之意，名"肺实尺泽摩方"。若肺经虚证，可取肺经五输穴中属土的输穴太渊，以其"培土生金"之功而愈病，此即"虚则补其母"之意，名"肺虚太渊摩方"。经曰："不盛不虚，以经取之。"意谓无明显虚实之候，取肺经五输穴之经穴经渠，名"手太阴经穴摩方"。上述诸方，统称"手太阴肺经摩方"。

（3）肺经募俞摩方

《针灸甲乙经》云："中府，肺之募也。"又因中府为手、足太阴经交会穴，穴当中焦脾胃之气汇聚于肺经之处，而又有益气宣肺、止咳定喘之功。肺俞乃足太阳膀胱经之背俞穴，为肺脏经气汇聚于背部的特定穴，具通达肺气、输布肺津之功，故为止咳喘、实腠理之要穴。二穴相伍，名"肺经募俞摩方"，乃募俞配穴法之对穴。二穴一募一俞，一腹一背，一阴一阳，相互为用，以增其止咳定喘之效。此乃《素问》"从阴引阳，从阳引阴"之诊治大法也。张景岳"善补阳者，必于阴中求阳，则阳得阴助而生化无穷；善补阴者，必于阳中求阴，则阴得阳升而泉源不竭"之谓。

（4）肺经原穴摩方

《素问·刺法论》云："肺者，相傅之官，治节出焉，可刺手太阴之源。"《灵枢·九针十二原》云："五脏有疾，当取之十二原……阳中之少阴，肺也，其原出于太渊。"由此可知，太渊为手太阴肺经之输穴、原穴，有调整节制肺系功能的作用。且该穴又为脉会，此"肺朝百会"之谓。故对太渊施以按摩术，可除"是动则肺病"之"喘咳"。

（5）肺病摩方

所行为经；渠乃沟渠之谓，手太阴肺经之血气运行至此不绝，故名。《难经》云："经渠主喘咳寒热。"复溜，足少阴肾经之经穴，具益元荣肾、化气通脉、纳气定喘之效。《素问·脏气法时论》云："肺病者，喘咳逆气……取其经，太阴足太阳之外厥阴内血者。"盖因肺主气而发源肾中元气，故二经之气相通。"足太阳之外厥阴内"，即足少阴肾经之脉，其直者从肾上贯膈入肺中，循咽喉夹舌本。故病气逆而喘咳。"取其经"，即取手太阴肺经之经穴经渠和足少阴肾经经穴复溜，今施以按摩术，名"肺病摩方"，又名"肺肾经穴摩方"。

（6）五脏六腑咳摩方

《素问·咳论》云："五脏六腑皆令人咳，非独肺也。""皮毛者，肺之合也；皮毛先受邪气，邪气以从其合也。""肺寒则外内合邪，因而客之，则为肺咳。五脏各以其时受病，非其时，各传以与之。"意谓五脏六腑有病都能致人咳嗽，不单单是肺病。其理，详见第三章"从临床证治论摩方""五脏六腑咳摩方"。

①《素问》肺咳摩方、《素问》大肠咳摩方

《素问》肺咳摩方：《素问·咳论》云："人与天地相参，故五脏各以治时感于寒则受病……乘秋则肺先受邪……肺咳之状，咳而喘息有音，甚则唾血。"其治，该篇复云："治脏者治其俞，治腑者治其合，浮肿者治其经。"故肺咳者，取其输穴、原穴太渊，浮肿者取其经穴经渠，施以按摩术，名"《素问》肺咳摩方"。《灵枢·九针十二原》云："五脏有六腑，六腑有十二原""五脏有疾，当取十二原"之论，此乃肺咳取太渊之理。且太渊又为手太阴经之本穴，有激发手太阴脉气之功，俾脏腑之气应息之功正常，而无"咳而喘息""唾血"之候。肺为水之上源，经渠乃肺经之经穴，气血运行至此，则脉气充盈，肺气之宣发肃降有序，则水液代谢有司，而无水渍肌表之弊，故无"浮肿"之候。对"治脏者取俞"，马莳认为"俞为手足之俞"。俞，通腧，通输，即肺咳取输穴太渊。张志聪认为"俞为背俞各穴"。验之临床，外感咳嗽取太渊，内伤咳嗽取肺俞。合而论之，为增其效，两穴均可取之。

《素问》大肠咳摩方：《素问·咳论》云："肺咳不已，则大肠受之，大肠咳状，咳而遗失。"盖因肺与大肠合，大肠脉入缺盆络肺，故肺咳不已，大肠受之。大肠为传导之腑，寒则腑气不禁，而遗失。宗《素问》"治腑者治其合，浮肿者治其经"之法，故取大肠经合穴曲池；兼浮肿者，取其经穴阳溪，今名"《素问》大肠咳摩方"。盖因曲池乃手阳明经之合穴，又为该经之本穴，具汇聚转输手阳明经脉气之功；阳溪乃手阳明大肠经之经穴，具通调气血、舒筋通络之效。因"肺咳不已，则大肠受之"，故尚需伍肺经之输穴太渊，亦名"《素问》大肠咳摩方"。

②《素问》心咳摩方、《素问》小肠咳摩方

《素问》心咳摩方：《素问·咳论》云："感于寒则受病……乘夏则心先受之……心咳之状，咳则心痛，喉中介介如梗状，甚则咽肿喉痹。"盖因手少阴心经之脉起于心中，属心系，其支别者从心系上夹咽喉，故病如是。宗"治脏者治其俞""浮肿者治其经"之法则，故取心经之输穴神门；咳而浮肿者，取其经穴灵道，施以按摩术，名"《素问》心咳摩方"。盖因神门为心经之本穴，经脉之血由此而出，故具通痹益脉，则"心痛"之症可除；又为手少阴心经之原穴、输穴，具清心凉营之功，施以按摩术，则"咽肿喉痹"之候可解。该篇尚云："五脏各以其时受病，非其时，各传以与之。"意谓五脏各在其主时受病，若咳嗽非在肺所主之时发生，乃由他脏传于肺所致。故除以他脏之治方，尚需伍以肺经输穴太渊。

《素问》小肠咳摩方：《素问·咳论》云："心咳不已，则小肠受之，小肠咳状，咳而失气，气与咳俱失。"盖因心与小肠合，小肠脉入缺盆络心，故心咳不已，小肠受之。小肠寒盛，气入大肠，咳则小肠气下奔，故失气也。宗《素问》治咳之法，取手太阳小肠经合穴小海，若咳而浮肿者，取小肠经经穴阳谷。二穴相伍，具通达手太阳经脉气之功而愈病，今名"《素问》小肠咳摩方"。因"心咳不已，则小肠受之"，故尚需伍以心经之输穴神门、肺经之输穴太渊，亦名"《素问》小肠咳摩方"。

③《素问》肝咳摩方、《素问》胆咳摩方

《素问》肝咳摩方：《素问·咳论》云："感于寒则受病……乘春则肝先受之……肝咳之状，咳则两胁下痛，甚则不可以转，转则两胠下满。"盖因肝脉上贯膈，布胁肋，故邪犯肝经，见证如是。宗"治脏者治其俞""浮肿者治其经"的法则，故有取肝经输穴太冲、经穴中封之治，今施以按摩术，名"《素问》肝咳摩方"。盖太冲乃肝经之输穴，具畅达肝经脉气之功，又为肝经之原穴，可导源脐下肾间动气输布全身，具和内调外、宣上导下、化气通脉之功；中封乃肝经之经穴，又为该经之本穴，经脉血气由此而出，故有畅达肝脉之记；尚可加刺肺经输穴太渊，亦名"《素问》肝咳摩方"。

《素问》胆咳摩方：《素问·咳论》云："肝咳不已，则胆受之。胆咳之状，咳呕胆汁。"盖因肝与胆合，又因胆之脉从缺盆以下胸中，贯膈络肝，故肝咳不已，胆受之。胆气好逆，故呕胆汁。宗《素问》"治腑者治其合，浮肿者治其经"之法，故取胆经合穴阳陵泉，咳兼浮肿者取该经经穴阳辅，今施以按摩术，名"《素问》胆咳摩方"。盖因阳陵泉乃足少阳胆经之合穴，具调达气机、疏泄肝胆、舒筋通络之功；阳辅乃该经之经穴，亦具调达气机、疏肝利胆之用。故二穴相伍，乃胆咳之治方。因"肝咳不已，则胆受之"，故尚需伍肝经之输穴太冲、肺经之输穴太渊，亦名"《素问》胆咳摩方"。

④《素问》脾咳摩方、《素问》胃咳摩方

《素问》脾咳摩方：《素问·咳论》云："脾咳之状，咳则右胁下痛，阴阴引肩背，甚则不可以动，动则咳剧。""阴阴"，即隐隐之谓。盖因足太阴脉，上贯膈夹咽；其支别者，多从胃上膈，故病如是。脾气连肺，故痛引肩背；脾气主右，故右胁下隐隐作痛。宗《素问·咳论》治咳之法，当取脾经之输穴太白；若兼浮肿者，可取其经穴商丘，今施以按摩术，名"《素问》脾咳摩方"。方中太白既为脾经之输穴，又为该经之原穴，具通达脾经之脉气，而有调和脾胃、通经活络之功；商丘乃脾经之经穴，具健脾利湿、解痉镇痛之效。因脾主长夏受邪传肺，故尚须佐以肺经输穴太渊。

《素问》胃咳摩方：《素问·咳论》云："帝曰：六腑之咳奈何？安所受病？岐伯曰：五脏之久咳，乃移于六腑。脾咳不已，则胃受之。胃咳之状，咳而呕，呕甚则长虫出。""长虫"即蛔虫。盖因脾与胃合，又胃脉循喉咙，入缺盆，下膈属胃络脾，故脾咳不已，胃受之也。胃寒则呕，呕甚则肠之腑气上逆；若肠有蛔虫，故虫出。其治，该篇有"治脏者治其俞，治腑者治其合，浮肿者治其经"之大法，故胃咳者取足阳明经之合穴足三里，浮肿者取该经之经穴解溪，今施以按摩术，名"《素问》胃咳摩方"。盖因足三里乃足阳明胃经之合穴，有健脾胃、补中气、调气血、通经络之功；解溪为足阳明经之经穴，有和气血、解痉通脉之效。故二穴相伍，乃胃咳之治方。因脾咳久之而邪移于胃腑，故行"胃咳"之治的同时可伍以脾之输穴太白、肺之输穴太渊，亦名"《素问》胃咳摩方"。

⑤《素问》肾咳摩方、《素问》膀胱咳摩方

《素问》肾咳摩方：《素问·咳论》云："肾咳之状，咳则腰背相引而痛，甚则咳涎。"盖因肾足少阴脉，上股内后廉，贯脊属肾络膀胱；其直行者，从肾上贯肝膈入肺中，循咽喉夹舌本；又膀胱脉从肩别下夹脊抵腰中，入循膂络肾，故病如是。其治，宗《素问·咳论》之法，当取肾经之输穴太溪，若浮肿者取其经穴复溜，今施以按摩术，名"《素问》肾咳摩方"。盖因太溪乃肾经之输穴，又为该经之原穴，可导肾间之动气输布全身，具益肾阴、壮元阳、利三焦、补命火、止咳喘之功；复溜乃肾经之经穴，亦具补肾益元、化气通脉之功。因肾主冬受邪传肺，故可佐以肺经输穴太渊。

《素问》膀胱咳摩方：《素问·咳论》云："肾咳不已，则膀胱受之。膀胱咳状，咳而遗溺。"盖因肾与膀胱合，又因膀胱脉从肩别下夹脊抵腰中，入循膂络肾，故"肾咳不已，则膀胱受之"。膀胱为津液之腑，故遗溺。宗《素问·咳论》治咳之法，取膀胱之合穴委中，若咳而浮肿者取该经之经穴昆仑，名"《素问》膀胱咳摩方"。因委中、昆仑具激发、承接、转输足太阳经脉气之功，故二穴相伍乃膀胱咳证之治方。因其病机乃"肾咳不已，则膀胱受之"之因，故尚需取肾经之输穴太溪、肺经之输穴太渊，亦名"《素问》膀胱咳摩方"。

⑥《素问》三焦咳摩方

《素问·咳论》云："久咳不已，则三焦受之。三焦咳状，咳而腹满，不欲食饮，此皆聚于胃，关于肺，使人多涕唾而面浮肿气逆也。"此处言三焦者"聚于胃"，中焦也；"关于肺"，上焦也，故"久咳不已"，邪犯上、中焦，则病如是。故取手少阳三焦经之合穴天井，若咳而浮肿者取该经之经穴支沟。二穴相伍，以其通利三焦、宣肺止咳之功，而愈三焦咳证，今名"《素问》三焦咳摩方"。诸咳皆因邪犯肺经，故尚需伍肺经输穴太渊，亦名"《素问》三焦咳摩方"。

2. 风热犯肺

临床症状：咳嗽频剧，咳声嘎哑，喉燥咽痛，咳痰不爽，痰黏稠或黄，咳时汗出，常伴鼻流黄涕，口渴，头痛，肢体酸楚，恶风，身热，舌苔薄黄，脉浮数。

证候分析：风热之邪袭肺，肺之肃降失司，而见咳嗽诸候；热邪蕴于肺系，则喉燥咽痛、咳痰不爽、痰稠色黄；热伤津，则口渴；风热犯表，卫表不和，而见头痛、发热、肢体酸楚；脉舌之象均为风热在表之候。

治法：疏风清热，宣肺化痰。

处方：《素问》阳热摩方、《素问》胸热摩方、手太阴肺经摩方、肺经募俞摩方、肺经原穴摩方、肺病摩方、五脏咳摩方。

方解：《素问》阳热摩方（上星、囟会、前顶、百会、后项）、《素问》胸热摩方（大杼、中府、缺盆、肺俞）详见第四章第二节"热病方"之解。其余五方见本节"风寒犯肺"证之解。

3. 痰湿蕴肺

临床症状：咳嗽反复发作，咳声重浊，痰多，因痰而嗽，嗽出咳平，痰黏腻或稠厚成块，色白或呈灰色，每于晨或食后咳痰甚多，伴脘痞、呕恶、食少、体倦，大便时溏，舌苔白腻，脉濡滑。

证候分析：《灵枢·经脉》云："肺手太阴经……是主所生病者，咳，上气喘喝。"意谓肺脏自身所主，由内而生的疾病。故致肺失宣发而见咳嗽诸候，《素问·至真要大论》云："诸湿肿满，皆属于脾。"《素问·阴阳应象大论》云："湿胜则濡泻。"此乃脾虚失运而生湿邪，即《内经》"内生五邪"之谓，故见咳喘、脘痞、呕恶、食少、体倦，及其脉舌之象。

处方：手太阴肺经摩方、肺经募俞摩方、肺经原穴摩方、《素问》脾咳摩方、《素问》脾病摩方。

方解：手太阴肺经摩方、肺经募俞摩方、肺经原穴摩方、《素问》脾咳摩方见"风寒犯肺"一节。

《素问》脾病摩方：《素问·脏气法时论》云"脾病者……虚则腹满肠鸣，飧泄食不化，取其经，太阴阳明少阴。"此乃脾胃阳气虚弱而成之痰饮、泄泻诸候。"取其经"，有足太阴经之经穴商丘，具健脾渗湿之功；足阳明经之经穴解溪，具健脾和胃之功；足少阴经之经穴复溜，有益元荣肾、培补命门之火之功，以成火旺土健之效。故对三穴施以按摩术，则脾咳、泄泻之疾得解，又名"脾咳泄泻摩方"，为痰湿蕴肺证之治方。

三、哮喘

哮喘是一种常见的内科疾病。哮，主要指呼吸气急而喉间有痰鸣声；喘，主要指呼吸迫急。哮与喘发作时均可见张口抬肩、不能平卧等症。哮常可兼见喘，而喘不一定见哮。明·虞抟《医学正传》云："大抵哮以声响名，喘以气息言。夫喘促喉中如水鸡声者，谓之哮；气促而连续不能以息者，谓之喘。"因其病因病机相似，故并叙之。哮喘实证，可参阅咳嗽证施术。盖因肺、脾、肾三脏之不足，气化失司，痰饮留伏而发之哮喘虚证者，当从哮喘虚证论治，故有肺气虚弱、肾虚不纳二证。

1. 肺气虚弱

临床症状：喘促短气，或喘鸣有声，气怯声低，喉有鼾声，咳声低弱，痰吐稀薄，自汗畏风，烦心胸满，舌淡苔薄，脉细无力。

证候分析：《素问·至真要大论》云："诸气膹郁，皆属于肺。"故肺失宣发是咳喘病的主要病理机制。《灵枢·经脉》云："肺手太阴之脉……是动则病肺胀满，膨膨而咳喘……是主肺所生病者，咳，上气喘喝，烦心，胸满。"其理，诚如清·李中梓《证治汇补》中所云："肺居五脏之上，升降往来，太过不及，或六淫七情之所伤，或食饮碍气之为病，是由呼吸之气，不得宣畅而生喘。"因肺虚气失所主，故喘促短气、气怯声低、喉有鼾声；肺气不足则咳声低微；气不化津，故咳痰稀薄；肺虚而卫外不固，则自汗畏风；舌脉之候亦肺气虚弱之象。

处方：手太阴肺经摩方、肺经募俞摩方、肺病原穴摩方、肺病摩方、列缺膻中平喘方。

方解：前四方乃肺经病喘咳通用之方，其理详见"咳嗽"一节。

列缺膻中平喘方

列缺：《灵枢·经脉》云："手太阴之别，名列缺。"意谓列缺为手太阴经之络穴，又为八脉交会穴之一，通于任脉，可通达手阳明经之脉气。且任脉之气上达肺系咽喉，阳明经乃多气多血之经，故列缺具宣通肺气之功，而无咳喘之弊。因有"肺病原穴摩方"（太渊），伍列缺，今名"咳喘原络摩方"。

膻中：《灵枢·海论》云："膻中者，为气之海。"故膻中为任脉之穴，又为气会，有益气举陷、宽胸利膈、止咳定喘之功，故因气机不利所致之疾病多取此穴。

中脘：为胃之募穴、腑之会穴，又为任脉与手太阳、少阳，足阳明经交会穴，又为回阳九针之一；具较强的健脾和胃、化痰导积之功，故为治痰饮之要穴。

丰隆：《灵枢·经脉》云："足阳明之别，名曰丰隆。"丰隆为足阳明经之络穴，又为经气往返之要道，且为《灵枢》"足阳明盛络方"之要穴，具沟通脾胃二经之效。

脾为生痰之源，故丰隆具健脾和胃、豁痰化浊之功，又为治痰之要穴。

肺俞：乃足太阳膀胱经穴，为肺气输注于背部之处，具调肺气、止咳喘、和营卫、实腠理之功，故为肺脏疾病之要穴。

尺泽：手太阴之脉所入为合，具宣肺通卫、疏通上焦气血之功，故尺泽为咳喘、咯血、咽喉肿痛之治穴。今对列缺、膻中、太渊、中脘、丰隆、肺俞、尺泽诸穴施以按摩术，名"列缺膻中平喘摩方"。诸穴共奏益肺平喘、化痰止咳之效，而为咳喘病之良方，尤适用于肺虚失宣哮喘病之效方。

若肺阴不足，虚火上炎，而见烦热、咽喉不利、面潮红、呛咳痰少质稠、舌红苔剥、脉细数者，可佐以"《素问》肺热病摩方。"《素问·刺热》云："肺热病者……舌上黄，身热，热则喘咳……不得大息……刺手太阴、阳明。"即取手太阴肺经经穴经渠，及与其相表里的手阳明大肠经的络穴阳溪，施以按摩术，以其宣肺清热、止咳定喘之功而愈病。

2. 肾虚失纳

临床症状：喘促日久，动则喘甚，呼多吸少，气不得续，形瘦身疲，跗肿，汗出肢冷，面青唇紫，舌苔淡白或黑润，脉微细或沉弱。

证候分析：《灵枢·经脉》云："肾足少阴之脉……是动则病……喝喝而喘。"意谓肾足少阴之脉的异常变动，可见咳喘之候。盖因五脏配属五行，肺属金，肾属水，金水相滋。若久病肺虚及肾，肾不纳气，故见呼多吸少、气不得续、动则喘甚；肾气亏虚，气不化水，故见跗肿；舌脉之候亦属肾阳衰弱之象。

治法：补肾纳气，定喘止咳。

处方：列缺膻中平喘摩方、肾经五输摩方、肾经原穴摩方、肾病摩方、足少阴根结摩方。

方解

（1）列缺膻中平喘摩方

详见"肺气虚弱"一节。

（2）肾经五输摩方

《灵枢·经脉》云："肾足少阴之脉……是动……喝喝而喘……盛则泻之，虚则补之……不盛不虚，以经取之。"肾经五输穴：井木涌泉、荥火然谷、输土太溪、经金复溜、合水阴谷。因肾属水，宗"虚则补其母"之法，复溜穴为经金，金生水，故对复溜施以按摩术，或加取合穴阴谷，名"肾经五输摩方"，又名"金水相滋肾喘摩方。"

（3）肾经原穴摩方

《灵枢·九针十二原》云："五脏有疾，当取之十二原。"《素问·刺法论》云：

"肾者，作强之官，伎巧出焉，刺其肾之源。"盖因肾经输穴太溪，又为肾经之原穴，可导肾间动气而输布全身，故有纳气定喘之功。今施以揉运按摩诸法，名"肾经原穴摩方"。

（4）肾病摩方

《素问·脏气法时论》云："肾病者，腹大胫肿，喘咳身重……取其经，少阴、太阳。"此肾虚气化失司而见"腹大胫肿"；肾不纳气，故见喘咳身重。"取其经，少阴、太阳"，即取足少阴肾经之经穴复溜、足太阳膀胱经之经穴昆仑。复溜具补肾益元、促气化之功，而有纳气定喘之治；昆仑乃足太阳膀胱经之经穴，可敷布全身精津，故有行卫气、生肺津之功。二穴相须为用，施以按摩术，名"肾病摩方"，用以治疗"喘咳"，故又名"复溜昆仑定喘摩方"。

（5）足少阴根结摩方

《灵枢·根结》云："少阴根于涌泉，结于廉泉。"又云："太阴为开，厥阴为阖，少阴为枢……枢折则脉有所结而不通，不通者，取之少阴。"盖因少阴为枢，枢机不利，则经脉不通而发生疾病。涌泉为足少阴肾经之井穴，又为足少阴肾经之根穴，具补肾益元、纳气定喘、温阳健脾、宽胸益肺之功；廉泉乃任脉与阴维脉之交会穴，又为足少阴肾经之结穴，还是足少阴肾经、足太阴脾经之标穴，具激发肾气、调节五脏六腑功能之用。故涌泉与廉泉相伍，一根一结，一下一上，枢机得调，肾气得通，则肾气得纳、肺气得宣，而喘证得解。今对二穴施以按摩术，名"足少阴根结摩方"。

若真阴衰竭，阴不敛阳，孤阳上越，气失摄纳而见喘、面红、咽干、烦躁、舌红少津、脉细数者，可予以"《灵枢》鱼际喘咳摩方"。《灵枢·五乱》云："乱于肺则俯仰喘喝。"久病化热，金水失资，而发咳喘。其治，该篇续云："取之手太阴荥、足少阴输。"即取手太阴肺经之荥穴鱼际，以肃降肺气、清热滋阴；取足少阴肾经之输穴太溪，以补肾纳气、滋阴泻火。故对二穴施以按摩术，为哮喘、咳嗽之治方，用补法可疗冷哮，用泻法可治热哮。

四、肺痿

肺痿，病证名，又作肺萎，是指肺叶枯萎所致的肺脏慢性虚损性疾病。此病多因肺部其他疾病，如肺痈、肺痨及咳喘等伤肺，进一步演变而成。最早的文献见于《金匮要略·肺痿肺痈咳嗽上气病脉证治》："寸口脉数，其人咳，口中反有浊唾涎沫者……为肺痿之病。"此乃肺虚不足之疾，即"肺伤善痿"之谓。究其因，诚如《医门法律》所云："肺痿者，其积渐已非一日，其寒热不止一端，总由肾中津液不输布于肺，肺失所养，转枯转燥，然后成之。"临证有虚热与虚寒两种证候。前者为热在上焦，因咳而痿；后者是肺中虚冷，气机阻滞而痿。其治主以补肺生津，虚热者，治当生津清热，以润其枯；虚寒者，治当温肺益气，而摄涎沫。

1. 肺中虚热

临床症状：咳吐浊唾涎沫，其质黏稠，或咳痰带血，咳声不扬，甚则声嗄，气急喘促，口渴咽燥，午后潮热，形体消瘦，皮毛干枯，舌红而干，脉虚数。

证候分析：肺阴亏虚，或肾阴不足，不能上滋肺阴，而有虚火内炽、肺失肃降之弊，故见气逆喘咳；热灼津液成痰，故咳吐浊唾涎沫，其质黏稠；燥热伤津，肺失濡润，故见咳声不扬、声嗄、咽燥、口渴；阴虚火旺，灼伤肺络，则午后潮热、咳痰带血；盖因肺主皮毛，若阴津枯竭，皮毛失濡，则形体消瘦、皮毛干枯。舌脉之候亦是阴枯热灼之象。

治法：滋阴清热，润肺生津。

处方：手太阴肺痿摩方、肺经募俞摩方、肺肾原穴摩方、手太阴标本摩方。

方解

（1）手太阴肺痿摩方

《灵枢·顺气一日分为四时》云："病在脏者，取之井。"故病虚热肺痿者，可按摩揉运肺经少商，有激发肺经脉气之功，名"肺病少商井穴摩方"。五输配属五行：井木少商、荥火鱼际、输土太渊、经金经渠、合水尺泽。肺属金，土生金，取输土穴太渊按摩之，乃"虚则补其母"之法。盖因肾属水，若对经金穴经渠、合水穴尺泽施以按摩术，乃"金水相滋"之法，名"金水相滋润肺摩方"。二方合用，名"手太阴肺痿摩方"。

（2）肺经募俞摩方

即对肺经募穴中府、背俞穴肺俞施以按摩术，乃通达肺气、输布津液，以成润肺生津之功而疗肺痿。二穴之功效，详见"咳嗽"一节。

（3）肺肾原穴摩方

《灵枢·九针十二原》云："五脏有疾，当取之十二原。"太渊乃手太阴肺经之原穴，因"肺朝百脉"，太渊又为脉会，具通达肺气之功；太溪为足少阴经之输穴、原穴，能导引肾间动气而输布全身，具滋肾阴、退虚热、利三焦之功。二穴相伍，以成金水相滋之伍，具补肺生津之功，而收效于预期，今施以按摩术，名"肺肾原穴摩方"。

（4）手太阴标本摩方

即取手太阴肺经之本穴太渊、标穴中府，具宣发肺气、敷布津液、调和营卫之功，以补肺生津而疗肺痿。详见"感冒"一节。

2. 肺中虚寒

临床症状：咳吐涎沫，其质清稀量多，口干不欲饮，短气不足以息，头眩，神疲乏力，食少，纳呆，形寒肢冷，小便清长或遗尿，舌质淡，脉弱。

证候分析：《灵枢·决气》云："上焦开发……若雾露之溉，是谓气。"意谓肺的宣发卫气，敷布精微作用。若肺气虚弱，气不布津，津反为涎，而成痰饮，故咳吐多呈清稀涎沫；因阳不布津，故口干不欲饮；因肺气虚，故短气不足以息；脾为后天之本，因脾虚生化之源不足，而致肺气虚，故见食少、纳呆；因肺脾阳虚，故形寒肢冷、神疲乏力、小便清长或遗尿；因脾肺气虚，清阳不升，浊阴不降，故眩晕；舌脉之象亦阳虚之候。

治法：温肺益气，健脾化饮。

处方：手太阴肺经摩方、肺经募俞摩方、肺肾原穴摩方、手太阴标本摩方、培土生金太渊方、金水相滋太渊方。

方解

（1）培土生金太渊方

太渊乃肺经之输穴、原穴，又为脉会，有宣达肺气、通行营卫之功；太白为脾经之原穴。脾俞为脾之背俞穴。章门为脾之募穴。太渊与太白之对穴，乃肺脾原穴之伍，此即"五脏有疾，当取之十二原"之谓；脾俞与章门之对穴，实乃脾经募俞之伍。对脾肺二经之穴施术，乃"培土生金"之治。故对诸穴施以按摩术，名"培土生金太渊方"，共成温肺益气、健脾化饮之治。

（2）金水相滋太渊方

本方由太渊伍太溪、肺俞、气海、膏肓俞组成。太渊乃手太阴肺经之输穴、原穴，有宣达肺气、通行营卫之功；太溪乃足少阴肾经之输穴、原穴，有益元荣肾、通达三焦之气、培补命门之火之效。二穴相伍，乃肺肾原穴对穴之用，又为金水相滋之伍。肺俞乃肺气聚集于背阳之处，有敷布肺津、宣达肺气之用；且《千金要方》谓"膏肓俞，无所不治"，《黄帝明堂灸经》谓其"无不取效"，"无所不治"，"令人阳气康强"。故膏肓俞为治虚损所致诸病之要穴。气海乃任脉腧穴，为气之海，具温补下焦、益元荣肾、益气举陷之功。故对五穴施以按摩术，以成金水相滋、培补肺肾之功，而为愈肺痿之良方。

五、汗证

汗证包括自汗、盗汗两种。《景岳全书·汗证》云："汗出一证，有自汗者，有盗汗者，自汗者，濈濈然无时而动作则益甚；盗汗者，寐中通身汗出，觉来渐收。"由此可见，不因外界环境因素影响而白昼时时汗出者，称自汗；寐中汗出，醒来自止者，称盗汗。《素问·宣明五气》云："五脏化液，心为汗。"《素问·评热病论》云："汗者，精气也。"故汗为心液，由精气所化，不可过泄。故汗证为阴阳失调，营卫失和，腠理不固所致汗液外泄之证。

自汗、盗汗这一病证，即可单独出现，亦可作为病症而见于其他疾病中。本节要所述为前者，其辨证施治如下：

1. 肺卫不固

临床症状： 汗出，恶风，稍劳尤甚，易于感冒，神疲乏力，面色无华，舌苔薄白，脉弱。

证候分析：《景岳全书·汗证》云："腠理不固，卫气之所司也。人以卫气固其表，卫气不固，则表虚自汗，而津液为之发泄也。"故肺气亏虚，肌表疏松，表卫不固而汗出恶风；动则耗气，气不摄汗，故汗出益甚；脉舌之象亦气虚之候。

治法： 补肺益气，和卫固表。

处方： 肺经五输摩方、心肺原穴摩方、肺经募俞摩方、《经纶》自汗膏肓摩方。

方解

（1）肺经五输摩方

盖因"肺手太阴之脉"，"是动则病肺"；或"是主所生病者"，久者必伤肺，表卫不固则汗出。宗"虚则补之"之法，可取肺经太渊穴按摩之，或施以一指禅法而愈病。盖因肺属金，太渊为输土穴，乃培土生金之法，则肺卫得补，而自汗可愈。亦可按摩经金穴经渠、合水穴尺泽，乃"金水相滋"之伍，可补肺气而固卫。

（2）心肺原穴摩方

《内经》非常重视"原穴"的临床应用。肺卫不固，取肺经原穴太渊，且太渊尚为肺经之输穴、本穴，具激发肺经脉气之功。清·吴澄《不居集》云："汗者，人身之血液也。《经》言夺汗者无血，夺血者无汗……心气亏虚，荣卫不调，故自汗盗汗。盖真气不摄，津液外出。故取心经原穴神门，以益心气。"今施以按摩术，名"心肺原穴摩方"，可愈因心肺气虚，卫气失固所致之汗出。

（3）肺经募俞摩方

即取肺经之募穴中府、背俞穴肺俞，以其募俞对穴之伍，名方。中府，"肺之募也"，乃手足太阴经之交会穴，穴当脾胃之气汇聚处；肺俞乃肺脏之气汇集于背俞之处。故对二穴施以按摩术，名"肺经募俞摩方"，可大补脾肺之气、输布津液，以成益气固表之功而愈病。

（4）《经纶》自汗膏肓摩方

《神灸经纶》云："自汗，膏肓、大椎、复溜。"今对三穴施以按摩术，名"《经纶》膏肓自汗摩方。"《千金要方》谓"膏肓俞无所不治"，《黄帝明堂灸经》谓膏肓俞"无不取效"，盖因膏肓俞对虚损所致诸疾有特效。大椎为督脉与手、足三阳经交会穴，有"诸阳之会"之名，具通阳气、敷布津液之功，故为五劳七伤之要穴。复溜乃肾经之经穴，具补益肾元、促进气化之功，而具有汗能止、无汗能发之功。今对二穴施以按摩术，名"《经纶》自汗膏肓摩方"，以其补肺益气、和卫固津之功而愈病。

2. 阴虚火旺

临床症状：夜寐盗汗，或有自汗，五心烦热，或午后潮热，两颧色红，口渴，舌红少苔，脉细数。

证候分析：《灵枢·决气》云："腠理发泄，汗出溱溱，是谓津……津脱者，腠理开，汗大泄。"故腠理不固，则汗出。而盗汗之因，清·陈念祖《医学金针》有"阴虚盗汗为素禀不足，夜间发热，睡时汗出，醒即渐收，故曰盗汗"之论。因阴虚内热，故见五心烦热、潮热、颧红；阴虚有热而津液不足，故见口渴；舌脉亦阴虚火旺之象。

处方：肺经五输摩方、心肺原穴摩方、肾经募俞摩方、复溜合谷实腠摩方、《经纶》肺俞盗汗摩方。

方解

（1）肾经募俞摩方

《针灸甲乙经》云："京门，肾募也。"京门乃肾气积聚之处；肾俞乃肾气积聚于背俞之部。故二穴相伍，名"肾经募俞摩方"。此对穴之用，一腹一背，一阴一阳，相辅相成，乃从阳引阴、从阴引阳之法，则肾元得补，气血得调，营卫得和，肌腠致密，而无津泄汗出之弊。且肾元得补，肺阴得充，则阴虚火旺之证得解，盗汗自愈。

（2）复溜合谷实腠摩方

复溜为足少阴之经穴，具补肾益元、促气化之功，具有汗能止、无汗能发之功；合谷乃手阳明经之原穴，有化气通脉、补气和血、调和营卫之功。二穴相伍，一阴一阳，共成实腠理、固毛窍之对穴，而可用于汗出不止之症。今施以按摩术，名"复溜合谷实腠摩方"。

（3）《经纶》肺俞盗汗摩方

《神灸经纶》云："盗汗，肺俞、复溜、谵语。"肺俞乃肺气集于背部之处，具补肺气、和营卫、实腠理、固津止汗之功。复溜乃足少阴肾经之经穴，具益肾元、促气化、实腠理之效。谵语乃膀胱经位于督俞旁之穴，有敷布精津、敛汗固津之效。三穴相须为用，或名"《经纶》肺俞谵语方"，乃固津敛汗之良方。今施以按摩术，不论自汗、盗汗，均可用之。

六、血证

凡血液不循常道，或上溢于口鼻诸窍而为鼻衄、齿衄、咳血、吐血；或下泄于二阴而为便血、尿血；或渗于肌肤而为肌衄。

最早的文献见于《内经》，其中已有血溢、血泄、衄血、咳血、呕血、溺血、溲血、便血的描述。汉·张仲景《金匮要略》有"惊悸吐衄下血胸满瘀血病脉证治"专篇。隋·巢元方《诸病源候论》在"血病诸候"中，对各种血证的病因病机做了较详尽的论述。他如《医学正传》《景岳全书》均以"血证"冠篇名，并对血证的内容做了比较系统的论述。清·唐宗海有《血证论》专著，不但对血证进行了总的论述，尚对血上干、血外渗、血下泄、血中瘀证，及失血兼具的170余种血证的辨证论治做了较为详细的论述，且有法有方。

明·王肯堂《证治准绳》云："血乃水谷之精，化于脾，生于心，藏于肝，布于肺，施于肾。"故五脏六腑受损，均可致血不归经，而发生血溢。今就按摩推拿疗法对诸血证的临床应用，做如下的介绍：

（一）鼻衄

鼻中出血，称鼻衄。《灵枢·百病始生》云："阳络伤则血外溢，血外溢则衄血；阴络伤则血内溢，血内溢则后血。""阳络"系指在上属表的络脉。"阴络"系指在下属里的络脉。"后血"指大便下血。由此可知，鼻衄属"阳络伤"的范畴，多有火热迫血妄行所致；亦有因正气亏虚，血失统摄所致者。

1. 热邪犯肺

临床症状：鼻燥血衄，口干咽燥，兼有身热、咳嗽痰少，舌质红苔薄，脉数。

证候分析：鼻为肺窍，肺内积热，耗伤肺阴，血热妄行，上循鼻窍，则见鼻燥衄血；热邪上受，则表卫受遏，故身热、口干咽燥；热邪犯肺，肺失宣发，则咳嗽痰少；舌脉亦属热邪伤阴之候。

治法：清泄肺热，凉血止衄。

处方：手太阴肺经摩方、手太阴原穴摩方、天府止衄摩方、天府合谷止衄摩方。

方解

（1）手太阴肺经摩方

宗《内经》"病在脏者，取之井"之法，按摩掐揉肺经井穴少商，以激发肺经血气运行之功而泄肺热，名"肺病井穴摩方"。肺属金，取肺经合水穴尺泽，按摩之，此乃"实则泻其子"之法，名"肺病合穴摩方"。于是热邪得清，无迫血妄行之势，则鼻衄可愈。二方均属"手太阴肺经摩方"。

（2）手太阴原穴摩方

太渊乃手太阴肺经之原穴，宗"五脏六腑有疾者，皆取其原"之旨，按摩太渊可导源肾间动气而输布全身，促进气化功能，俾肺经无热邪郁肺之弊，血无妄行之势，故鼻衄可愈，名"手太阴原穴摩方"。

（3）天府止衄摩方、天府合谷止衄摩方

天府，《针灸大成》谓其治"衄血，中风邪"。盖因天府为肺气聚集之地，具宣发肺气之功，俾肺经无蕴热之弊，而达血无上溢之势，故为治衄血之要穴。对其施以按摩之术，名"天府止衄摩方"。合谷，《黄帝明堂灸经》以其治"鼻衄"；《针灸大成》用其治"鼻衄不止"。盖因合谷乃手阳明大肠经之原穴，有化气通脉、引火归原之效。且大肠经与肺经相表里，宗"治脏者调其府"之旨，俾热邪从大肠经宣泄，而无热邪上扰之弊。明·秦景明《症因脉治》云："血从鼻孔而出者，衄也。鼻为清道，肺之开窍，阳明主司，以手太阴肺与手阳明大肠，相为表里者也。阳明有热，肺受火制，阳明之脉入目络鼻，交頞中，旁纳太阳之脉，故仲景《伤寒》条以太阳有邪，侵入阳明则衄血。"天府、合谷二穴相伍，乃一脏一腑，以其表里双解而收效，今施以按摩术，名"天府合谷止衄摩方"。

2. 胃热炽盛

临床症状： 鼻衄或齿衄，血色鲜红，口渴欲饮，口干鼻燥，烦躁，便秘，舌红苔黄，脉数。

证候分析： 元·朱震亨《丹溪心法》云："衄者，阳热怫郁，于手足阳明而上，热则血妄行，故鼻衄也。"明·张介宾《景岳全书》云："阳热怫郁于足阳明之上，热则血妄行为鼻衄，此阳明之衄也。"盖因足阳明经上行交鼻，齿龈为阳明经所过之处，故胃火上炎，热迫血行，故致鼻衄、齿衄、血色鲜红；胃火灼津，则见鼻干、口干臭秽、口渴欲饮、便秘；胃热扰心，故致烦躁；舌苔、脉象均为胃热炽盛之候。

治法： 清胃泻火，凉血止血。

处方： 手太阴肺经摩方、天府合谷止衄摩方、足阳明胃经摩方、肺胃原穴摩方、阳明下合摩方。

方解

（1）足阳明胃经摩方

宗《内经》"病在脏者，取之井""经满而血者，病在胃及以饮食不节得病者，取之于合"之旨，取胃经之井穴厉兑、合穴足三里，施以按摩术，以治胃热炽盛之鼻衄，名"胃经井合止衄摩方"。脾胃五行属土，厉兑属五输之井金穴。盖因土生金，金为土之子，宗"实则泻其子"法，按摩胃经井穴厉兑，名"胃经井金止衄摩方。"二方均属"足阳明胃经摩方"。

（2）肺胃原穴摩方

宗《内经》"五脏六腑之有疾者，皆取其原"之旨，取肺经原穴太渊、胃经原穴冲阳。因二穴导肾间动气，而输布于肺、胃二经，以宣导上下、内外，则无热邪郁于肺、胃二经，故断其上扰之势而愈病。今施以按摩术，故名"肺胃原穴摩方"，亦名"肺胃原穴止衄方"。

（3）阳明下合摩方

《灵枢·邪气脏腑病形》云："合治内腑。"盖因肺经与大肠经相表里，故取手阳明大肠经之下合穴上巨虚，俾肺经热邪从大肠经而解。

3. 肝火上炎

临床症状：鼻衄，头痛，目眩，耳鸣，烦躁易怒，两目红赤，口苦，舌红，脉弦数。

证候分析：宋·陈言《三因极一病证方论》云："病者积怒伤肝，积忧伤肺，烦思伤脾，失志伤肾，暴喜伤心，皆能动血，蓄积不已，停留胸间，随气上溢，入清气道中，发为鼻衄，名五脏衄。""故病者积怒伤肝"，肝火上炎，则见烦躁易怒、目赤、口苦、舌红、脉弦数；火盛动血，上溢于"清气道中"，故见鼻衄；肝火偏盛，必肝肾之阴不足，耳目清窍失濡，故见目眩、耳鸣之候。

治法：清泻肝火，凉血止血。

处方：天府合谷止衄摩方、《灵枢》暴瘅血溢摩方、肺肝原穴摩方、肺肝井穴摩方、肺肝郄穴摩方。

方解

（1）《灵枢》暴瘅血溢摩方

《灵枢·寒热病》云："暴瘅内逆，肝肺相搏，血溢鼻口，取天府。"今名"《灵枢》暴瘅血溢摩方"。"暴瘅"，乃一时之厥证。瘅，与"疸"通，乃湿热所致之黄疸。《素问·脉要精微论》云："瘅成消中。"故瘅又为消渴之候。肝脉贯肺，故手太阴之气逆，则"肝肺相搏"。肺主气而肝藏血，气逆于中则亦留聚而上溢，故"血溢鼻口"而成衄。盖因天府乃肺气聚集之地，具宣发肺气之功，故对天府施术，则清肃有权。木火刑金，故肝火犯肺所致厥证、消渴、黄疸、口鼻溢血之候，可取天府而愈之。

（2）肺肝原穴摩方

宗《内经》"五脏六腑之有疾者，皆取其原"之法，取肺经原穴太渊、肝经原穴太冲，名"肺肝原穴摩方"，以成化气通脉之功而引火归原，则无肺热肝火上炎之弊，更无"肝肺相搏"之势。肝肺经血分各安于其经，则衄血可止。

（3）肺肝井穴摩方

宗《内经》"病在脏者，取之井"之旨，故掐揉手太阴肺经之井穴少商、肝经之井穴大敦，以解"肝肺相搏"之候，故方名"肝肺井穴摩方"。

（4）肺肝郄穴摩方

郄穴是经脉之气深聚部位之腧穴，各经之急症，均有取其郄穴之法，故古有"郄有空隙意，临床能救急"之论。取肺经郄穴孔最、肝经郄穴中都，施以按摩术，名"肺肝郄穴摩方"。盖因孔最乃肺经之郄穴，有清泄肺热、凉血止血之功；中都乃肝经之郄穴，具疏肝理气、养阴通络之功。二穴相伍，则无肝肺之火相搏之势，血安于经而无妄行，故衄血可止，今施以按摩术，名"肺肝郄穴摩方"。

4. 气血亏虚

临床症状：鼻衄或兼齿衄、肌衄，神疲乏力，面色苍白，头晕，耳鸣，心悸，夜寐不宁，舌质淡，脉细弱。

证候分析：病者多因忧思伤脾，致气虚不能统摄血液，而发鼻衄，甚或齿衄、肌衄；气血亏虚，失于温煦濡养，脑海失濡，则头晕耳鸣；心失所养，则心悸、夜寐不宁；肢体失濡，则神疲乏力；血虚不能上荣于面，故见面色苍白；气血不足，血脉不足，故见舌淡、脉细弱。

处方：天府合谷止衄摩方、肺脾井穴摩方、水谷之海摩方、十二经之海摩方、肺脾原穴摩方、肝脾募俞摩方。

方解

（1）水谷之海摩方

《灵枢·海论》云："胃者，水谷之海，其输上在气街，下至三里。"气街，即足阳明胃经之气冲穴。气者，经气；冲者，要冲。穴在气街部，乃经气流注之要冲，故为治"水谷之海不足"之要穴；足三里乃足阳明胃经之合穴，又为胃经之下合穴，此即"合治内腑"之意。二穴相伍，施以按摩术，名"水谷之海摩方"，以其健脾胃、补气血、和营卫之功，俾脾统血有司，而无衄血之弊。

（2）十二经之海摩方

《灵枢·海论》云："冲脉者，为十二经之海，其腧上在于大杼，下出于巨虚之上下廉。"对三穴施以按摩术，名"《灵枢》十二经之海摩方"。大杼乃足太阳经与手太阳经之交会穴，有激发、输布太阳经血气之功，又为八会穴之骨会，故有益肾荣骨之功，而具调气血、和营卫之效。上巨虚为手阳明大肠经之下合穴；下巨虚乃手太阳小肠经之下合穴，二穴均属足阳明胃经腧穴。《灵枢·邪气脏腑病形》云："荥输治外经，合治内腑。"盖因五脏六腑之气脉，荥输之穴气脉在外，故治病之在外经脉；合之穴气脉入于内，所以治病之在内腑。是以何道而入，入何连过，故黄帝有"治内腑奈何"之问，继而岐伯有"大肠合入于巨虚上廉，小肠合入于巨虚下廉"之对。于是对诸合穴施术，则内腑之病治也。三穴相伍，则三阳经脉气畅达，气血得充，营卫得和，则血有所统，而无衄血之候。

（3）肺脾井穴摩方

宗《内经》"病在脏者，取之井"之旨，则有按摩掐揉肺经井穴少商、脾经井穴隐白，以治因肺脾气虚致衄之证。

（4）肺脾原穴摩方

宗《内经》"五脏六腑之有疾者，皆取其原"之旨，有对肺经原穴太渊、脾经原穴太白，施以按摩术，名"肺脾原穴摩方"，以其化气通脉之功，而治因肺脾气虚致衄之候。

（5）肝脾募俞摩方

募穴是五脏六腑之气汇集于胸腹部的腧穴；俞穴是脏腑之气输注于背部的腧穴。故对脾经之募穴章门、背俞穴脾俞施以按摩术，名"脾经募俞摩方"，以疗脾虚脾不统血之衄。若对肝经募穴期门、背俞穴肝俞施术，名"肝经募俞摩方"，以治肝失藏血之衄。合二方之用，名"肝脾募俞摩方"，以疗"脾不统血""肝不藏血"之衄血。

附

明·李梴《医学入门》云："是以上溢清道，从鼻而出为衄……牙宣，胃或肾火也；又血从汗孔出者，谓之肌衄；从舌出者，谓之舌衄，心与肝也；从委中穴出者，谓之腘血，肾与膀胱也。"由此可见，诸衄者，均需从脏腑经络及其病因病机辨证论治之，现仅就五输穴的应用做一介绍。

1. 舌衄

明·张介宾《景岳全书》云："舌上无故出血如缕者，以脾肾之脉皆及于舌，若此诸经有火，则皆能令舌出血。"若心经火热，迫血妄行致舌衄者，宗"实则泻其子"法，因心经五行属火，火生土，可按摩心经之输土穴大陵，名"舌衄大陵摩方"；若脾热熏蒸于舌，迫血妄行而致舌衄者，取脾经之经金穴商丘，以泄脾经之热，方名"舌衄商丘摩方"；取肾经之井木穴涌泉，以泻肾经之火，名"舌衄涌泉摩方"。

2. 齿衄

《景岳全书》云："血从齿缝牙龈中出者，名为齿衄。此手足阳明二经，及足少阴肾之病。盖手阳明入下齿中，足阳明入上齿中，又肾主骨，齿者，骨之所终也。"意谓齿衄与手足阳明、足少阴肾三经的关系甚密。《症因脉治》云："牙衄者，及牙龈出血之证也。有两经分别，一主阳明肠胃，一主少阴肾经。若血来如涌，来势甚暴，来血甚多，此阳明牙衄之血也，有外感，有内伤；若血来缓慢，来血不多，此少阴肾经之血也，有内伤，无外感。"牙衄即齿衄。大凡上齿衄，属足阳明胃经，五行配五脏属土。实证者，取土之子井金厉兑，名"齿衄厉兑摩方"，乃"实则泻其子"之谓。下齿衄者，属足阳明大肠经，其五行属金。实证者，取该经荥水穴二间，名"齿衄二间摩方"。内伤肾而致之齿衄，需补者，宗"虚则补其母"法，因肾配属五行属水，故取肾经经金穴复溜，名"齿衄复溜摩方"，此乃金生水之谓。

3. 眼衄

《张氏医通》云："眼衄，血从目出，乃积热伤肝，或误药扰动阴血所致。"故其治当清泻肝火、凉血止血。肝五行属木，宗"实则泻其子"大法，故取肝经荥火行间，以泻肝经火热之邪，名"眼衄行间摩方"。

4. 肌衄

《医学入门》云："血从汗孔出者，谓肌衄。"《张氏医通》云："汗孔有血为肌衄，足阳明经气不足也。"盖因足阳明胃经五行属土，火生土，可取足阳明胃经之经火穴解溪，按摩之，名"肌衄解溪摩方"，此乃"虚则补其母"之治也。

5. 乳衄

清·顾世澄《疡医大全》云："乳衄乃忧思过度，肝脾受伤，肝不藏血，脾不统血，肝火亢盛，血失统藏，所以成衄也。"盖因肝火亢盛而致乳窍流血之候。因乳房乃足阳明胃经所过之部，中央乳头部属肝，故忧思过度，肝脾受伤，血失统藏而致乳衄。虚证者，脾失统血者，可取脾经之荥火穴大都，名"乳衄大都摩方"。脾五行属土，火生土，此乃"虚则补其母"之治；肝失藏血者，可取肝经之合水穴曲泉，水生木，亦"虚则补其母"之法，名"乳衄曲泉摩方"。肝失亢盛而致衄者，可取肝经荥火穴行间，木生火，乃"实则泻其子"之方，名"乳衄行间摩方"。

（二）咳血

咳血又称嗽血，指血自肺中经气道咳嗽而出，或纯血鲜红、间夹泡沫，或痰血相兼，或痰中带血，均称咳血。《丹溪心法》云："咳血者，嗽出痰内有血者是也。"《医林绳墨》云："从嗽而来于肺者为咳血。"引起咳血的病因病机主要有燥热伤肺、肝火犯肺、阴虚肺热诸证。

1. 燥热伤肺

临床症状： 咽痒咳嗽，痰中带血，口干鼻燥，或有身热，舌红少津，苔薄黄，脉数。

证候分析：《医家四要》云："咳血者，火乘金位，肺络受伤也。热壅于肺，则咳血。"由此可见，咳血总由肺络受伤所致。因肺为娇脏，喜润恶燥，喜清恶浊，不耐寒热，故感受风热燥邪，损伤肺络，则咽痒咳嗽、痰中带血；燥热伤津，则口干鼻燥、舌红少津；舌脉之候亦燥热伤肺之象。明·戴元礼《证治要诀》云："热壅于肺嗽血；火嗽损肺亦能嗽血，壅于肺易治，不过凉之而已；损于肺者难治，已久成劳也。"提示嗽血早期治疗的法则及意义，而成劳嗽则为顽疾，故难治。

治法： 清热润肺，宁络止血。

处方：《素问》胸热摩方、《素问》五脏热摩方、肺经五输摩方、《素问》肺咳摩方、《经纶》止嗽摩方。

方解

（1）《素问》胸热摩方

《素问·水热穴论》云："大杼、膺俞、缺盆、背俞，此八者，以泻胸中之热也。""膺俞"即手太阴肺经之募穴中府，又为手足太阴经之交会穴，乃肺经脉气汇聚于胸部之处，具宣发上焦、畅达肺气、通行营卫之功；"背俞"即肺经之背俞穴肺俞，具调肺气、止咳喘、和营卫之效。二穴相伍，乃募俞对穴之伍，名"肺经募俞方"，为咳喘、咳血、衄血之治。大杼为手、足太阳经交会穴，又为八会穴之骨会，具较强的解表清热之功；缺盆乃足阳明胃经穴，具调补气血之功，而有宣发肺气、通行肺津、止咳止血之施。故四穴合用，共成清解胸热、润肺止咳、宁络止血之功，名"《素问》胸热摩方"，为治燥热伤肺所致咳血之效方。

（2）《素问》五脏热摩方

《素问·水热穴论》云："五脏俞旁五，此十者，以泻五脏之热也。"即取肺俞旁之魄户、心俞旁之神堂、肝俞旁之魂门、脾俞旁之意舍、肾俞旁之志室，左右共十穴，皆足太阳经之经穴。大凡五脏所系，或附于背，具通达卫气、敷布津液之功，故有清泄脏热之效。施以按摩术，名"《素问》五脏热摩方"，为热扰肺脏，而发咳喘、咳血之治方。

（3）肺经五输摩方

宗《灵枢·经脉》"是动则病肺""是主肺所生病""盛则泻之"之法，按摩肺经之合水穴尺泽，以泄肺经之壅热，则肺得清肃，肺络得以正常通行，而无咳血之弊端。盖因肺脏五行属金，金生水，水为金之子，此乃"实则泻其子"之法，方名"肺经五输摩方"。

（4）《素问》肺咳摩方

《素问·咳论》云："肺咳之状，咳而喘息有音，甚则唾血"。其治，该篇有"治脏者治其俞""浮肿者治其经"之论。意谓肺病咳血可取其输穴太渊，兼浮肿者，加取该经之经穴经渠，今名"《素问》肺咳摩方"。太渊尚为肺经之原穴，《灵枢·九针十二原》云："五脏有疾，当取之十二原也。"盖因太渊有启动、激发肺经血气运行之功，按摩该穴则肺热得清、肺络得滋，故无咳嗽、喘息、咳血之候。经渠乃肺经之经穴，气血运行至此，则脉气充盈，肺气之宣发、肃降功能有司，气化有序，故按摩之，可愈咳血、浮肿之候。

（5）《经纶》止嗽摩方

《神灸经纶》云："咳嗽红痰，列缺、百劳、肺俞、中脘。"列缺为手太阴肺经之络穴，又为八会穴之一，通于任脉，具宣发肺气、通达腑气之功，故为治咳之要穴；百劳即大杼穴，具荣督脉、敷津液之功，而通经荣络；肺俞乃肺经之背俞穴，乃肺经血气汇聚之处，具润肺、止咳、宁血之功；中脘为胃之募穴、腑之会穴，及任脉与手太阳、少阳、足阳明之交会穴，具健脾和胃、补气生血之功。诸穴相伍，今名"《经纶》止嗽摩方"，以其宣肺止咳、止血宁络之功，而愈肺热壅肺伤络之咳血。

2. 肝火伤肺

临床症状： 咳嗽阵作，痰中带血或纯血鲜红，胸胁胀满，烦躁易怒，口苦，舌质红，苔薄黄，脉弦数。

证候分析： 咳血之候，均系肺络受损而所致。若龙雷之火盛，必成木火刑金之势，诚如明·皇甫中《明医指掌》所云："咳血者，火乘金位，肺络受伤，故血从咳而出也。"故肝火上逆犯肺，肺失清肃，肺络受损，而见咳嗽、咳血。肝络布胁肋，肝火亢盛，脉络壅滞，故胸胁胀满。口苦、苔薄黄、脉弦数，均为肝火偏旺之象。

治法： 清肝泻肺，凉血宁络。

处方： 《素问》五脏热摩方、《素问》肺咳摩方、肺肝原穴摩方、《神应》列缺咳血摩方、肝经五输摩方。

方解

（1）肺肝原穴摩方

因肝火犯肺而致咳血，故当肺肝二经同调。宗《内经》"五脏有疾，当取之十二原"之法，可取肺经原穴太渊、肝经原穴太冲。今施以按摩术，名"肺肝原穴摩方"，以其化气通脉之功，俾肺肝之热邪得以清解、络脉无溢血之弊而愈病。

（2）《神应》列缺咳血摩方

《神应经》云："咳血取列缺、三里、肺俞、百劳、乳根、风门、肝俞。"列缺为肺经脉气汇聚之处，又为肺经之络穴，而别走手阳明大肠经，故有行脏通腑之功，以成宣发、肃降肺气之效，俾肺气无郁遏、肺络无损伤，为愈咳喘、咳血证之要穴。肺俞为肺气通达于膀胱经背俞之穴，能敷布津液于肺，故具清热润肺之功。手三里乃手阳明经与诸经交会之处，具通达阳气、鼓舞血行之功，故诸络畅通，而无遏郁之弊，为疗络伤出血之候。百劳一为大杼穴之别名，一为奇穴，位于大椎穴上二寸、旁开一寸处，可名为"椎旁百劳"。临床可先按摩揉运大椎穴，然后横向分推至大杼，并点按"椎旁百劳"，以通达督脉、膀胱经气之功，俾卫气得行、津液得布、肺气宣发得司。乳根乃足阳明胃经之穴，具通调气血之功。《素问·平人气象论》云："胃之大络，名曰虚里，贯膈络肺，出于左乳下，其动应衣，脉宗气也。"故左侧之乳根，具宣发宗气、畅达络脉之功。按摩左乳中，则肺气得宣、肺络畅行，可疗咳血之证。风门又名热府，《针灸甲乙经》云："风门热府，在第二椎下两旁各一寸五分，督脉、足太阳之会。"以其通达卫阳、清解热邪之功而名"热府"。肝俞为肝经脉气汇聚于背俞之处，又为足厥阴经之标穴，具清泻肝胆经湿热之功。因肝主疏泄，主藏血，故按摩肝俞，一则肝之藏血功能得司，二则肝火得泄，而无木火刑金之弊，故为咳血等血证之要穴。诸穴合用，施以按摩术，名"《神应》列缺咳血摩方"。非但咳血证，衄血、下血、溺血、崩漏诸血证皆可用之，故又名"宁络止血摩方"。

（3）肝经五输摩方

《素问·六节藏象论》云："肝者，罢极之本……以生血气。"《灵枢·本神》云："肝藏血。"故肝火偏旺，肝失藏血之功，加之火乘金位，必有咳血之候，故清泻肝火亦为疗咳血之法。肝五行属木，故宗"实则泻其子"法，取肝经之荥火穴行间，以成清泻肝火之功。按摩该穴，名"肝经五输摩方"。佐以脾经之血海穴，以其专走血分，具引血归经之功，增其止血宁络之效。

3. 阴虚肺热

临床症状： 咳嗽痰少，痰中带血或反复咳血，血色鲜红，口干咽燥，颧红，潮热盗汗，舌质红，脉细数。

证候分析： 阴虚肺热，肺失清肃，故咳嗽痰少。阴虚火旺，灼肺伤络伤津，则痰中带血、口干咽燥。余候均系阴虚有热之象。

治法： 滋阴润肺，宁络止血。

处方：《素问》五脏热摩方、《素问》肺咳摩方、《经纶》止嗽摩方、肺经募俞摩方、金水相滋摩方。

方解

（1）肺经募俞摩方

肺经之募穴中府，为肺经之穴，乃肺气汇聚于胸部之处，故具清肃肺气之功；肺俞乃足太阳经之穴，乃肺气集聚于背俞之处，具通达肺气、敷布津液之效。二穴一募一俞，一脏一腑，一阴一阳，故对二穴施术，从阳引阴，从阴引阳，乃相辅相成之对穴摩方。其效诚如张景岳所云："善补阳者，必于阴中求阳，则阳得阴助而生化无穷；善补阴者，必于阳中求阴，则阴得阳升而泉源不竭。"此理源自阴阳互化互根的太极精微大法。

（2）金水相滋摩方

其一，运用五输配五行五脏法，因肺属金，肾属水，取肺经之经金穴经渠，伍肺经之合水穴尺泽，乃母子相生、金水相滋对穴之伍。于是对二穴施术，则肺金得肾水之滋而虚火得清、阴虚得补、肺络得宁，而咳血诸候得除。其二，盖因足太阳经具敷布津液之功，而肺俞、肾俞二穴又是肺、肾脉气集要之处，故取肺俞、肾俞二穴，以滋补肺肾阴津之功而愈病。

（三）吐血

吐血，病证名。《丹溪心法》云："呕吐血出于胃也。"故吐血是指血从胃中经口吐出或呕出，血色红或紫暗，常夹杂食物残渣，称为吐血，亦称呕血。《血证论》云："吐血者，其血撞口而出，血出无声；呕血者，血出有声，重则其声如蛙，轻则呃逆，气不畅遂而已。"由此可见，吐血、呕血之状各异，然近世医者多从病因病机辨之。如《医碥·吐血》有"吐血即呕血，旧分无声曰吐，有声曰呕，不必"。就其病因病机，明·孙志宏《简明医彀·血证》语云："夫吐血者，多因大怒伤肝，忧愁思虑伤心，酒色过度，阳盛阴虚，水不制火；或厚味醇酒，以动胃火。感受之由不同，无出于火载血上，错经妄行。凡荣卫太虚，脏腑易损，血脉空竭，因而喜怒惊忿，暴气逆溢，不循经络，血脉流散，是证作矣。"

1. 胃热壅盛

临床症状：脘腹胀闷，甚则作痛，吐血色红或紫暗，常夹杂食物残渣，口臭，便秘或大便色黑，舌红苔黄腻，脉滑数。

证候分析：胃以通为顺、以降为和，若胃中积热，胃失和降，气血不调，故见脘腹胀闷，甚则作痛。热伤胃络，故吐血。胃失和降，胃气上逆，故呕血夹食。胃热耗津，故大便秘结。血随糟粕而下，则大便色黑。舌脉之候，亦为胃内积热之象。

处方：《素问》胃热摩方、胃经五输摩方、胃经原穴摩方。

方解

（1）《素问》胃热摩方

《素问·水热穴论》云："气街、三里、巨虚上下廉，此八者，以泻胃中之热也。"气街，即气冲穴，足阳明经脉气所发之穴，乃经气流注之要冲。张锡纯《医学衷中参西录》云："盖吐血之证，多由于胃气挟冲气上逆。"气冲有降逆气之功。足三里乃足阳明胃经之下合穴，具补脾胃、调气血、和胃降逆之功。《灵枢·海论》云："胃者为水谷之海，其输上在气街，下在三里。"故二穴配伍，施以按摩术，以助气血生化之源，故名"《灵枢》水谷之海摩方"。上巨虚，又名上廉，乃为手阳明大肠经之下合穴，以泄手阳明经之热从小肠而解；下巨虚，又名下廉，乃手太阳小肠经之下合穴，以清手太阳经之热从大肠而解。故足三里、上廉、下廉之用，即《灵枢·邪气脏腑病形》中"合治内腑"之法则。于是诸穴合用则脾胃得健、气血得调、胃肠之热得以清泄，则无壅滞之弊，故名"《素问》胃热摩方"。

（2）胃经五输摩方

根据《难经》五输穴的主治功效与脏腑五行配属，宗"虚则补其母，实则泻其子"法。若因胃热壅盛，或肝火犯胃而致吐血者，可取胃经之井金穴厉兑，以达清泄胃热之功。盖因胃五行属土，土生金，金为土之子，此乃"实则泻其子"法。故对该穴施以按摩术，名"胃经五输摩方"。若气虚血溢之吐血者，可行"虚则补其母"之法，盖因火生土，故取足阳明胃经之经火穴解溪，亦名"胃经五输摩方"，以成补脾胃、益气血之功，俾胃经络脉得养，而无溢血之弊。

（3）胃经原穴摩方

《素问·刺法论》云："胃为仓廪之官，五味出焉，可刺胃之原。"意谓胃经原穴冲阳，乃阳气必由之要冲，可促进胃之受纳腐熟水谷之功，俾后天生化之源充，而具通补气血、调和营卫、和胃降逆之功，故为恶心呕吐、吐血之要穴，今名"胃经原穴摩方"。且《内经》有"五脏有疾，当取之十二原"之施治大法，故按摩原穴，尚具有病治病、无病防病之效。若辅以足阳明经脉气所发之气冲、足太阳之下合穴足三里，共成培补后天之本之功；佐以足太阴脾经专走血分、能引血归原之血海，及脾经之本穴三阴交，以成补血统血之功。诸穴共用，今名"胃原增效摩方"，为吐血证必用之方，尤对气虚血溢之吐血证有效。

2. 肝火犯胃

临床症状： 吐血色红或紫暗，口苦胁痛，心烦易怒，寐少梦多，舌质红绛，脉弦数。

证候分析：《素问·举痛论》云："怒则气逆，甚则呕血。"此乃大怒伤肝，以动

第四章 ✦ 辨证论治

197

胃火,灼伤胃络,血溢于上而致呕血。肝火上炎,则见口苦、易怒。肝络损伤,则胁痛。热扰心神,则心烦、少寐多梦。舌脉亦肝火亢盛,耗伤胃阴之象。

处方:《素问》胃热摩方、胃经原穴摩方、肝经五输摩方、肝胃郄穴摩方。

方解

(1) 肝经五输摩方

宗《难经》五输穴配属五行五脏应用之法,取肝经之荥火穴行间,以清泻肝经之火。盖因肝五行属木,木生火,故火为木之子,乃"实则泻其子"之法;或取手少阴心经之荥火穴少府,以心为肝之子,亦属泻肝火之法。他如肝经之井木穴大敦,伍其合水穴曲泉,乃金水相滋之伍,以成滋水涵木之功。以上均属"肝经五输摩方"。

(2) 肝胃郄穴摩方

古语云:"郄有空隙意,临床能救急。"郄穴是经脉之气深聚的腧穴,故临床上多用于治疗各经的急性病症。若吐血鲜红者,多系肝胃之火盛,迫胃络溢血急涌而出,可取胃经郄穴梁丘、肝经郄穴中都而取效。因肝火上犯,热扰心神,而见心烦易怒者,尚可取足太阳经之肝俞、胃俞,及心俞旁之神堂、肝俞旁之魂门、肾俞旁之志室,以成养肝肾、平肝火、宁心、制怒、定志之功而愈病。

3. 气虚血溢

临床症状: 吐血缠绵不止,时轻时重,血色暗淡,神疲乏力,心悸气短,面色苍白,舌质淡,脉细弱。

证候分析: 脾气虚弱,统摄失司,故吐血缠绵不止、时轻时重、血色暗淡。脾气本已虚弱,加之反复吐血,气随血脱,气血亏甚,心气失濡,则神疲乏力、心悸气短。血不上荣,故面色苍白无华、舌质淡、脉细弱。

治法: 健脾益气,摄血宁络。

处方: 胃经原穴摩方、胃经五输摩方、脾经募俞摩方。

方解

(1) 胃经五输摩方

宗"虚则补其母"之法,按摩足阳明经之经火穴解溪,以成补脾胃、益气血之功,俾胃络得养,而无血溢吐血之候。

(2) 脾经募俞摩方

盖因募穴是五脏六腑之气汇集于胸腹部之穴;背俞穴是脏腑之气输注于背部之穴。今取脾经之募穴章门、背俞穴脾俞,二穴相伍,以成相辅相成之功,名"脾经募俞摩方"。适用于气虚血溢之吐血者。若辅以心俞旁之神堂、脾俞旁之意舍,以其养心脾之气而益心宁神,则神疲乏力、心悸气短之候得解,故方名"加穴脾经募俞摩方"。

附

《大成》中冲止血方：《针灸大成》治呕血衄血，取中冲、外关、肝俞、膈俞、足三里、三阴交穴，今名"《大成》中冲止血方"。中冲乃手厥阴心包经脉气所出之井穴。《灵枢·邪客》云："少阴，心脉也。心者，五脏六腑之大主也，精神之所舍也。其脏坚固，邪弗能容也，容之则心伤，心伤则神去，神去则死矣。故诸邪之在于心者，皆在于心之包络。包络者，心主之脉也，故独无腧焉。"意谓心包代心受邪，故心包受邪所出现的病变当与心一致。故《灵枢·本输》云："心出中冲。"盖因血脉，又为"五脏六腑之大主也"，故对中冲穴施术，能启动、激发心脉中血气的运行，而无血证发生。外关为手少阳三焦经之络穴，又为八脉交会穴之一，通于阳维脉。《灵枢·经脉》云："手少阳之别，名曰外关。去腕二寸，外绕臂，注胸中，合心主。"由此可知，外关内可通利三焦、理气导滞，络心包可主血脉之运行，与中冲共成枢转之功，则封藏有司。膈俞为足太阳经腧穴，又为血之会穴，具清营凉血、宽胸利膈、和胃降逆之功，为治血证之要穴。肝俞乃肝经血气汇集于背俞之处，又为肝经之标穴，具柔肝养血之功，俾肝之藏血功能有司。足三里为足阳明胃经之合穴，又为该经之下合穴，具健脾胃、补气血之功，而有培补后天之本之效。三阴交乃足太阴脾经之本穴，经脉血气由此而出；且又为足三阴交会之穴，故具藏血、统血、生精之功。《针灸大成》合诸穴之功，而用治呕血、衄血之疾，今名"《大成》中冲止血方"。验诸临床，实乃治诸血证之效方，今施以补泻法，则血虚能补、血实能通、血热能清、血寒能温、血瘀能消，故附之。

（四）便血

便血又称"下血"。凡血从肛门排出体外，无论便前，或便后下血，或单纯下血，或与粪便混杂而下，均称便血。最早的文献见于《内经》，如《素问·大奇论》云："心肝澼亦下血。"澼，滞留、留积之意。心肝澼，病名。下血之证，《金匮要略》有远血、近血之分，如"惊悸吐衄下血胸满瘀血病脉证治"篇记云："下血，先便后血，此远血也……下血，先血后便，此近血也。"究其病因病机，宋·严用和《重订严氏济生方》记云："夫大便下血者，多因过饱，饮酒无度，房室劳损，荣卫气虚，风冷易入，邪热易蕴，留注大肠，则为下血。"详而论之，《证治汇补》云："纯下清血者，风也；色如烟尘者，湿也；色黯者，寒也；鲜红者，热也；糟粕相混者，食积也；遇劳频发者，内伤元气也；后重便减者，湿毒蕴滞也；后重便增者，脾元下陷也；跌伤便黑者，瘀也；先吐后便者，顺也。"由此可见，便血均因胃肠之络脉受损而致。其治，诚如《证治汇补》所云："大凡初起当清解肠胃之热，久则调和中焦之气血。"

1. 肠道湿热

临床症状：便血新红，大便不畅或稀溏，或兼有腹痛，口苦，苔黄腻，脉濡数。

证候分析：《景岳全书》云："大便下血，多由肠胃之火，盖大肠小肠皆属于胃也。"《万病回春》云："便血者，大便出血，脏腑蕴积湿热也。"故湿热蕴结肠道，肠道脉络受损，以致血溢肠道而成便血。肠道传化物功能失常，则大便不畅或稀溏。肠道气机受阻，则见腹痛。苔黄腻、脉濡数皆为内有湿热之象。

治法：清化湿热，凉血止血。

处方：《素问》五输穴摩方、《素问》胃热摩方、大肠募俞下合摩方、大肠原穴摩方。

方解

（1）《素问》胃热摩方

《灵枢·水热穴论》云："气街、三里、巨虚上下廉，此八者，以泻胃中之热。"诸穴皆足阳明胃经血气灌溉之处。盖因大肠、小肠属胃，故对诸穴施以泻法，以其"泻胃中之热"之功，而清肠道之湿热，护肠络而愈下血之证。

（2）《素问》五输穴摩方

湿热蕴结于肠道，损伤肠络而便血，故清利湿热乃当务之急。宗《难经》五输穴之应用大法，可取大肠经之经穴阳溪，以清该经之热，今名"解溪清热摩方"。盖因大肠五行属金，金生水，水为金之子。宗"实则泻其子"法，取手阳明大肠经之荥水穴二间，可泄大肠经热邪。若对大肠经井金穴商阳、荥水穴二间同时施术，乃"金水相滋"之伍，亦可解肠道湿热之邪，故仍属"《素问》五输穴摩方"。

（3）大肠募俞下合摩方

大肠俞乃足太阳经之背部腧穴，又为大肠经经气敷布之处，具疏通大肠腑气之功。辅以大肠俞，为胃肠疾病常用之方。天枢为足阳明经脉气所发之处，又为大肠经之募穴，穴当脐旁，为上下腹之界畔，通行中焦，有斡旋上下、职司升降之功，若伍五脏之背俞穴，名曰"《灵枢》天枢腹街方"。以其调和胃肠及五脏六腑之功，为腹部疾病常用之方。《灵枢·邪气脏腑病形》云："合治内腑。"即按疾病所属的六腑，可取其对应的下合穴治之。上巨虚为手阳明大肠经之下合穴，故有通达肠腑气机之功。按摩诸穴术，名"大肠募俞下合摩方"，施以泻法，可除湿热以宁络止血；予以补法，可健脾和胃以宁络止血。

（4）大肠原穴摩方

《素问·刺法论》云："大肠者，传道之官，变化出焉，可刺大肠之源。"《灵枢·

九针十二原》云："五脏有六腑，六腑有十二原……五脏有疾，当取之十二原。"此言五脏六腑之有疾者，可取原穴而调之。盖因原穴是脏腑之原气输注之处，且可导引肾间动气输布于全身，以其气化之功，敷布津液而濡养脏腑经脉及四肢百骸。今对大肠经之原穴合谷施以按摩术，名"大肠原穴摩方"，以其通腑气、濡肠络之功，而成疗便血之良方。

2. 脾胃虚寒

临床症状：便血紫暗，甚则黑色，腹部隐痛，喜热饮，面色无华，神倦懒言，便溏，舌质淡，脉沉细。

证候分析：《金匮要略》谓"下血"者，"由脾虚气寒，失其统御之权，而血为之不守也"。《景岳全书》云："脾胃气虚而大便下血者，其血不甚鲜红，成紫色，或黑色，此阳败而然。"由此可见，脾胃虚寒，中气不足，统血无力，血溢肠内，随大便而下，且血色暗紫，甚则黑色。中虚有寒，寒凝气滞，健运失司，故腹部隐痛、喜热饮、便溏。脾胃虚寒，气血不足．故面色无华、神倦懒言、舌淡、脉沉细。

治法：健脾温中，养血止血。

处方：《素问》五输穴摩方、大肠募俞下合摩方、大肠原穴摩方、脾胃原穴摩方、脾经募俞摩方、《灵枢》下血摩方。

方解

（1）《素问》五输穴摩方

宗《难经》五输配五行治疗大法，取胃经经火穴解溪、脾经荥火穴大都，乃"虚则补其母"之法。故按摩二穴，名"《素问》五输穴摩方"，而有补脾胃之功。

（2）脾胃原穴摩方

宗《内经》"五脏有疾，当取之十二原"之法，取脾经原穴太白、胃经原穴冲阳，以二穴导肾间动气敷布于二经之功，以成健脾和胃、温中祛寒、养血滋络之效，则脾之统血有司，而愈下血之疾。故对此二穴施以按摩术，名"脾胃原穴摩方"。盖因"大肠小肠属胃"，故无论是胃络血溢，还是大、小肠络血溢，均可取胃之原穴冲阳。

（3）脾经募俞摩方

章门乃肝经之穴，具益肝、养血、宁络之功；又为脾经募穴，为脾脏脉气聚集于胸胁之处。脾俞乃膀胱之腧穴，又为脾脉之气汇集于背部之穴。二穴相伍，按摩之，名"脾经募俞摩方"。二穴相伍，一阴一阳，一募一俞，乃从阳引阴、从阴引阳对穴之伍，俾脾健气充，故统摄之功有司，而达宁络止血之效。若伍足阳明胃经之足三里、足太阴脾经之血海、三阴交，可增其大补后天、宁络止血之功，名"脾经募俞增效摩方。"

（4）《灵枢》下血摩方

《灵枢·厥病》云："病注下血，取曲泉。"盖因气为阳，血为阴，上为阳，下为阴，且足厥阴肝经主藏血。此证乃厥阴之气，厥于经，气从上而下，肝不能纳血则"病注下血"。曲泉为足厥阴肝经之合穴，具养血濡肝之功，故可疗"病注下血"之候。今施以按摩术，今名"《灵枢》下血摩方"，又名"曲泉下血摩方"，适用于一切便血。

（五）尿血

尿血，病证名，是指小便中混有血液甚至血块。《内经》称其为溺血，如《素问·气厥论》云："胞移热于膀胱，则癃溺血。"尿中有血，有尿血与血淋之分。排尿不痛或痛不明显者，称为尿血；尿血而小便滴沥涩痛者，谓之血淋。故《丹溪心法》有"尿血，痛者为淋，不痛者为尿血"之论。故血淋要有淋证的表现，而此处要讲述的是尿血的证治。

尿血一证，多为热结膀胱之实证。此外尚有虚证，故当责之心、脾、肝、肾四经。究其病因病机，则是热伤脉络或脾肾不固。热伤脉络有虚实之分；脾肾不固又有脾虚及肾虚之别。

1. 下焦热盛

临床症状：小便黄赤灼热，尿血鲜红，心烦口干渴，面赤或伴口疮，夜寐不宁，舌红，脉数。

证候分析：《太平圣惠方》云："夫尿血者，是膀胱有客热，血渗于脬故也。血得热而妄行，故因热流散，渗入脬内而尿血也。"由此可知，湿热蕴于下焦，故小便黄赤、灼热。脉络受损，血渗膀胱，故尿血鲜红。热扰心神，则心烦、夜寐不宁。火热上炎，故见面赤、口干或伴口疮。舌红、脉数亦属湿热之候。

治法：清热泻火，宁络止血。

处方：膀胱经五输摩方、膀胱经原穴摩方、《集成》尿血摩方。

方解

（1）膀胱经五输摩方

宗《难经》五输穴配属五行之法，取足太阳膀胱经之输木穴束骨，名"膀胱经五输摩方"。盖因膀胱五行属水，水生木，故对束骨施术，乃"实则泻其子"之法。

（2）膀胱经原穴摩方

《灵枢·九针十二原》云："五脏有疾，当取之十二原。"故取膀胱经之原穴京骨，能导肾间动气而通达全身经脉，俾膀胱经血气运行畅通，而无壅滞之候。下焦热盛之证得解，尿血之疾得除，故方名"膀胱经原穴摩方"。

（3）《集成》尿血摩方

出自清·廖润鸿《勉学堂针灸集成》，由肾俞、关元、曲泉、劳宫、三焦俞组成。肾俞乃肾经之脉气聚集于背俞之处，有益肾元、司气化之功。《针灸甲乙经》用其治"溺浊赤"，《针灸聚英》用治"少气溺血"。关元为小肠经之募穴，又为任脉与足三阴经的交会穴，《灵枢》称之为"三结交"穴，具益元固本、化气通脉、清利下焦湿热之效。曲泉为足厥阴肝经之合穴，有养血、益肝、宁络之功。劳宫乃手厥阴心包经的荥穴，《难经》有"荥主身热"之论，手厥阴心包经与手少阳三焦经互为表里，故具化气通脉、清解下焦湿热之功。三焦俞乃三焦经之脉气通达于背俞之处，具调达枢机、通利三焦、化气通脉、健脾利水之功。故对诸穴施以按摩术，共成通利三焦、清热泻火、化气通脉、养血宁络之功，名"《集成》尿血摩方"。

2. 肾虚火旺

临床症状：小便短赤带血，头晕耳鸣，神疲乏力，颧红潮热，腰膝酸软，舌质红，脉细数。

证候分析：此证多见于年老体弱之人，究其因，诚如《张氏医通》所云："老人溺血，多是阴虚，亦有过服助阳药所致者。"由此可知，阴虚火旺，灼伤络脉，故小便短赤、带血。肾元亏虚，髓海失荣，故头晕、耳鸣。肝肾精血同源，故肝肾不足，筋骨失养，则腰膝酸软、神疲乏力。虚火上炎，故颧红、潮热。舌脉之象亦属阴虚火旺之候。

治法：滋阴降火，宁络止血。

处方：膀胱经五输摩方、膀胱经原穴摩方、《经纶》膈俞尿血摩方。

方解

《经纶》膈俞尿血摩方

《神灸经纶》云："尿血，膈俞、脾俞、三焦俞、肾俞、列缺、章门、大敦。"膈俞乃膀胱经腧穴，内应胸膈，具转输太阳经气运行、敷布津液、清营凉血之功；且又为血会。会，有会聚之意。大凡气血发生病变，均可取血会膈俞而治之。本病用此穴，则以其宁络凉血止血之功而任为主穴。清·何书田云："固阴以滋水，则溺血可止矣。"此即"壮水之主，以制阳光"之谓也。肾俞为膀胱经腧穴，可辅膈俞以敷布津液、清营凉血。又因其为肾经脉气汇聚于背俞之处，故又具益元补肾之功。若因"肾气衰而火旺者"，用此穴，以成"固阴以滋水"之效。《景岳全书》谓尿血尚有"脾肺气虚下陷，不能摄血而下者"。对此《慎斋遗书》尚云："尿血者，精不通行而成血，血不归经而入便，然其原在肾气衰而火旺，治当清肾。清肾之法，补脾益肺以生水，则火自

203

平而精血各归其所矣。"此乃取脾俞、列缺之由也。脾俞乃脾经脉气汇集于足太阳经背俞之处，具敷布津液之功，故为脾经之背俞穴。列缺为手太阴肺经之络穴，又为八脉交会穴之一，通于任脉，具宣发肺气、通达大肠腑气之功。此即清·唐容川"尿血"，"当兼治其肺，肺为水之上源，金清则水清，水宁则血宁"之论的原由。二穴相伍，以其益气养血之功而宁络止血；又以培土生金之伍，而达"补脾益肺以生水"之效。《医学心悟》云："肝主疏泄，肝火旺，亦令尿血。"因肝气郁结，失于疏泄，郁而化火劫阴，肝之藏血功能失司，即"亦令尿血"之由也，故有大敦之治。大敦为足厥阴之井穴，又为该经之本穴，具启动、通达肝脉运行之功，又具养血柔肝之效。章门乃肝经之腧穴，又为五脏之会穴、脾经之募穴。故此穴不但为肝、脾之脉气汇集之处，尚为五脏交会之处，具主气、主血、主藏血、统血、益精血之功，故章门乃血证之治穴。三焦俞对尿血之治，《景岳全书》云："若果三焦火盛者，惟宜清火凉血为主。"意谓通达三焦，以其"清火凉血"之法，亦为治热伤血络致尿血之法。《灵枢·决气》云："上焦开发，宣五谷味，熏肤、充身、泽毛，若雾露之溉，是谓气……中焦受气取汁，变化而赤，是谓血。"《灵枢·五癃津液别》云："三焦出气，以温肌肉，充皮肤，为其津，其流而不行者为液。"《灵枢·痈疽》云："中焦出气如露，上注谿谷，而渗孙脉，津液和调，变化而赤为血，血和则孙脉先满溢，乃注于络脉，皆盈，乃注于经脉。"故《灵枢·营卫生会》云："上焦如雾，中焦如沤，下焦如渎。""渎"，沟渠，水道之谓。"下焦如渎"，意谓下焦乃水所输注的器官。对三焦的功能，《素问·灵兰秘典论》有"三焦者，决渎之官，水道出焉"之解。故《中藏经》有"三焦者"，"总领五脏六腑营卫经络，内外上下左右之气也。三焦通则内外上下皆通也"的精辟论述。故三焦经的腧穴皆有通达三焦、促进气化之功，而成敷津液、补气血、和营卫、通水道之效。今取手少阳三焦经的背俞穴三焦俞，以其调达枢机、通利三焦、化气通脉、调和营卫、清泻三焦火邪之功，俾"三焦火盛"之证得解。诸穴合用，名《经纶》膈俞尿血方。验诸临床，补而不燥，清而不寒，乃平补平泻之方，故不失为尿血之良方。他如血尿、衄血、咳血诸疾皆可用之。

3. 脾不统血

临床症状：久病尿血，面色无华，体倦乏力，气短声低，或兼齿衄、肌衄，舌质淡，脉细弱。

证候分析：《景岳全书》云："若脾肺气虚下陷，不能摄血而下者，宜归脾汤、人参养荣汤、补中益气汤、举元煎之类主之。"盖因肺主气，脾统血，故脾肺气虚则摄血之功失司，血不循经而见尿血、衄血诸候。变药方为摩方，故当行补中益气、健脾宁络、摄血止血法。因脾虚运化失司，气血生化乏源，故食少、体倦、气短声低、面色无华。舌脉亦气血亏虚，血脉不充之象。

治法：补脾益气，宁络摄血。

处方：膀胱原穴摩方、脾经原穴摩方、脾经五输摩方、脾经募俞摩方、《普济》脾俞溺血摩方。

方解

（1）脾经原穴摩方

宗《内经》"五脏有疾，当取之十二元"之法，取脾经之原穴太白，施以按摩术，名"脾经原穴摩方"。其一，原穴有通达三焦之功，导肾间动气，输布元气于全身，奏化气通脉、益元荣肾之功；其二，太白又为脾经之输穴，为脾经脉气输注之处，故有健脾益气之功，以成宁络摄血之效。

（2）脾经五输摩方

盖因脾五行属土，火生土，火为土之母，故宗"虚则补其母"之法，取脾经之荥火穴大都按摩之，名"脾经五输摩方"，又名"大都益脾摩方"。此即"火旺土健"之治方，故适用于脾不统血之尿血证。

（3）脾经募俞摩方

募穴与俞穴与各自所属的脏腑关系甚密，即某一脏腑发生病变时，常在所属的募穴、背俞穴处出现疼痛或过敏等症状。故对其穴施术，常收良效。今因脾不统血而致尿血之证，取脾之募穴章门、背俞穴脾俞，施以按摩术，名"脾经募俞摩方"。章门乃肝经之输穴，为肝经脉气输注于胁部之处，有益血荣肝之功；又为脾经募穴，乃该经脉气灌注之部；尚为五脏之会穴，不但有藏血、统血之功，尚具主气、主血、益精血、补肾元之能，故章门具培补先后天之本之用。今伍之脾经背俞穴，一腹一背，一阴一阳，乃相辅相成，从阴引明、从阳引阴对穴之伍，名"脾经募俞摩方"，为虚损诸证必用之补方。

（4）《普济》溺血摩方

《普济方》云："治小便出血，穴脾俞、三焦俞、肾俞、章门各百壮，丹田、复溜随年壮。"今以摩法代替灸法，致诸穴有热感，名"《普济》脾俞溺血摩方"。脾俞乃脾经血气灌注于背俞之处，又为足太阳经脉气通行之部，具通行经脉、和营卫、补气血、统血宁络之功。章门乃肝经之腧穴，具柔肝、养阴、藏血之功；又为脾经募穴，为脾经之血气灌注之处，故具补脾、益气、统血之效；该穴尚为脏会，为五脏之脉气交会处。除有统血、藏血之殊功外，尚有肺主气、心主血、肾主精之功，故为培补先后天之本之特用穴。《中藏经》云："三焦者……总领五脏六腑营卫经络，内外上下左右之气也。三焦通则内外上下皆通也。"故三穴相伍，乃扶正固本之良方。丹田，原为气功术语，在医学上称为人身之本、真气汇聚之处。如《难经》记云："脐下肾间动气者，人之性命也，十二经之根本也。"杨玄操注云："脐下肾间动气者，丹田也。丹田者，人之根本也。"丹田穴，《针灸甲乙经》中指脐下二寸之石门；《针灸资生经》指脐下三寸之关元；《普济本事方》指脐下一寸五分之气海。关元为小肠经之募穴，又为任脉与足三阴之交会穴，有益元固本、调补冲任、固精固脱、止血止带之功。石门为手少阳三焦经之募穴，具益元荣冲、化气通脉之功。气海为升气之海，具通达三焦、益气举陷、益元荣肾之功。三穴均为任脉之穴，验诸临床，可分别揉运、按摩之，或行一指禅推法，均具滋养诸阴之功。复溜乃足少阴肾经之经穴，为治肾经疾病常用之穴。《灵枢·经脉》中"肾足少阴之脉"，"是动则病"或"是主肾所生病者"，有"不盛不虚以经取之"之方。即取肾经之经穴复溜，俾"肾藏精""主封藏""主水液"之功有司，"伎巧出焉"有序，故肾元得充、先天之本得扶。于是对诸穴施术，则五脏六腑得调，而络宁血止，尿血得愈，故名"《普济》溺血摩方"。该方尚可作为虚损病之良方而广泛使用。

4. 肾气不固

临床症状：久病尿血，色淡红，头晕耳鸣，神疲乏力，腰脊酸痛，舌淡，脉沉弱。

证候分析：《三阴极一病证方论》云："病者小便出血，多因心肾气结所致，或因忧劳，房室过度。"故劳倦或久病及肾，肾气不固，封藏失职，血随尿出，而见尿血之候。肾气亏虚，肾精不足，脑髓失养，故神疲乏力、头晕耳鸣。腰为肾之外府，失于濡养，故腰脊酸痛。舌脉之象亦属肾气虚弱之候。

治法：补肾益气，固摄止血。

处方：肾经五输摩方、肾经原穴摩方、肾经募俞摩方。

方解

（1）肾经五输摩方

盖因肾配属五行属水，金生水，金为水之母，故取肾经之经金穴复溜，乃"虚则补其母"之法。且《灵枢·经脉》对该经病之治，有"不盛不虚，以经取之"之法。此即复溜用于肾经疾病之由。今施以按摩术，故名。

（2）肾经原穴摩方

宗《内经》"五脏有疾，当取之十二原"之旨，肾气不固而致尿血证者，取肾经之原穴太溪，以导肾间动气而输布于全身，俾营卫气血运行得畅；又因其具滋肾阴、壮元阳之功，且可主肾、主水，而使气化有司，故为肾气虚致尿血之要穴。今施以按摩术，名"肾经原穴摩方"。

（3）肾经募俞摩方

京门乃足少阳胆经腧穴，为胆经脉气输注于胁肋部之穴，具调达枢机、通利三焦之功；又为肾经之募穴，乃肾经脉气汇聚于胁肋部之处。故京门一穴涵盖二经之功效。今合肾经之背俞穴肾俞，乃成肾经募俞之伍。《素问·阴阳离合论》云："太阳为开，阳明为阖，少阳为枢；太阴为开，厥阴为阖，少阴为枢。"太阳主表，敷布阳气于外，故为开；阳明主里，受纳阳气以援内脏，故为阖；少阳居于半表半里之间，转枢内外，故为枢。太阳之开，阳明之阖，全赖少阳之枢。故足太阳膀胱得此枢而水道通调，手太阳小肠得此枢而食物变化，能通能化谓之开；足阳明胃得此枢而阳气含纳，手阳明大肠得此枢而阳气收藏，能纳能收谓之合。因太阴输布阴气以灌四周，故为开；厥阴受纳气以归于内，故为阖；少阴为心肾，心藏神，肾藏精，精与神合则交泰，离则两伤，故少阴为性命之枢。太阴之开，厥阴之阖，全赖少阴之枢。故足太阴脾得此枢而运化精微以升于上，手太阴肺得此枢而水精四布以降于下，能升能降谓之开。足厥阴肝得此枢而阴血赖以藏，手厥阴心包络得此枢而阴血赖以生，能藏能生谓之阖。故开者所以司动静之基，阖者所以执禁锢之权，枢者所以主转动之微。阴阳互根，阴阳之根同于肾。肾中元阳，又称命门之火，且为少阳相火之源，故少阳之根出于肾。《灵枢·本输》有"少阳属肾"之说。元阳闭藏即是少阴，元阳活动即是少阳。一静一动，一体一用，体之枢在少阴，用之枢在少阳。元阳为全身动力的根源，《难经》称元阳为"五脏六腑之本，十二经脉之根，呼吸之门，三焦之源"。由此可知，京门何以为肾经募穴之由。肾俞乃足太阳膀胱经腧穴，又为肾经脉气输注于背部之处，故以其通行输注二经脉气之功，而具补肾益元、敷布津液之能。于是京门伍肾俞，增其培补"五脏六腑之本"之功，则肾气得固而愈尿血之疾，名"肾经募俞摩方"。该方尚为虚损诸候之常用方。

七、头痛

头痛，是一种自觉症状，可单独出现，也可出现于多种急慢性疾病中。此处要讨论的是以头痛为主症的内科疾病。

头痛在历代医学文献中尚有不同的病名，如《素问·风论》有"脑风""首风"之名。详而论之，《证治准绳》云："浅而近者名头痛，其痛卒然而至，易于解散速安也。深而远者为头风，其痛作止不常，愈后遇触复发也。"《内经》认为六经病变皆可引起头痛，而《伤寒论》六经条文中，提出有头痛者，计有太阳病、阳明病、少阳病、厥阴病，而太阴、少阴则无。《东垣十书》将头痛分为内伤头痛和外感头痛两大类，且根据症状和病因的不同，又有伤寒头痛、湿热头痛、气虚头痛、血虚头痛、气血俱虚头痛、厥逆头痛等，还在《内经》《伤寒论》的基础上，补充了太阴头痛、少阴头痛，开创了头痛分经用药之先河。根据头痛的部位不同，可分为前头痛、偏头痛、颠顶痛、后头痛等。根据经络循行部位，又有阳明经头痛、太阳经头痛、少阳经头痛之分。《丹溪心法》记云："头痛多主以痰，痛甚者火多。"故根据病机，又有痰厥头痛、气滞头痛、火郁头痛之分。

头为诸阳之会，又为髓海所在之处，大凡五脏精华之血、六腑清阳之气，皆注于头。故六淫之邪上犯颠顶，邪气稽留，阻遏清阳，名外感头痛；或内生五邪，致气血逆乱，经络瘀阻，脑络髓海失濡，名内伤头痛。外感头痛之证治见"感冒"一节，本节主要讨论内伤头痛。

1. 肝阳头痛

临床症状：头痛而眩，心烦易怒，夜寐不宁，或兼胁痛，面红口苦，苔薄黄，脉弱有力。

证候分析：《素问·至真要大论》云："诸风掉眩，皆属于肝。"大凡肝失条达，肝阳偏亢，循经上扰清窍，则见头痛、目眩之候。肝郁化火，扰乱心神，则烦躁易怒、夜寐不宁、胁痛、口苦、面红、苔薄黄、脉弱有力。

治法：平肝潜阳，清窍止痛。

处方：推桥弓（自上而下每侧 30～50 次），按摩风府、风池、肩井，按摩合谷、头维、厉兑，肝经原穴摩方，《素问》肝病摩方，足厥阴根结摩方，足厥阴标本摩方，魂门膏肓俞摩方，收功法。

方解

（1）推桥弓

桥弓乃耳后翳风到缺盆一线。运用推、揉、按、摩诸法对其施术名推桥弓，同时可对天柱、天牖、天容、天窗、天鼎行按摩术。翳风乃手少阳三焦经腧穴，又为手、足少阳经交会穴，具调达枢机、舒筋通络、解痉镇痛之功，故可平上亢之肝阳而止头痛；又可清泻肝胆之火，以除心烦、易怒、不寐等症。翳风至缺盆一线，过手足阳明、手太阳经循行处，故可通达三阳经血分运行而解痉定挛。缺盆又名天盖，与诸经之"天穴"，可激发诸阳经之脉气上达清窍，故有通调气血、开窍醒神、益脑荣髓之功，则头痛目眩之候可除。按摩翳风至缺盆一线及诸"天穴"，可使经脉畅通，故不论内伤头痛、外感头痛或外伤头痛，均可施之。

（2）按摩风府、风池、肩井

风府乃督脉与阳维脉的交会穴，且督脉又为阳脉之海，阳维有维系诸阳之功，故风府具益元荣脑、畅达经脉血气运行之功，而为治疗头痛、眩晕之要穴。风池乃足少阳胆经与阳维脉的交会穴，具调达枢机、舒筋通络、维系诸阳脉畅通之功。肩井为足少阳胆经穴，又为手足少阳经与阳维脉的交会穴，具调气机、司开阖、舒筋通络之功，故拿肩井为头部推拿术收功之法。风府、风池、肩井三穴，均是督脉、手足少阴经与阳维脉之交会穴，且头为诸阳之会，故对三穴施以按摩术，又名"维阳荣督达枢方"。该放具荣督益元、达枢通脉之功，为头痛、目眩必用之方。

（3）按摩合谷、头维、厉兑

合谷乃手阳明经之原穴，具化气通脉、通利三焦、调气活血、扶正达邪之功。头维乃足阳明胃经脉气所发之处，又为足阳明、足少阳、阳维之会，可激发阳明、少阳经血气达于颠顶，故《针灸聚英》谓头维"主头痛如破，目痛如脱"之候；且头维又被《灵枢》称为足阳明之结穴，若与该经之井穴、根穴厉兑相伍，以其贯根通结之功，而名"足阳明根结摩方"。对此三穴施以按摩术，则手足阳明经得畅，而头痛不论偏正或外感内伤，均可施之。

（4）肝经原穴摩方

《灵枢·九针十二原》云："五脏有疾，当取之十二原。"故肝经病，取其原穴太冲，施以按摩术，名"肝经原穴摩方"。

（5）《素问》肝病摩方

《素问·脏气法时论》云："肝病者，两胁下痛引少腹，令人善怒；虚则目䀮䀮无所见，耳无所闻，善恐……取其经，厥阴与少阳。"此段经文表述了肝经病可取肝经之经穴中封与胆经之经穴阳辅。《勉学堂针灸集成》云："经者，水行经而过，故所行为经。"今对中封、阳辅二穴施术，名"《素问》肝病摩方"，有调达枢机、畅达肝胆经血气运行之功，俾肝阴得养，而肝阳无上亢之弊。

（6）足厥阴根结摩方

《素问·根结》云："厥阴根于大敦，结于玉英，络于膻中。"玉英即任脉之玉堂穴。大敦乃足厥阴经之井穴、根穴。《灵枢·顺气一日分为四时》云："病在脏者，取之井。"脉气所出为根，所归为结。膻中，任脉之穴，又为气会，具宽胸利膈、升清降浊之功。故对上述三穴施以按摩术，具濡养肝阴、激发通达肝气之功，以达平肝潜阳之效而愈头痛。

（7）足厥阴标本摩方

《灵枢·卫气》云："能知六经标本者，可以无惑于天下"。又云："足厥阴之本，在行间上五寸所，标在背腧也。"故肝经之本穴为中封，标穴为肝俞。中封尚为肝经之经穴，具畅达肝经血气运行之功；肝俞乃肝经经气汇聚于背俞之处，具疏达肝气、养血消瘀之功。故二穴相伍，施以按摩术，名"足厥阴标本摩方"，为治疗肝经病之用方，尤为阴亏风动之头痛、眩晕、胁痛必选之法。

（8）魂门膏肓俞摩方

膀胱经与督脉同行于脊背，魂门夹肝俞，为太阳经脉气敷布之处，内应于肝，为肝魂出入之门户，故具疏肝理气、除烦制怒之功。《千金要方》谓"膏肓俞无所不治"；《明堂灸经》谓灸膏肓俞"无不取效"，故膏肓俞为治虚损证之要穴。对二穴施以按摩术，名"魂门膏肓俞摩方"，以其养肝阴、安魂魄之功，为疗肝阴不足，肝阳上亢证之良方。

（9）收功法

自上星循督脉，及双眉冲循足太阳经行推拿术，至项背运用㨰法至腰处。然后揉运委中，对拿昆仑、太溪。

2. 肾虚头痛

临床症状： 头脑空痛，耳鸣目眩，少寐，腰膝酸软，遗精带下。阳虚者四肢逆冷，舌淡胖，脉沉细无力；阴虚者口干少津，舌红少苔，脉细数。

证候分析：《素问·奇病论》云："髓者以脑为主。"《素问·五脏生成》云："诸髓者，皆属于脑。"《素问·解精微论》云："髓者，骨之充也。"《素问·阴阳应象大论》云："肾生骨髓……肾主耳。"综上所述，脑为髓海，肾主骨生髓。今肾虚髓不上荣，脑海空虚，故头脑空痛、耳鸣少寐。肾虚精关不固，男子遗精，女子带下；且腰为肾之外府，肾府失荣，骨失所荣，故腰膝酸软。精血同源，肾虚精血不足，心失所养，故少寐。肾阳不足，命门火衰，故肢冷、舌淡胖、脉沉细；肾阴不足，阴虚火旺，故舌红少苔、脉细数。

治法： 益元荣肾。肾阳虚者，兼温补肾阳；肾阴虚者，兼滋补肾阴。

处方： 关元气海固本摩方、头街摩方、肾经募俞摩方、肾经原穴摩方、足少阴根结摩方、足少阴标本摩方、志室膏肓俞摩方、阴谷滋阴清火摩方、收功法。

方解

（1）关元气海固本摩方

关元为任脉与三阴经交会穴，此即《灵枢》所谓"三结交"；且"冲脉起于关元"，故本穴为人身强壮要穴，有益元固本之功。气海为任脉腧穴，为升气之海，具调补下焦、益元荣肾之功。二穴相伍，施以按摩术，名"关元气海固本摩方"，以其益元荣肾、补益髓海之功，为治肾虚头痛之良方。

（2）头街摩方

《灵枢·卫气》云："头气有街……故气在头者，止于脑。""止于脑"，当穴在百会。《灵枢·海论》云："脑为髓之海，其输上在于其盖，下在风府。"马莳注云："其盖当为百会穴。"故而自上星沿督脉循行线推拿至风府，并对上星、囟会、前顶、百会、后顶、强间、脑户、风府揉运按摩，名"头街摩方"。该方具荣髓益脑、平肝息风、豁痰开窍之功，适用于肝肾亏虚之头痛，亦可用于一切头痛之候。若加用膀胱经之眉冲、曲差、五处、承光、通天、络却、玉枕、天柱，及胆经之头临泣、目窗、正营、承灵、脑空、风池，今名曰"大头街摩方"，疗效尤佳。

（3）肾经募俞摩方

"募"穴是五脏六腑之气汇聚于胸腹部的腧穴；"俞"穴是脏腑气输注于背部的腧穴。今取肾经之募穴京门、俞穴肾俞，施以按摩术，名"肾经募俞摩方"。二者一背一腹，一阴一阳，相辅相成，故具益肾荣脉之功，为肾虚头痛之治方，亦为肾虚诸候常用之方。

（4）肾经原穴摩方

《灵枢·九针十二原》云："五脏有疾，当取之十二原。"故肾虚，髓海失荣而见头痛、眩晕、耳鸣之候，可取肾经之原穴太溪，施以按摩术，名"肾经原穴摩方"。该方可导肾间动气而输布全身，上可达头颠之上，下可至足下之涌泉，具壮元阳、利三焦、补命火之功，又具滋肾阴、退虚火之效。故不论阴虚、阳虚之证均可用之。

（5）足少阴根结摩方

《灵枢·根结》云："少阴根于涌泉，结于廉泉。"又云："太阴为开，厥阴为阖，少阴为枢……枢折则脉有所结而不通，不通者，取之少阴，视有余不足。"故对二穴施以按摩术，名"足少阴根结摩方。"涌泉为足少阴之井穴，又为肾经之根穴，尚为回阳九针之一，有补肾益元、通关开窍、柔肝定搐、醒脑复苏之功。廉泉乃任脉与阴维脉的交会穴，又为足少阴肾经之结穴，及足少阴肾经、足太阴脾经之标穴，故具激发脾肾之气、调补先后天之本之效。故对二穴施以按摩术，为肾元亏虚，髓海失濡，致脑络痹阻而发头痛之良方。

（6）足少阴标本摩方

《灵枢·卫气》云："足少阴之本在内踝下上三寸中"，标在背腧与舌下两脉也。马莳云其本为肾经之交信穴，其标为肾俞与廉泉。交信乃肾经之本穴，本者经脉之气由此而出，故交信具益肾元、司气化、通经活络之功；肾俞乃肾经之脉气输注于背部之腧穴；廉泉乃任脉与阴维脉的交会穴，亦具益元荣肾之功。故三穴相伍，施以按摩术，名"足少阴标本摩方"，共成益肾荣脉、濡养脑髓、养血通络之功，而为肾虚头痛常用之方。

（7）志室膏肓俞摩方

志室乃膀胱经腧穴，旁依肾俞，内应肾脏，其气与肾俞相通，故具有益肾元、促气化、通肝脉、制悲宁神之功。志室伍"无所不治"之膏肓俞，名"志室膏肓俞摩方"，为肝阳上亢头痛之治方。

（8）阴谷滋阴清火摩方

大凡肾阴虚者，可取肾经之合穴阴谷、经穴气海，脾经之合穴阴陵泉，共成滋肾阴、清虚火之功。今对三穴施以按摩术，名"阴谷滋阴清火摩方"。

3. 血虚头痛

临床症状： 头痛而晕，心悸不宁，神疲乏力，面色㿠白，舌质淡，苔薄白，脉细弱。

证候分析：《素问·六节藏象论》云："心者，生之本，神之变也；其华在面，其充在血脉。"《灵枢·口问》云："心者五脏六腑之主也。"《素问·五脏生成》云："诸血者，皆属于心……心之合脉也，其荣色也。"《素问·宣明五气》云："心主脉。"《灵枢·营卫生会》云："血者神气也。"综上所述，心主血脉，故血虚不能荣脉，不能上行以养髓海，脑络痹阻，故头痛；血虚，不能濡养肌肤，故面色㿠白、舌质淡、苔薄白；血虚不能荣脉，故脉细弱；气血生化不足，"神之变"则见心悸不宁、神疲乏力。

治法： 养血荣脑，通脉止痛。

处方： 益心养血摩方、心经原穴摩方、手少阴标本摩方、神堂膏肓俞摩方、收功法。

方解

（1）益心养血摩方

阳明经为多气多血之经，而足三里乃足阳明之合穴，具健脾胃、补中气、调气血、通经络之功；阴陵泉乃足太阴之合穴，具健运中宫、化气通脉之功，与足三里相伍，一脾一胃，一脏一腑，一表一里，一纳一运，一升一降，乃相反相成，而成相对性配伍，名"脾胃合穴摩方"，为培补后天之本之良方。心俞乃心经血气输注于背部之处，又为手少阴心经之标穴，具通达心脉、调理心血、安神定志、理气止痛之功；膈俞乃血之会穴，其应胸膈，具行营运血、宽胸利膈、通达血府之效。诸穴合用，施以按摩术，以其益心、养血、通脉之功，上可通达诸阳脉，以解头痛眩晕之候；中可益心胸通心阳，而解胸痹、心悸不宁之疾；下可达胞脉，调冲任，为治经带异常之良方，故名"益心养血摩方"。

（2）心经原穴摩方

《素问·刺法论》云："心者君主之官，神明出焉，可刺手少阴之源。"意谓心经功能失司，可取心经原穴神门。今以按摩术代替针刺术，名"心经原穴摩方"，尤为心悸、不寐之良方。

（3）手少阴标本摩方

《灵枢·卫气》云："手少阴之本，在锐骨之端，标在背腧也。"马莳注云："手少阴之本，在锐骨之端，即神门穴，标在背之心俞穴。"由此可知，神门除为心经之原穴、输穴外，尚为心经之本穴。本者，犹树之根干，经脉之穴由此而出。伍该经之标穴心俞，俾心经之血气畅达、心脉得通、心神得养，以除因血虚所致之头痛、脉痹、心悸、神疲之候。故对二穴施以按摩术，今名"手少阴标本摩方。"

（4）神堂膏肓俞摩方

神堂居心俞之旁，其气与心气相通，故具通达心脉、安定神志之功；伍"无所不治"之膏肓穴，名"神堂膏肓俞摩方"，为心血亏虚所致头痛之治方。

4. 痰浊头痛

临床症状：头痛昏蒙，胸脘满闷，呕恶痰涎，苔白腻，脉滑。

证候分析：脾失健运，痰浊中阻，上蒙清窍，清阳不展，故头昏蒙而痛；痰阻胸膈，故胸腹痞闷；痰浊上逆，则呕恶痰涎；脉舌之候亦痰浊内停之候。

治法：化痰降逆，清利头目。

处方：二关中脘气海摩方、《灵枢》天枢腹街摩方、脾经募俞摩方、脾经井穴摩方、足太阴根结摩方、足太阴标本摩方、收功法。

方解

（1）二关中脘气海摩方

关元为任脉与足三阴交会穴，即《灵枢》所谓"三结交"之穴。冲脉起于关元，故其为人体强壮要穴，有益气固本之功。以关元佐同经之气海、脾经"能接脾脏真气"之命关食窦穴、胃之募穴中脘，四穴相得益彰，具壮肾元、健脾胃、司气化、生气血、化湿浊之功。今施以按摩之术，名"二关中脘气海摩方"，为痰浊头痛之治方。

（2）《灵枢》天枢腹街摩方

街者，路也。气街是经气聚集通行的道路。其作用是十二经气血运行于四肢末端及头部时，因猝遇大寒或其他六淫之邪，或内生五邪，使经气受阻，则经气会沿着气街这一通道复还原经脉而不失终而复始之运行。故称其为"气之径路也"。《灵枢·卫气》云："胸气有街，腹气有街，头气有街，胫气有街。""气在腹者，止之背腧与冲脉于脐左右之动脉者。"天枢，足阳明胃经脉气所发之处，又为大肠经之募穴，故《标幽赋》有"虚损天枢而可取"之言。其穴当脐旁，为上下腹之界畔，通行中焦，有斡旋上下、职司升降之功。五脏六腑之俞，有益脏通腑之功，故揉运天枢及五脏六腑之俞，并对背部督脉两侧之脏腑俞，施以一指禅法或揉法，名"腹街摩方"。俾腹街畅通，脏腑安和，更无痰浊上逆之候，且头街亦通，而无痰浊蒙蔽清阳之候，故为治痰浊上逆所致头痛之良方。

（3）脾经募俞摩方

募穴和背俞穴与各自的脏腑有着密切的关系，某一脏腑发生病变时，即可取其募穴、背俞穴进行治疗。章门为肝经之腧穴、脾之募穴，又为八会穴之脏会，具疏肝气、健脾胃、安和五脏之功。脾俞为脾经脉气输注于背部之处。背为阳，腹为阴，二穴相伍，一背一腹，一阳一阴，乃从阳引阴，从阴引阳之伍。其效，诚如张景岳所云："善补阳者，必于阴中求阳，则阳得阴助而生化无穷；善补阴者，必于阳中求阴，则阴得阳升而泉源不竭。"故对二穴施以按摩术，名"脾经募俞摩方"，俾清阳得升，浊阴得降，而无痰浊上逆所致头痛之患。

（4）脾经原穴摩方

《灵枢·九针十二原》云："五脏有疾，当取之十二原。"意谓五脏六腑有病，可取其原穴治之。脾虚失运，痰浊中阻，蒙蔽清阳，故而头痛。太白乃脾经之原穴、输穴，具健脾土、助脾阳之功而化痰饮。今按摩脾经原穴太白，名"脾经原穴摩方"，可疗痰浊上逆之头痛。

（5）脾经井穴摩方、足太阴根结摩方

《灵枢·顺气一日分为四时》云："病在脏者，取之井。"故脾有病取其井穴，施以按摩术，名"脾经井穴摩方"。《灵枢·根结》云："不知根结，五脏六腑，折关败枢，开阖而走，阴阳大失，不可复取。"盖因根结乃成病之由、治病之法，医者当明根结之理。该篇有"太阴根于隐白，结于太仓"之记。即足太阴之根穴隐白，又为该经之井穴，有健脾胃、调气血、启闭开窍、清心定志、升举下陷之功；太仓乃任脉经之中脘穴，且为胃经之募穴、足太阴脾经之结穴、六腑之会穴，及任脉与手太阳、手少阳、足阳明经的交会穴，尚为回阳九穴之一，具较强的健脾和胃、化痰导积之功。隐白伍中脘乃足太阴经根结之伍，施以按摩术，名"足太阴根结摩方"，为疗痰浊头痛之良方。

（6）足太阴标本摩方

《灵枢·卫气》云："足太阴之本，在中封前上四寸之中，标在背腧与舌本。"马蒔注云："足太阴脾经之本，在中封前上四寸之中，是三阴交穴，标在背俞与舌本廉泉穴也。"本者，经脉气血所出之处，三阴交为足太阴脾经之本穴，且为足三阴经交会之处，故又为肾精、肝血，脾津会聚之地，而有三阴并补之功。脾俞为脾经血气输注于背俞之处，具健脾和胃、益气生津之效。廉泉乃任脉与阴维脉之交会穴，具益气养阴、生津补任脉之用。三穴相须为用，以成足太阴标本之伍，施以按摩术，名"足太阴标本摩方”，以其健脾渗湿、化气通脉之功，而疗痰浊上逆而致头痛之候。

5. 血瘀头痛

临床症状：头痛经久不愈，痛处固定不移，痛如锥刺，或有头部外伤史，舌质暗紫，苔薄白，脉细或细涩。

证候分析：久病入络，或头部外伤，致瘀血内停，脉络不畅，故头痛经久不愈、痛有定处，且痛如锥刺。脉舌亦为瘀血内阻之候。

治法：活血化瘀，通脉止痛。

处方：以痛为腧摩方、头街摩方、下合穴摩方。

方解

（1）以痛为腧摩方

《玉龙经》云：“不定穴，又名天应穴，但疼痛便针。”此法源于《灵枢·经筋》，其中治诸经筋之痹痛，有“以痛为腧”之法，是以病痛局部或压痛点为穴位的一类穴。《千金要方》记云：“吴蜀多行灸法，有阿是之法，言人有病痛，即令捏其上。若里当其处，不问孔穴，即得便快成痛处，即云阿是，灸刺皆验，故曰阿是穴。”大凡头痛，寻其痛点，以指代针，宗《素问·阴阳应象大论》“结者散之”之法，按摩之或用一指禅推法，名“以痛为腧摩方”，还可佐以“头街摩方”，其效尤佳。

（2）下合穴摩方

《灵枢·邪气脏腑病形》云：“合法内腑。”即在临床上，根据头痛的部位属何经所布，又宗《灵枢·阴阳应象大论》“上之下之”之法，取六阳经各自所属的下合穴按摩之，名“下合穴摩方”。大凡前头痛属阳明经，取足阳明经之下合穴足三里，或与其相表里的手阳明经之下合穴上巨虚。颠顶及后头痛，可取足太阳膀胱经之下合穴委中，或与其相表里的手太阳小肠经之下合穴下巨虚。偏头痛可取足少阳胆经之下合穴阳陵泉，或与其表里的手少阳三焦经之下合穴委阳。

八、眩晕

目花为眩，头旋为晕，二者常同时出现，故统称眩晕。《素问·至真要大论》云：“诸风掉眩，皆属于肝。”此即“无风不作眩”之谓。《灵枢·口问》云：“故上气不足，脑为之不满，耳为之苦鸣，头为之苦倾，目为之眩。”《灵枢·海论》云：“脑为髓海……髓海不足则脑转耳鸣，胫酸眩冒，目无所见，懈怠安卧。”此即“无虚不作眩”之谓也。《丹溪心法·头眩》云：“头眩，痰挟气并火……无痰则不作眩。”此即“无痰不作眩”之谓也。

根据眩晕发病的原因及临床表现，其治分为四端。

1. 肝阳上亢

临床症状： 眩晕耳鸣，头痛且胀，每因烦劳或恼怒而头晕头痛加剧，面时潮红，急躁易怒，少寐多梦，口苦，舌质红，苔黄，脉弦。

证候分析： 肝气郁结，肝火偏旺；或肝阴不足，肝风内动，肝阳上亢，上犯清窍，故见眩晕、头痛。劳则伤肾，怒则伤肝，故烦劳或恼怒则头痛、眩晕加剧。面潮红、急躁易怒、少寐多梦、口苦，及脉舌之候，均为肝阳上亢之症也。若脉弦而细数者，则为肝肾阴虚之候。

治法： 滋养肝肾，平肝息风，育阴潜阳。

处方：《大全》头晕摩方、清潜肝阳摩方、肝经原穴摩方。

方解

（1）《大全》头晕摩方

《针灸大全》云：“阴厥头晕，及头目昏沉，取大敦、外关、肝俞、百会。”《灵枢·顺气一日分为四时》云：“病在脏者，取之井。”井穴乃经脉所出之处。大敦为足厥阴肝经之井穴，又为足厥阴肝经之本穴，有激发经脉血气流行之功，而有濡养肝阴之效。外关乃手少阳三焦经之络穴，又为八脉交会穴之一，通于阳维，有调达气机、清利头目、聪耳定搐之功。肝俞乃肝经血气灌注之处，又为该经之标穴，具清利肝胆、养血柔肝、育阴潜阳之功。头为诸阳之会，百会为督脉与手足三阳、阳维脉之交会穴，具荣督益髓、清热开窍、平肝息风、健脑宁神之功。四穴合用，施以按摩术，名“《大全》头晕摩方”，以其育阴潜阳之功而疗肝阳上亢之眩晕证。

（2）清潜肝阳摩方

风池、肝俞、肾俞、行间、侠溪，乃《针灸学》用治肝阳上亢之针方。今以指代针，行按摩术，取胆经之风池、侠溪，肝经之行间，用泻法清泻肝胆上亢之阳；取肝俞、肾俞濡养肝肾之阴。此乃育阴潜阳之法，诸穴合用，则达清潜肝阳之效而收功。

（3）肝经原穴摩方

《灵枢·九针十二原》云：“五脏有疾，当取之十二原。”又云：“阴中之少阳，肝也，其源出于太冲。”张景岳注云：“肝、脾、肾居膈下，皆为阴脏，而肝则阴中之阳，故曰少阳。”太冲为肝经原穴，为冲脉之支别。肝主藏血，冲为血海，肝与冲脉、气脉相应合而盛大，故名太冲。太冲又为肝经之输穴。故对太冲穴施以按摩术，名“肝经原穴摩方”，具养肝血、疏肝气、调冲降逆之功。

2. 气血亏虚

临床症状： 眩晕，动则加剧，劳累则发，面色苍白，唇甲不华，发色不泽，心悸少寐，神疲懒言，纳食呆滞，舌质淡少苔，脉细弱。

证候分析：气虚则清阳不展，血虚则脑海失养，故头晕目眩遇劳加剧。心主血脉，血虚则面色苍白、唇甲不华。血不养心，故心神不宁、心悸少寐。气虚则懒言、纳食呆滞。脉舌之候亦为气血亏虚之象。

治法：补气养血，健脾和胃。

处方：补气养血摩方、水谷之海摩方、冲阳原穴补方。

方解

（1）补气养血摩方

《针灸学》中对气血不足而发眩晕者，有取脾俞、足三里、气海、百会之针方，今以指代针，对诸穴行一指禅推法，名"补气养血摩方"。方中脾俞、足三里运化水谷、生精血，以资生化之源；百会、气海乃督任二经之穴，补气以运血，俾髓海得养而眩晕自止。

（2）水谷之海摩方

《灵枢·海论》云："胃者水谷之海，其腧上在气冲，下至三里。"意谓水谷之海，其输穴上在气街，下至三里。故对二穴施以按摩术，名"水谷之海摩方"。气街，又名气冲，乃足阳明经脉气所发之处，为经气流注之要冲；且气冲又为胃经与冲脉之交会穴，故为治水谷之海不足之要穴。足三里为足阳明经之合穴，有健脾胃、补中气、调气血之功。阳明经为多气多血之经，对二穴施术，俾水谷之海盈盛，则气血得补、髓海得荣，而眩晕则息。

（3）冲阳原穴补方

冲阳乃足阳明胃经之原穴，为阳气必由之要冲，故对该穴施术，名"冲阳原穴补方"，可促进胃之受纳腐熟水谷之功，俾后天气血生化之源充盈。若伍之足厥阴肝经之原穴太冲，和内调外，宣上导下，化气通脉，以养肝血、降冲逆。太白乃足太阴脾经之原穴，具健脾胃、助脾阳、输布水谷之精微，俾气血生化之源足。故脾、胃、肝经原穴相伍，疗效倍增，俾经脉运行得畅、气血得充、髓海得濡，而眩晕自止。

3. 肾精不足

临床症状：眩晕而见精神萎靡，少寐多梦，健忘，腰膝酸软，耳鸣，男子遗精，女子带下。偏于阴虚者，五心烦热，舌质红，脉弦细而数；偏于阳虚者，四肢不温，形寒怯冷，舌质淡，脉沉细无力。

证候分析：脑为髓之海，肾虚失濡，髓海空虚，故发眩晕、少寐多梦、健忘耳鸣。肾主骨生髓，腰为肾之外府，肾虚则骨失所养，故腰膝酸软。肾气虚，精关失束，故遗精；带脉不束，故带下。肾阳虚，命门火衰，阳气不能通达四末，故形寒肢冷、四肢不温、脉微沉细；脾肾阳虚，故舌淡。肾阴不足，则阴虚火旺，故见舌红、脉弦细之象。

治法：益元荣肾。肾阳虚者，佐以温补脾肾；肾阴虚者，佐以滋养肝肾。

处方：肾经原穴摩方、肾经募俞摩方、涌泉井穴摩方。

方解

（1）肾经原穴摩方

宗《灵枢》"五脏有疾，当取之十二原"之法，按摩肾经原穴太溪，名"肾经原穴摩方"。尚可伍脾经之原穴太白，以其导肾间动气输布全身，而有壮元阳、补命火、益脑髓、健脾肾之功，疗肾阳虚之眩晕。伍肝经之原穴太冲，以其滋肾阴、退虚热、养肝肾之功，而疗肾阴虚之眩晕。

（2）肾经募俞摩方

募穴，是五脏六腑之气汇集在胸腹部的腧穴；俞穴是脏腑之气输注于背部的腧穴。募为阴，俞为阳，故募俞穴相伍，乃一脏一腑，一腹一背，一阴一阳，对称之配伍。此乃从阴引阳、从阳引阴之施治大法，今取肾经之募穴京门、俞穴肾俞，以其益肾阴、补肾阳之功，则肾元得充、髓海得荣，而眩晕自止。

（3）涌泉井穴摩方

《灵枢·本输》云："肾出涌泉，涌泉者，足心也。"穴居足底，属足少阴肾"所出井"，如水之源头，经气犹泉水涌出，故名。由此可知，涌泉乃肾经之井穴，施以按摩术，名"涌泉井穴摩方"。该方具益肾元、温阳健脾、柔肝止眩之功，且涌泉又为回阳九穴之一，有通关开窍、醒脑益神之效。若涌泉伍任脉补气壮阳、益元固本之关元，则清阳得升、髓海得荣。此乃"益火之源，以消阴翳"之谓也，故为肾阳虚衰眩晕之治方。"荥主身热"，然谷为足少阴肾经之荥穴，具补肾荣冲、通调三焦、清退虚热之功。若涌泉伍肾经之荥穴然谷，乃"壮水之主，以制阳光"之谓，故为肾阴虚眩晕之治方。

4. 痰湿中阻

临床症状：眩晕而见头重如蒙，胸闷恶心，食少多寐，苔白腻，脉濡滑。

证候分析：脾虚失运，痰浊中阻，蒙蔽清阳，故眩晕而头重如蒙、多寐。痰浊中阻，浊阴不降，气机不利，故胸闷恶心。脾阳不振，运化失职则少食。苔白腻、脉濡滑，均为痰浊内蕴之象。

治法：健脾和胃，豁痰开窍。

处方：脾经募俞摩方、足太阴原穴摩方、足太阴根结摩方、豁痰止眩摩方。

方解

（1）脾经募俞摩方

募穴和俞穴与脏腑关系密切，募穴是脏腑之气灌注于胸腹部的腧穴；俞穴是脏腑之气输注于背部的腧穴。章门乃脾经之募穴，又为八会穴之一的脏会，故具安和五脏、健脾益气之功；脾俞乃脾经之背俞穴，具健脾渗湿之功。故对二穴施以按摩术，名"脾经募俞摩方，"以其调达五脏、健脾益气，以杜生痰之源，而解痰浊中阻，蒙蔽清窍之候。

（2）足太阴原穴摩方

宗《灵枢》"五脏有疾，当取之十二原"之法，按摩脾经原穴太白，以其调达枢机、通利三焦、健脾益气之功，杜生痰之源，而解因痰湿中阻之眩晕。

（3）足太阴根结摩方

脉气所起者为根，所归者为结，故根结乃成病之由，亦治病之法也。《灵枢·根结》云："足太阴根于隐白，结于太仓。"太仓者，中脘也。《灵枢·顺气一日分为四时》云："病在脏者，取之井。"隐白乃足太阴脾经之井穴，经脉之气所出之所，具激发经脉之气运行之功，故单取隐白，名"脾经井穴摩方"。因该穴尚为脾经之本穴，故隐白伍脾经之结穴、募穴中脘，具灌根通结之大法，俾气化有序，脾之运化有司，而无痰饮之疾，更无痰浊中阻之候，则眩晕之证得除。

（4）豁痰止眩摩方

对痰湿中阻而致眩晕证者，《针灸学》有取丰隆、中脘、内关、解溪、头维之法。今针方变摩方，名"豁痰止眩摩方"。取中脘、丰隆穴可运脾胃以涤痰浊；内关穴和胃降逆而止呕；近取头维穴可以止目眩。

九、中风

中风，又名卒中。盖因本病起病急骤，证见多端，变化迅速，与风性善行而数变的特征相似，故以中风名之。本病是以猝然昏仆、不省人事，伴口眼㖞斜、半身不遂、语言不利；或不经昏仆，仅以㖞僻不遂为主症的一种疾病。

有关中风的记载，首见于《黄帝内经》。针对发病的不同阶段，对其症有着不同的记载，如对卒中昏仆有仆击、大厥、薄厥的描述；对半身不遂有偏枯、偏风、身偏不用、痱风等不同名称。如《灵枢·刺节真邪》云："虚邪偏客于身半，其入深，内居荣卫，荣卫稍衰，则真气去，邪气独留，发为偏枯。"《素问·生气通天论》云："阳气者，大怒则形气绝，而血菀于上，使人薄厥。"《素问·调经论》云："血之与气并走于上，则为大厥。"同时还认识到体质、饮食对发生本病的关系甚密，如《素问·通评虚实论》记云："仆击，偏枯……肥贵人则高粱之疾也。"《灵枢·九宫八风》云："其有三虚而偏中于邪风，则为击仆偏枯矣。"还认识到四时不正之邪，也可影响人体的脏腑功能而发病，如《素问·本病论》记云："木运升天，金乃抑之，升而不前……民病卒中偏痹，手足不仁。"对其治，《灵枢·热病》云："偏枯，身偏不用而痛，言不变，志不乱，病在分腠之间，巨针取之，益其不足，损其有余，乃可复也。"

后世医家因受历史条件和个人经验的不同，对中风的病因病机及其治法也颇不一致。直至近代，始对中风发生的病因病机及治疗逐渐有了统一的认识。即本病的发生，病情有轻重缓急的区别，轻者仅限于血脉经络，重者则波及有关脏腑，故临床将中风分为中经络与中脏腑两大类。中经络，一般无神志改变，病症较轻；中脏腑常有神志不清，病情较重。

（一）中经络

临床症状：病在经络未及脏腑，症见半身不遂，肌肤不仁，舌强言謇，口角㖞斜，语言不利，口角流涎，或见肢体震颤，脉弦或滑。

证候分析：病在经络，多因经络气血阻滞而见诸候。

治法：调气机，和营卫，益气血，通经络。

处方：独取阳明摩方（又名治痿九穴摩方）、支沟阳陵摩方、十二原穴摩方、天星十一穴摩方、调和营卫摩方、八脉交会摩方、足阳明根结摩方、手阳明标本摩方、足阳明标本摩方、足太阴标本摩方、《大全》面瘫摩方、《千金》合谷收吻方。

方解

（1）独取阳明摩方

《素问·痿论》云："阳明者，五脏六腑之海，主润宗筋，宗筋主束骨而利机关也。冲脉者，经脉之海也，主渗灌溪谷，与阳明合于宗筋，阴阳总宗筋之会，会于气街，而阳明为之长，皆属于带脉，而络于督脉。故阳明虚则宗筋纵，带脉不引，故足痿不用也。"《素问·厥论》云："前阴者，宗筋之所聚，太阴阳明之所合也。"由此可见，阳明是五脏六腑营养的源泉，能濡养宗筋。宗筋主约束骨节，使关节活动灵活。冲脉为十二经气血汇聚之处，输送气血以渗灌肌肉间隙，与足阳明经会合于宗筋。阴经、阳经总汇于宗筋，再会合于足阳明经的气街穴。故阳明经为诸经之统领，而诸经又均连属于带脉，系络于督脉。所以阳明经气血不足，则宗筋失养而弛缓，带脉不能引领诸经而发肢体痿废不用，或为痿证，或为偏枯。故气街为治痿第一要穴。气街又名气冲，为足阳明胃经穴。单取此穴，名"《素问》治痿方"。百会为诸阳之会，又为手足三阳经交会于头颠之处，又为头街之要穴，具荣督益髓、平肝息风之功。单取此穴，名"头街百会方"。人迎，又名"天五会"，乃足阳明、少阳之会，又为足阳明经之标穴，具调气血、和脾胃、达枢机、通经络之功，亦为治痿之要穴。《灵枢·海论》云："胃者水谷之海，其输上在气街，下至三里。"盖因气冲为足阳明脉气所发之处，乃经气流注之要冲，为治水谷之海不足之要穴；足三里为足阳明胃经之合穴，具健脾胃、调气血、和营卫、通经络之功。二穴合用，名"水谷之海方"。且冲脉隶属于足阳明胃经，故气冲尚可用于冲脉病变诸证。《灵枢·逆顺肥瘦》云："冲脉者，五脏六腑之海也，五脏六腑皆禀焉。其上者，出于颃颡，渗诸阳，灌诸精；其下者，注少阴之大络，出于气街，循阴股内廉，入腘中，伏行骭骨内，下至内踝之后属而别；其下者，并于少阴之经，渗三阴；其前者，伏行出跗属，下循跗，入大指间，渗诸络而温肌肉。"《灵枢·海论》云："胃者，水谷之海，其腧上在气街，下至三里。冲脉者，为十二经之海，其腧上在于大杼，下出于巨虚之上下廉。膻中者，为气之海，其腧上在于柱骨之上下，前在于人迎。"此即《内经》"治痿独取阳明"之理，及阳明经与冲脉、带脉、督脉的内在关系。盖因大杼为手足太阳经交会穴，有激发经气运行之功，又为八会穴之骨会，故有荣督、益脑、坚骨之功；上、下巨虚为手阳明、手太阳经之下合穴，有和气血、通经脉之功。故三穴相伍，名"十二经之海方"。膻中为气会，有益气举陷、通脉导滞之功；百会为诸阳之会，有荣督益髓、升阳举陷之功；风府为督脉与阳维脉交会穴，具荣督维阳之功。故膻中、百会、风府三穴相伍，名"气之海方"。对上述九穴施以按摩术，综诸海之功而成"治痿独取阳明"之法及"治痿九穴摩方"，为痿证、中风偏枯证之要方。

（2）支沟阳陵摩方

支沟又名"飞虎"，为手少阳三焦经之经穴，具通达三焦、调和脏腑、通关开窍、活络通脉之功。阳陵泉，又名"阳陵"，为足少阳胆经之合穴，又因其善治筋病，故又为筋之会穴，有调达枢机、疏泄肝胆、活络舒筋之效。阴阳互根，阴阳之根同于肾。肾中元阳，又称命门之火，且为少阳相火之源，故谓少阳之根出于肾。《灵枢·本输》有"少阳属肾"之说，元阳闭藏即是少阴，元阳活动即是少阳。一静一动，一体一用，体之枢在少阴，用之枢在少阳。元阳为全身动力的根源，《难经》称元阳为"五脏六腑之本，十二经脉之根，呼吸之门，三焦之源"。《慎斋遗书》认为"枢机有二，一者两肾中间一阳藏处，命门是也"，为"人身之枢也"。人体开阖、升降、出入之枢，不动在少阴，动在少阳，故《素问·六节藏象论》云"凡十一脏取决于胆也"。少阳内联三阴，外出二阳，为入病之门户，出病之道路。少阳在足为胆，脏腑活动均听从胆的决断；在手为三焦，三焦分属胸腹，是水谷出入的道路。其经脉布膻中，散络于心包，总司人的气化活动。三焦主少阳相火，导引命门元气和胃气分布周身。上焦心肺一气一血，赖宗气之敷布；下焦肝肾一泄一藏，赖元气之蒸腾；中焦脾胃一升一降，赖中气之转输。故《难经》称三焦为"原气之别使，主持诸气"，为"水谷之道路，气之所始终"。《中藏经》称："三焦者，人之三元之气也，三焦通则内外上下左右皆通也。

其于周身灌体，和内调外，营左养右，导上宣下，莫大于此。"二穴合用，乃成"调达枢机法"，今施以按摩术，名"支沟阳陵摩方"。本方具小柴胡汤之效，有调达枢机、和解少阳、解痉制挛之功，故为中风偏瘫之治方。

（3）十二原穴摩方

合谷，手阳明之原穴；腕骨，手太阳之原穴，位于腕部；阳池，手少阳之原穴，位于腕部；太渊，手太阴之原穴、输穴、八会穴之脉会，位于腕部；神门，手少阴之原穴、输穴，位于腕部；大陵，手厥阴之原穴、输穴，位于腕部；冲阳，足阳明之原穴；京骨，足太阳之原穴；丘墟，足少阳之原穴，位于踝部；太白，足太阴之原穴、输穴；太溪，足少阴之原穴、输穴，位于踝部；太冲，足厥阴之原穴、输穴。

原穴大都分布于四肢腕踝关节附近。"原"即本原、原气之意。脏腑的病变往往反映于十二原穴处。原穴在六阳经中，排列于五输穴之"输穴"之后，而六阴经则以"输穴"为原穴。原穴与三焦关系密切。三焦是原气之别使，导源于脐下肾间动气，而输布全身，有和调内外、宣上导下之功效，从而促进人体的气化功能，特别是促进五脏六腑的生理活动。于是针刺十二原穴，能通达三焦原气、调整内脏功能，故《灵枢·九针十二原》云："五脏有六腑，六腑有十二原，十二原出于四关，四关主治五脏，五脏有疾，当取之十二原。十二原者，五脏之所以禀三百六十五节气味也。五脏有疾也，应出十二原。"且十二原穴均在腕踝关节部，故对十二原穴施以按摩术，名"十二原穴摩方"，对手足痿废、中风偏瘫之候均有良效。

位于腕关节周围的有阳溪、阳谷、阳池、太渊、神门、大陵六穴，其中阳溪、阳谷二穴非原穴而为经穴；位于踝关节周围的有解溪、昆仑、丘墟、商丘、太溪、中封六穴，其中解溪、昆仑、商丘、中封四穴，非原穴而为经穴。经气所过之处，如水在通畅的河道中流过，故称为"经"。故腕踝部经穴，非原即经，刺之有激发脉气，促进经络通畅，气血得以渗灌全身，并具司腕踝矫健之制，故为治痿必取之穴。今对腕踝部诸穴施以按摩术，名"腕踝腧穴摩方"。综二方之效，名"十二原穴摩方"。

（4）天星十一穴摩方

《扁鹊神应针灸玉龙经》中所载《天星十一穴歌诀》乃舒筋通络之大法，今对诸穴施以按摩术，名"天星十一穴摩方"。鉴于"治痿独取阳明"，故取足阳明胃经之足三里、内庭，手阳明大肠经之曲池、合谷。盖因足太阳膀胱经居三阳之表，而其脉上额交颠，入络脑，还出别下项，循脊背，络肾属膀胱，直下髀枢至足，交足少阴肾经，具通达一身阳气之功，故取委中、承山、昆仑。少阳为枢，内联三阴，外络二阳，为入病之道路，出病之门户，故取足少阳胆经之环跳、阳陵，具调达枢机之功。心主行血，肺主气，故取手少阴心经之通里、手太阴肺经之列缺，以成畅行气血之用。凡此十一穴共奏畅阳气、调枢机、行气血、和营卫、通经络之效。马丹阳撰有《天星十二穴主治杂病歌》，计有"天星十一穴"加"太冲"一穴。心主血，肝藏血，人体的血液，化生于脾，贮藏于肝，通达于心，心运行于全身。心主行血之功能正常与否，有赖于肝之藏血功能，故加太冲穴。《天星十一穴歌诀》云"三里内庭穴，曲池合谷彻。委中配承山，下至昆仑绝。环跳与阳陵，通里与列缺。合担用法担，合截用法截。专心常记此，莫与闲人说。三百六十穴，不如十一穴。此法少人知，金锁都关镝。将针治病人，有如汤沃雪。非人莫传与，休把天机泄。"马丹阳《天星十二穴主治杂病歌》云："三里内庭穴，曲池合谷接。委中配承山，太冲昆仑穴，环跳与阳陵，通里并列缺。合担用法担，合截用法截。三百六十穴，不出十二诀。"

由此可知，"十一穴歌"功效之要点，为"下至昆仑绝""三百六十穴，不如十一穴"。而"十二歌"为"太冲昆仑穴""三百六十穴，不出十二穴"。可见这十一穴或十二穴可综人身"三百六十穴"之要，为祛除人身疾病之大法。此即运用中医学整体观念的学术思想，通过经穴调整人体的脏腑经络系统，形成了治疗中风偏瘫的"天星十一穴摩方"（足三里、内庭、曲池、合谷、委中、承山、昆仑、环跳、阳陵泉、通里、列缺）或"丹阳十二穴摩方"（天星十一穴加太冲）。并在此基础上形成了"舒筋通络"之治疗大法，为人体守"形与神俱"之健身方法。

（5）调和营卫摩方

此法源于《扁鹊神应针灸玉龙经》之《磐石金直刺秘传》，原为"中风半身不遂瘫病"而设方，取穴合谷、手三里、曲池、肩井、环跳、血海、阳陵泉、阴陵泉、足三里、绝骨、昆仑。方中合谷为手阳明经之原穴，与三焦关系甚密，有化气通脉、调气活血、扶正达邪之功，为人体四总穴之一；曲池为手阳明经之合穴，有通腑气、调气血、疏风邪之功；手三里乃手阳明经之穴，为诸络交会穴，具通达阳气、舒筋通络之功。故合谷伍曲池、手三里，则舒筋通络之功倍增，为小儿脑瘫、中风偏瘫之上肢不遂之用穴。肩井乃足少阳胆经穴，又为手、足少阳经、阳维脉之交会穴，具调达气机、舒筋通络、维系诸阳脉之功，故软瘫及五软之疾用之，有激发脉气运行之功，而硬瘫之疾用之，有解痉制挛之用。环跳乃足少阳经腧穴，又为足少阳、足太阳经交会穴，故为调达气机、转输阳气、舒筋通络之功，尤为下肢痿躄者必用之穴。血海乃足太阴脾经腧穴，专走血分，为活血通络之要穴。故血海伍曲池，名"海池活血方"，为通营开腠之伍。阳陵泉为足少阳经之合穴，又以其善治筋病，而为筋会；悬钟又名绝骨，为八会穴之髓会；阴陵泉乃足太阴脉所入之合穴，具健运中宫、化气通脉之功；足三里为足阳明经之合穴，又为人身四总穴之一，具健脾胃、补中气、通经络之功；昆仑为足太阳经之经穴，具敷布太阳经气、疏通经络、舒筋缓节之功。故诸穴合用，今施以按摩术，名"调和营卫摩方"。其用重在健脾胃、达枢机、和营卫、益肌腠、通经络，故对脑瘫、诸痿皆可用之。先取无病手足，宜泻不宜补；次取有病手足，宜补不宜泻。

（6）八脉交会摩方

明·高武《针灸聚英》中载"窦氏八穴"，或云少室隐者之所传。

①公孙内关摩方：公孙为足太阴脾经之络穴，又为八脉交会穴，通于冲脉。高氏称其"合于心胸，主治二十七证"。内关为手厥阴心包经之络穴，又为八脉交会穴，通于阴维脉。高氏称其"主治二十五证"。临证先取公孙，后取内关，两穴相伍有调心脾之功，今施以按摩术，名"公孙内关摩方"，可为中风中经络、中脏腑诸证之治方。

②临泣外关摩方：临泣为足临泣也，足少阳胆经之输穴。本穴又为八脉交会穴，通于带脉。高氏称其"合于目，上走耳后颊颈、缺盆、胸膈，主治二十五证"。外关为手少阳三焦经之络穴，又为八脉交会穴，通于阳维脉。高氏称其"主治二十七证"。临证先取临泣后取外关，两穴相伍，有调达枢机、疏肝利胆、通利三焦之功。今施以按摩术，名"临泣外关摩方"，为中风偏瘫之用方，亦适用于脑梗死、脑萎缩、手足徐动型、震颤型及共济失调型脑瘫患者。

③后溪申脉摩方：后溪为手太阳小肠经之输穴，又为八脉交会穴，通于督脉。高武称其"合于内眦，走头项、耳中"，"主治二十四证"。申脉为足太阳膀胱经之经穴，为阳跷脉所生，为八脉交会穴之一。高武称其"通阳跷，主治二十五证"。太阳主一身之表，督脉为阳脉之海，"阳跷为病，阴缓而阳急"。临证先取后溪，后取申脉，故二穴相伍，今施以按摩术，名"后溪申脉摩方"，为中风偏瘫之用方。

④列缺照海摩方：列缺为手太阴肺经之络穴，又为八脉交会穴之一。高氏称其"通任脉，合肺及肺系、喉咙、胸膈，主治三十一证"。照海为足少阴肾经穴，又为阴跷脉所生。高氏称其"通阴跷，主治二十七证"。《灵枢集注》云："十二经脉三百六十五络之血气，始于足少阴肾，生于足阳明胃，主于手少阴心，朝于手太阴肺。"故列缺伍照海，有通营卫、运气血之功。且二穴又分别通于任脉、阴跷脉二脉，故取列缺有宣通肺气、育养阴脉之功；照海有维络诸阴之用。先取列缺，后取照海，今施以按摩术，名"列缺照海摩方"，为中风偏瘫、肌张力低下之用方。

上述窦氏八穴，实为奇经八脉之交会穴的临床应用。八脉纵横交叉于十二经脉之间，作用有三：其一，进一步密切十二经脉之间的联系，如"阳维维于阳"，维系所有阳经；"阴维维于阴"，维系所有阴经；带脉"约束诸经"，沟通腰腹部的经脉；冲脉通行上下，渗灌三阴、三阳诸经脉；督脉"总督诸阳"；任脉为"阴脉之海"等。其二：调节十二经脉气血。十二经脉气血有余时，蓄以备用；十二经脉气血不足时，可由奇经"溢出"，予以补充。其三，奇经与肝、肾等脏及女子胞、脑、髓等奇恒之腑的关系密切，相互之间在生理、病理上均有一定的联系。此即"八脉交会穴"在中风偏瘫治疗中的作用机理。今名"八脉交会摩方"，或名"窦氏八穴摩方"，适用于痿证及中风偏瘫的任何证型。

（7）足阳明根结摩方

《灵枢·根结》云："阳明根于厉兑，结于颡大。颡大者，钳耳也。"即头维穴。根者，经气相合而始生；结者，经气相将而归结之处。该篇又云："太阳为开，阳明为阖，少阳为枢。""阖折则气无所止息而痿疾起矣，故痿疾者取之阳明，视有余不足。无所止息者，真气稽留，邪气居之也。"盖因阳明为二阳，居阳之中，故为关之阖。若关之阖折，则气无所止息，而痿疾生焉。是以有痿疾者，当取足阳明之根结，即根穴厉兑、结穴头维，今称"灌根通结法"。对二穴施以按摩术，其方名曰"足阳明根结摩方"，有激发脉气运行，以通经开腠之功而起痿疾。故该篇之首，即强调"不知根结，五脏六腑，折关败枢，开阖而走，阴阳大失，不可复取。九针之玄，要在终始，故能知终始，一言而毕，不知终始，针道咸绝。"故此方适用于痿证，尤为中风偏瘫可用之方。

（8）手阳明标本摩方

《灵枢·卫气》云："手阳明之本，在肘骨中，上至别阳，标在颜下合钳上也。"马蒔认为本在曲池穴，标在足阳明经头维处，故有"下虚则厥"，"引而起之"；"下盛则热"，"绝而止之"之法。盖因营行脉中，卫行脉外，经脉之血气，外内出入，阴阳相贯，环转无端，经脉所起处为本，所出处为标。故于标本处，予以补法，可激发手足阳明经经气，有起痿通痹之用，此即《内经》"治痿独取阳明"之谓，乃"贯本通标法"之一。今对二穴施以按摩术，名"手阳明标本摩方"，故适用于痿证及中风偏瘫之任何证型，尤适用于肢体偏废者。

（9）足阳明标本摩方

《灵枢·卫气》云："足阳明之本，在厉兑，标在人迎颊夹颃颡也。"又云："下虚则厥，下盛则热；上虚则眩，上盛则热痛。故实者绝而止之，虚者引而起之。"在下为本，本虚则厥，盛则实热；在上为标，标虚则眩，标实则热痛。治之之法，盛则泻之，虚则补之。足阳明脉气或虚或实，必致气血运行失常，或厥逆，或眩晕，可取足阳明经之本穴厉兑、标穴人迎，此即《灵枢》"贯本通标法"之一。本法有激发经气、调节脏腑经络之功能，今对二穴施以按摩术，名"足阳明标本摩方"，用于中风偏瘫，亦《内经》"治痿独取阳明"之谓也。

（10）足太阴标本摩方

《灵枢·卫气》云："足太阴之本，在中封前上四寸之中，标在背腧与舌本也。"马莳认为其本穴为三阴交，其标穴为脾俞与廉泉。故三阴交、脾俞、廉泉三穴相伍，乃"贯本通标法"之一，今对三穴施以按摩术，名"足太阴标本摩方"。本方具激发、聚汇、转输足三阴经与任脉脉气运行之功而使血气充盈，与手、足阳明标本刺方一样，为起痿通痹之用方，故适用于中风偏瘫诸证型者。

（11）《大全》面瘫摩方

本方源自《针灸大全》，由颊车、外关、太渊、太溪、合谷五穴组成，用治"上片牙痛及牙关紧闭不开"之证。今对诸穴施以按摩术，名"《大全》面瘫摩方"，用治面瘫之颜面神经麻痹。盖因足阳明胃经乃多气多血之经，颊车乃足阳明行于面颊之腧穴，具调补气血、疏经通络、温通肌腠之功，而为口面疾病之要穴；外关乃手少阳三焦经之络穴，又为八脉交会穴之一，通于阳维，具调达气机、通窍定搐、活络通痹之功；太渊为手太阳肺经之原穴，又为八会穴之脉会，具宣发肺气、通达宗气之功；合谷为手阳明大肠经之原穴，又为回阳九针之一，并为人体四总穴之一，具舒筋通络、调补气血之功；太溪乃足少阴肾经脉气汇聚之处，而由太溪转注入海又为足少阴肾经之原穴，可导肾间动气而输布全身，具益元荣肾之功。《素问·刺法论》有"肺者，相傅之官，治节出焉，可刺手太阴之源"；"大肠者，传道之官，变化出焉，可刺大肠之源"；"肾者，作强之官，伎巧出焉，刺其肾之源"。《灵枢·九针十二原》云："五脏有疾，当取之十二原，十二原者，五脏之所以禀三百六十五节气味也。"原，即本原、原气之谓。因为脏腑的病变，多反映于十二原穴。原穴是人体原气（元气）作用集中的地方，故脏腑经络的病变在原穴反应较为敏感。对于原穴的功效，《勉学堂针灸集成》有"原者，三焦所行之原也。三焦者，元气之别名，故所过为原"的论述。故以足少阴肾经原穴太溪、手阳明大肠经原穴合谷，以激发先、后天气血生发之源；辅以手太阴肺经原穴太渊，通达宗气，以鼓舞血行；佐以手少阳三焦经之络穴外关，以贯上、中、下三焦之气，俾枢机有序，气化有司，则经脉运行通畅，而痿、痹之疾可除，故名"原络通痹起痿方"。方加颊车，可引领经气上达面颊。由此可知"《大全》面瘫摩方"之作用机理，而为面瘫可用之良方。

（12）《千金》合谷收吻方

《千金方》以合谷伍水沟，主治唇吻不收、喑不能言、口噤不开之证。方中合谷为手阳明大肠经之原穴，有导肾间动气、通调三焦原气之功，具调补气血、化气通脉、扶正达邪之用；人中当口水吞咽向上翻转之路，故名水沟，乃督脉之穴，具回阳救逆、醒脑清神之功。二穴相伍，则通关启闭、醒脑开窍之功益彰。今名《千金》合谷收吻方"，乃为中风不语、小儿语迟、唇吻不收证必用之方。

（二）中脏腑

中脏腑，病变深，病证重，症见突然昏仆、不省人事。根据邪正情况，有闭证与脱证的不同。闭证以邪实为主，属实证，急宜祛邪；脱证以阳气欲脱为主，属虚证，急宜扶正。

1. 闭证

临床症状：神志昏昧，半身不遂，牙关紧闭，两手紧握，面赤气粗，喉中痰鸣，二便不通，舌苔黄腻，脉弦数或滑数。

证候分析：《素问·调经论》云："血之与气，并走于上，则为大厥。"意谓气逆冲上，血菀于上，风火相煽，痰浊壅盛，痰火上蒙清窍，故突然昏仆、不省人事。风火痰热之邪，内闭经络，故见半身不遂、面赤、口噤、手握、气粗、便闭、苔黄、脉弦数或滑数。

治法：清肝息风，开窍醒神，解痉定搐。

处方：四神聪摩方、人中委中摩方、十二井穴摩方、益元荣督摩方、醒脑益智摩方。

方解

（1）四神聪摩方

百会乃督脉与手足三阳经、阳维脉交会于头颠之处，故百会又有三阳五会之名，具荣督益髓、清热开窍、平肝息风、健脑宁神、回阳固脱、升阳举陷之功。故《灵枢》谓百会为"头街刺方"，今以指按代替针刺，名"指针"，曰"头街摩方"。若取百会前后左右各1寸处，共按摩之，则"罗布有序"，若百脉朝会，则功效倍增，今名"百脉朝会摩法"，又名"四神聪摩方"。若自督脉上星按摩至风府，并揉运前顶，经百会、后顶，继而自双侧五处沿足太阳经按摩至天柱，并揉运承光、通天、络却，然后自双侧头临泣沿足少阳经按摩至风池，并揉运目窗、正营、承灵，名"大百脉朝会摩方"，或"大百会摩方"。两方乃开窍醒神、平肝息风之治方，为中风偏枯必用之方，尤适用于中风闭证。

（2）人中委中摩方

人中又名水沟，为督脉之要穴，又为督脉与手、足阳明经交会穴，具开窍醒神、荣督通脉之功；委中为足太阳经之合穴，又为人体四总穴之一，具激发脉气、畅达气血、舒筋通络之功。二穴合用，施以按摩术，名"人中委中摩方"，乃成益元荣督、调和营卫、开窍醒神之术，故为中风偏枯、中脏腑之治方。无论脱证、闭证均可用之。

（3）十二井穴摩方

即按摩、掐、捏十二井穴之法。十二经脉之经气所出，像水之源头，故称为"井"。《勉学堂针灸集成》对此有形象的比喻："井者，东方春也，万物始生，故所出为井。谓终日常汲而未尝损，终日泉注而未尝溢。今言井者，不损不溢，常如此焉，故名。"由此可见，井穴具激发、输注气血之功。《灵枢·顺气一日分为四时》云："病在脏者，取之井。"由此可见，按摩十二经之井穴少商、商阳、中冲、关冲、少冲、少泽、隐白、厉兑、大敦、足窍阴、涌泉、至阴，有育阴潜阳、调和营卫、开窍醒神、解痉定搐之功，为中风偏枯必用之方，尤适用于中风闭证者。

（4）益元荣督摩方

《灵枢·海论》云："脑为髓之海，其腧上在于其盖（百会穴），下在风府。"故髓海亏虚之证，多取百会与风府。今对二穴施以按摩术，名"髓海摩方"。肾为先天之本，主骨生髓而通于脑，故脑为元神之府，心主血脉而藏神。该方适用于中风昏仆、不省人事之候。《素问·骨空论》云："督脉为病，脊强反折。"督，有总管、统率之意。督脉行于背部正中线，多次与手、足三阴经和阳维脉交会，能总督一身之阳经，称为"阳脉之海"，可调节诸阳经气血运行有序，俾脑、髓、肾之功正常。长强为督脉与足少阴肾经交会穴，并为督脉之络穴，以其循环无端谓之长，健行不息名曰强，故名长强，具调和阴阳、益肾荣督之功，为中风偏枯、肢体震颤之治穴。腰俞乃肾气输注于腰部之处，具强筋健骨、壮腰益肾之功。命门以其壮阳益肾之功，为中风脱证之治穴。筋缩乃肝胆之精气灌注于督脉之处，有强筋健骨、调达气机、醒脑益智之功。至阳为督脉之阳气自下而上汇聚之处，具益元荣督、宣达阳气之功，为治痿通痹之治穴。大椎乃手、足三阳经交会于督脉之处，具通达阳气之功，故有"诸阳之会"之称。风府为督脉、阳维脉交会穴，与百会同为"髓海摩方"之用穴。人中为督脉与手、足阳明经交会穴，为开窍醒神、解痉定搐之治穴。今对督脉之长强、腰俞、命门、筋缩、至阳、大椎、风府、百会、人中诸穴施以按摩术，名"益元荣督摩方"，又名"荣督九穴摩方"。适用于中风偏枯、中经络或中脏腑者，尤为脑梗死、脑萎缩之用方。

（5）醒脑益智摩方

列缺乃肺经脉气所聚之处，又为肺经络穴，而别走于手阳明大肠经，具宣发肺气、通达阳明经气之功。通里为手少阴心经之输穴、络穴，别走入手太阳小肠经，有养心血、益心气、宁心安神之功。故以手太阴肺经之络穴列缺伍手少阴心经之络穴通里，乃相须配伍，一宣达肺气，一通行血脉，俾卫气营血通行于十二经脉而增行气血、通经络、益心肺之功，今施以按摩术，名"心肺络穴摩方"。若伍心之原穴神门、髓会悬钟、足阳明经下合穴足三里、腑会中脘、小肠经募穴关元、足三阴经交会穴三阴交，方名"醒脑益智摩方"。该方补益气血、醒脑益智，可用于脑梗死、脑萎缩、脑血管病后遗症、老年痴呆及小儿脑瘫等病，尤为中风偏瘫、中脏腑之治方。

2. 脱证

临床症状： 突然昏仆，不省人事，目合口张，鼻鼾息微，手撒肢冷，汗多，大小便失禁，肢体软瘫，舌痿，脉细弱或脉微细欲绝。

证候分析： 阳浮于上，阴竭于下，有阴阳离决之势，故具正气虚脱，心神颓败之证。呼吸低微、多汗不止、四肢逆冷、脉微细欲绝，乃阳气暴脱之候。

治法： 调达枢机，益气回阳，救阴固脱。

处方： 交通任督摩方、交五体摩方。

方解

（1）交通任督摩方

取督脉之人中、任脉之承浆，施以按摩手法，名"人中承浆摩方"，又名"交通任督摩方"。方中人中乃督脉穴，又为督脉、手足阳明经之交会穴，有通达经脉、开窍醒神、解痉定搐之功。承浆乃任脉穴，又为任脉、足阳明胃经之交会穴，具调补气血、濡养冲任、益元荣任之功。因督任二脉有总督、任及全身经脉气血、阴阳的作用，今对督任失调、阴阳失和、气机紊乱之证，施以此方，故名"交通任督摩方"。大凡中风偏瘫各证型均可选用，尤适用中风脱证。

（2）交五体摩方

"五大"即五体，故又名"交五体刺"，即二陵、二跷、二交刺方（阴陵泉、阳陵泉、阴跷、阳跷、阴交、阳交）。《标幽赋》有"二陵二跷二交，似续而交五大"句。明·杨继洲《针灸大成》注云："二陵者，阴陵泉、阳陵泉也；二跷者，阴跷、阳跷也；二交者，阴交、阳交也；续接，续也；五大者，五体也。言此六穴，递相交接于两手、两足并头也。"阳陵泉乃足少阳胆经合穴，又为八会穴之筋会；阴陵泉为足太阴脾经之合穴；阳跷即申脉穴，为阳跷脉与足太阳经之交会穴；阴跷即照海穴，为足少阴经与阴跷脉之交会穴；阳交，足少阳胆经穴，又为阳维脉之郄穴，因当四条阳经依傍交错处而得名；阴交，属任脉，为任脉与足少阴经、冲脉交会穴。盖因穴居腹，腹为阴，穴为任脉、冲脉、足少阴经交汇之处，故名阴交。故临证取二陵、二跷、二交六穴，俾枢机运转有司，奇经八脉运行有序，人身之血气敷布通畅，而人体阴平阳秘、脏腑合调，则有利于肢体残障的康复。此法乃《内经》"法于阴阳，和于数术，形与神俱"之大法，故名"平秘阴阳法"。凡中风偏瘫，小儿五迟、五软、五硬诸候及形体痹者皆可应用。今对诸穴施以按摩术，名"交五体摩方"。

十、痹证

古代医家对痹证已有详细的观察和认识，且积累了丰富的治疗经验。如《素问》有"痹论"专篇，其中对"痹之安生"，有"风、寒、湿三气杂至，合而为痹也。其风气胜者为行痹，寒气胜者为痛痹，湿气胜者为著痹也"之论。热痹，《素问》又称"痹热"，其证因"其热者，阳气多，阴气少，病气胜，阳遭阴，故为痹热"。即因风、寒、湿、热等外邪侵入人体，造成经络闭阻，气血运行不畅，多以肌肉、筋骨、关节发生酸痛、麻木、重着、屈伸不利，甚或关节肿、皮肤灼热等证候。尚有因病邪内侵，致脏腑相应的组织损伤，即"内舍五脏六腑"所形成的"形体痹"，即筋痹、脉痹、皮痹、肌痹、骨痹。还有因"痹之客于脏者"，所形成的"脏腑痹"，即肝痹、心痹、脾痹、肺痹、肾痹、肠痹、胞痹。

（一）风寒湿痹

1. 行痹

《灵枢·寿夭刚柔》云："病在阳者，命曰风，病在阴者，命曰痹，阴阳俱病命曰风痹。"风痹，痹证的一种，又名行痹。

临床症状：肢体关节酸痛，游走不定，关节屈伸不利，或见恶风发热，舌苔薄白，脉浮。

证候分析：关节疼痛、屈伸不利为风寒湿痹的共有症状，系由六淫之邪留滞经络，气血运行痹阻，闭塞不通所致。行痹乃因风邪偏胜，盖因风性善行而数变，故行痹症见疼痛部位游走不定，即"痛无定处"。营卫失和，外邪侵入，故见恶寒发热、苔白、脉浮。

治法：祛风通络，佐以散寒除湿。

处方：行痹摩方、以痛为腧方、风痹缪摩方、益阴通痹摩方。

方解

（1）行痹摩方

《针灸学》有行痹取膈俞、血海之刺方。今以指代针，行一指禅或揉运按摩法，名"行痹摩方"。本方取膈俞、血海，以其活血、养血之功而愈之，乃"血行风自灭"之谓也。

（2）以痛为腧摩方

"以痛为腧"刺法，是《内经》治疗痹证的重要方法，即随其痛而取其腧穴的方法。如《灵枢·经筋》云："足太阳之筋……其病小指支跟肿痛，腘挛，脊反折，项筋急，肩不举，腋支缺盆中纽痛，不可左右摇，治在燔针劫刺，以知为数，以痛为腧，名仲春痹也。""以痛为腧"乃治痹证及经筋病之大法，即痛处是穴也。今以按摩术代替针刺术，可名之曰"以痛为腧摩方"。一般肩部相应可取肩髃、肩髎、臑俞；肘部可取曲池、肘髎、天井、外关、尺泽；腕部可取阳池、阳溪、腕骨；脊背部有身柱、腰阳关、腰俞；髀部可取环跳、居髎；股部可取秩边、承扶、风市；膝部可取犊鼻、梁丘、阳陵泉、膝阳关；踝部可取申脉、照海、昆仑、太溪、丘墟。

（3）风痹缪摩方

《素问·缪刺论》云："凡痹往来行无常处者，在分肉间痛而刺之，以月死生为数。用针者随气盛衰，以为痏数。""凡痹往来行无常处者"，高世栻注云："此言往来行痹，不涉经脉，但当缪刺其络脉，不必刺其俞穴也。其行无常处者，邪在分肉之间，不涉经脉也。""以月死生为数，用针者，随气盛衰，以为痏数"，表述了行痹之痛无定处，可随疼痛所在而刺其分肉之间，即《内经》"以痛为腧"之法。而且要根据人体在月周期中气血的盛衰来确定用针的次数，如果违背这一规律，超过相应日数，就会耗伤人之正气；如果达不到相应的日数，邪气则无法祛除。病愈则停针，若不愈可再行此法。缪，左右交错之义，即左病刺右侧，右病刺左侧。痏，本处指针刺的痕迹，即针孔。其行针之数，大凡月亮新生初一刺一针，初二刺二针，逐日增加，十五日加至十五针，而十六日则减一针，即针十四针，然后逐日减少。今亦"以月之死生为数"，行按摩之法，名"风痹缪摩方"。此之"痏数"，当为按摩的穴位数或部位数。

（4）益阴通痹摩方

《素问·宣明五气》云："邪入于阴则痹。"意谓邪入阴则血气留闭，营卫失和，血脉阻滞而成痹证。《灵枢·寿夭刚柔》云："病在阳者命曰风，病在阴者命曰痹。"故治风痹者，当祛除风邪，尚需和营卫、补气血，以通脉导滞。《灵枢·海论》云："胃者水谷之海，其输上在气街，下至三里。冲脉者，为十二经之海，其腧上在于大杼，下出于巨虚之上下廉。"鉴于脾胃为后天之本，气血生化之源，故补其阴，通其痹，而有"水谷之海摩方""十二经之海摩方"之用。气街即气冲，足阳明脉气所发之处，乃经气流注之要冲，为治"水谷之海不足"之要穴；足三里为足阳明经五输穴之合穴，乃足阳明经气通达之处。足三里又为该经之下合穴，《灵枢·邪气脏腑病形》云："合治内腑。"故气冲伍足三里，今施以按摩术，名"水谷之海摩方"，以成健脾胃、补气血之功，而调和营卫、通脉导滞，则入阴之邪得解。大杼为手、足太阳经之交会穴，又为八会穴之骨会，具外达肌表、内通筋骨之功；上、下巨虚乃足阳明之穴，且上巨虚又为手阳明经之下合穴，下巨虚为手太阳经之下合穴，故大杼伍上、下巨虚，今施以按摩术，名"十二经之海摩方"，以其具补气血、和营卫之功而为痹证、痿证之治方。合二方之治，今名"益阴通痹摩方"，非但风痹可用，乃诸痹证之治方。

2. 寒痹

《灵枢·寿夭刚柔》云："寒痹之为病也，留而不去，时痛，而皮不仁。"寒痹乃痹证一种，又名痛痹。

临床症状： 肢体关节疼痛较剧，痛有定处，得热则减，遇寒加剧，关节不可屈伸，局部皮色不红，触之不热，苔薄白，脉弦紧。

证候分析：《素问·痹论》云："痛者，寒气多也，有寒，故痛也。"《灵枢·九针论》云："邪之所客于经，而为痛痹，舍于经络者也。"因寒为阴邪，其性凝滞，不通则痛，且痛有定处。寒为阴寒之邪，故得热则减、遇寒则剧。脉舌之状亦为阴寒之证。

治法： 温经散寒，佐以祛风胜湿。

处方： 痛痹摩方、寒痹药熨摩方、以痛为腧摩方、益阴通痹摩方、阴痹摩方。

方解

（1）痛痹摩方

《针灸学》有痛痹，取肾俞、关元的记载，今以指代针，对此两穴施以一指禅推法或其他按摩手法，名"痛痹摩方"。宗《素问》"寒者热之"之治疗大法，肾俞乃肾经脉气输注于背部之处，故有益肾阳、通经络之功；关元为任脉与足三阴经之交会穴，《灵枢》称其为"三结交"，且冲脉起于关元，故关元有益元固本、补气壮阳之功。二穴相伍，以其"益火之源，以消阴翳"之功而愈痛痹。

（2）寒痹药熨摩方

《灵枢·寿夭刚柔》云："有刺营者，有刺卫者，有刺寒痹之留经者。""刺营者出血，刺卫者出气，刺寒痹者内热。""刺寒痹者内热"，马莳注云："刺寒痹之留于经者，必熨之，以使之内热。"意谓刺寒痹之留于经脉者，必用温法，以使之产生内热，驱寒外出。可宗《素问·痹论》"五脏有俞，六腑有合，循脉之分，各有所发，各随其过，则病瘳也"之法。即根据痹证所发之处，及十二经脉循行的部位，五脏经脉的部位发病取其背俞穴，六腑则取其合穴。今以按摩术，以代"内热"之效，名"寒痹摩方"。如"手太阴之脉"，"是动则病"，"缺盆中痛"；"是主肺所生病者"，"肩臂痛"，可取手太阴肺经之输穴太渊。他如"大肠手阳明之脉"，"是动则病齿痛颈肿"；"是主津液所生病者，""肩前臑痛，大指次指痛不用"，可取手阳明大肠经之合穴曲池。其理诚如《灵枢·本输》所云："凡刺之道，必通十二经络之所终始，络脉之所别处，五输之所留，六腑之所与合，四时之所出入，五脏之所溜处，阔数之度，浅深之状，高下所至。"

"内热"之法，有"焠针药熨"之法。对此《灵枢·寿夭刚柔》中有方及法，即针刺后加用复巾之法："用醇酒二十升，蜀椒一斤，干姜一斤，桂心一斤，凡四种，皆咬咀，渍酒中。用棉絮一斤，细白布四丈，并内酒中。置酒马矢煴中，盖封涂，勿使泄，五日五夜，出布棉絮，曝干之，干复渍，以尽其汁。每渍必晬其日，乃出干。干，并用滓与棉絮，复布为复巾，长六七尺，为六七巾，则用之生桑炭炙巾，以熨寒痹所刺之处，令热入至于病所；寒复炙巾以熨之，三十遍而止。汗出，以巾拭身，亦三十遍而止。起步内中，无见风。每刺必熨，如此病已矣。此所谓内热也。"复巾又称炙巾，用此法以热其内，俾寒邪外出而愈病，故为针灸、按摩术辅助之法。今以摩法代针法，施术后即以"复巾"熨之，名"寒痹药熨摩方"。

（3）阴痹刺方

阴痹即寒痹。《灵枢·五邪》云："阴痹者，按之而不得，腹胀，腰痛，大便难，肩背颈项痛，时眩。取之涌泉、昆仑，视有血者尽取之。"张志聪注云："阴痹者，病在骨，按之而不得者，邪在骨髓也。腹胀者，脏寒生满病也。腰者肾之府，肾开窍于二阴，大便难者，肾气不化也。肩背颈项痛，时眩者，脏痛及腑也。"《灵枢·顺气一日分为四时》云："病在脏者，取之井。"故取足少阴之井穴涌泉，可解"腹胀腰痛，大便难"之候。脏病及腑，即足太阳膀胱经血气闭留，络脉痹阻，故见"肩背颈项痛，时眩"之候。昆仑乃足太阳脉气所行之穴，具敷布太阳经气、通络舒筋缓节之功。涌泉、昆仑二穴相伍，施以按摩术，今名"阴痹摩方"，又为骨痹之治方。

3. 着痹

《素问·痹论》云："风、寒、湿三气杂至，合而为痹……湿气胜者为着痹。"由此可见，着痹是痹证的一种，指湿气偏胜的痹证。

临床症状：肢体关节重着，酸痛，或有肿胀，痛有定处，手足沉重，活动不便，肌肤麻木不仁，苔白腻，脉濡缓。

证候分析：感受风、寒、湿邪，且以湿邪偏盛，因湿性黏腻沉滞，故痛有定处、麻木重着、肿胀；湿留肌肉，阻滞关节，故手足沉重、活动不便；脉舌之候，亦湿邪偏盛所致之象。

治法：除湿通络，佐以祛风散寒。

处方：着痹摩方、以痛为腧摩方、益阴通痹摩方、阴痹摩方。

方解：

着痹摩方

《针灸学》有着痹，取足三里、商丘之治。今以指代针，对二穴施以按摩术，名"着痹摩方"。因湿邪留滞，必先由中土不运，故运脾乃治湿之本。商丘乃脾经之经穴，具健脾渗湿、解痉镇痛之功。《灵枢·四时气》云："着痹不去，久寒不已，卒取三里。"张志聪注云："此邪留于关节而为痹。"盖因足三里乃胃经之合土穴，又为人身四总穴之一；《通玄指要赋》有"冷痹肾败，取足阳明之土"之验，故足三里有健脾和胃、补中气、调气血、通经络之功。二穴相伍，今施以按摩术，以其补后天之本、益气血生化之源、和营卫、通经络之功，而除风、寒、湿邪而愈病。

4. 热痹

热痹，痹证一种，指热毒流注关节，或内有蕴热，复感六淫之邪，与热相搏，使络脉痹阻而致之证。

临床症状：关节疼痛，局部灼热红肿，得冷稍舒，痛不可触，可病及一个或多个关节，多兼发热、恶风、口渴、烦闷不安等全身症状，苔黄燥，脉滑数。

证候分析：热邪壅于经络、关节、肌腠，营卫失和，气血郁滞不通，以致局部红肿灼热、关节疼痛不能屈伸。热盛津伤，故发热、恶风、烦闷不安。舌苔、脉象亦为热盛之象。

治法：清热通络，佐以祛风胜湿。

处方：热痹摩方、以痛为腧热痹摩方。

方解

（1）热痹摩方

《针灸学》有热痹取大椎、曲池之刺，今以指代针，行一指禅按摩术，名"热痹摩方"。盖因大椎乃督脉穴，又为其与手足三阳经、阳维脉的交会穴，故称为"诸阳之会"，具疏风通络、清利湿热之功。曲池乃手阳明之合穴，又为手阳明之本穴，该经脉气由此而出，具激发本经脉气、清热解表之功。二穴相伍，具疏风通络、清热通痹之效而愈热痹。宗《难经》"荥主身热"之论，加取手足阳明经之荥穴二间、内庭，名"热痹摩方"。

（2）以痛为腧热痹摩方

热痹与阴痹相对，以痹痛、有灼热感为主要临床表现。对此《素问·痹论》记云："其热者，阳气多，阴气少，病气胜，阳遭阴，故为痹热。"意谓机体阳气偏盛，阴气不足。偏胜的阳气，复遇偏盛的风邪，合而乘阴分，故而出现热象而成热痹。其治基本同风痹、湿痹法，亦可按《灵枢·经筋》"以痛为腧"之治，取"热则疾之"之法，今施以按摩术，名"以痛为腧热痹摩方"。

（二）形体痹

1. 筋痹

（1）筋痹摩方

筋痹，病证名，痹证一种，指筋脉拘挛，关节疼痛，屈伸不利，不能行走的病证。

于病患处施以按摩术，或加取筋会阳陵泉，名"筋痹摩方"。

（2）筋痹行间摩方

《素问·痹论》云："风、寒、湿三气杂至，合而为痹也……春遇此者为筋痹。"《灵枢·本输》云："春取络脉诸荥大经分肉之间。"盖因五脏配属五季，肝与春合，故春天发筋痹，可取肝经荥穴行间，今名"筋痹行间摩方"。

（3）经筋摩方

详见"十二经筋摩方"一节。

2. 脉痹

（1）脉痹摩方

脉痹，病证名，指血脉痹阻，皮肤变色，皮毛枯萎，肌肉顽痹的病证。首见于《内经》，如《素问·痹论》云："风、寒、湿三气杂至，合而为痹……以夏遇此者为脉痹。"于患处施以按摩术，或加取脉会太渊，名"脉痹摩方"。

（2）脉痹神门摩方

《素问·痹论》云："风、寒、湿三气杂至，合而为痹也……以夏遇此者为脉痹。"宗《灵枢·本输》"夏取诸腧孙络肌肉皮肤之上"法，可取心脉输穴神门。盖因五脏配属五行、五季，心与夏合。今对该穴施以按摩术，名"脉痹神门摩方"。

3. 皮痹

（1）皮痹摩方

皮痹，病证名，指皮肤麻木不仁，但尚能微感痛痒的病证。语出《内经》，如《素问·四时刺逆从论》有"少阴有余，病皮痹"之记。于病患处施以按摩术，名"皮痹摩方"。

（2）皮痹尺泽摩方

《素问·痹论》云："风、寒、湿三气杂至，合而为痹也……以秋遇此者为皮痹。"宗《灵枢·本输》"秋取诸合余如春法"，可取肺脉之合穴尺泽以治之。盖因五脏配属五行、五季，肺与秋合，故有尺泽之治，今名"皮痹尺泽摩方"。

4. 肌痹

（1）肌痹摩方

肌痹，病证名，指寒湿之邪侵袭肌肤所致的一种病证。最早的文献见于《内经》，如《素问·痹论》云："风、寒、湿三气杂至，合而为痹……以至阴遇此者为肌痹。"今于患处行按摩术，名"肌痹摩方"。

（2）肌痹以痛为腧摩方

《素问·长刺节论》云："病在肌肤，肌肤尽痛，名曰肌痹，伤于寒湿。刺大分、小分，多发针而深之，以热为故。"肌肉会合之处为"分"，较多肌肉会合处为大分，较少肌肉会合处为小分。上述经文表述了伤于寒湿，痹阻于肌肤则成肌痹。其治取肌肉会合之处，乃"以痛为腧"之法，今名"肌痹摩方"。本法取穴要多，进针要深，待各处肌肉有热感，说明已病愈。

（3）肌痹商丘摩方

《素问·痹论》云："风、寒、湿三气杂至，合而为痹……以至阴遇此者为肌痹。"至阴乃长夏之时，五行配属五脏、五季，长夏合脾土。宗"春取荥，夏取输，长夏取经，秋取合，冬取井"之法，故疗肌痹可取脾经之经穴商丘，今施以按摩术，名"肌痹商丘摩方"。

5. 骨痹

（1）骨痹摩方

骨痹，病证名，指风、寒、湿邪搏于骨所致之痹证。最早的文献见于《内经》，如《素问·痹论》云："风、寒、湿三气杂至，合而为痹……以冬遇此者为骨痹 。"于患处施以按摩术，名"骨痹摩方"；若加取骨会大杼，亦名。

（2）骨痹以痛为腧摩方

《素问·长刺节论》云："病在骨，骨重不可举，骨髓酸痛，寒气至，名曰骨痹。深者，刺无伤脉肉为故。其道大分、小分，骨热病已止。"意谓骨痹针刺要深，要达到各分肉之间，以不伤血脉、肌肉为度。此亦"以痛为腧"之法，今以重力揉运按摩之，或局部予以擦法，名"骨痹以痛为腧摩方"。待骨部有热感，说明病已愈，可停用此法。

（3）骨痹涌泉摩方

《素问·痹论》云："风、寒、湿三气杂至，合而为痹……以冬遇此者为骨痹。"五行配属五脏、五季，则冬合肾水。宗《灵枢·本输》"冬取诸井诸腧之分，欲深而留之"之法，而有取肾经井穴涌泉之治，今施以按摩术，名"骨痹涌泉摩方"。

（4）骨痹昆仑摩方

《灵枢·寒热病》云："骨痹举节不用而痛，汗注烦心，取三阳之经补之。"马莳注云："此言刺骨痹之法也。"骨痹已成，故肢节不能举而痛，汗注于外，心烦于内；肾主骨，其支脉上行至肺，络心注胸中，故病如是。盖因肾与膀胱相表里，取膀胱经之经穴昆仑，以敷布津液、通达阳气、和营卫而愈病，今施以按摩术，名"骨痹昆仑摩方"。

（三）脏腑痹

1. 肺痹

肺痹，病证名，脏腑痹之一。《素问·痹论》记云："肺痹者，烦满喘而呕。"本病多由皮痹不已，复感于邪，内舍予肺而成，如《素问·玉机真脏论》有"病入舍于肺，名曰肺痹，发咳上气"之论；《素问·四时刺逆从论》有"少阴有余，病皮痹、隐轸；不足病肺痹"之记。"轸"，通疹。"隐轸"，即瘾疹。盖因足少阴之脉，从肾上贯肝膈，入肺中，肾水逆行于肺中，故有余则病皮痹、瘾疹，不足则病肺痹。其治可参阅手太阴肺经病及皮痹之摩方。

2. 心痹

心痹，病证名，脏腑痹之一。《素问·痹论》记云："心痹者，脉不通，烦则心下鼓，暴上气而喘，嗌干善噫，厥气上则恐。"多因脉痹日久不愈，重感外邪，或思虑伤心，气血亏虚，复感外邪，内犯于心，心气痹阻，脉道不通而致。如《素问·五脏生成》云："赤脉之至也，喘而坚。诊曰有积气在中，时害于食。名曰心痹，得之外疾，思虑而心虚，故邪从之。"盖因心脉起于心胸之中，故病气积聚脘部而妨碍进食，名曰心痹。思虑过度，心气内虚，外邪乘之，乃致病之由。《素问·四时刺逆从论》云："阳明有余病脉痹，身时热，不足病心痹。"盖因胃阳明经属阳土，土生火，阳明有余上归于心，"病脉痹，身时热"。阳明乃多气多血之经，故不足则血气闭阻，心脉不畅，而发脉痹。其治可参阅手少阴心经病与脉痹之摩方。

3. 脾痹

脾痹，病证名，痹证之一。《素问·痹论》云："脾痹者，四支解堕，发咳呕汁，上为大塞。"多因肌痹日久，复感外邪，或饮食不节，脾气受损所致。如《素问·四时刺逆从论》有："太阴有余，病肉痹，寒中不足，病脾痹。"盖因脾主肌肉，故病如是。其治可参阅足太阴脾经病及肌痹之摩方。

4. 肝痹

肝痹，病证名，脏腑痹之一。《素问·痹论》记云："肝痹者，夜卧则惊，多饮数小便，上为引如怀。"多因筋痹不已，复感外邪，内舍于肝而成。《素问·五脏生成》云："青脉之至也，长而左右弹，有积气在心下支肤，名曰肝痹。"《素问·四时刺逆从论》云："少阳有余病筋痹胁满，不足病肝痹。"盖因少阳与厥阴互为表里，且肝体阴而用阳，若疏泄太过，则耗伤肝阴，致肝络、筋脉失濡而病如是。其治可参阅足厥阴肝经病及筋痹之摩方。

5. 肾痹

肾痹，病证名，脏腑痹之一。《素问·痹论》记云："肾痹者，善胀，尻以代踵，脊以代头。"多因骨痹不已，复感外邪，内舍于肾而成。如《素问·四时刺逆从论》云："太阳有余病骨痹身重，不足病肾痹。"盖因太阳与少阴二经互为表里，则有余、不足病皆归于肾。其治可参阅足少阴肾经病与骨痹之摩方。

（四）其他

1. 众痹

众痹，痹证的一种，是指病在一处，则痛亦在一处，随发随止，随止随起的一种病证。《灵枢·周痹》云："黄帝问于岐伯曰：周痹之在身也，上下移徙随脉，其上下左右相应，间不容空，愿闻此痛在血脉之中邪？将在分肉之间乎？何以致是？其痛之移也，间不及下针，其慉痛之时，不及定治，而痛已止矣，何道使然？愿闻其故。岐伯答曰：此众痹也，非周痹也。黄帝曰：愿闻众痹。岐伯对曰：此各在其处，更发更止，更居更起，以右应左，以左应右，非能周也，更发更休也。"马莳注云："此因帝问周痹而伯指为众痹也。周痹者，周身上下为痹也；众痹者，痹在各所谓痛也。"痹者，风、寒、湿邪杂合于皮肤分肉之间，邪在于皮肤而流溢于大络者为众痹；在于分肉而厥逆于经脉者为周痹。"慉痛"，动而痛也。"不及定治"，意谓邪客于左则右病，右盛则左病，左右移易，故不及下针而痛已止。"各在其处"，乃因邪客于大络与经脉缪处，故有更发更止、左痛未已右脉先病之候。即以右应左，以左应右，左盛则右病，右盛则左病。

众痹摩方

鉴于其病"各在其处，更发更止，更居更起，以右应左，以左应右"及"更发更休"的病机特点，故众痹之治，岐伯有"刺此者，痛虽已止，必刺其处，勿令复起"之对；亦"以痛为腧"之法。即其病痛虽已止，亦当按摩原痛之处，可令其痛不复再起，今名"众痹摩方"。

2. 周痹

周痹，痹证的一种，是指风、寒、湿邪流溢于分肉而厥逆于血脉之中，致血气痹阻而发痹痛，循行于上下的一种病证。对此，《灵枢·周痹》记云："周痹者，在于血脉之中，随脉以上，随脉以下，不能左右，各当其所。"对其病因，该篇有"风寒湿气，客于外分肉之间"之记。对其病机，该篇有"此内不在脏，而外未发于皮，独居分肉之间，真气不能周，故命曰周痹"之论。循病于上下，行按摩术，着力于分肉间，名"周痹摩方"。

周痹摩方

《灵枢·周痹》云："周痹者……刺之奈何？岐伯对曰：痛从上下者，先刺其下以过之，后刺其上以脱之。"意谓手足三阴三阳之脉，从下而上，从上而下，交相往还，故周痹在于血脉中，随脉气上下，而不能左之右而右之左。大凡痛从上而下者，当先刺其下之痛处以过绝之，后刺其上之痛处以脱其病根而不使之复下；其痛从下而上者，当先刺其上之痛处以遏绝之，后刺下之痛处以脱病根而不使之复上。其仍属"以痛为腧"之法，今以摩法代替针法，故名"周痹摩方"。

十一、痿证

痿证是指肢体筋脉弛缓、软弱无力、不能随意运动而致肌肉萎缩的一种病证。最早的文献见于《黄帝内经·素问》，其中设有"痿论"专篇，并有痿躄、脉痿、筋痿、肉痿、骨痿之分。今就其证因分述如下：

1. 痿躄

痿躄，病证名，五痿之一，又称肺痿、皮毛痿。《素问·痿论》云："肺者，脏之长也，为心之盖也。有所失亡，所求不得，则发肺鸣，鸣则肺热叶焦，故曰：五脏因肺热叶焦发为痿躄。"意谓肺志不伸，则气郁生火，致喘息有声，发为肺鸣。金脏肺失其清肃之化，故热而叶焦。又因肺主气以行营卫而调阴阳，若肺气热，则五脏之阴皆不足，故《素问·痿论》有"五脏因肺热叶焦，发为痿躄"之论，及"五脏使人痿，何也"之问。对痿躄之成因，《素问·痿论》记云："肺主身之皮毛……故肺热叶焦，则皮毛虚弱急薄，著则生痿躄也。"张景岳注云："肺痿者，皮毛痿也。盖热乘肺金，在内则为叶焦，在外则皮毛虚弱而为急薄。若热气留著不去，而及于筋脉骨肉，则病痿躄。躄者，足弱不能行也。"

2. 脉痿

脉痿，病证名，五痿之一，又称心痿。《素问·痿论》云："悲哀太甚，则胞络绝。胞络绝，则阳气内动。发则心下崩，数溲血也。故《本病》曰：大经空虚，发为肌痹，传为脉痿。""胞络"，即心包之络。意谓过度悲哀，就会造成气机郁结，而使心包络隔绝不通。心包络隔绝不通则导致阳气在内妄动，逼迫心血下崩，屡次发生尿血。所以《本病》有"大经空虚，发为肌痹，传为脉痿"之论。究其成因，《素问·痿论》尚云："心主身之血脉……心气热，则下脉厥而上，上则下脉虚，虚则生脉痿，枢折挈，胫纵而不任地也。"张景岳注云："心痿者，脉痿也。心气热，则火独上炎，故三阳在下之脉，亦皆厥逆而上，上逆则下虚，乃生脉痿。脉痿者，如枢纽之折而不能提挈，足胫纵缓而不能任地也。"

3. 筋痿

筋痿，病证名，五痿之一，又称肝痿。《素问·痿论》云："思想无穷，所愿不得，意淫于外，入房太甚，宗筋弛纵，发为筋痿，及为白淫。故《下经》曰：筋痿者，生于肝使内也。"上述经文表述了若无穷无尽地胡思乱想，或意念受外界的影响而惑乱，加之房事不能节制，均可导致阳痿，从而形成筋痿或白淫。究其成因，《灵枢·痿论》

尚云："肝主身之筋膜……肝气热，则胆泄口苦、筋膜干，筋膜干则筋急而挛，发为筋痿。"张景岳注云："肝痿者，筋痿也。胆附于肝，肝气热则胆汁溢泄，故为口苦。筋膜受热则血液干燥，故拘急而挛，为筋痿也。"

4. 肉痿

肉痿，病证名，五痿之一，又称脾痿。《素问·痿论》云："有渐于湿，以水为事，若有所留，居处相湿，肌肉濡渍，痹而不仁，发为肉痿。故《下经》曰：肉痿者，得之湿地也。"盖因脾主肌肉而恶湿，湿著于肉，则卫气不荣，故肌肉顽痹，气血失濡，而发为肉痿。张景岳云："地之湿气，感则害皮肉筋脉，病于脾也。"故《下经》有"肉痿者，得之湿地"。究之肉痿之成因，《素问·痿论》尝云："脾主身之肌肉……脾气热，则胃干而渴，肌肉不仁，发为肉痿。"张景岳注云："脾痿者，肉痿也。脾与胃以膜相连而开窍于口，故脾气热则胃干而渴。脾主肌肉，今热蓄于内，则精气耗伤，故肌肉不仁，发为肉痿。"

5. 骨痿

骨痿，病证名，五痿之一，又称肾痿。《素问·痿论》云："有所远行劳倦，逢大热而渴，渴则阳气内伐，内伐则热舍于肾。肾者水脏也，今水不胜火，则骨枯而髓虚，故足不任身，发为骨痿。故《下经》曰：骨痿者，生于大热也。"意谓若长途跋涉，劳累太甚，又逢炎热天气而口渴，于是阳气化热内扰，热邪侵入肾脏，而发骨痿。盖因热甚则精髓干涸，故骨枯而为痿，乃病生于肾之谓也。对其成因，《素问·痿论》尚云："肾主身之骨髓……肾气热，则腰脊不举，骨枯而髓减，发为骨痿。"张景岳注云："肾痿者，骨痿也。腰者肾之府，其脉贯脊，其主骨髓，故肾气热则见证若此。"

综上所述，痿证是以内伤引起的肢体失养、痿软不能随意任用的一类疾病。根据痿证的病因病机及证候的不同而又有"五痿"之称。然临床上何以知五脏之热而定位，故《内经》尚有以皮色形态来分辨五痿之法。诚如《素问·痿论》所记："肺热者，色白而毛败；心热者，色赤而络脉溢；肝热者，色苍而爪枯；脾热者，色黄而肉蠕动；肾热者，色黑而齿槁。"

处方：治痿九穴方、补荣通输摩方、四时受气治痿方、气街摩方、根结摩方、盛络摩方、标本摩方、经筋摩方。

方解

（1）治痿九穴方

《素问·痿论》云："言治痿者独取阳明，何也？岐伯曰：阳明者，五脏六腑之海，主润宗筋，宗筋主束骨而利机关也。冲脉者，经脉之海也，主渗灌溪谷，与阳明合于宗筋，阴阳揔宗筋之会，会于气街，而阳明为之长，皆属于带脉，而络于督脉。故阳明虚,则宗筋纵,带脉不引,故足痿不用也。"由此可见,阳明是五脏六腑营养的源泉,能濡养宗筋;宗筋主管约束骨节,使关节活动灵活。冲脉为十二经气血汇聚之处,输送气血以渗透灌溉肌肉间隙,与足阳明经汇合于宗筋,阴经阳经总会于宗筋,再会合于足阳明经的气街穴。故阳明经为诸经的统领,而诸经又均连属于带脉,系络于督脉。所以阳明经气血不足,则宗筋失养而迟缓,带脉不能收引诸经而发痿躄。气街即气冲穴,于是气街穴为"治痿第一要穴",今名"《素问》治痿方"。《灵枢·海论》云:"胃者水谷之海,其腧上在气冲,下至三里。"盖因气冲乃足阳明脉气所发,乃经气流注之要冲,为治水谷之海不足之要穴;足三里为足阳明胃经之合穴,具健脾胃、调气血、通经络之功。故二穴合用,名"水谷之海方"。冲脉隶属于足阳明胃经,故气冲可用于冲脉病变诸证。《灵枢·逆顺肥瘦》云:"冲脉者,五脏六腑之海也,五脏六腑皆禀焉。其上者出于颃颡,渗诸阳,灌诸精。其下者,注少阴之大络,出于气街,循阴股内廉,入腘中,伏行骭骨内,下至内踝之后属而别。其下者,并于少阴之经,渗三阴。其前者,伏行出跗属,下循跗,入大指间,渗诸络而温肌肉。"《灵枢·海论》云:"胃者水谷之海,其腧上在气冲,下至三里。冲脉者,为十二经之海,其腧上在于大杼,下出于巨虚上下廉;膻中者,为气之海,其输上在于其盖,下在风府。"此即《内经》"治痿独取阳明"之理,及"阳明"与冲脉、带脉、督脉之内在联系。盖因大杼为手、足太阳经交会穴,有激发经气之功,又为八会穴之骨会,有荣督、益脑、健骨之效;上、下巨虚为足阳明经之腧穴,又为手阳明经、手太阳经之下合穴,有通经脉、和气血之功。故大杼、上巨虚、下巨虚三穴相伍,名"十二经之海方",有疏通经络、益督补血之用,而为治疗痿证之用方。膻中乃任脉腧穴,又为气会,有益气举陷、通脉导滞之功;人迎乃足阳明之标穴,有调气血、达枢机之功,与膻中相伍,名"气之海方"。百会为诸阳之会,有荣督益髓、升阳举陷之功;风府为督脉与阳维脉交会穴,具荣督通阳之功,而为治疗痿证之要穴。故百会、风府二穴相伍,名"髓之海方"。诸方合用,形成了"独取阳明法",从而有了"治痿九穴"之治,今名"治痿九穴方"。临证,或针之,或灸之,或摩之,诚乃治痿证之良方。

(2)补荥通输治痿摩方

痿证之治,《素问·痿论》云:"治之奈何?岐伯曰:各补其荥而通其腧,调其虚实,和其逆顺。"诸经之所留为荥,所注为输,补者所以致气,通者所以行气,故上段经文表述了痿证之治,当调补各经之荥穴,疏通各经的输穴,达到调补气血、疏经通络之功而愈病,今施以按摩术,名"补荥通输治痿摩方"。五痿各有其治方,即肺痿者,补肺经之荥穴鱼际,通其输穴太渊,名"肺痿补荥通输摩方";心痿者,补心经之荥穴少府,通其输穴神门,名"心痿补荥通输摩方";肝痿者,补肝经之荥穴行间,通其输穴太冲，名"肝痿补荥通输摩方"；脾痿者，补脾经之荥穴大都，通其输穴太白，名"脾痿补荥通输摩方"；肾痿者，补肾经荥穴然谷，通其输穴太溪，名"肾痿补荥通输摩方"。

（3）四时受气治痿方

《素问·痿论》文末有"筋脉骨肉各以其时受月，则病已矣"之记。即在治疗痿证时，应根据各脏所主之季节而调之。对此高世栻注云："肝主之筋，心主之脉，肾主之骨，脾主之肉，各以其时受气之月而施治之则病已矣。"此即《内经》"和于阴阳，调于时"之谓也。鉴于受气者，筋受气于春，脉受气于夏，肉受气于长夏，皮受气于秋，骨受气于冬，故"以其四时受气之月"，及五脏主岁之时，行"补荥通输"之法，而春取肝经之荥穴行间、输穴太冲，名"春时肝经荥输摩方"；夏取心经荥穴少府、输穴神门，名"夏时心经荥输摩方"；长夏取脾经荥穴大都、输穴太白，名"长夏脾经荥输摩方"；秋取肺经荥穴鱼际、输穴太渊，名"秋时肺经荥输摩方"；冬取肾经荥穴然谷、输穴太溪，名"冬时肾经荥输摩方。"

（4）气街摩方

《灵枢·动输》有"四街者，气之径路"的记载。由此可知，气街是指经气聚集通行的共同道路。其作用是十二经脉运行到四肢末端及头部时，猝遇外部侵袭而运行受阻时，经气会沿着气街这一通道，复还原经脉而不失终而复始之循环，故称"气之径路"。《灵枢·卫气》云："胸气有街，腹气有街，头气有街，胫气有街。"复云："气在头者，止之于脑；气在胸者，止之膺与背腧；气在腹者，止之背腧与冲脉于脐左右之动脉者；气在胫者，止之于气街与承山、踝上以下。"盖因十二经气血"皆上于面而走空窍"，且诸髓者，皆属于脑，乃至高之气所聚；脑为元神之府，故百会为头之街。今对该穴按摩之，名曰"头街摩方"，具荣督益脑、通经活络之功。取膺俞中府、背俞膈俞，按摩之，名"胸街摩方"，具宽胸利膈之功。取五脏之背俞与肓俞、天枢，按摩之，名"腹街摩方"，具安和五脏、通行中焦、斡旋上下、职司升降之功。取气冲与承山，按摩之，名"胫街摩方"，具通达经脉、敷布阳气之功。诸气街之摩方合用，以其运气血、行营卫、调阴阳、通经络之功，俾脉气上可达颠顶，中可贯胸膈，下达脘腹，旁及四肢，而愈痿证。

（5）根结摩方、盛络摩方

《灵枢·根结》指出脉气所出为根、所归为结，若熟知经脉的根结，即知成病之由和治病之法。对此，《灵枢·根结》记云："太阳根于至阴，结于命门。命门者，目也（即睛明穴）。阳明根于厉兑，结于颡大，颡大者，钳耳也（即头维穴）。少阳根于窍阴，结于窗笼，窗笼者，耳中（听会穴，马莳谓听宫）也。太阳为开，阳明为阖，少阳为枢。故关折则肉节渎而暴病起矣。故暴病者取之太阳，视有余不足。渎者，皮肉宛膲而弱也。阖折则气无所止息而痿疾起矣，故痿疾者取之阳明，视有余不足。无所止息者中，真气稽留，邪气居之也。枢折即骨繇而不安于地，故骨繇者取之少阳，视有余不足。骨繇者，节缓而不收也。所谓骨繇者摇故也。当穷其本也。"此约言足三阳之根结。"太阴根于隐白，结于太仓（胃与脾相表里，太仓即中脘穴）；少阴根于涌泉，结于廉泉；厥阴根于大敦，结于玉英（即廉泉穴，又名舌本），络于膻中。太阴为开，厥阴为阖，少阴为枢。故开折则仓廪无所输膈洞，膈洞者，取之太阴，视有余不足。故开折者，气不足而生病也；阖折即气绝而喜悲，悲者，取之厥阴，视有余不足；枢折则脉有所结而不通，不通者，取之少阴，视有余不足，有结者，皆取之不足。"此约言足三阴经之根结。"足太阳根于至阴，溜于京骨，注于昆仑，入于天柱飞扬也；足少阳根于窍阴，溜于丘墟，注于阳辅，入于天容光明也；足阳明根于厉兑，溜于冲阳，注于下陵，入于人迎丰隆也；手太阳根于少泽，溜于阳谷，注于少海，入于天窗支正也；手少阳根于关冲，溜于阳池，注于支沟，入于天牖外关也；手阳明根于商阳，溜于合谷，注于阳溪，入于扶突偏历也。此所谓十二经者，盛络皆当取之。"此约言手足六阳经，皆自井穴而出，而入之于络穴。临证可根据肢体痿废的发生部位，选用该经之治方。

①太阳根结摩方、盛络摩方：手足太阳经具通达阳气、敷布津液之功，故"开折则肉节渎而暴病起矣。"《灵枢·根结》云："太阳根于至阴，结于命门，命门者，目也……足太阳根于至阴，溜于京骨，注于昆仑，入于天柱、飞扬也。"又云："手太阳根于少泽，溜于阳谷，注于少海，入于天窗、支正也。"故治之之法，取其根结，以激发经气，则脏腑经络功能得调而愈疾。取足太阳膀胱经之根井穴至阴、结穴睛明，施以按摩术，名曰"足太阳根结摩方"。井穴至阴，伍原穴京骨、经穴昆仑，入于颈部天柱、络穴飞扬，名曰"足太阳盛络摩方"。取手太阳之根井穴少泽，伍经穴阳谷、合穴小海，入于颈穴天窗、络穴支正，名曰"手太阳盛络摩方"。《灵枢》未言"手太阳根结"，根据"足太阳根结"之取穴规律，根穴为井穴少泽，结穴可取上行入耳中之听宫穴，名"手太阳根结摩方"。

综上所述，"足太阳根结摩方""足太阳盛络摩方""手太阳根结摩方""手太阳盛络摩方"多用于痿证肢体偏废或小儿脑瘫肢体痿软者。

②阳明根结摩方、盛络摩方：《灵枢·根结》云："太阳为开，阳明为阖，少阳为枢……阖折则气无所止息，而痿疾起矣。故痿疾者，取之阳明，视有余不足。无所止息者，真气稽留，邪气居之也。"盖因宗气为阳明而生，上出于喉而司呼吸，继而行于四肢，故合折则气无所止息而痿者起矣。《灵枢·根结》云："阳明根于厉兑，结于颡

大，颊大者钳耳也。"还云："足阳明根于厉兑，溜于冲阳，注入大陵，入于人迎、丰隆。"又云："手阳明根于商阳，溜于合谷，注入阳谷，入于扶突、偏历也。"故治之之法，取足阳明胃经之根井穴厉兑、结穴头维，施以按摩术，名"足阳明根结摩方"。厉兑伍原穴冲阳、经穴解溪，入于颈穴人迎、络穴丰隆，名曰"足阳明盛络摩方"。取手阳明大肠经之井穴商阳、原穴合谷、经穴阳溪，入于颈穴扶突、络穴偏历，名曰"手阳明盛络摩方"。《灵枢》未言之"手阳明根结"，根穴当为其井穴商阳，结穴可取上夹鼻孔之迎香，名曰"手阳明根结摩方"。

综上所述，"足阳明根结摩方""足阳明盛络摩方""手阳明根结摩方"与"手阳明盛络摩方"，多用于肢体痿痹、偏废、呼吸短促者，或用于小儿脑瘫之五迟、五软者，此即"治痿独取阳明"之谓也。

③少阳根结摩方、盛络摩方："太阳为开，阳明为阖，少阳为枢……枢折则骨繇而不安于地，故骨繇者取之少阳，视有余不足。骨繇者，节缓而不收也。所谓骨繇者摇故也。当穷其本也。"盖因肾主骨生髓，"少阳属肾"，故"少阳主骨"。枢机不利，则骨节缓而不收，肢体偏废不用。《灵枢·根结》云："少阳根于窍阴，结于窗笼，窗笼者耳中也。"又云："足少阳根于窍阴，溜于丘墟，注于阳辅，入于天容、光明。""手少阳根于关冲，溜于阳池，注入支沟，入于天牖、外关。"治之之法，取足少阳胆经之根井穴足窍阴、结穴听会，名曰"足少阳根结摩方"。足窍阴伍溜原穴丘墟、注经穴阳辅，入于颈穴天容、络穴光明，名曰"足少阳盛络摩方"。取手少阳三焦之根井穴关冲、溜原穴阳池、注经穴支沟，入于颈部天牖、络穴外关，名曰"手少阳盛络摩方"。《灵枢》未言及"手少阳根结"，根据取穴规律，根穴当为关冲，结穴可取耳门，故二穴相伍，名"手少阳根结摩方"。

综上所述，"足少阳根结摩方""足少阳盛络摩方""手少阳根结摩方"，与"手少阳盛络摩方"，多用于痿证、中风后遗症见步履不稳、肢体震颤者，或小儿脑瘫之手足搐搦、瘛疭者。

④太阴根结摩方、盛络摩方：《灵枢·根结》云："太阴为开，厥阴为阖，少阴为枢，故开折则食廪无所输膈洞，膈洞者取之太阴，视有余不足。故开折者，气不足而生病也。"盖因脾为仓廪之官，开折则脾失运化，而生膈洞。膈者，上关不开胃不受纳；洞者，下关大势所趋而生飧泄。治之之法，《灵枢·根结》谓"太阴根于隐白，结于太仓"，即取足太阴脾经之根井穴隐白、结穴中脘，施以按摩术，名曰"足太阴根结摩方"。《灵枢》未言"足太阴盛络"，根据其取穴规律，当为井穴隐白、原穴太白、经穴商丘、络穴公孙、胃经之颈穴人迎，施以按摩术，名"足太阴盛络摩方"。同理"手太阴根结摩方"，其根穴为少商，结穴为中府；"手太阴盛络摩方"，当取井穴少

商、原穴太渊、经穴经渠、络穴列缺、大肠经颈穴扶突。

综上所述，诸摩方多用于脾胃虚弱症见纳呆、便溏、肌肉松软无力者。痿证、中风偏瘫或小儿脑瘫患者，多以肌肉萎缩、不能站立，或扶立时身体下坠、手软下重、不能抬举、口唇松软、不能咀嚼、少气懒言、面色无华、纳呆便溏者。

⑤厥阴根结摩方、盛络摩方：《灵枢·根结》云："太阴为开，厥阴为阖，少阴为枢……阖折即气绝而喜悲，悲者取之厥阴，视有余不足。"盖因肝主藏血，体阴而用阳，又主疏泄。若枢机不利，开阖失司，则肝脏封藏失司，疏泄失序，生气绝而喜悲。又云："厥阴根于大敦，结于玉英，络于膻中。"玉英即玉堂穴。治之之法，当取足厥阴肝经之根井穴大敦、结穴玉堂、络穴膻中，今施以按摩术，名"足厥阴根结摩方"。同理，取其井穴大敦、原穴太冲、经穴中封、络穴蠡沟、颈穴天容，名"足厥阴盛络摩方"。"手厥阴根结摩方"，取中冲、天池；"手厥阴盛络摩方"，取井穴中冲、原穴大陵、经穴间使、络穴内关、颈穴天牖。

综上所述，诸方多用于痿证，或中风偏瘫，或小儿自闭证者之因肝肾亏虚，神气不足而见沉默寡言、悲伤哭啼、不愿与人言者。

⑥少阴根结摩方、盛络摩方：《灵枢·根结》云："太阴为开，厥阴为阖，少阴为枢……枢折则脉有所结而不通，不通者取之少阴，视有余不足。有结者皆取之不足。"盖因肾中元阳，又称命门之火，为少阳相火之原，《难经》称元阳为"五脏六腑之本，十二经脉之根，呼吸之门，三焦之原"。相火、君火同气相求，命门之火盛则心气足，血脉充。若枢机不利，则脉微细或脉结不通。《灵枢·根结》云："少阴根于涌泉，结于廉泉。"故治之之法，取足少阴肾经之根井穴涌泉、结穴廉泉，施以按摩术，名曰"足少阴根结摩方"。同理，"足少阴盛络摩方"当为井穴涌泉、原穴太溪、经穴复溜、络穴大钟、颈穴天柱；"手少阴根结摩方"当为根穴少冲、胸穴极泉；"手少阴盛络摩方"，当为井穴少冲、原穴神门、经穴灵道、络穴通里、颈穴天窗。

综上所述，诸摩方多用于肾阳式微，心气不足之痿证、脑瘫者，或用于胎禀不足，肾元亏虚之五迟、五软者。

因三阴经之开、阖、枢失司者，多以不足而见证，不可以有余视之，故均用补法。

综上所述，三阴三阳之气合于六经，根于下而结于上，故有足三阳、足三阴之根结摩法。《灵枢》虽未表述手三阳、手三阴之根结之治，而三阳三阴之气入于手足经，皆循颈项之天柱、天容、人迎、天窗、天牖、扶突等穴，而上出于头面，与血气留于荥，注入输，行于经，入于合者不同，而另提飞扬、光明、丰隆、支正、外关、偏历六阳经之络穴。意谓三阴三阳之气，合于六经而复出脉外。故云："此所谓十二经者，盛络皆当取之。"《灵枢》有手足三阳之盛络之治，未言手足三阴盛络之治。盖因手足

第四章 ❖ 辨证论治

245

三阴经交于胸而不上出于头面，今以其相表里的脏腑的"天穴"代之，亦乃"所谓十二经者，盛络皆当取之"之意也。

（6）标本摩方

《灵枢·卫气》云："五脏者，所以藏精神魂魄者也。六腑者，所以受水谷而行化物者也。其气内入于五脏，而外络肢节。其浮气之不循经者为卫气，其精气之行于经者为营气，阴阳相随，外内相贯，如环之无端，亭亭淳淳乎，孰能穷之。然其分别阴阳，皆有标本虚实所离之处。能别阴阳十二经者，知病之所生；知候虚实之所在者，能得病之高下；知六腑之气街者，能知解结契绍于门户；能知虚实之坚软者，知补泻之所在；能知六经标本者，可以无惑于天下。"足见"知六经标本"在中医临床中的重要作用。同各经"根结摩方"一样，可根据痿废肢体的不同部位，选用相应的经脉治方。

①太阳经标本摩方：足太阳膀胱经之本穴跗阳，脉气由此而出，具敷布太阳经气、强筋濡脉之功，又为阳跷脉动之郄穴，主治"阴缓而阳急"之证，《针灸玉龙经》用治"四肢不举"之证。睛明为足太阳经之标穴，又为足太阳经之结穴。结者、标者，部位多在上，具调节脏腑功能的作用。睛明又为手足太阳、足阳明、阴阳跷五脉之会，乃五脏六腑精华所集之处。故对跗阳、睛明施以按摩术，名曰"足太阳标本摩方"，为主治足太阳膀胱经病之对穴，又为痿证、痹证、中风偏枯、眩晕证之要方。手太阳大肠经之本穴养老，又为本经之郄穴，具补益气血之功；其标穴为督脉之悬枢穴，为腰部活动之枢纽，为强腰脊之要穴。二穴相伍，施以按摩术，名曰"手太阳标本摩方"，具通阳荣督、补益气血之功，故适用于中风偏瘫、截瘫、小儿脑瘫，亦为治疗腰脊痛、颈腰椎病之要穴。

②少阳经标本摩方：足少阳经之本穴足窍阴，又为该经井穴、根穴，足少阳经之血气由此而出，具调达枢机、和解少阳之功；其标为足少阳经之听会（马莳谓标穴为听宫），为治疗听觉障碍之要穴，又具利咽、止痛、定志之功。二穴相伍，施以按摩术，名曰"足少阳标本摩方"，为治痿证、中风偏废之对穴，又为治疗小儿脑瘫智障之要方。手少阳经之本穴液门，又为该经荥穴，手少阳三焦经脉气由此而出，具调达气机、通理三焦、化气布津之功；其标为丝竹空，有疏调三焦、平肝明目、止痉定搐之功。二穴相伍，施以按摩术，名曰"手少阳标本摩方"，为治疗痿证之对穴，又为中风偏瘫、小儿脑瘫及面神经麻痹之用方。

③阳明经标本摩方：足阳明经之井本穴厉兑，又为该经之根穴。经曰："阳明为合……阖折则其无所止息，而痿疾起也。"故厉兑为治痿之要穴。其标为人迎，又为足阳明、少阳之会，具和脾胃、调气血之功。二穴相伍，施以按摩术，名曰"足阳明标

本摩方"，为治痿证之对穴，适用于中风偏瘫、小儿脑瘫肢体痿废之要方。手阳明经之合穴曲池，又为该经之本穴，本者犹木之根，手阳明经血气由此而出，具调气血、通经络之功，为治上肢痿证之要穴。其标为足阳明胃经头维穴，该穴尚为足阳明经之结穴，又为足少阳、阳明、阳维之会。经曰："痿疾者，取之阳明。"故二穴相伍，施以按摩术，名曰"手阳明标本摩方"，为治痿证之要穴，适用于中风偏瘫、小儿脑瘫、肩关节周围炎、网球肘之用方。

④太阴标本摩方：三阴交为足太阴脾经之本穴，又为足三阴经交会穴，具养肝肾、益脾胃、补气血之功。标者，络外之径路。脾俞为脾经的背俞穴，与任脉廉泉共为足太阴经之标穴。廉泉为任脉、阴维脉的交会穴，又为足少阴之根穴，具激发脾肾经气、调节五脏六腑功能之用。三穴相伍，施以按摩术，名曰"足太阴标本摩方"，具调补先、后天之功，为治痿证之对穴，又适用于中风脱证或半身不遂、肌肤不仁、面瘫等证，还适用于小儿脑瘫之五迟、五软。太渊为手太阴肺经之输穴、原穴，又为八会穴之脉会。《灵枢·九针十二原》云："五脏有疾，当取之十二原。"太渊为肺经血气及人体脉气输注之处，有宣达肺气、敷布营卫气之功。中府为手太阴肺经之标穴、募穴，又为手足太阴经的交会穴，穴当中焦脾胃之气汇聚于肺经之处，具益气宣肺、健脾和胃之功。二穴相伍，施以按摩术，名曰"手太阴标本摩方"，为治疗咳喘、痿痹证之要伍，故适用于中风偏瘫、小儿脑瘫、脑外伤后遗症见肌肉萎缩、肢体痿软者。

⑤厥阴标本摩方：足厥阴经之本穴中封，又为该经之经穴，足厥阴经血气由此而出，为治痿厥、筋挛之要穴。标为肝之背俞穴肝俞，具平肝息风、养血柔筋之功。二穴相伍，施以按摩术，名曰"足厥阴标本摩方"，为治痿证之要伍，又为中风偏瘫、小儿脑瘫见手足徐动、瘛疭者。内关为手厥阴经之络穴、本穴，别走手少阳三焦经，通于阴维脉，又为八脉交会穴之一，具维络诸阴、调达枢机、养血通脉之功。天池穴承足少阴脉气转注而来，为手厥阴、足少阳的交会穴，又为手厥阴心包经之标穴，具交泰心肾、调达枢机、养血宁神、宣发宗气之功。二穴相伍，施以按摩术，名曰"手厥阴标本摩方"，为治痿证、中风偏瘫、小儿脑瘫之用方。

⑥少阴标本摩方：交信为足少阴经之本穴，足少阴脉气由此而来，又为阴跷脉之郄穴，具益肾元、司气化、坚阴缓急、通经活络之功。其标为该经之背俞穴肾俞和廉泉。肾俞有益元荣肾之功；廉泉有交通督任、开窍解语之用。三穴相伍，施以按摩术，名曰"足少阴标本摩方"，共成益肾元、调冲任、资寿解语之功，故适用于痿证、中风、肢体偏废及小儿脑瘫、五迟五软证者。神门为手少阴心经之原穴，又为手少阴心经之本穴，手少阴经脉气由此而出。其标为背俞穴心俞。二穴相伍，乃原俞、标本配伍法，施以按摩术，名曰"手少阴标本摩方"，具行血益脉、宁心定搐、通经活络之

功，适用于痿证、中风偏瘫，亦可用于脑梗死、痴呆、五迟五软及小儿自闭证者。

由此可见，十二经脉的"根"与"本"，"结"与"标"的位置相近或相同，意义也相似。根者、本者，部位在下，皆经气始生、始发之地，为经气之所出，有激发经气运行之功；结者、标者，部位在上，皆为经气归结之所，而有汇聚、转注经气之用。标本、根结的理论补充说明了经脉的流注情况。他如《灵枢·经脉》《灵枢·逆顺肥瘦》《灵枢·营气》等篇，阐述了十二经脉逐经循环转注的体系。气血在经脉内运行，环流不息，以营养全身。而标本、根结理论，不仅说明了人体四肢与头身的密切关系，而且强调了四肢部位为经气的根与本。临床上于该部位施术，易于激发经气、转输经气，以调节脏腑经络的功能，俾气血在经脉中运行通畅，环流不息。所以四肢肘膝关节以下的腧穴主治病症的范围较远、较广，不仅能治局部病，而且能治远离腧穴部位的脏腑病及头面五官病。此即居于四肢部的"五输穴""原穴""络穴""郄穴""下合穴""八脉交会穴"等特定穴，广验于临床且疗效显著的理论依据。

（7）经筋摩方

根据痿证发病的部位，可参考选用"十二经筋摩方"。

十二、胸痹

胸痹是指胸部闷痛，甚则胸痛彻背、短气、喘息不得卧的一种疾病。最早的文献见于《内经》。《素问·脉要精微论》云："夫脉者，血之府也……涩则心痛。"上述经文是以心痛为主症来表述的，符合现代医学冠心病之冠状动脉血液循环障碍、心肌缺血之候。

《素问·脏气法时论》云："心病者，胸中痛，胁支满，胁下痛，膺背肩胛间痛，两臂内痛；虚则胸腹大，胁下与腰相引而痛。"《灵枢·厥病》云："厥心痛，与背相控，善瘈，如从后触其心，伛偻者，肾心痛也。""厥心痛，腹胀胸满，心尤痛甚，胃心痛也。""厥心痛，痛如以锥针刺其心，心痛甚者，脾心痛也。"《素问·痹论》云："心痹者，脉不通，烦则心下鼓，暴上气而喘，嗌干。"他如《金匮要略·胸痹心痛短气病脉证治》记云："胸痹之病，喘息咳唾，胸背痛，短气，寸口脉沉而迟，关上小紧数。"意谓胸部闷痛，甚则胸痛彻背，短气，喘息不得卧为主症的一种病证。而胸痹的临床表现在《内经》中尚有"心痛""心病""心痹""厥心痛""真心痛""久心痛""卒心痛""心疝暴痛"的论述。

1. 心血瘀阻，心脉痹阻

临床症状：胸部刺痛，固定不移，入夜更甚，时心悸不宁，舌暗，脉沉涩。

证候分析：肝主疏泄，性喜条达，有疏通脉道之用、调谐精神情志之能。恚怒伤肝，思虑伤心。肝气郁滞，心气郁结，气滞血瘀，心脉痹阻，气机不畅，痹塞胸阳，闭阻心脉，发为胸痹、心痛。血脉凝滞，故痛处固定不移。血属阴，夜属阴，故入夜痛重。瘀血阻塞，心失所养，故心悸不宁。脉舌之象亦气滞血瘀之由也。

治法：活血化瘀，通络止痛。

处方：《素问》胸痹摩方、《灵枢》真心痛摩方、胸街摩方、《素问》心病摩方。

方解

（1）《素问》胸痹摩方

《素问·气穴论》云："背与心相控而痛，所治天突与十椎及上纪。上纪者，胃脘也；下纪者，关元也。背胸邪系阴阳左右，如此其病前后痛涩，胸胁痛，而不得息，不得卧，上气短气偏痛，脉满起，斜出尻脉，络胸胁，支心贯膈，上肩加天突，斜下肩交十椎下。""天突"乃任脉穴，为任脉与阴维脉之交会穴。任脉为病，主心痛，故为"背与心相控而痛"之首穴。张志聪注云："十椎在大椎下第七椎，乃督脉之至阳穴。督脉阳维之会。"十椎具温阳通脉之功，有"益火之源，以消阴翳"之效，主治胸胁、腰背之痛，故为胸痹之治穴。"胃脘"是指任脉之中脘穴，胃经之募穴，又为腑会，并为任脉与手太阳、少阳、足阳明的交会穴。其所受气者，泌糟粕，蒸津液，化其精微，上注于肺脉，乃化而为血，以奉心脉。关元为小肠之募穴，又为任脉与足三阴经的交会穴，具益元固本、补气壮阳之功。邪，通斜。系，连属之意。阴阳，系指前后。盖因督脉上贯心膈入喉，任脉入胸中、上喉咙。本条经文所述之病证，皆经脉所过之病证，故而有胸阳不振，心血瘀阻，心脉痹阻而致"背胸邪系阴阳左右""背与心相控而痛"之候，可取天突、至阳、中脘、关元四穴，以成益气养阴、活血通脉之功。今施以按摩术，名"荣督秘任强心摩方"，又名"《素问》胸痹摩方"，为治疗胸痹之良方。

（2）《灵枢》真心痛摩方

《灵枢·厥病》云："真心痛，手足清至节，心痛甚，旦发夕死，夕发旦死。"真心痛而见手足凉至腕踝，乃邪入于心，心痛更甚之危证，其死在旦夕间，故《灵枢》未列治法，然亦不可束手待毙。四脏一腑之厥逆而为心痛者，乃循各自经脉而犯心脉，其主症为"背与心相控而痛"，或见"厥心痛，与背相控"，可取天突、至阳、中脘、关元四穴。若兼有其他脏腑之厥痛证者，当以"《素问》胸痹方"辅以各经之荥穴、输穴共治之。今对诸穴施以按摩术，名"《灵枢》真心痛摩方"。

（3）胸街摩方

《灵枢·卫气》云："胸有气街……气在胸者，止之膺与背腧。"盖因气街是经气聚集通行的共同道路。若因六淫或内生之五邪阻于胸之街，而致胸阳不振，心脉痹阻，可行"胸街摩方"。膺俞，乃中府之别名，为肺之募穴、手足太阴经交会穴，当中焦脾胃之气汇聚处，有培补后天之本、输布气血、津液之功，故有益心脉之用；膈俞，足太阳经腧穴，又为血会，内应胸膈，具和血通脉、宽胸利膈之功。二穴相伍，仅施以按摩术，名"胸街摩方"，以其行气血、宽胸膈、益心气之效，适用胸痹之任何证型。

(4)《素问》心病摩方

《素问·脏气法时论》云："心病者，胸中痛，胁支满，胁下痛，膺背肩胛间痛，两臂内痛。虚则胸腹大，胁下与腰相引而痛，取其经，少阴、太阳、舌下血者。"此段经文前段表述的是心实证的症状，后段经文是心虚证的表现。其治当取手少阴心经之经穴灵道、手太阳小肠经之经穴阳谷，及舌下廉泉穴。《采艾编》云："灵道，言心灵所行之道也。"《会元针灸学》云："灵为心灵之敦力，道为经穴之常道。手指相握，仗心意之灵，力到即能握物，故名灵道。"故对该穴施以一指禅按摩法，可通心意、畅血气运行之力也。阳谷乃手太阳经之经穴，具疏通太阳经，而畅达血气运行。故二穴相伍，施以按摩术，名"《素问》心痛摩方"，以其活血通脉之功，而愈胸痹之候，并适用于胸痹之任何证型。

(5) 手少阴标本摩方

《灵枢·卫气》云："手少阴之本，在锐骨之端，标在背腧也。"马莳注云："手少阴之本，在锐骨之端，即神门穴，标在背之心俞。"二穴相伍而按摩之，今名"手少阴标本摩方"，具激发、汇聚、转输心经脉气运行之功，故为胸痹之治方。

2. 痰浊壅塞，阻遏心阳

临床症状：胸闷如窒而痛，或痛引肩背，气短喘促，肢体沉重，形体肥胖，痰多，苔浊腻，脉滑。

证候分析：痰湿壅盛患者，大多形盛气虚，中阳不振，斡旋无力，健运失司。水湿潴留，积水成饮，饮凝成痰，痰性阴凝，腻滞胶固，停痰伏饮，滞于胸中，阻遏心阳，壅塞气机，则膺胸痞闷、气短喘、痰多、肢体沉重、形体肥胖、苔腻脉滑。诸阳受制于胸阳而转于背，阳气不运则痛彻肩背；阻遏心阳，则发胸痹。

治则：通阳泄浊，豁痰开结。

处方：足太阴标本摩方、足太阴根结摩方、脾经原穴摩方、脾经募俞摩方、胸街摩方。

方解

(1) 足太阴标本摩方

《灵枢·卫气》云："足太阴之本，在中封前上四寸之中，标在背腧与舌本。"马蒳注云："足太阴脾经之本，在中封前上四寸之中，是三阴交，标在背俞与舌本廉泉穴也。"即三阴交为足太阴之本穴，本者，经脉血气所出之处，伍足太阴之标穴脾俞、任脉与阴维脉交会穴廉泉，其具激发、汇聚、转输足太阴脉之运行，今施以按摩术，名"足太阴标本摩方"。以其健脾渗湿之功，以杜生痰之源；且有培补后天生化之源之功，而益气养血，活血通脉，以治胸痹。

（2）足太阴根结摩方

《灵枢·根结》云："足太阴根于隐白，结于太仓""取之太阴。"太仓，即任脉经之中脘。根者，本也，经气始发之处；结者，经气所归之处。大凡根结乃成病之由，治病之法也。隐白为足太阴经之本穴，又为该经之井穴，有健脾胃，调气血，通经络，启闭开窍之功；中脘为足太阴经之结穴，尚为胃经之募穴、腑之会穴、任脉与手太阳、少阳，足阳明交会穴，又为回阳穴之一，具较强的健脾和胃，化痰导滞之功。二穴相伍，施以按摩术，名"足太阴根结摩方，"适用于痰浊壅塞，中阳不振之胸痹证。

（3）脾经原穴摩方

《灵枢·九针十二原》云："五脏有疾也，应出十二原，而原各有所出，明知其原，睹其应，而知五脏之害矣。"原穴是脏腑的原气输注和留止之处，且与三焦关系密切。盖因三焦乃原气之别使，能导肾间动气，而输布全身，具调内和外、宣上导下之功，故对脾经原穴太白施以按摩术，名"脾经原穴摩方"。该方可导命门之阳，上以温胸阳通心脉，中以健脾胃、通血脉，以安和五脏六腑，俾心脉畅达、脾阳健运、痰浊以豁，则胸痹得愈。尚可伍以心经原穴神门、厥阴经络穴内关，以增其通脉开结之功。

（4）脾经募俞摩方

"募"穴，是五脏六腑之气汇聚于胸腹部的腧穴。"俞"穴是脏腑之气输注于背部的腧穴。募为阴，位于腹部，是阳病行阴之处；俞为阳，位于背部，是阴病行阳之处。脾之募穴章门，伍脾之俞穴脾俞，施以按摩术，名"脾经募俞摩方"。该方健脾益气、渗湿豁痰、安和脏腑、补益气血，而为胸痹痰浊，阻遏心阳证之治方。

3. 阴寒凝滞，心阳不振

临床症状：胸痛彻背，感寒痛重，胸闷气短，心悸，重则喘息，不能平卧，面色苍白，四肢厥冷，舌苔白，脉沉细。

证候分析：心以血为本体，以阳为用。血液运行，依赖心阳温煦，心气推动。中年以后，阳气日损，阴气日增，心肾阳衰，水邪上泛，凌心乘肺，痰饮瘀血胶固凝滞。心阳不振，心气衰馁，则心搏无力，血行迟滞，循环不周，心脉痹阻，而见诸候。甚则心阳式微，阴阳欲绝，有脱绝之虞。

治法：通阳开痹，散寒导滞。

处方：《素问》胸痹摩方、《灵枢》胸痹摩方、《灵枢》真心痛摩方、胸街摩方、手少阴标本摩方、手少阴募俞摩方。

方解

（1）《素问》胸痹摩方

取任脉之天突、中脘、关元，督脉之至阳，以其温阳通脉、益气养阴、活血通络之功而愈胸痹。

（2）《灵枢》胸痹摩方

《灵枢·厥病》云："厥心痛，与背相控，善瘛，如从后触其心，伛偻者，肾心痛也，先取京骨、昆仑；发狂不已，取然骨。"背为阳，心为阳中之太阳，胸阳不振，故"与背相控"而痛；心脉急甚而为瘛疭；如从背触其心者，皆因肾与督二脉皆附于脊，肾气从背而上注于心；肾阳式微致心痛，而伛偻不能仰，此肾气逆于心下而为痛，故名"肾心痛"。鉴于肾与膀胱相表里，足太阳膀胱经具敷布津液、通达一身之阳，故先取膀胱经之原穴京骨、经穴昆仑，从阳腑而泻其阴脏之逆气，此乃"善针者，从阴引阳，从阳引阴"之谓也。若狂躁心痛未解，再取肾经之荥穴然骨，此乃"病在上，下取之"之谓也，俾上逆之气以息，则心痛得除。今对诸穴施以按摩术，名"《灵枢》胸痹摩方"，又名"《灵枢》肾心痛摩方"。

（3）手少阴募俞摩方

手少阴之募穴巨阙、背俞穴心俞，二穴相伍，施以按摩术，名"手少阴募俞摩方"。巨阙为心之募穴，内应腹膜，上应胸膈，为胸腹之交关，清浊之格界，具宽胸快膈、通行脏腑、穴除痰化浊之功；心俞为心之背俞，乃心经脉气输注之处，又为手少阴心经之标穴，具通达心脉、调理心血之功。背为阳，腹为阴；心俞属阳经之穴，巨阙为阴经之穴。二穴相伍，一阴一阳，乃从阳引阴、从阴引阳之伍，故相得益彰，俾心阳得振、阴寒得解而愈病。

4. 心肾阴虚，心脉瘀阻

临床症状：胸闷且痛，心悸盗汗，心烦不寐，腰膝酸软，耳鸣，头晕，舌红或有紫斑，脉细数或见细涩。

证候分析：病延日久，长期血气运行失畅，瘀滞痹阻，故胸闷且痛。气血亏虚，不能安和五脏，若心阴虚，则见心悸盗汗、心烦不寐；肾阴虚则见耳鸣、腰膝酸软。肾阴亏则水不涵木，肝阳上亢，故见头晕。脉舌之候均为心肾阴亏之象。

治法：滋阴益肾，养心安神。

处方：手足少阴募俞摩方、手足少阴原穴摩方、手少阴标本摩方、肓俞摩方。

方解

（1）手足少阴募俞摩方

取手少阴心经之募穴巨阙、背俞穴心俞，按摩之，即"手少阴募俞摩方"，乃益心脉、养心血之法也。复取足少阴之募穴京门、背俞穴肾俞，按摩之，名"足少阴募俞摩方"，为益肾阳、滋肾阴之法。此乃《内经》"从阴引阳、从阳引阴"之法也，今合二方之用，名"手足少阴募俞摩方"，共成益元荣肾、养血通脉之功，则心肾之阴得补，心脉得畅而愈病。

（2）手足少阴原穴摩方、手少阴标本摩方

《灵枢·九针十二原》云："五脏有疾者，应出十二原。"原，即本原、原气之意。原穴是人体原气（又称元气）作用集中的地方，故按摩心经原穴神门，具扶阳益阴之效，名"手少阴原穴摩方"。神门为心经原穴、输穴，尚为心经之本穴，心经之血气由此而出，故具益心宁神、养血通脉之功，若伍其标穴心俞，名"手少阴标本摩方"。太溪为肾经之原穴、输穴，具滋肾阴、通肾气、利三焦、补命火、强腰膝之功，按摩之，名"足少阴原穴摩方"。故三方并施，则肾阴得滋，心气得通，虚热得除，心神得安，而心肾阴虚之证自解。此证之胸痹得解，其奥秘诚如张景岳所云："善补阳者，必于阴中求阳，则阳得阴助而生化无穷；善补阴者，必于阳中求阴，则阴得阳升而泉源不竭也。"

（3）肓俞摩方

肓俞乃足少阴肾经与冲脉交会穴，为肾气输注于腹部之处；且与膏肓俞、胞肓、肓门相通，故有益肾培元、荣任濡冲之功。又因膏肓俞通于厥阴俞、肓门通于三焦俞、胞肓通于膀胱俞，又具通心脉、调枢机、司气化、敷布津液之功。故一穴肓俞，具膏肓俞、胞肓、肓门、厥阴俞、三焦俞、膀胱俞诸穴之效，而为胸痹心肾阴亏证、气阴两虚证之治方。

5. 气阴两虚，心脉痹阻

临床症状：胸闷气短，甚则胸闷疼痛，倦怠懒言，头目眩晕，面色少华，遇劳则甚，舌偏红或有齿印，脉沉细无力或结代。

证候分析：气为阳，血属阴，气为血帅，血为气母，气血有阴阳互根、相互依存之用。气出入升降治节于肺，肺气贯脉而周行于心。心气不足，鼓脉无力，阴血亏耗，血府不充，心失血养，脉失血润，气虚血瘀，血行不畅，轻者心血瘀滞，发为胸痹、心痛。心脉失养，故心悸。气虚故见短气、倦怠懒言、面色少华、头目眩晕。脉舌亦气阴两虚之候。

治法：益气养阴，活血通络。

处方：手足少阴募俞摩方、手足少阴原穴摩方、手少阴标本摩方、昆仑太溪摩方、申脉照海摩方。

方解

（1）昆仑太溪摩方、申脉照海摩方

《灵枢·营卫生会》云："卫气行于阴二十五度，行于阳二十五度，分为昼夜，故气至阳而起，至阴而止。"《灵枢·卫气行》云："卫气之行，一日一夜五十周于身，昼日行于阳二十五周，夜行于阴二十五周。"其行于阳，平旦从足太阳经目内眦睛明穴开始运行，从足太阳至手太阳、手少阳、足少阳、足阳明、手阳明，循六阳经一周。每一周下来，必通过阳跷脉会足少阴一次，然后通过阴跷脉回来，再到足太阳。所以行于阳二十五，从足太阳经开始，每一周都要交会足少阴肾经一次，以得到肾精的资助，方可继续进行。昼行二十五周，仍要通过阳跷脉到达足少阴肾经而行于阴，而入于五脏。从肾至心，沿序至肺、至肝、至脾，按五脏这一顺序运行，夜行二十五周后，至平旦，又从阴跷脉交于足太阳经。由此可见，只有肾元充足，太阳脉、阴跷脉、阳跷脉运行有序，则卫气行方可正常。而卫气行失序必然肾精亏虚、膀胱气化失司，于是气阴两虚，可发胸痹。宗《内经》"五脏有疾，应出之十二原"之旨，而有取肾经原穴太溪，以滋肾阴、壮元阳；昆仑乃足太阳经之经穴，具敷布太阳经气、舒筋通络之功；且肾与膀胱相表里。故二穴相伍，施以按摩术，名"昆仑太溪摩方"，俾卫气行得畅，心主血脉，气阴充则血行畅，而胸痹自解。卫气行尚得益于跷脉健。申脉足太阳经腧穴，又为八脉交会穴之一，为阳跷脉所生而通于阳跷；照海为足少阴肾经腧穴，又为八脉交会穴之一，为阴跷所生而通于阴跷。故二穴相伍，施以按摩术，名"申脉照海摩方"，有养肾阴、敷津液、益气养阴之功。两方合用，名"卫气行摩方"，为胸痹气阴两虚证、心脉痹阻证之良方。

（2）《灵枢》肺心痛摩方

《灵枢·厥病》云："厥心痛，卧若徒居，心痛间，动作痛益甚，色不变，肺心痛也，取之鱼际、太渊。"肺主周身之气，卧若徒然居于此者，乃气逆于内而不能运行于形身也，动作则气逆内动，故痛或少间而痛益甚。心之合脉也，其荣色也，肺者心之盖，从此上而逆于下，故心气不上出于面而色不变。肺主周身之气而朝百脉，若胸阳不振，肺气逆于下，则有肺心痛之候。故取肺经之荥穴鱼际、原穴太渊，以除其逆而解厥痛，今施以按摩术，名"《灵枢》肺心痛摩方"。

十三、腰痛

腰痛，病证名，系指以腰部疼痛为主要症状的一类疾病。外感内伤均可致病，最早的医学文献见于《内经》，如《素问·病能论》云："冬诊之，右脉固当沉紧，此应四时，左脉浮而迟，此逆四时。在左当主病在肾，颇关在肺，当腰痛也。"此段经文，表述了通过脉象可知病腰痛之由。《素问·脉要精微论》云："腰者，肾之府，转摇不能，肾将惫矣。"表述了肾虚腰痛的临床特点。而《素问·刺腰痛》专篇根据经络，详细论述了诸多经脉的病变所致腰痛的证治，具体可参阅"腰痛方"。

1. 寒湿腰痛

临床症状：腰部冷痛重着，转侧不利，逐渐加重，静卧痛不减，阴雨天加重，苔白腻，脉沉而迟缓。

证候分析：寒湿乃阴邪，寒性收引，侵犯腰部，痹阻经络，故络脉拘急而挛痛。湿性凝滞重着，故不可转侧。湿为阴邪，得阳运始化，卧则湿邪更易停滞，故静卧痛不减。阴雨寒冷天气，寒湿更重，故而痛剧。脉舌亦为寒湿停滞之象。

治法：散寒行湿，温经通络，解痉定痛。

处方：足太阳脉令人腰痛摩方、阳关委中肾俞摩方。

方解

（1）足太阳令人腰痛摩方

《素问·刺腰痛》云："足太阳脉令人腰痛，引项脊尻背如重状，刺其郄中。"盖因足太阳脉，别下项，循肩膊内，夹脊抵腰中。故足太阳经发病，血气留闭，脉络痹阻，令人腰痛，并引项脊尻背重着不适。"郄中"，即委中。《灵枢·经别》云："足太阳之正，别入于腘中。"今变针刺术为推拿术，掐揉或一指禅推足太阳经之委中穴。委中乃足太阳之合穴，具激发、承接、枢转足太阳脉气之功，为治腰痛之要穴，故《四总穴歌》有"腰背委中求"之验，今名"足太阳脉令人腰痛摩方"。

（2）阳关委中肾俞摩方

《推拿学》讲义有取腰阳关、肾俞、委中，行㨰、按、揉、擦之法。腰为肾之外府，督为肾之外垣。腰阳关为督脉腰脊部腧穴，具益元荣督、强筋健骨、疏经通络、缓急止痛之功，故为治腰痛之要穴。肾俞为肾气输注于腰背部的穴位，具益肾强腰之功，故《通玄指要赋》有"肾俞把腰疼而泻尽"之治验。委中为足太阳膀胱经之下合穴，为治腰痛要穴，故《四总穴歌》有"腰背委中求"之治，《通玄指要赋》有"腰脚痛在委中而已矣"之治。委中以其具激发、承接足太阳经气之功，而为治腰痛必用之穴。对三穴施以按摩术，今名"阳关肾俞委中摩方"，适用一切腰痛之候。

2. 湿热腰痛

临床表现：腰部弛痛，痛处有热感，热天或雨天疼痛加重，而活动后可减轻，小便短赤，苔黄腻，脉弦数或滑数。

证候分析：湿热之邪壅滞腰部，筋脉弛缓，故见腰弛痛而伴有热感。因热天、雨天湿热之气厚重，故疼痛加重；活动后气机舒展，故痛或有减轻。湿热下注膀胱，故小便短赤。脉舌亦湿热蕴结之象。

治法：清利湿热，舒筋止痛。

处方：地机然谷摩方、《灵枢》热邪摩方。

方解

（1）地机然谷摩方

《素问·刺腰痛》云："腰痛……上热，刺足太阴。"《难经·六十八难》云："荥主身热。"郄，有空隙意，郄穴是经气深聚的地方。足太阴经之郄穴为地机，《类经图翼》用以治"腰痛不俯仰"之候。盖因湿热蕴伏于肌腠关节，当健脾除湿，故取脾之郄穴，以健脾渗湿、和营卫、益气血、通利关节，取"郄有空隙意，临床能救急"之谓也。腰为肾之外府，故"身热"取足少阴肾经之荥穴然谷，以其补肾荣冲、通调三焦之功，而治"身热"。此即"壮水之主，以制阳光"之谓也。对二穴施以按摩术，名"地机然谷摩方"。

（2）《灵枢》热邪摩方

《灵枢·刺节真邪》云："凡刺热邪……为开辟门户，使邪得出，病乃已。"大凡其热盛，当开辟其门户，使热邪得出。所谓泻其有余也，则病痊愈。临证多查其何经为病，则取其荥穴或输穴，以泄其热。此即《难经》"荥主身热，俞主体重节痛"之谓。而手足三阳经有热，尚可取其下合穴摩之，此《内经》"荥输治外经，合治内腑"之谓。因腰为肾之外府，故取足少阴肾经之荥穴然谷、输穴太溪。手足三阳经具通达阳气、清利湿热之功，故可伍诸下合穴，如手太阳经下巨虚、手少阳经委阳、手阳明经上巨虚、足太阳经委中、足少阳经阳陵泉、足阳明经足三里。故对诸穴施以按摩术，名"《灵枢》热邪摩方"。该方非但为治"湿热"腰痛之方，亦为热痹之治方。

3. 瘀血腰痛

临床症状：腰痛如刺，痛有定处，日轻夜重，轻者俯仰不便，重者不能转侧，痛处拒按，舌质暗紫或有瘀斑，脉涩。部分患者有外伤史。

证候分析：瘀血阻滞经脉，致血气运行不畅，不通则痛，故痛如刺、痛处拒按、按之则痛剧。舌脉亦瘀血内停之象。

治法：活血化瘀，理气止痛。

处方：阳关委中肾俞摩方、足少阳脉令人腰痛摩方、足阳明脉令人腰痛摩方、足少阴脉令人腰痛摩方、飞扬之脉令人腰痛摩方、腰痛不可转摇摩方。

方解

（1）足少阳脉令人腰痛摩方

《素问·刺腰痛》云："少阳令人腰痛，如以针刺其皮中，循循然不可以俯仰，不可以顾，刺少阳成骨之端出血，成骨在膝外廉之骨独起者。"盖因足少阳之脉，绕毛际，入髀厌中，故经脉中血气留闭，络脉痹阻，发为腰痛。因胆经上抵头角，下耳后，循颈，故胆络不通，而见"循循然，不可以俯仰"之候。"成骨之端"，乃足少阳胆经之阳陵泉。该穴乃胆经之合穴，以其善治筋病，故又为筋之会。本穴具调达枢机、疏泄肝胆、通经活络之功，故为治胆脉痹阻腰痛之治穴，尤为西医学之腰椎病伴坐骨神经痛之治方。今以按摩术代替针刺术，名"足少阳脉令人腰痛摩方"。

（2）足阳明脉令人腰痛摩方

《素问·刺腰痛》云："阳明令人腰痛，不可以顾，顾如有见者，善悲，刺阳明于骭前三痏。"盖因足阳明脉，起于鼻，交頞中，下循鼻外，入上齿中，还出夹口环唇，下交承浆，循颐后下廉，出大迎；其支别者，下人迎，循喉入缺盆；其支者起于胃下口，循腹里至气街中而合，以下髀。故胃脉痹阻，而见腰痛不可以顾。"骭前三痏"即足三里穴。该穴乃足阳明胃经之合穴，为该经脉气汇合之处，故有补脾胃、调气血、通经络之功，而可解腰痛不可以顾之症。今以按摩术代替针刺术，名"足阳明脉令人腰痛摩方"。

（3）足少阴脉令人腰痛摩方

《素问·刺腰痛》云："足少阴令人腰痛，痛引脊内廉，刺少阴于内踝上二痏。"盖因足少阴肾经之脉，上股内后廉，贯脊属肾，且"腰为肾之外府"，肾脉之血气留滞，痹阻肾府络脉，故"腰痛，痛引脊内廉"。复溜穴位于踝上二寸，故谓"内踝上二痏"。盖因复溜乃足少阴肾经之经穴，具补肾益元、畅达肾经脉气之功，故施以按摩术，俾血气流畅，而无痹阻之弊，今名"足少阴脉令人腰痛摩方"。

（4）飞扬之脉令人腰痛摩方

《素问·刺腰痛》云："飞阳之脉令人腰痛，痛上怫怫然，甚则悲以恐。刺飞阳之脉，在内踝上五寸，少阴之前，与阴维之会。"《灵枢·经脉》云："足太阳之别，名曰飞扬。"飞扬乃足太阳经之别络，具宣发太阳经气、舒筋通络之功，为足太阳经之络穴，别走足少阴肾经，故又具通达肾府之用。足太阳经，其直者"挟脊，抵腰中，入循膂""其支者，从腰中下挟背，贯臀，入腘中""其支者……别下贯胛，挟脊内，过髀枢"。若邪犯足太阳经，则血气留闭，络脉痹阻，故病如是。盖因筑宾乃足少阴肾经与阴维脉的交会穴，又为阴维脉的郄穴，具和阴通阳、化瘀散结之功。故对二穴施以按摩术，今名"飞扬之脉令人腰痛摩方"。

（5）腰痛不可转摇摩方

《素问·骨空论》云："腰痛不可以转摇，急引阴卵，刺八髎与痛上。八髎在腰尻分间。"盖因足太阳膀胱经"挟脊，抵腰中，入循膂……属膀胱"，"其支者，从腰中下挟背，贯肾"。"督脉者，起于少腹以下骨中央"，"其络循阴器"，"至少阴与巨阳中络者，合少阴上股内后廉，贯脊属肾"，"侠脊，抵腰中，入循膂，络肾"。因督脉乃阳脉之海，故邪客督脉、足太阳经，血气留闭，络脉痹阻，而见"腰痛不可以转摇，急引阴卵"之候。八髎乃足太阳膀胱经腧穴，具益肾荣督、畅达太阳经脉之功；"痛上"，即督脉之腰俞穴，乃腰肾精气所过之处，具益元荣督、强筋健骨、通经活络之功，而为腰痛之要穴。诸穴相伍，施以按摩术，名"腰痛不可转摇摩方"。

4. 肾虚腰痛

临床症状： 腰部酸软而隐痛，喜按喜揉，腰膝无力，遇劳则甚，卧则痛减，常反复发作。偏阳虚者，则少腹拘急，手足不温，少气乏力，舌淡，脉沉细。偏阴虚者，则五心烦热，失眠，口干咽燥，面色潮红，手足心热，舌红少苔，脉弦细微数。

证候分析： 腰为肾之外府，肾主骨生髓，肾元亏虚，腰脊失濡，故酸软无力、其痛绵绵、喜按喜揉，乃肾元亏虚之候。劳则气耗，故遇劳则加剧，卧则减轻。阳虚不能温煦筋脉，故见小腹拘急；四肢不得温养，故手足不温。脉舌之候亦阳虚之象。若阴虚则津液不足，虚火上炎，故见心烦失眠、口干咽燥、面色潮红、五心烦热。舌脉之象亦阴虚有热之候。

治法： 偏肾阳虚者，宜温补肾阳；偏肾阴虚者，宜滋补肾阴。

处方： 阳关委中肾俞摩方、肾经募俞摩方。若阳虚者，可伍肾虚扶阳摩方、人中委中摩方。若阴虚者，可伍滋肾壮水摩方。

方解

（1）肾经募俞摩方

募穴是五脏六腑之气汇集于胸腹部的腧穴。背俞穴是脏腑之气输注于背部的腧穴。肾经募穴为京门，为肾气集聚之处；肾俞乃肾经之背俞穴，腰为肾之府，二穴均具益元荣肾壮腰之功。故对二穴施以按摩术，名"肾经募俞摩方"，为治肾虚腰痛之效方。

（2）肾虚扶阳摩方

《扁鹊心书》云："为医者，要知保扶阳气为本。"故有"窦材灸法"传世：以关元为主穴，伍同经之气海、中脘、脾经食窦。关元为任脉与足三阴经交会之穴，此即《灵枢》所谓"三结交"之穴。冲脉起于关元，关元有益元固本、补气壮阳之功。气，指元气；海，洋也。气海穴在脐下，乃任脉经气所发之处，为人元气之海也，故名。气海穴又称下气海，具温补下焦、益元荣肾之功，同关元穴一样，乃"从阴引阳"之谓也。中脘，任脉腧穴，为胃经募穴，腑之会穴，又为任脉与手太阳经、手少阳经、足阳明经交会穴，具较强的健脾和胃之功。食窦乃脾经腧穴，以其"能接脾脏真气"被窦材称为"命关"，与中脘穴共奏健脾和胃、益气生血、培补后天生化之源之功。今以摩法代替灸法，名"肾虚扶阳摩方"，以其治阳虚之疾，尤为肾阳虚腰痛之良方。《灵枢·五音五味》云："冲脉、任脉皆起于胞中。"《素问·奇病论》云："胞络者，系于肾。"《素问·骨空论》云"督脉者"，"合少阴"，"贯脊，属肾"，"与太阳"，"挟脊，抵腰中"，"络肾"。由此可见，关元、气海、中脘皆任脉经气灌注之部，关元乃"三结交"之穴；且冲脉起于关元，其益肾扶阳，乃《内经》"从阴引阳"之用也。而食窦、中脘之伍，健脾和胃，以助气血生化之源，此乃"从阳引阴"之治。故该方阴阳同补、益元补肾而愈腰痛。

（3）人中委中摩方

人中又名水沟，为督脉之要穴，又为督脉与手足阳明经的交会穴，具荣督通脉之功；委中为足太阳经合穴，具激发脉气、畅通气血之功。二穴相伍，乃益督通阳之法，施以按摩术，名"人中委中摩方"，为阳虚腰痛之治方。

（4）滋肾壮水摩方

然谷为足少阴肾经荥穴，具补肾荣冲、通利三焦之功而治身热。太溪为足少阴肾经输穴，具滋肾阴、退虚热之功。复溜为足少阴肾经经穴，具补肾益元、促气化之功，《素问·刺腰痛》谓其为治腰痛之要穴。肓俞与膏肓俞、胞肓、肓门相通，《采艾编翼》云："肓俞，背有肓门，言肾所注也。"且肓俞为足少阴肾经与冲脉交会穴，具益元荣肾之功。故诸穴相伍，施以按摩术，名"滋肾壮水摩方"。此即"壮水之主，以制阳光"之谓也。

十四、膝痛

膝痛，多因跌仆创伤、扭伤、过度劳损，而致膝部筋骨损伤，络脉痹阻而发疼痛。若因六淫外袭所致者，即风湿、类风湿关节炎，可参阅痹证施治。此处要探讨的多为筋骨失养之虚损证，即西医学之退行性骨关节病。

临床症状： 膝关节疼痛、肿胀、压痛，滑膜可有摩擦音，局部或见温度增高，或有关节腔积液，行走则痛，劳累加剧，舌淡红，脉沉微弦。

证候分析：《素问·脉要精微论》云："膝者，筋之府……骨者，髓之府。"《素问·宣明五气》云："肾主骨。"《灵枢·五色》云："肝合筋。"《素问·痿论》云："肝主身之筋膜。"故肝肾亏虚，筋骨失养，筋府、髓府失濡，则发膝痛，且行走劳作则痛剧。脉舌亦属虚损之候。

治法： 养肝肾，强筋骨，活络止痛。

处方： 肝肾募俞摩方、肝肾原络摩方、三会膝关摩方、《素问》膝痛摩方。

方解

（1）肝肾募俞摩方

募穴、背俞穴与各自脏腑关系甚密，当某一脏腑发生病变时，常在其所属的募俞穴出现疼痛，盖因其为各脏腑脉气灌注之处。故按摩肾经募穴京门、背俞穴肾俞，肝经募穴期门、背俞穴肝俞，名"肝肾募俞摩方"，有养肝肾、强筋骨、通经络、养筋府之功，而为愈虚损之膝痛良方。

（2）肝肾原络摩方

原穴是脏腑原气输注经过留止之处，能导肾间动气而输于全身，具和内调外、宣上导下、促进气化的功能。肾经原穴太溪，具益元荣督、强筋健骨之功；肝经原穴太冲，为冲脉支别之处。肝主藏血，冲为血海，故对太冲施术，则太冲脉盛而养血荣筋，尤对膝关节肿大者乃必用之穴；且《肘后歌》有"股膝肿起泻太冲"之验。二穴相伍，施以按摩术，名"肝肾原穴摩方"，以其养肝肾、强筋骨之效，为治疗虚损膝痛之治方。

（3）三会膝关摩方

《会元针灸学》云："阳关者，膝关节之外侧，偏重于阳，故名阳关。"以其为胆经腧穴，居"筋府"之侧，具调达枢机、通利关节之功，故《针灸甲乙经》用治膝外痹痛、不可屈伸、胫痹不仁之候。阳陵泉乃足少阳之合穴，又以其善治筋病，而为筋之会穴，具调达枢机、化气通脉、舒筋通络之功。悬钟，又名绝骨，为八会穴之髓会，具培元益肾、健骨强髓、舒筋通络之效。大杼，乃足太阳膀胱经腧穴，尚为手足太阳经交会穴，又为八会穴之骨会，以其补肾健骨之功，而为疗虚损之要穴，《针灸大全》名曰"百劳"。膝阳关伍筋、骨、髓之会穴，施以按摩术，名"三会膝关摩方"，以其强筋健骨、密髓荣血之功，而为治虚损膝痛之要方。

（4）《素问》膝痛摩方

《素问·骨空论》云："蹇膝伸不屈，治其楗。坐而膝痛，治其机。立而暑解，治其骸关。膝痛，痛及拇指治其腘。坐而膝痛如物隐者，治其关。膝痛不可屈伸，治其背内。连骺若折，治阳明中俞髎。若别，治巨阳少阴荥。淫泺胫酸不能久立，治少阳之维，在外踝上五寸。"此论膝之为病，而当治其机、楗、骸关之骨空也。

① "蹇膝伸不屈，治其楗"：蹇者，跛也，谓行走困难。"楗"，即股骨；辅骨上，横骨下为楗。"治其楗"，即取股部的腧穴治疗。本条意谓膝关节能伸不能屈，治疗时可取足阳明经髀关穴，施以按摩术，名"膝痛髀关治楗摩方"。

②"坐而膝痛，治其机"："治其机"，谓侠髋为机，乃髀股动摇如枢机也。本条经意谓坐下而膝痛者，取足少阳经环跳穴，今名"膝痛环跳治机摩方"。

③"立而暑解，治其骸关"："暑"，热也。"骸关"，指膝关节。本条意谓站立时膝关节疼痛，可取足少阳经膝阳关穴，今名"膝痛阳关解热摩方"。

④"膝痛，痛及拇指，治其腘"："指"，当为足趾。"腘"，骸为下辅，辅下为腘。本条意谓膝痛牵引拇趾，当取足太阳膀胱经合穴委中，今名"膝痛委中治腘摩方"。

⑤"坐而膝痛如物隐者，治其关"：腘上为关。本条意谓膝痛有如物隐藏在其中，取膀胱经之承扶穴，今名"膝痛承扶治关摩方"。

⑥"膝痛不可屈伸，治其背内"：意谓膝痛不可屈伸，可取足太阳膀胱经之背部腧穴，多取大杼，今名"膝痛大杼治背摩方"。

⑦"连骱若折，治阳明中俞髎"：意谓若膝痛不可屈伸，连骱痛如折者，可取犊鼻、梁丘、阴市、髀关，以治膝痛连骱若折之候，今名"膝痛连骱若折摩方"。梁丘、阴市、髀关三穴在膝上，犊鼻在膝下，故称"连骱"。

⑧"若别，治巨阳少阴荥"、意谓若痛而膝如别离者，可取足太阳经之荥穴足通谷，足少阴经之荥穴然谷，今名"膝痛如别离摩方"。

⑨"淫泺胫酸，不能久立，治少阳之维，在外踝上五寸"：意谓浸渍水湿之邪日久而致胫骨酸痛无力、不能久立，可取足少阳经之络穴光明，今名"胫酸不能久立摩方"。

十五、胁痛

胁痛，病证名，系指以一侧或两侧胁肋部疼痛为主要表现的病证。其名首见于《内经》，如《素问·缪刺论》云："邪客于足少阳之络，令人胁痛不得息。"就其病因，有因于寒者，如《素问·举痛论》云："寒气客于厥阴之脉，厥阴之脉者，络阴器，系于肝，寒气客于脉中则血泣脉急，故胁肋与少腹相引痛矣。"有因于热者，如《素问·刺热》云："肝热病者……胁满痛，手足躁，不得安卧。"有因于瘀者，如《灵枢·五邪》云："邪在于肝，则两胁中痛……恶血在内。"故本节要论述的主要是内伤胁痛

1. 肝气郁结

临床症状：胁痛以胀痛为主，走窜不定，且每因情志因素而增减，伴胸闷气短、纳食呆滞，嗳气频作，苔薄，脉弦。

证候分析：肝喜条达、恶抑郁，若情志不遂，肝气失于条达，阻于胁肋，肝络痹阻，故胁肋胀痛，且每因情志因素而增减。肝经气机不畅，宗气被郁，故胸闷短气。

木克土，肝气横逆犯胃，故纳呆、嗳气。脉弦亦肝郁之象。

治法：疏肝理气，通脉导滞。

处方：期门疏肝达枢摩方、三里冲陵疏肝摩方。

方解

（1）期门疏肝达枢摩方

期门为足厥阴肝经脉气汇聚之处，尚为肝经与足太阴脾经、阴维脉交会穴，又为肝之募穴，具疏肝理气、养血柔肝、除痞消结之功。支沟为手少阳三焦经经穴，具通达三焦、调和脏腑之功；阳陵泉为足少阳经合穴，具调达枢机、疏泄肝胆、活络舒筋之功。足三里为足阳明经合穴，乃足阳明经气汇合之处，为健脾和胃、理气导滞、调补气血之要穴；太冲为足厥阴肝经输穴、原穴，具疏肝理气、养血通脉之功。诸穴相伍，则疏肝理气之功倍增。五穴相伍，乃《针灸学》中治胁痛实证之用方。今代之以按摩术，名"期门疏肝达枢摩方"。

（2）三里冲陵疏肝摩方

足三里为足阳明经之合穴，乃该经脉气汇合之处，为健脾和胃、理气导滞、调补气血之要穴；太冲为足厥阴肝经之输穴、原穴，具疏肝理气、养血通脉之功。足三里辅以太冲，则疏肝理气、养血柔肝之功倍增；若佐以脾经之合穴阴陵泉，有健中宫、助运化、生气血之功；伍以胆经合穴阳陵泉，有疏肝利胆、畅达枢机之效。故四穴相伍，有方剂柴胡疏肝散之效，施以按摩术，名"三里冲陵疏肝摩方"。

2. 瘀血停着

临床症状：胁肋刺痛，痛有定处，入夜更甚，胁肋下或有癥块，舌质紫暗，脉沉涩。

证候分析：肝郁已久，气滞血瘀，或跌仆损伤，致瘀血停着，痹阻肝络，故胁痛如刺，痛处不移，入夜痛甚。瘀结停滞，积久易成癥块。舌紫暗、脉沉涩，均属瘀血内停之象。

治法：疏肝通瘀，软坚散结。

处方：《灵枢》疏肝逐瘀摩方、手少阴胁痛摩方。

方解

（1）《灵枢》疏肝逐瘀摩方

《灵枢·五邪》云："邪在肝，则两胁中痛，寒中，恶血在内，行善掣节，时脚肿，取之行间，以引胁下，补三里以温胃中，取血脉以散恶血，取耳间青脉以去其掣。"张志聪注云："肝脉循于两胁，故邪在肝则胁中痛。两阴交尽是为厥阴，病则不能生阳，故为寒中。盖邪在肝，乃病经脏之有形。寒中，病厥之气也。内，脉内也。时脚肿者，厥阴之经气下逆也。当取足厥阴肝经之行间，以引胁下之痛；补足阳明之三里，以温寒中；取血脉以散在内之恶血；耳间青脉，乃少阳之络，循于耳之前后，入耳中，盖亦从腑阳去其掣。"《内经》之文，张氏之注，提示此证当属肝脾肿大之候也，故有行间伍足三里之治。盖因行间乃足厥阴肝经之荥穴，行疏肝理气、养血柔肝之功，以成软坚散结之效。足三里为足阳明经合穴，乃该经脉气汇合之处，为健脾和胃、理气导滞、调补气血之要穴。二穴相伍，施以按摩术，名"《灵枢》疏肝逐瘀摩方"，为瘀血停着证之治方，故适用肝脾肿大之癥结者。

（2）手少阴胁痛摩方

《灵枢·经脉》云"心手少阴之脉"，"是动"，"目黄胁痛"。其治，该经有"盛则泻之，虚则补之"，"不盛不虚以经取之"之治。盖因手少阴心经之脉，"从心系却上肺，下出腋下"，若心脉之血气留闭，络脉痹阻，而发胁痛，故有灵道之治。盖因灵道乃手少阴心经经穴，有通达手少阴经血气之功，故"是动"之候可解，今施以按摩术，名"手少阴胁痛摩方"。该方可用于肝病阴黄证，若伍以"肝经募俞摩方""肝胆原穴摩方"则效尤佳。

3. 肝胆湿热

临床症状： 胁痛口苦，胸闷纳呆，恶心呕吐，目赤或目黄，身黄，小便黄赤，舌苔黄腻，脉弦数。

证候分析： 湿热蕴结于肝胆，肝络失和，胆失疏泄，故胁痛口苦。湿热中阻，升降失司，故见胸闷纳呆、恶心呕吐。湿热熏蒸，胆汁不循常道而外溢，故见目黄、身黄、小便黄赤。脉舌之候亦肝胆湿热之象。

治法： 疏肝利胆，清利湿热。

处方： 侠溪疏肝利胆摩方、足少阳胁痛摩方。

方解

（1）侠溪疏肝利胆摩方

侠溪为足少阳胆经荥穴，"荥主身热"，故侠溪具清热泻火、滋水涵木之功，而适用于胸胁苦满、心烦喜呕、默默不欲饮食之症。伍脾经募穴、脏会穴及肝胆二经交会穴章门、足少阳胆经之合穴阳陵泉、手少阳三焦经之经穴支沟、足太阳膀胱经之合穴委中，共成清三焦、疏肝气、泻胆火、和脾胃、清湿热、活血通络之功，今施以按摩术，名"足少阳胁痛摩方"，为治疗肝胆湿热证胁痛之用方。

（2）足少阳胁痛摩方

《灵枢·经脉》云："胆足少阳之脉……是动则病，口苦，善太息，心胁痛不能转侧。"其治，该经有"盛则泻之，虚则补之"，"不盛不虚以经取之"之治。盖因足少阳胆经之脉，"下胸中，贯膈，络肝属胆，循胁里"，若胆经之血气留闭，络脉痹阻，必发胁痛，故有该经经穴阳辅之治。盖因阳辅具调达气机、疏肝利胆、活络止痛之功，而为治疗胁痛之要穴，今名"足少阳胁痛摩方"；或加取该经荥穴侠溪，亦名。

4. 肝阴不足，肝络失濡

临床症状： 胁肋隐痛，悠悠不休，遇劳加重，口干咽燥，心中烦热，头晕目眩，舌红少苔，脉弦细。

证候分析： 肝体阴而用阳，肝郁日久化热，耗伤肝阴，或久病体弱，精血亏虚，肝络失濡，故见胁肋隐痛、悠悠不休、遇劳加剧。阴虚生内热，故口干咽燥，心中烦热。肝开窍于目，脑为髓海，精血亏虚，不能上荣，故见头目眩晕。舌脉亦阴虚内热之象。

治法： 育阴柔肝，养血通络。

处方： 肝胆原穴摩方、肝经募俞摩方、《素问》谚语胁痛摩方、虚证胁痛摩方。

方解

（1）肝胆原穴摩方

原穴是脏腑之气输注、经过、留止的部位，乃三焦之别使，能导肾间动气，输布于全身，故具调和内外、宣导上下之功。肝经之原穴太冲，具养肝血、疏肝气、调冲降逆、柔肝养肝之功；胆经之原穴丘墟，具调达枢机、舒筋通络、缓急止痛之功。二穴相伍，施以按摩术，名"肝胆原穴摩方"，乃为胁痛虚证之治方。

（2）肝经募俞摩方

募穴、背俞穴与各自的脏腑关系密切，当某一脏腑发生病变时，均可在其募穴、背俞穴处出现反应，此即募、俞穴的作用机理。肝阴不足，肝络失养而生胁痛，故取肝经募穴期门、背俞穴肝俞。对二穴施以按摩术，名"肝经募俞摩方"，为胁痛虚证之用方。

（3）《素问》谚语胁痛摩方

《素问·骨空论》云："胁络季胁引少腹而痛胀，刺谚语。""胁络"即胁肋下虚软处的脉络。"少腹"即脐下之腹部。上条经文表述了胁痛当取谚语穴。谚语乃膀胱经在背部的腧穴，位于督俞旁，有通达阳气、宽胸利膈、舒筋通络、缓急止痛之功，故为胁痛之治穴，今名"《素问》谚语胁痛摩方"。尚可辅以被《针灸甲乙经》誉为"无所不治"之膏肓俞，其效尤佳。

（4）虚证胁痛摩方

治胁痛虚证可取肝俞、肾俞、期门、行间、足三里、三阴交。肝肾阴亏，阴血不足，肝络失濡而致胁痛，则取肝俞、肾俞，以养肝肾、益精血、养肝络；期门为足厥阴肝经之募穴，又为肝经与足太阴脾经、阴维脉之交会穴，具养肝阴、疏肝气、除痞消结之功；行间为足厥阴肝经之荥穴，具疏肝理气、养血荣肝之功，故《灵枢》用其治"邪在肝""两胁中痛"；足三里乃足阳明胃经之合穴，具健脾胃、补气血之功；三阴交乃脾经之本穴，又为足三阴经的交会穴，具健脾渗湿、调补肝肾、益气养血之功。诸穴相伍，施以按摩术，名"虚证胁痛摩方"，以成养血柔肝之治。

十六、胃痛

胃痛又称胃脘痛。其名首见于《内经》。如《素问·至真要大论》云："厥阴之胜……胃脘当心而痛。"《素问·六元正纪大论》云："木郁之发……民病胃脘当心而痛。"胃居膈下，上接食道，下通小肠，胃之上口为贲门，下口为幽门。胃与脾互为表里，统称中焦。贲门部称上脘，幽门部称下脘，中间称中脘，三部统称胃脘。胃属阳为腑，五行属土，故又称阳土，在经脉属足阳明经，又名二阳。胃的主要功能是受纳腐熟水谷，其精微由脾运化输布全身而周荣四肢百骸。胃禀冲和之气，多气多血，壮则邪不可干，虚则为病。胃气以降为顺，以通为和，故有饮食停滞、肝气郁结、脾胃虚弱诸证，均可造成胃失和降，气机失畅而生胃痛。

1. 肝气犯胃

临床症状： 胃脘胀闷，攻撑作痛，脘痛及胁，嗳气频作，大便不畅，每因情志因素而发，苔多薄白，脉沉弦。

证候分析： 肝主疏泄，喜条达而恶抑郁，若情志不舒，肝气失于疏泄，横逆犯胃，气机壅滞，胃失和降，故胃脘作痛、嗳气频作。胁乃肝经之分野，肝气横逆走窜，故疼痛及胁。气滞肠道，传导失司，故见白苔；又因湿浊不甚，故苔薄白。病在里，属肝，故脉沉弦。

治法： 疏肝理气，和胃降气。

处方： 肝气犯胃摩方、腹街摩方、梁丘三里愈胃摩方、水谷之海摩方。

方解

（1）肝气犯胃摩方

取中脘、期门、内关、足三里、阳陵泉。今以指代针，按摩之，名"肝气犯胃摩方"。方中取中脘、足三里和胃降逆、消食导积，内关宽胸解郁。期门乃肝经募穴，阳陵泉为胆经合穴，二穴共成疏肝利胆、调达气机之功。诸穴相伍，俾肝气以平，胃气以降而愈病，故为肝气犯胃而致胃痛、呕吐之治方。

（2）腹街摩方

《灵枢·卫气》云："腹气有街……气在腹者，止之背腧，与冲脉于脐左右之动脉者。"背腧即五脏之俞；脐之左右，即肾经肓俞、胃经天枢。五脏之俞，有安和五脏之功。肓俞与膏肓、胞肓相通，为足少阴经与冲脉的交会穴，具益肾培元、健脾和胃、理气止痛之功。天枢为足阳明胃经脉气所发之处，又为大肠经之募穴，故《标幽赋》有"虚损天枢而可取"之验。天枢穴当脐旁，为上下腹之界畔，通行中焦，有斡旋上下、职司升降之功。对诸穴施以按摩术，名"腹街摩方"，适用于一切胃痛、呕吐者。

(3) 梁丘三里愈胃方

梁丘为足阳明经郄穴，有理气止痛、通经活络之功，为治胃腑急性疼痛之要穴，临床常配合应用郄穴、会穴、下合穴，即以梁丘伍腑会中脘、胃经下合穴足三里，以治胃痛、腹胀之候。止痛三里优于梁丘，除胀梁丘优于三里。三穴相伍，施以按摩术，名"梁丘三里愈胃方"，适用于一切胃痛。

(4) 水谷之海摩方

《灵枢·海论》云："胃者水谷之海，其输上在气冲，下至三里。"足三里为足阳明经之合穴，具健脾胃、补中气、调气血、通经络之功。气冲为胃经与冲脉交会穴，且冲脉隶属于阳明经，其效上可抑上熏之胃热，降上逆之冲气，疏横逆之肝气。二穴相伍，施以按摩术，名"水谷之海摩方"。该方适用于肝胃郁热之胃脘灼痛者，且无论阴虚脘痛、胃火脘痛、火郁脘痛皆可用之。

2. 脾胃虚寒

临床症状：胃脘隐隐作痛，喜温喜按，得食痛减，泛吐清水，纳食呆滞，神疲乏力，甚则手足不温，大便溏薄，舌淡苔白，脉弱或迟缓。

证候分析：脾胃虚弱，病属正气亏虚，即脾胃虚弱，故胃脘隐隐作痛、得寒温则散。气得按则行，故喜温喜按。脾虚中寒，运化失司，而成痰饮，上逆则泛吐清水，下注肠间则大便溏薄。运化失司，则纳呆。脾主四肢，主肌肉，脾阳不振，健运失司，则肌肉失濡，故手足不温。神疲乏力、舌淡苔白、脉弱或迟缓，皆阳虚之候。

治法：温中健脾，益气通阳。

处方：温中健脾摩方、脾胃原穴摩方、脾胃募俞摩方。

方解

(1) 温中健脾摩方

治脾阳不振，中焦虚寒而致胃痛者，可取脾俞、胃俞、中脘、气海、章门、足三里，今施以按摩术，名"温中健脾摩方"。方中取脾俞、胃俞伍腑会中脘、脾经募穴章门，以振奋脾胃之阳，而除中焦脾胃之虚寒；合气海、足三里助其消谷健运之功。于是诸穴合用，中阳得振，脾运得复，胃纳得健，而胃痛自愈。

（2）脾胃原穴摩方

《灵枢·九针十二原》云：“五脏有疾也，应出十二原，而原各有所出，明知其原，睹其应，而知五脏之害矣。”故脾胃虚寒而致胃脘痛者，取脾经之原穴太白、胃经之原穴冲阳。二穴相伍，施以按摩术，名“脾胃原穴摩方”，以其导肾间之动气，温煦中焦，益气通阳，解脾胃虚寒之证而脘痛自愈。

（3）脾胃募俞摩方

募、俞穴是脏腑之气汇聚之处，取脾之募穴章门、俞穴脾俞，胃之募穴中脘、俞穴胃俞，以其培补后天之本之功，而成健脾和胃之效。募为阴，布于腹部；俞为阳，布于背部，此乃《内经》“从阴引阳”“从阳引阴”之治疗大法，亦即张景岳“善补阳者，必于阴中求阳，则阳得阴助而生化无穷；善补阴者，必于阳中求阴，则阴得阳升而泉源不竭”之谓也。

3. 饮食停滞

临床症状： 胃痛，脘腹胀满，或见嗳腐吞酸，或呕吐不消化食物，吐食或矢气后痛减，或大便不爽，苔厚腻，脉滑。

证候分析： 暴食多饮，饮食停滞，阻碍胃之气机，胃失和降，故胃痛、脘腹胀满。脾之运化、胃之腐熟无权，谷浊之气不得下行而上逆，故嗳腐吞酸、吐不化之食物。吐则宿食上越，矢气则腐浊下排，故吐食或矢气后痛减。食积及肠道传导受阻，故大便不爽。苔厚腻为食积之候，脉滑乃宿食之象。

治法： 消食导滞，理气和胃。

处方： 不容除满摩方、梁门中脘和胃摩方。

方解

（1）不容除满摩方

不容乃足阳明经腧穴，位于胃之上口，主治腹满不能受纳水谷，故名不容，具通降胃气、理气导滞之功。若腹胀、恶心呕吐，可佐以胃经之募穴中脘、俞穴胃俞，加胃经之合穴足三里，则和胃降逆之功倍增。今对诸穴施以按摩术，名“不容除满摩方”，为治心下痞之良方。若脘痛及胁，可伍内关，以其为手厥阴心包经之络穴，又通于阴维脉，具宽胸利膈、宣通上中焦之气，尤对食道炎、贲门炎有效。

（2）梁门中脘和胃摩方

梁门乃足阳明胃经腧穴，位于上腹部，为饮食入胃之门户，能破横亘之梁，而开通敞之门，故名。其具调中气、和胃肠、健中宫、消食化积之功，多用于心下痞满、胃脘疼痛之候。中脘为胃之募穴，又为腑之会穴，还为任脉与手太阳小肠经、手少阳三焦经、足阳明胃经之交会穴，具司升降、和胃气、理中焦、化积滞之功。二穴相伍，施以按摩术，名"梁门中脘和胃摩方"，为治胃痛脾胃虚弱之治方。

十七、腹痛

腹痛，病证名，是指胃脘以下、耻骨毛际以上腹部发生疼痛的病证。最早的医学文献见于《内经》，如《灵枢·五邪》云："邪在脾胃……阳气不足，阴气有余，则寒中肠鸣腹痛。"并提示了因脾胃虚寒而发腹痛。腹部内有肝、胆、脾、肾、大小肠、膀胱等脏腑，并为手足三阴、足少阳、手足阳明、冲、任、带等经脉循行之处，若因外邪侵袭，或内伤所致，必致气血运行不畅，血气留闭而发腹痛。本节所论多系内科腹痛，外科、妇科疾病不作赘述。

1. 寒邪内阻

临床症状：腹痛急暴，得温痛减，遇冷痛甚，口淡不渴，小便清利，大便自可或溏薄，舌苔白腻，脉沉紧。

证候分析：寒为阴邪，其性收引，寒邪入侵，阳气失运，血气运行被阻，络脉痹阻，故腹痛暴急、得温则寒散而痛减、遇冷则寒凝而痛剧。若中阳未伤，运化有序，则大便自可；若中阳不足，运化失序，则大便溏薄。口淡不渴，乃无里热之候。小便清利、舌苔白、脉沉紧为里寒之象。

治法：温中散寒，缓急止痛。

处方：寒邪内阻腹痛摩方、府舍温中散寒摩方。

方解

（1）寒邪内阻腹痛摩方

寒积之腹痛，可取中脘、神阙、关元、足三里、公孙。今对诸穴施以按摩术，名"寒邪内阻腹痛摩方"。方中胃经募穴、腑会中脘，具升清降浊、温通胃肠之功；伍足阳明胃经之合穴足三里、足太阴脾经之络穴公孙，以健脾和胃、理气导滞；摩神阙、揉运关元，温暖下元，以消寒积。诸穴合用，以其温中散寒、健脾和胃、理气导滞之功而愈腹痛。

（2）府舍温中散寒摩方

府舍为足太阴、厥阴、阴维脉之交会穴，五脏三阴之气舍此，具补五脏、益气血、生津液、理气导滞之功，而为疝痛、积聚、厥气霍乱之治穴。关元乃小肠经之募穴，又为任脉与足三阴经的交会穴，被《灵枢》称为"三结交"之穴；且"冲脉起于关元"，故关元具益元固本、补气壮阳、回阳固脱之功。大敦为足厥阴肝经之井穴，又为肝经之根穴，具激发、通达肝经脉气之功。三阴交为足太阴脾经之本穴，又为足三阴经之交会穴，具通达脾、肝、肾三经脉气之功。诸穴相伍，施以按摩术，名"府舍温中散寒摩方"，以其安和五脏、温补脾阳、散寒导滞之功，而为寒邪内阻腹痛之治方。

2. 湿热壅滞

临床症状：腹痛拒按，胸闷不舒，大便秘结或溏滞不爽，烦渴引饮，自汗，小便短赤，舌苔黄腻，脉象濡数。

证候分析：湿热内结，气机壅滞，腑气不通，不通则痛，故腹痛拒按、胀满不适。湿热耗津伤阴，故见烦渴引饮、大便秘结或溏滞不爽。热迫津液外泄，则见自汗。尿赤、苔黄、脉数，均为实热之象。

治法：泄热通腑，理气导滞。

处方：天枢通腑摩方、手阳明募俞下合摩方。

方解

（1）天枢通腑摩方

天枢乃足阳明胃经脉气所发之处，又为大肠经之募穴，穴当脐旁，为上下腹之界畔，具通行中焦、斡旋上下、职司升降、和胃通腑之功。伍手阳明大肠经之络穴合谷、下合穴上巨虚、小肠之募穴关元，以成理气通腑之功。对诸穴施以按摩术，名"天枢通腑摩方"，因常用于治疗急、慢性阑尾炎，故又名"天枢肠痈摩方"。若兼湿热壅滞之候，可佐胃经荥穴内庭、大肠经荥穴二间，此乃《难经》"荥主身热"之谓也。

（2）手阳明募俞下合摩方

上巨虚为手阳明大肠经之下合穴，主治大肠腑证；天枢乃足阳明胃经之募穴，穴当脐旁，为上、下腹之界畔，可通行中焦、斡旋上下、职司升降。大肠俞乃手阳明经脉气输注于背部之处，具通达腑气、调理三焦气化、敷布太阳经津液之功，而清利胃肠之湿热；又具传化物之功而治大便秘结之候。故三穴相伍，施以按摩术，名"手阳明募俞下合摩方"。若伍胃、大肠、小肠经之荥穴内庭、二间、前谷，则清利湿热之功尤佳，此即《难经》"荥主身热"之谓。

3. 饮食积滞

临床症状：脘腹胀满、疼痛拒按，恶食，嗳腐吞酸，或痛而欲泻，泻后痛减，或大便秘结，舌苔腻，脉滑实。

证候分析：宿食停滞，邪属有形，故脘腹痛而拒按。宿食不化，浊气上逆，故恶食而嗳腐吞酸。食滞中阻，升降失司，运化无权，故腹痛而泻。泻之则积食减，故泻后痛减。宿食燥结，腑气不行，故大便秘结。脉舌之象均为食积所致。

治法：消食导滞，理气止痛。

处方：食积腹痛摩方、腹痛天枢气街摩方、承满通腑摩方。

方解

(1) 食积腹痛摩方

饮食停滞之腹痛，可取中脘、天枢、气海、足三里、内庭之治。今施以按摩术，名"食积腹痛摩方"。方中中脘、足三里、天枢、气海和内庭，可通腑气。内庭乃消食导滞之验穴。诸穴相须为用，以其理气和胃、消食导滞之功而愈病。"里内庭"在足底与内庭相对之处，实则与胃荥穴内庭之功效主治无异。故在推拿按摩时，可以拇指、食指对拿、按摩之。

(2) 腹痛天枢气冲摩方

《灵枢·杂病》云："腹痛，刺脐左右动脉，已刺按之，立已。不已，刺气街，已刺按之，立已。"盖因足阳明之脉，从膺胸而下夹脐，入气街中。腹痛者，乃阳明经之经气厥逆也。足阳明经之天枢穴，乃足阳明经脉气所发之处，又为大肠经之募穴，穴当脐旁，为上下腹之界畔，通行中焦，有斡旋上下、职司升降之功。于是以其通达腑气之功而解腹痛之候，故有天枢之治。若"不已"，取气街。气街，又名气冲，为足阳明经脉气所发之处，乃经气流注之要冲，为治"水谷之海不足"之要穴。故二穴相须为用，今施以按摩术，名"腹痛天枢气冲摩方"。俾阳明之气出入经脉内外，环转无端，无有留滞，则为逆为痛之候得解也。

(3) 承满通腑摩方

承满乃承胃气之满，具和胃降逆、推陈致新、疏调胃之气机之功；中脘为胃之募穴，天枢为大肠之募穴，上巨虚为手阳明大肠经之下合穴，故承满伍此三穴，则肠胃运化、传导之功有司。今对此三穴施以按摩术，名"承满通腑摩方"，乃为饮食积滞，或脾胃虚弱腹痛之良方。

4. 中虚脏寒

临床症状：腹痛绵绵，时作时止，喜热恶冷，痛时喜按，饥饿劳累时痛甚，得食或休息后稍减，大便溏薄，兼神疲乏力，形寒气短，舌淡苔白，脉象沉细。

证候分析：正气不足，中焦虚寒，内失温养，故腹痛绵绵。病属正虚而非邪实，故时作时止。遇热、得食或休息，则正气得助，故腹痛稍减。遇冷、逢饥、劳累则伤正以助邪，故腹痛更甚。脾阳不振，中焦虚寒，运化无权，故大便溏薄。中阳不足，卫阳不固，故有神疲乏力、形寒气短等候。脉舌之候亦虚寒之象。

治法：温阳散寒，振奋中阳。

处方：虚寒腹痛摩方、《灵枢》腹街摩方、足阳明募合摩方、三阴三里虚寒腹痛摩方。

方解

（1）虚寒腹痛摩方

脾阳不振之腹痛，可取脾俞、胃俞、中脘、气海、章门、足三里。今对诸穴施以按摩术，名"虚寒腹痛摩方"。脾俞、胃俞，伍腑会及胃募中脘、脾募章门，以振奋脾胃中焦之阳气；合元气之海气海、胃经合穴足三里，以助运化消食之功，俾中虚脏寒之证得解，而腹痛自愈。

（2）《灵枢》腹街摩方

《灵枢·卫气》云："腹气有街……气在腹者，止于背俞与冲脉于脐之左右动脉者。"即取五脏六腑之背俞，及胃经之腧穴天枢、肾经腧穴肓俞，施以按摩术，名"《灵枢》腹街摩方"。该方适用一切腹痛，尤适用中焦脏腑虚寒者。

（3）足阳明募合摩方

中脘为胃经募穴；足三里为胃经合穴、下合穴。二穴相伍，施以按摩术，名"足阳明募合摩方"，以其温中散寒、健脾和胃、益元荣肾之功，而适用于中虚脏寒之腹痛。

（4）三阴三里虚寒腹痛摩方

足三里为足阳明胃经合穴，又为其下合穴，具健脾和胃、化食导积、行气止痛之功，而为肚腹疾患之要穴，故《四总穴歌》有"肚腹三里留"之验。三阴交为足太阴脾经之本穴。本者，经脉血气所出之处，具激发、汇聚、转输足太阴脉气之功；且三阴交乃足三阴经交会之处，又具调理脾、肝、肾三脏之用。二穴相伍，一脾一胃，一表一里，一脏一腑，一纳一运，阴阳相配，表里相合，脏腑相络，俾中焦得调、气化得司、中阳得振，则虚寒腹痛得除，为脘腹疼痛、胀满之治方。今施以按摩术，名"三阴三里虚寒腹痛摩方"。

十八、痉证

痉证，病证名，是以项背强急为主要表现的病证；或因六淫或内生五邪，致经脉凝滞，络脉不通而成。本病首见于《内经》，如《素问·至真要大论》云："诸痉项强，皆属于湿……诸暴强直，皆属于风。"《灵枢·经筋》云："经筋之病，寒则反折筋急。"

1. 邪壅经络

临床症状：头痛，项背强直，恶寒发热，肢体酸重，苔白腻，脉浮紧。

证候分析：风寒湿邪，阻滞经络，故头痛、项背强直。外邪侵入肌表，营卫不和，则恶寒发热。湿邪闭阻经络、肌腠，故肢体酸重。苔白腻、脉浮紧，亦均属风寒湿邪在表之候。

治法：祛风散寒，和营燥湿。

处方：风痉反折摩方、列缺后溪解痉摩方、足太阳根结摩方、足太阳盛络摩方、《千金》项强摩方、后溪束骨愈痉摩方。

方解

（1）风痉反折摩方

《灵枢·热病》云："风痉身反折，先取足太阳之腘中及血络出血；中有寒，取三里。"此段经文表述了风痉之治法。盖因足太阳经"下项"，"夹脊"，"入腘中"，风入于中，则筋脉强急而反折，故有"先取足太阳之腘中及血络出血"。"腘中"，即委中穴，乃足太阳膀胱经之下合穴，今行捏拿之法，以泄血络之热邪；尚可取该经经穴昆仑。二穴相伍，可激发、输布太阳经脉气、津液，以成扶正祛邪、解痉制挛之效；或取荥穴足通谷，以泄身热。盖因气血乃水谷之精微化生，足三里乃足阳明经之合穴和下合穴，具健脾胃、补气血、通经络之功，故有"中有寒，取三里"之治。"中有寒"，当为外邪为患之意。取诸穴按摩之，名"风痉反折摩方"，乃邪壅经络所致痉证之治方。

（2）列缺后溪解痉摩方

列缺乃手太阴肺经之络穴，可宣发肺气、实腠理而祛六淫之邪；又为八脉交会穴之一，通于任脉，且通过照海与阴跷脉相通，有"壮水之主，以制阳光"之功，而有濡养筋脉之效。后溪为手太阳小肠经之输穴，又为八脉交会穴之一，通于督脉，又通过申脉与阳跷脉相通，有"益火之源，以消阴翳"之功，具宣通阳气、通经活络之效。故对列缺、后溪、申脉、照海四穴施以按摩术，名"列缺后溪解痉摩方"，以成通调督、任、阳跷、阴跷之功，而外解六淫之邪，内补气血、和营卫，以解痉定挛，以愈痉证。

（3）足太阳根结摩方、足太阳盛络摩方

《灵枢·根结》云："太阳根于至阴，结于命门。命门者，目也。"目者，睛明也。故至阴、睛明二穴相伍，施以按摩术，名"足太阳根结摩方"。该篇又云："足太阳根于至阴，溜于京骨，注入昆仑，入于天柱、飞扬也。"诸穴相伍，施以按摩术，名"足太阳盛络摩方"。二方之效，均具激发、输布太阳经脉气之功。盖因足太阳经"下项""夹脊"，项背强急，乃足太阳经脉所过部位之病证，故二方之效，俾津液得布、脉气得输、营卫得和，而项背强急自解，痉证诸候皆除。

（4）《千金》项强摩方

《千金要方》云："少泽、前谷、后溪、阳谷、腕骨、昆仑、小海、攒竹，主项强急痛不可以顾。"《灵枢·经脉》云："小肠手太阳之脉……是动……不可以顾，肩似拔，臑似折。"少泽、前谷、后溪、阳谷、小海，乃手太阳小肠经之五输穴，具通达手太阳脉气之功；腕骨为手太阳经之原穴，可导肾间动气以输全身。《灵枢·经脉》云："膀胱足太阳之脉……是动则病冲头痛，目似脱，项如拔，脊痛。"攒竹乃足太阳经腧穴，其宣泄太阳经热气之功；昆仑乃足太阳经之经穴，具敷布太阳经经气、舒筋通络缓节之功。太阳主表，二经之穴相伍，以其输布津液、通达脉气、调和营卫之功而愈病。

（5）后溪束骨愈痉摩方

《针灸甲乙经》云："后溪……手太阳脉所注也，为俞。"又云："颈项强，身寒，头不可以顾，后溪主之。"意谓风寒之邪外袭，寒凝经脉，致颈项强痛。后溪尚为八脉交会之＝穴，通于督脉，且督脉又为阳脉之海，于是对后溪施术，以其宣达太阳经脉气之功而祛邪外出。足太阳经输穴束骨，有敷布太阳经气、舒筋通络之功。故对二穴施以按摩术，名"后溪束骨愈痉摩方"。

2. 热甚发痉

临床症状：发热胸闷，口噤齘齿，项背强直，甚至角弓反张，手足挛急，腹胀便秘，咽干口渴，心烦急躁，甚则神昏谵语，苔黄腻，脉弦数。

证候分析：邪热熏蒸阳明气分，壅滞中焦，阳明燥热内结，腑气不通，故胸闷、腹胀、便秘。热盛伤津，筋脉失濡，则口噤齘齿、项背强直，甚则角弓反张、手足挛急、咽干口渴。热扰神明，故见心烦急躁，甚则神昏谵语。脉舌之象均为实热壅盛所致。

治法：泄热救津，养阴濡脉。

处方：通谷天柱大杼摩方、《千金》项强摩方。

方解

通谷天柱大杼摩方

《黄帝明堂灸经》谓通谷"主头重头痛，寒热汗出，不恶寒，项如拔，不可左右顾"之候。盖因通谷为足太阳经之荥穴，乃太阳经脉气由上引下、由下引上之处，以其畅达足太阳经脉气、敷布津液之功，而濡颈筋挛急之症；天柱位于颈项双侧，若柱，有畅达太阳经气之功，为疗头痛、颈项强痛之要穴；大杼为手、足太阳经交会穴，具较强的解表清热作用。故三穴相伍，施以按摩术，名"通谷天柱大杼摩方"，乃热病致痉之治方。

3. 阴血亏虚

临床症状：素体阴亏血虚，或在失血、汗、下太过之后，项背强急，四肢抽搐，头目昏眩，自汗出，神疲乏力，心悸气短，舌淡红，脉弦细。

证候分析：阴血亏虚，不能濡养筋脉，故见项背强急、四肢抽搐。血虚不能上奉于脑，髓海失荣，故见头目昏眩，此乃血虚生风之故也。阴血亏虚，则营卫失和，卫外不固，故见神疲乏力、心悸气短、自汗出。脉舌之象亦均为阴血亏虚所致。

治法：滋阴濡筋，养血息风。

处方：昆仑三会血海摩方、足三阴募俞摩方、足阳明根结摩方。

方解

（1）昆仑三会血海摩方

昆仑乃足太阳脉所行为经之穴，具敷布太阳经气、舒筋通络缓节之功；且肾与膀胱相表里，以昆仑转输阳气、敷布精津之功而具荣骨益髓之效。阳陵泉乃足少阳之脉所入为合之穴，以其善治筋病又为筋之会穴，具有调达枢机、舒筋通络之效。悬钟，又名绝骨，为八会穴之髓会，具培元益肾、密骨强髓、舒筋通络之功。大杼为足太阳膀胱经腧穴，又为八会穴之骨会，具输布太阳经脉气之功，又具密髓坚骨之效。《灵枢·海论》云："冲脉者，为十二经之海，其腧上在于大杼，下出于巨虚之上下廉。"若大杼伍上、下巨虚，乃"《灵枢》血海方"或谓"十二经之海方"。诸穴相伍，施以按摩术，名"昆仑三会血海摩方"，为血不荣筋痉证之治方。

（2）足三阴募俞摩方

盖因肾为先天之本；脾为后天之本，气血生化之源；肝藏血，体阴而用阳。人身之募穴多补其所属脏腑之阴，俞穴从阳引阴，多益所属脏腑之气。故取脾经募穴章门、俞穴脾俞，肾经募穴京门、俞穴肾俞，肝经之募穴期门、俞穴肝俞，施以按摩术，名"足三阴募俞摩方"。由此则三脏之阴得补，气血生化之源得充，而阴血亏虚之证自解，痉证得愈。

（3）足阳明根结摩方

《灵枢·根结》云："阳明根于厉兑，结于颡大。"即胃经之井穴厉兑、头穴头维。脉气所出为根、为始，所归者为结、为终。足阳明经乃多气多血之经，二穴相伍，具通调气血、畅达经络之功，以奏养血、解痉、定挛之效。施以按摩术，名"足阳明根结摩方"。

附1：落枕

落枕，又称"失枕"，是由于睡眠时位置不当，或因颈部负重扭转，或因风寒侵袭项背，局部脉络受损，经气不调所致。症见头向患侧倾斜，一侧项背牵拉痛，甚则向同侧肩部及上臂部扩散，颈项活动受限，并有明显压痛。

治法

（1）患者取坐位，用轻揉的滚法或一指禅推法在患侧颈项及肩部施术，配合轻缓的头部前屈、后伸及左右旋转活动，再用拿法提拿颈项及肩部，或弹拨紧张的肌肉，使之逐渐放松。

（2）患者取坐位，主动放松颈部肌肉，并用摇法使颈项做轻微的旋转，摇动数次后，在颈部微向前屈位时，迅速向患侧加大旋转幅度做扳法。施术手法要稳而快速，旋转幅度要在患者能忍受的限度内。

（3）患者取坐位，先按拿天柱、风池、风府、风门、天宗、大椎，由轻至稍重，然后对拿肩井穴。继而揉运肝俞、脾俞、肾俞、手三里、支沟、足三里、阳陵泉、后溪。然后对拿昆仑、太溪，为收功之治。

附2：颈椎病

颈椎病是由于颈椎骨质增生、椎间盘退行性变等病理改变所引起的一系列症状的总称。临床包括典型颈椎病放射学改变、X线片显示正常但有阳性体征及症状者，即颈椎病前驱症候群者。

（1）**典型颈椎病，临床上分为五型：**

①神经根型：此型系椎体侧后方，各关节后增生，使椎间孔变小，出现颈丛或臂丛神经根症状。病变在第五颈椎以下者，表现为项强、单侧或双侧上肢麻木、疼痛、放射性痛等。

②椎动脉型：此型系钩椎关节侧方增生，使椎动脉受压的症状。临床表现为颈肩痛、颈部突然过度旋转时引起恶心呕吐，甚则突然昏仆。

③脊髓型：此型系椎体后缘增生，使椎管后径变窄，而出现脊髓受压的症状。临床表现为初起双下肢无力、行走困难、步态不稳、下肢肌肉萎缩，病变渐向上发展。

④交感神经型：此型系后关节增生伴半脱位，或对椎动脉的刺激而出现的交感神经症状。其症状较为复杂，或表现为胃肠症状，或出现冠心病症状等。

⑤混合型：临床上各型很少单独出现，常为上述各型的症状混合出现。

（2）**颈椎病的X线表现**

颈椎侧位片可见颈椎变直，生理前凸消失或反弯曲，椎间隙变窄，椎间孔变小，椎体缘多有唇样骨质增生或关节骨质增生，软组织钙化。

（3）**颈椎病前驱症候群**

颈椎病前驱症候群，即X线片正常但具有阳性体征及症状者。临床表现为颈部肌肉痉挛、强直、酸痛，转动不灵，有响声。乃因颈肌及韧带等造成颈椎曲度改变，神经被牵拉所致。

此类患者在颈椎两侧及正中可触及游离条索软骨状肿物，查体可让患者取端坐位，头后仰35°~45°，两肩上举，双手放在两侧耳部，沿肩部两侧斜方肌束向枕外隆下方7~10cm，颈正中线处触及最明显。这是由于韧带软骨化改变所致。此外，还可触及斜方肌、肩胛提肌、头夹肌、胸锁乳突肌束结节压痛点及僵硬痉挛的肌束。此类患者颈椎无骨质增生改变，且上述软骨状物X线下不显影。

（4）颈椎病的诊断要点

颈椎病包括有典型颈椎病放射学改变及X线片正常而有阳性体征和症状的颈椎病前驱症候群者，那么除X线片有变化外，具有下列阳性体征或症状两项以上者，均可诊断为颈椎病。

①颈肩、背、上臂疼痛；②头皮、手、肩、背部麻木；③头颈、上肢活动受限；④经常或体位性眩晕，因劳累或头部姿势改变而加重；⑤手部握力减弱，或拿物坠地。

（5）临床常用手法

①循经推拿法：对于颈椎病的阳性体征和症状，中医学认为属足太阳膀胱经、手阳明大肠经、手少阳三焦经之经脉所过部位的病变。所以取循经推拿法，患者取俯卧位或坐位，先用㨰法在颈肩病变部揉5~10分钟，。然后从足太阳膀胱经的天柱至白环俞、天柱至秩边，手少阳三焦经的天髎至液门，用一指禅法推揉3~5遍，并重揉风池、肩髃、曲池、合谷、中渚、液门等穴。最后用抖法将双手牵抖3次结束。本法为颈椎病的常用手法，故又称治疗颈椎病的基础手法。

②拔伸牵引法

a. 头部拔伸法：又称手法牵引法。患者坐于矮凳上，术者站于患者背侧，以一侧肘窝托住患者下颌，另一手掌扶住其枕部，用力缓缓向上牵引，以患者臀部稍离凳子为度，并在牵引中调整颈部屈伸度，找出症状最明显减轻的位置。持续牵引0.5~1分钟，如此反复3~5遍。

b. 悬吊牵引法：即将牵引带下端套在患者下颌及枕部，上端系于横梁滑轮上，其末端坠铁。开始时铁的重量为患者的1/20，以后每次增加重量，以患者能忍受为度，最多不得超过患者体重的1/5。

拔伸牵引法，适用于棘突偏歪不明显、X线片示椎间孔和椎间隙狭窄者；或急性疼痛、颈肌痉挛，旋转法治疗有困难者。

③整骨复位法：整骨复位法，是将牵引、整骨、按摩融为一体而形成的一种新的推拿手法，分为"颈椎旋转复位法"和"牵引前推法"两种。因本法属整骨范畴，故此处不予介绍。

（6）推拿治疗颈椎病的机理

颈椎病是以颈部疼痛为主要表现的疾病。根据"不通则痛""通则不痛"的中医理论，施行疏通经络、理筋整骨、运行气血等推拿手法，使颈肩部气血通畅、肌肉松懈，而达"通则不痛"的治疗目的。

十九、臌胀

臌胀，又称鼓胀，病证名。是以腹部膨胀如鼓、青筋暴露为特征的疾病。最早的文献见于《内经》，如《灵枢·水胀》云："鼓胀何如？岐伯曰：腹胀，身皆大，大与肤胀等也。"他如《素问·腹中论》云："黄帝问曰：有病心腹满，旦食则不能暮食，此为何病？岐伯对曰：名为鼓胀。"今就其证治分述如下。

1. 气滞湿阻

临床症状：腹胀按之不坚，胁下胀满或疼痛，饮食减少，食后作胀，嗳气不适，小便短少，舌苔白腻，脉弦。

证候分析：肝气郁滞，脾运不健，胃失和降，湿浊中阻，故腹胀不坚。肝络布胁，肝失条达，络脉痹阻，故胁下胀满或疼痛。肝气横逆犯胃，故饮食减少。胃失和降，故食后作胀、嗳气不适。脾失健运，气化失司，故小便短少。脉弦乃肝气郁滞之象，苔白腻乃湿浊上犯之候。

治法：疏肝理气，健脾和胃。

处方：《灵枢》肝胀摩方、肝病井穴摩方、足厥阴根结摩方、足厥阴标本摩方、肝经五输摩方。

方解

（1）《灵枢》肝胀摩方

《灵枢·胀论》云："肝胀者，胁下满而痛引小腹。"对其治，该篇有："凡此诸胀者，其道在一。"诚如《灵枢》肝胀之法，取"三里而泻"，"无问虚实，工在疾泻"。除治胀之通用穴足三里外，尚可取该经之原穴、经穴，实证可加取该经之郄穴，虚证可加取该经之募穴、俞穴。由此可见，肝气郁结而致肝胀者，当取足阳明胃经之下合穴足三里，此即"凡此诸胀者，其道在一"之谓也。原穴太冲，经穴中封，痛甚者可取肝郄穴中都。无论虚实，尚可取肝经之募穴期门、俞穴肝俞。故对诸穴施以按摩术，名"《灵枢》肝胀摩方"，适用于因肝气郁结而致气滞肝络之胀证。

（2）肝病井穴摩方、足厥阴根结摩方

宗《灵枢》"病在脏者，取之井"，《难经》"井主心下满"，故取肝经之井穴大敦，按摩之，名"肝病井穴摩方"。盖因大敦为肝经之井穴，尚为肝经之根穴，若伍其结穴玉堂，名"足厥阴根结摩方"，以其养肝阴、宣发宗气、疏肝解郁之功而除胀满。

（3）足厥阴标本摩方

《灵枢·卫气》云："能知六经之标本者，可以无惑于天下。"故十二经脉皆有其标穴与本穴。足厥阴经之本穴为中封、标穴为肝俞，对此二穴施以按摩术，名"足厥阴标本摩方"，以其疏达肝经经气之功，可愈肝气郁结之胀证。

（4）肝经五输摩方

即根据五输穴的属性，实施"实则泻其子"法。肝五行属木，肝经之荥穴为行间属火，故对行间施以按摩术，乃"肝经五输摩方"，又名"肝实行间摩方"，乃气滞胀证之治方。

2. 寒湿困脾

临床症状： 腹大胀满，按之如囊裹水，甚则颜面微浮肿，下肢浮肿，脘腹痞满，得热稍舒，神疲体困，怯寒懒动，小便少，大便溏，舌苔白腻，脉缓。

证候分析： 若感受寒湿之邪，致脾之运化失司而致胀证；或因脾阳不振，运化失职，寒湿内生，水蓄不行，均可见腹大痞满、按之如囊裹水。中阳不振，故得热则舒。阳气失舒，故神疲体困、怯寒懒动。脾虚失运，痰饮形成，气化失司，故小便少、大便溏。脉舌均脾虚湿困之象。此即《素问·至真要大论》"诸湿肿满，皆属于脾"，"诸病水液，澄澈清冷，皆属于寒"之谓也。

治法： 健脾渗湿，温阳化饮。

处方： 《灵枢》鼓胀摩方、《灵枢》肤胀摩方、足太阴根结摩方、足太阴标本摩方、脾经井穴摩方、足太阴五输摩方。

方解

（1）《灵枢》鼓胀摩方

《灵枢·水胀》云："岐伯曰：先泻其胀之血络，后调其经，刺去其血络也。"马莳注云："此方刺肤胀鼓胀之法也。"盖因二胀皆有血络，须先泻之，后当分经而调之。若因脾运不健，湿阻中焦而见鼓胀，可取脾经之原穴太白、经穴商丘以补之。若因脾阳不振，运化失司，内生五邪，致寒湿困脾而成鼓胀者，当兼见大便溏、小便少之候。其治重在健脾渗湿，故取脾经之原穴太白、经穴商丘以补之，尚可取脾经之募穴章门、俞穴脾俞以施之。若因脾肾阳虚者，必兼见神倦、怯寒、肢冷之候，其治同寒湿困脾证之法，加补肾经之原穴太溪、经穴复溜、募穴京门、背俞肾俞。此即"后调其经"之解，今以指代针，施以按摩术，名"《灵枢》鼓胀摩方"。盖因诸胀必因胃失和降之由，故必取足三里，此即《灵枢》"凡此诸胀者，其道在一"之谓也，亦即《四总穴歌》"肚腹三里留"之谓。

（2）《灵枢》肤胀摩方

《灵枢》有"胀论"专篇。对胀形成之由，该篇有"卫气之在身也，常然并脉循分肉，行有逆顺，阴阳相随，乃得天和，五脏更始，四时循序，五谷乃化。然后厥气在下，营卫留止，寒气逆上，真邪相攻，两气相搏，乃合为胀"之论。对肤胀之治，该篇有"卫气并脉循分为肤胀。三里而泻，近者一下，远者三下，无问虚实，工在疾泻"之论。此乃"急则治其标"之法，即泻足阳明经之下合穴足三里。此即该篇中"无问虚实，工在疾泻"之谓，今名"《灵枢》肤胀摩方"。

（3）足太阴根结摩方、足太阴标本摩方

盖因脉气所起者为根，所归者为结。本者经脉血气所出之处，标者血气所注之所。大凡五脏六腑之疾，均可取该经之根结、标本之穴而施治之。《灵枢·根结》云："太阴根于隐白，结于太仓。"太仓者，胃经之募穴中脘也。故今取脾经之井穴、根穴隐白，以益脾胃、调气血、温阳化湿；取结穴中脘健脾和胃，以化湿浊。二穴相伍，施以按摩术，名"足太阴根结摩方"。取足太阴经之本穴三阴交，乃脾经血气所出之处，伍足太阴经之标穴脾俞、廉泉，共奏激发、汇聚、转输足太阴脾经脉气运行之功，而成健脾渗湿之效。本方为脾虚湿困胀证之治方，施以按摩术，名"足太阴标本摩方"。

（4）脾经井穴摩方、足太阴五输摩方

宗《灵枢》"病在脏者，取之井"之大法，寒湿困脾或脾虚湿困之候，可取其井穴隐白，以激发该经脉气运行之功达脾健之效而愈病。今以指代针，施以按摩术，名"脾经井穴摩方"。脾五行属土，宗《内经》"虚则补其母"之法，取脾经之荥火穴大都，即"火生土"之谓，此乃脾虚湿困，内生湿邪之治方。若外感寒湿之邪，当取其经穴商丘，以使脾经脉气运行得健而化寒湿。此乃足太阴五输穴应用之法，施以按摩术，统名"足太阴五输摩方"。

3. 湿热蕴结

临床症状：腹大坚满，脘腹撑急，烦热口苦，渴不欲饮，小便赤涩，大便秘结或溏垢，或面目皮肤发黄，舌边尖红，苔黄腻或兼灰黑，脉象弦数。

证候分析：由于枢机不利，脾失健运，气化失司，湿浊内生，郁久化热，湿热互结，浊水停聚，故腹大坚满、脘腹撑急。湿热上蒸，则烦热口苦、渴不欲饮。湿热阻于肠胃，故大便秘结或溏垢。湿热下注，膀胱气化失司，故小便赤涩。湿热熏蒸于肌肤，故见面目皮肤发黄。脉舌亦湿热蕴结之候。此即《素问》"诸胀腹大，皆属于热""水液浑浊，皆属于热"之谓也。

治法：透理三焦，清利湿热。

处方：脾经井荥输摩方、《灵枢》鼓胀摩方、脾经原穴摩方、胆经募俞摩方、三焦俞摩方、水道消肿摩方、《经纶》公孙黄疸摩方。

方解

（1）脾经井荥输摩方

《灵枢·顺气一日分为四时》云："病在脏者，取之井。"《难经·六十八难》云："井主心下满，荥主身热，俞主体重节痛。"故取脾经之井穴隐白、荥穴大都、输穴太白，以其激发、输注脾经血气之功，而达健脾渗湿之治，俾无湿热蕴结之弊而病自愈。

（2）脾经原穴摩方

《灵枢·九针十二原》云："五脏有疾也，应出十二原。"故脾失健运，气化失司，湿邪蕴久而成湿热，当取脾经原穴太白，俾气化有司，则无内生湿邪之弊，今名"脾经原穴摩方"。

（3）胆经募俞摩方

《素问·奇病论》云："口苦者……此人者，数谋虑不决，故胆虚气上溢，而口为之苦。治之以胆募俞。"即取胆经募穴日月、俞穴胆俞，以利黄疸，今施以按摩术，名"胆经募俞摩方"。

（4）三焦俞摩方

三焦俞，为手少阳三焦经之背俞穴，具调达枢机、通利三焦、化气通脉、清利湿热、健脾利水之功，故为三焦经疾病之治穴。今施以按摩术，名"三焦俞摩方"，亦为湿热蕴结胀证之治方。

（5）水道消肿摩方

水道为足阳明胃经穴，位于小肠部，又迎膀胱，属下焦，为水道之所出，具泌清别浊、通利水道之功。对此，《备急千金要方》有"三焦膀胱，肾中热气，灸水道，随年壮"之记。水分乃任脉穴，为内脏分清别浊功能注于体表之穴，具健脾胃、泌清浊、利水化湿之功。足三里乃足阳明经之下合穴，有健脾胃、调气血、通经络之功，具泄阳明经湿热之功。三阴交乃足太阴脾经之本穴，尚为足三阴经交会穴，具健脾利湿、调补肝肾、益气养血之功，而滋下和阴，清利湿热。故对四穴施以按摩之术，名"水道消肿摩方"，适用于湿热蕴结之胀证。

（6）《经纶》公孙黄疸摩方

《神灸经纶》记云："黄疸，公孙、至阳、脾俞、胃俞。"黄疸乃湿热蕴结，蒸于面目肌肤而成。故健脾渗湿乃治其本，取脾经之络穴公孙、俞穴脾俞，以健脾胃，渗湿消胀；伍胃经之俞穴胃俞，调中和胃，消胀除满；至阳乃督脉之气自下而上汇聚于此，具通达阳气、宣闭开结之功。三穴相伍俾气机得畅，气化有序，而无湿邪蕴结之弊，故适用于鼓胀而见黄疸者。无论阳黄、阴黄，皆可用之。若阳黄者，可佐三焦俞以通调三焦、清利湿热，胆俞以利胆退黄。

4. 肝脾血瘀

临床症状：腹大坚满，脉络怒胀，胁腹刺痛，面色黧黑，面颈胸臂有血痣，呈丝纹状，手掌赤痕，唇色紫褐，口渴不欲饮水，大便色黑，舌质紫红、有瘀斑，舌下赤络网状、主束暗紫粗长，脉细涩。

证候分析：枢机不利，气化失司，水气内聚，故腹大坚满。肝脾络脉瘀阻，故见络脉怒胀、胁腹刺痛。瘀热蕴结下焦，邪深入肾，故面色黧黑。瘀热入血络，脉闭阻，而见血痣及手掌赤痕。水浊聚而不行，阳不布津则口渴不欲饮水。络脉之血外溢，故有舌紫诸象。血行不畅，故脉细涩。

治法：疏肝健脾，活血化瘀。

处方：《灵枢》鼓胀摩方、肝脾募俞摩方、足厥阴标本摩方、足厥阴根结摩方。

方解

（1）肝脾募俞摩方

募穴是五脏六腑之气汇聚于腹部之处；俞穴是脏腑之气输注于背部之穴。今因肝郁脾虚而致鼓胀，肝脾络脉瘀阻，故取脾经募穴章门、俞穴脾俞，以成健脾渗湿之功；伍肝经之募穴期门、俞穴肝俞，以成养血柔肝之效。于是肝脾之络脉得养，则血瘀之候得除，而鼓胀之证得解。今施以按摩术，名"肝脾募俞摩方"。

（2）足厥阴标本摩方

《灵枢·卫气》云："能知六经标本者，可以无惑于天下。"又云："足厥阴之本，在行间上五寸所，标在背腧也。"即取足厥阴之标穴中封、本穴肝俞，施以按摩术，名"足厥阴标本摩方"，以其通达肝经经气之功，而达活血化瘀之效，故适用于肝脾血瘀之鼓胀者。

（3）足厥阴根结摩方

《灵枢·根结》云："厥阴根于大敦，结于玉英，络于膻中。"玉英即任脉之玉堂穴。故对肝经之大敦，任脉之玉堂、膻中施以按摩术，名"足厥阴根结摩方"，以其调达气机，以解肝郁气滞之候；以其濡养气血之效，而愈气滞血瘀之证。

（4）《经纶》鼓胀摩方

《神灸经纶》对鼓胀有取"太白、水分、气海、足三里、天枢、中封"之治。盖因太白乃足太阴脾经之原穴、输穴，有健脾渗湿之功；水分乃任脉穴，为内脏分清别浊、利水化湿之穴；气海乃任脉腧穴，具温下焦、益元荣肾、化气通脉之功；足三里乃足阳明胃经之合穴，具健脾和胃、调补气血、培补后天之本之用；天枢穴当脐旁，为上下腹之界畔，通行中焦，有斡旋上下、职司升降之功；中封为足厥阴肝经之经穴，又为足厥阴之本穴，该经血气由此而出，故具养血柔肝之效。诸穴合用，施以按摩术，共成健脾渗湿、调补气血、养血柔肝、软坚散结之功，而为鼓胀肝脾血瘀证之良方。

5. 脾肾阳虚

临床症状：腹大胀满不舒，早宽暮急，面色萎黄，或呈㿠白，脘痞纳呆，善哕，神倦怯寒，卧不安，肢冷或下肢浮肿，体重不能胜衣，伴腰沉重时隐隐作痛，小便短少不利，舌胖质淡，脉沉弦无力。

证候分析：脾肾阳虚，气化失司，湿浊中阻，故腹胀大不舒。湿为阴邪，故入夜尤甚。脾阳不振，运化失司，完谷不化，故脘痞纳呆，善哕。阳不布津于上下内外，故神倦怯寒肢冷、卧不安。水湿下注，流溢于下肢，故见浮肿、体重不能胜衣。肾阳亏虚，命门火衰，膀胱气化不行，故小便短少。腰为肾之外府，肾阳虚命门火衰，故见腰痛。气血失濡，故见面色、舌象、脉象不荣之候。

治法：温补脾肾，化气行水。

处方：《灵枢》鼓胀摩方、《灵枢》脾肾阳虚摩方、足太阴根结摩方、足太阴标本摩方、脾经井穴摩方、脾经输穴摩方。

方解

《灵枢》脾肾阳虚摩方

《灵枢·胀论》云："脾胀者，善哕，四肢烦悗，体重不能胜衣，卧不安……肾胀者，腹满引背央央然，腰髀痛。"此即合脾胀、肾胀两方而用之。宗《灵枢·胀论》："凡此诸胀者，其道在一……无问虚实，工在疾泻。"故取胃经下合穴足三里，脾经原穴太白、经穴商丘、募穴章门、俞穴脾俞而按摩之，名"《灵枢》脾胀摩方"。同法，取胃经之下合穴足三里，肾经原穴太溪、经穴复溜、募穴京门、俞穴肾俞而按摩之，名"《灵枢》肾胀摩方"。合二方而施治之，名"《灵枢》脾肾阳虚摩方"。

6. 肝肾阴虚

临床症状：腹大胀满，或见青筋暴露，面色晦暗，唇紫，口燥，心烦不欲眠，牙龈出血，鼻时衄血，小便短少，舌质红绛少津，脉弦细而数。

证候分析：肝肾亏虚，津液失布，水液停滞中焦，血瘀不行，故腹胀大，甚者青筋暴露、小便短少、面色晦暗。阴虚内热，故心烦不欲眠。热伤络脉，故见衄血。阴虚则热，灼津不能上润，故口燥。脉舌之候亦皆肝肾阴虚之候。

治法：滋养肝肾，凉血行瘀。

处方：《灵枢》鼓胀摩方、肝肾募俞摩方。

方解

肝肾募俞摩方

鉴于募、俞穴乃各经脏腑之气聚集之处，故对肝经之募穴期门、俞穴肝俞，肾经之募穴京门、俞穴肾俞。今施以按摩术，名"肝肾募俞摩方"，以其滋养肝肾之功，俾肝肾之阴得育，而无阴虚火旺之候。

二十、呕吐

呕吐最早见于《内经》，如《素问·举痛论》云："寒气客于肠胃，厥逆上出，故痛而呕也。"《素问·脉解》云："所谓食则呕者，物盛满而上逆，故呕也。"他如《圣济总录》云："呕吐者，胃气上而不下也。"由此可见，呕吐是由于胃失和降，气逆于上所引起的病证。大凡任何病变，有损于胃，皆可发生呕吐。前人称有物有声谓之呕；有物无声谓之吐；无物有声谓之哕，又称干呕。今合称呕吐。

1. 外邪犯胃

临床症状：突然呕吐，伴发热恶寒，头身疼痛，胸脘满闷，苔白腻，脉濡缓。

证候分析：感受六淫之邪，内扰胃腑，浊气上逆，故突发呕吐。邪束肌表，营卫失和，故发热恶寒。湿浊中阻，气机不利，故胸脘满闷、苔白腻、脉濡缓。

治法：疏邪解表，芳香化浊。

处方：经渠大都摩方、胃经募俞摩方、和胃降逆止呕摩方、《灵枢》气街摩方。

方解

经渠大都摩方、和胃降逆止呕摩方

经渠乃手太阴肺经之经穴，气血运行至此，运行不绝。《难经》谓经渠主"寒热"，得益于经渠具宣发肺气、疏邪解表、消胀除满之功。大都为足太阴脾经之荥穴，有健脾和胃、下气降逆之功。故二穴相伍，有疏邪解表、健脾和胃、降逆止呕之效，今施以按摩术，名"经渠大都摩方"。中脘、胃俞，名"胃经募俞摩方"，具畅达胃腑受纳腐熟之功。足三里乃胃经之下合穴，有激发胃经脉气运行之功，可奏和胃降逆之效；内关乃手厥阴经之络穴，又与阴维脉交会，具宣通上中二焦气机之功，而成条达气机、和胃降逆之治；膈俞内应胸膈，具宽胸利膈、和胃降逆之功。诸穴合用，施以按摩术，名"和胃降逆止呕摩方"。

2. 饮食停滞

临床症状：呕吐酸腐，脘腹胀满，嗳气厌食，得食愈甚，吐后反快，大便秽臭，或溏薄，或秘结，苔厚腻，脉滑实。

证候分析：食滞内阻，浊气上逆，故呕吐酸腐。胃失和降，传导失司，故大便秽臭。食滞中焦，气机不畅，故脘腹胀满、嗳气厌食。脉舌之象亦食滞内停之候。

治法：消食化滞，和胃降逆。

处方：保和降逆止呕摩方、不容除满摩方、梁门健脾和胃摩方。

方解

保和降逆止呕摩方

募俞穴，乃五脏六腑之气汇集之处，具安和脏腑功能之效，故胃经募穴中脘、俞穴胃俞相伍，名"胃经募俞对穴方"，以其消食和胃之功，具方剂"保和丸"之效。下脘乃任脉与足太阴经的交会穴，具和肠胃、助运化、消食积之功，故为健脾和胃、降逆止呕之要穴；璇玑居胸上，俾任脉经气通天街达督，伍之膈俞，具宽胸利膈、和胃降逆之功。四穴相伍，施以按摩术，共奏和胃降逆止呕之功，方名"保和降逆止呕摩方"。

3. 肝气犯胃

临床症状：呕逆吞酸，嗳气频作，胸胁闷痛，舌边或红，苔薄腻，脉弦。

证候分析：肝属木，胃属土，木克土，肝郁气滞，肝气不舒，横逆犯胃，胃失和降，故见呕逆吞酸、嗳气频作、胸胁闷痛、苔腻。舌边红、脉弦乃气滞肝旺之象。

治法：舒肝和胃，降逆止呕。

处方：舒肝和胃止呕摩方、《灵枢》气街摩方。

方解

舒肝和胃止呕摩方

中脘、胃俞，乃募俞配穴法，具安和脏腑功能之效，名"胃经募俞摩方"。太冲为肝经之原穴，以其养肝血、疏肝气，调冲降逆之功，俾肝气得舒，而无横逆犯胃之弊，名"肝经原穴摩方"。佐胃经之下合穴足三里，以奏通降胃气之功。手厥阴经之络穴内关，又为该经之本穴，具激发心包经脉气运行之功。手厥阴经脉下膈络三焦经，阴维脉主一身之里，故内关具宣通上中二焦气机之用。诸穴合用，施以按摩术，具方剂"舒肝和胃丸"之效，故名"舒肝和胃止呕摩方"。

4. 痰饮内阻

临床症状：呕吐多为清水痰涎，胃脘痞满，纳食呆滞，头眩心悸，苔白腻，脉滑。

证候分析：脾失运化，痰饮内停，胃失和降，则脘痞胀满、纳食呆滞、呕吐清水痰涎。水饮上犯，清阳不展，故头眩。水气凌心则心悸。苔白腻、脉滑均为痰饮内停之候。

治法：温阳化饮，和胃降逆。

处方：加减温中健脾摩方、足太阴根结摩方。

方解

加减温中健脾摩方

本方由温中健脾摩方（脾俞、胃俞、中脘、章门、足三里、气海）减气海，加膻中、丰隆而成。膻中为气之会穴，其宽胸利膈、降逆止呕之功优于气海，故取而代之。丰隆乃足阳明胃经往返之要道，又为该经络穴，具沟通脾胃两经之效。脾为生痰之源，故本穴伍脾俞，有健脾和胃、豁痰化浊之功。诸穴相伍，施以按摩术，名"加减温中健脾摩方"，乃痰饮内阻证恶心呕吐之良方。

5. 脾胃虚寒

临床症状： 饮食稍有不慎，即易发生呕吐，时作时止，面色㿠白，倦怠乏力，口干不欲饮，四肢不温，大便溏薄，舌质淡，脉濡弱。

证候分析： 脾胃虚弱，中阳不振，胃之受纳腐熟不及，故饮食稍有不慎即吐、时作时止。阳虚不能温布，故面色㿠白、倦怠乏力。中焦虚寒，气化布津失司，故口干不欲饮。脾虚失运，故大便溏薄。脉舌亦脾阳不足之象。

治法： 温中健脾，和胃降逆。

处方： 脾胃募俞健中摩方、温中健脾摩方、足太阴根结摩方。

方解

（1）脾胃募俞健中摩方

取脾俞、胃俞、章门、中脘，乃脾胃经募俞之伍，可健中焦脾胃之气。《标幽赋》有"脾冷胃痛，取公孙""而立愈"之记，故公孙为脾胃虚寒证之用穴；伍膈俞，以奏宽胸利膈、和胃降逆之功。对诸穴施以按摩术，以其温中健脾、和胃降逆之功，而具方剂"建中汤"之效，故方名"脾胃募俞健中摩方"，乃脾胃虚寒证之良方。

（2）温中健脾摩方

方中中脘、胃俞，乃胃经募俞穴之穴对，以其和胃消食之功，成启痞除满之治；脾俞行健脾益气和中之效；气海乃任脉腧穴，为元气之海，具温补中、下焦之功；足三里乃胃经之下合穴，具通降胃气之功。诸穴相伍，施以按摩术，共成温中健脾、和胃止呕之功，故方名"温中健脾摩方"。

（3）足太阴根结摩方

《灵枢·根结》云："太阴根于隐白，结于太仓。"隐白既为足太阴经之根穴，又为该经之井穴，有益脾胃、温阳救逆之功；太仓即任脉之中脘，且为足太阴经之结穴，尚为足阳明胃经之募穴、腑之会穴，还是任脉与手太阳、少阳及足阳明经的交会穴，又为回阳九穴之一，有较强的健脾和胃、化痰导滞、降逆止呕之功。故隐白伍中脘，施以按摩术，名"足太阴根结摩方"，乃治心下痞、胃脘痛、恶心呕吐之良方。

6. 胃阴不足

临床症状：呕吐反复发作，时作干呕，口燥咽干，似饥而不欲食，舌红少津，脉多细数。

证候分析：胃热不清，耗伤胃津，致胃失和降而致呕吐反复发作、时作干呕、似饥而不能食。胃津不能上承，故口干咽燥。舌红少津、脉细数均津液耗伤，阴虚火旺之象。尚因胃阴不足，下汲肾水，致肝肾阴亏，则口干咽燥证候尤甚、舌红或见龟裂之象。

治法：滋养胃阴，降逆止呕。

处方：胃经原穴摩方、脾经根结三三摩方、三原三里利膈摩方。

方解

（1）胃经原穴摩方

《素问·刺法论》云："胃为仓廪之官，五味出焉，可刺胃之源。"《灵枢·九针十二原》云："五脏有疾，当取之十二原。"意谓胃腑发生异常而生疾病，可取胃经之原穴冲阳以治之。盖因冲阳乃阳气之要冲，可促进胃之受纳腐熟水谷之功，俾气血生化之源充足，有补气血、和营卫、生津液之效。今施以按摩术，名"胃经原穴摩方"。

（2）脾经根结三三摩方

取脾经根穴隐白、结穴中脘，名"足太阴根结方"，以其健脾益气、和胃降逆、生津益胃之功，而为胃阴不足证之治方。伍以足三里、三阴交，以增其健脾胃、补气血、生津液之功。对诸穴施以按摩术，今名"脾经根结三三摩方"，而为解胃阴不足呕吐之良方。

（3）三原三里利膈摩方

太溪，乃足少阴肾经之输穴，又为肾经之原穴，具滋肾阴、退虚热之功；太冲乃肝经原穴，具养肝血、滋肝阴、调冲降逆之功；太白乃足太阴脾经之原穴，具养脾阴、健脾益气之功；合足阳明胃经之下合穴足三里，以增健脾胃，补气血，培补后天之本，以助气血生化之源之功。诸穴合用，则肝、脾、肾之阴得补，胃津得充，则胃热得清，而无耗伤胃津之弊。佐之膈俞，以其宽胸利膈、和胃降逆之功，则呕吐之证得解。故对诸穴施以按摩术，名"三原三里利膈摩方"。

二十一、泄泻

泄泻，病证名，是指排便次数增多，粪便稀薄，甚至泻出如水样的一类疾病。最早的文献见于《黄帝内经》，其中有"濡泄""溏泄""热泄""洞泄""溏瘕泄""飧泄""注泄"的不同。如《素问·举痛论》云："寒气客于小肠，小肠不得成聚，故后泄腹痛矣。"又如《素问·阴阳应象大论》云："清气在下，则生飧泄……湿胜则濡泻。"《素问·至真要大论》云"厥阴司天""民病""冷泄腹胀，溏泄"。《素问·生气通天论》云："是以春伤于风，邪气留连，乃为洞泄。"而《难经》有五泄之分，汉唐时称为"下利"，宋以后又称为"泄泻"。今就其证治介绍如下。

1. 外感寒湿

临床症状：泄泻清稀，甚至如水样，腹痛肠鸣，脘闷食少，或有恶寒发热，鼻塞头痛，肢体酸痛，苔薄白或白腻，脉濡缓。

证候分析：《素问·阴阳应象大论》云："伤于湿者，下先受之。"又云："湿胜则濡泄。"故外感寒湿或风寒之邪，侵袭肠胃；或过食生冷，脾失健运，升降失调，清浊不分，饮食不化，传导失司，故大便清稀。寒湿内盛，肠胃气机受阻，则腹痛肠鸣。寒湿困脾，则脘闷食少。恶寒发热、鼻塞头痛、肢体酸痛乃风寒外束之征。苔白腻、脉濡缓为寒湿内盛之象。

治法：解表散寒，芳香化湿。

处方：肠实二间摩方、大肠经下合摩方、大肠经四时摩方、大肠经原穴摩方、手阳明根结摩方、手阳明盛络摩方、手阳明募俞摩方、足太阴荥经合摩方。

方解

（1）肠实二间摩方、大肠经下合摩方、大肠经四时摩方

大肠五行属金，阳经五输穴配属五行，为井金、荥水、输木、经火、合土。宗《灵枢》经"盛则泻之，虚则补之"之治病法则，根据五行生克乘侮原理，及"实则泻其子"之法，取大肠经中属水之荥穴二间，因金生水，水为金之子，故有二间之治，今按摩之，名"肠实二间摩方"，为外感寒湿之治方。《灵枢·邪气脏腑病形》云："大肠合入于巨虚上廉……大肠病者，肠中切痛而鸣濯濯，冬日重感于寒即泄，当脐而痛，不能久立，与胃同候，取巨虚上廉。"故取手阳明大肠经之下合穴上巨虚，按摩之，名"大肠经下合摩方"。《灵枢·本输》云："春取络脉诸荥大经分肉之间，甚者深取之，间者浅取之。夏取诸俞孙络肌肉皮肤之上。秋取诸合，余如春法。冬取诸井诸俞之分，欲深而留之。此四时之序，气之所处，病之所舍，针之所宜。"故大肠经病证，可春取大肠经荥穴二间，夏取输穴三间，长夏取经穴阳溪，秋取合穴曲池，冬取井穴商阳，今施以按摩术，名"大肠经四时摩方"。

（2）大肠经原穴摩方

《素问·刺法论》云："大肠者，传道之官，变化出焉，可刺大肠之源。"意谓大肠的职能犹如传导之官，变化糟粕由此而出，故取大肠经原穴合谷，可促其传导之功。今对合谷施以按摩术，名"大肠经原穴摩方"，可治因大肠传导失职所致之泄泻。

（3）手阳明根结摩方、手阳明盛络摩方

《灵枢·根结》云："不知根结，五脏六腑，折关败枢，开阖而走，阴阳大失，不可复取。"盖因人之阴阳血气，有形无形，应天地五运六气，寒暑往来，如桴鼓影响之相合也，故有"盛络之治方"。《灵枢·根结》记云："手阳明根于商阳，溜于合谷，注于阳溪，入于扶突、偏历也。"意谓商阳为手阳明大肠经之根穴，伍该经之结穴扶突，施以按摩术，名"手阳明根结摩方"。若商阳伍本经之原穴合谷、经穴阳溪、络穴偏历、颈穴扶突，施以按摩术，名"手阳明盛络摩方"。二方均为治疗泄泻之良方。

（4）手阳明募俞摩方

募穴是五脏六腑之气汇集于腹部的腧穴，是阳病行阴的重要处所；俞穴是脏腑之气输注于背部膀胱经之处，为阴病行阳的地方。今取大肠经募穴天枢、俞穴大肠俞，二穴一阴一阳，一腹一背，乃从阴引阳，从阳引阴之伍。此即张景岳"善补阳者，必于阴中求阳，则阳得阴助而生化无穷；善补阴者，必于阳中求阴，则阴得阳升而泉源不竭"之谓。今对二穴施以按摩术，名"手阳明募俞摩方"，不失为治疗泄泻之良方。

（5）足太阴荥经合摩方

《脉经》云："诸下利，皆可灸足大都五壮，商丘、阴陵泉皆三壮。""下利"，简称"利"，首见于《金匮要略·呕吐哕下利病脉证治》，为痢疾与泄泻的总称。方中大都乃足太阴经之荥穴，商丘乃该经之经穴，阴陵泉乃该经之合穴，为脾经始于荥、过经、达合之伍。今对三穴施以按摩术，名"足太阴荥经合摩方"，俾脾经之脉气通达，后天之本得补，中宫得健，寒湿之邪得解，而泄泻得愈。

2. 外感湿热（暑热）

临床症状：腹痛泄泻，泻下急迫，或泻而不爽，粪色黄褐而臭，肛门灼热，烦热口渴，小便短黄，舌苔黄腻，脉濡数或滑数。

证候分析：湿热之邪，或夏令暑湿伤及肠胃，传化失常，而发生泄泻。《素问·阴阳应象大论》云："清气在下，则生飧泄……湿胜则濡泄。"《素问·至真要大论》云："暴注下迫，皆属于热。"肠中有热，故泻下急迫。湿热互结，则泻而不爽。湿热下注，故肛门灼热、粪便色黄褐而臭、小便短黄。烦热口渴、舌苔黄腻、脉濡数或滑数，均为湿热内盛之征。

治法：清热利湿，除满止泻。

处方：溏瘕泄商丘摩方、《灵枢》太白霍乱摩方、《普济》意舍止利摩方、大肠经原穴摩方、大肠经下合摩方、手阳明募俞摩方。

方解

（1）溏瘕泄商丘摩方

《灵枢·经脉》云："脾足太阴之脉……是主脾所生病者……心下急痛，溏瘕泄。""溏"，即大便稀薄。"瘕泄"，即今之痢疾。其治，宗"盛则泻之，虚则补之"，"不盛不虚以经取之"之法。盖因商丘乃足太阴之脉所行之经穴，具健脾渗湿、解痉镇痛之功，故其治如是。今施以按摩术，名"溏瘕泄商丘摩方"，为湿热泄泻之治方。

（2）《灵枢》太白霍乱摩方

《素问·刺法论》云："脾为谏议之官，知周出焉，可刺脾之源。"意谓刺脾经原穴太白，可促进脾之功能，达到有疾治疾、无疾养生之效。今用摩法，有健身防病之功，名"脾原太白摩方"。《灵枢·五乱》云："乱于肠胃则为霍乱。"又云："气在于肠胃者，取之足太阴、阳明，不下者，取之三里。"意谓病霍乱者，取脾之原穴太白、胃之原穴冲阳，不效则加取足三里。霍乱，主要症见急暴吐泻、挥霍缭乱之候。《素问》"气交变大论""通评虚实论"篇中亦有论述。其病因，《诸病源候论·霍乱源候》有"霍乱者，由人温凉不调，阴阳清浊，二气有相干乱之时，其乱于肠胃之间者，因遇饮食而变发"之论。由此可见，《黄帝内经》《诸病源候论》所述之霍乱，非指剧烈吐泻之传染病。故肠胃逆乱吐泻者，首选脾之原穴太白、胃之原穴冲阳，以健脾和胃、补后天气血生化之源，而成扶正达邪之用。若邪热不下，呕吐泄泻不止者，取足阳明经之合穴足三里，以其健脾胃、补中气、调气血、通经络之功，清上蒸之胃热，泄下注之湿热，而呕吐泄泻之疾得除。三穴并用，名"《灵枢》太白霍乱摩方"，以健脾胃、清热邪、化湿浊之功，而为急、慢性胃肠炎及细菌性痢疾之治方。

（3）意舍止利摩方

《素问·水热穴论》云："五脏俞旁五，此十者，以泻五脏之热也。"意谓五脏之俞，其旁左右十穴，可泄五脏之热。若泻脾俞旁之意舍，可清脾经之热。《普济方》云："主治大肠泻痢脓血，穴意舍，灸一百壮，又灸小肠俞七壮。"盖因意舍穴居脾俞之旁，为脾之营舍，而具健脾渗湿、除胀消满之功；小肠俞，乃足太阳经气转注、输布之处，具助气化、布津液、清利湿热之功。二穴相伍，施以按摩术，今名"《普济》意舍止利摩方"，为治疗湿热下利之良方。

3. 食滞肠胃

临床症状：腹痛肠鸣，泻下粪便臭如败卵，泻后痛减，大便伴有不消化之物，脘腹痞满，嗳腐酸臭，不思饮食，舌苔垢浊或厚腻，脉滑。

证候分析：《景岳全书·泄泻》云："若饮食失节，起居不时，以致脾胃受伤，而成泄泻。"故饮食不节，宿食内停，阻滞肠胃，传化失常，故腹痛肠鸣、脘腹痞满。宿食不化，则浊气上逆，故嗳腐酸臭。宿食下注，则泻下臭如败卵。泻后腐浊外泄，故腹痛减轻。舌苔厚腻、脉滑为宿食内停之象。

治法：消食导滞，除满止泻。

处方：肠胃原穴摩方、肠胃募俞摩方、天枢六穴止痢摩方、胃肠下合摩方。

方解

（1）肠胃原穴摩方

《灵枢·九针十二原》云："五脏有疾，当取之十二原。"《素问·六节藏象论》云："五味入口，藏于肠胃，味有所藏，以养五气。"《素问·刺法论》云："胃为仓廪之官，五味出焉，可刺胃之源。大肠者，传道之官，变化出焉，可刺大肠之源。"大凡胃肠有疾，可取其原穴以治之。今因饮食不节，宿食内停，阻滞肠胃，传化失常而致泄泻。故取足阳明胃经之原穴冲阳、手阳明大肠经之原穴合谷，今施以按摩术，名"肠胃原穴摩方"，为治食滞肠胃泄泻之治方。

（2）肠胃募俞摩方

募俞之穴，乃脏腑之气聚集、输注之处，故对其施术，有安和五脏之功。食滞肠胃而致下利者，可取胃之募穴中脘、俞穴胃俞，大肠之募穴天枢、俞穴大肠俞，小肠之募穴关元、俞穴小肠俞，施以按摩术，名"肠胃募俞摩方"。中脘为胃之募穴，尚为腑之会穴，为任脉与手太阳、少阳及足阳明经之交会穴，又为回阳九穴之一，具健脾和胃、消食导积之功；天枢为足阳明脉气所发之处，又为手阳明大肠经之募穴，穴居脐旁，为上下腹之界畔，有通行中焦、斡旋上下、职司升降之功；关元为任脉与足三阴经的交会穴，具调补肝、脾、肾之功；胃俞、大肠俞、小肠俞，乃胃肠经脉气输注于背俞之处，以其健脾胃、和肠胃、消食导积之功而愈病。故对此六穴施以按摩术，名"肠胃募俞摩方"。

（3）天枢六穴止痢摩方

《素问·六微旨大论》云："天枢之上，天气主之；天枢之下，地气主之。"张景岳注云："枢，枢机也。居阴阳升降之中，是为天枢。"脐上应天，脐下应地，天枢穴当脐旁，为上下腹之分界，通于中焦，有斡旋上下、职司升降之功，故名天枢。该穴为足阳明经之腧穴，又为手阳明大肠经之募穴，具调和胃肠之功。中脘为足阳明胃经之募穴，具健脾和胃之功。关元为任脉与足三阴经的交会穴，又为手太阳小肠经之募穴，具益元固本、受盛化物之用。足三里为足阳明胃经之合穴，可健脾胃、补中气、调气血，为治胃肠疾病之要穴。合谷为手阳明大肠经之原穴，具和肠腑、司气化之用。太白乃足太阴脾经之络穴，又为八脉交会穴之一，通于冲脉，具健脾胃、和肠腑、司气化、行气消胀之功。故对上述六穴施以按摩术，名"天枢六穴止痢摩方"，适用于食积肠胃之泄泻。

（4）胃肠下合摩方

《灵枢·邪气脏腑病形》云："合治内腑。"意谓临床上可按照疾病所属六腑之不同，取其所属的下合穴治疗。如因肠胃功能失调而致泄泻者，可取足阳明胃经之下合穴足三里、手阳明大肠经之下合穴上巨虚、手太阳小肠经之下合穴下巨虚。今对三穴施以按摩术，名"胃肠下合摩方"，以其安和胃肠之功而愈病。不论何因所致之胃肠病，均可用之，故为泄泻常用之方。

4. 肝气乘脾

临床症状：平时多有胸胁胀闷，嗳气食少，每因抑郁恼怒之时，发生腹痛泄泻，舌淡红，脉弦。

证候分析：《景岳全书·泄泻》云："凡遇怒气便作泄泻者，必先以怒时挟食，致伤脾胃，故但有所犯，即随触而发，此肝脾二脏之病也。盖以肝木克土，脾气受伤而然。"故七情所伤之时，气机不利，肝失条达，横逆侮脾，失其健运，故腹痛泄泻。肝失疏泄，故胸胁胀闷、嗳气食少。舌淡红、脉弦均是肝旺脾虚之候。

治法：抑肝扶脾，除满止泻。

处方：足厥阴标本摩方、足厥阴根结摩方、肝脾募俞摩方、胃肠下合摩方、胃肠募俞摩方。

方解

（1）足厥阴标本摩方

《灵枢·卫气》云："能知六经之标本者，可以无惑于天下。"故有十二经之标本之施。足厥阴经之本穴为中封，为该经脉气所出之处，具疏肝理气之功；标穴肝俞，乃肝经脉气输注于背部之处，具养血柔肝之效。二穴相伍，施以按摩术，名"足厥阴标本摩方"，以其通达肝经脉气之功，而为肝气犯胃、犯脾所致脘痞腹泻之治方。

（2）足厥阴根结摩方

《灵枢·根结》云："厥阴根于大敦，结于玉英，络于膻中。"玉英，即任脉之玉堂穴。故若对大敦、玉堂、膻中三穴施以按摩术，名"足厥阴根结摩方"。大敦乃足厥阴肝经之井穴。《灵枢·顺气一日分为四时》云："病在脏者，取之井。"肝失条达，横逆犯脾，故取肝经之井穴，以激发、启动肝经脉气运行之功，又为肝经之本穴，具养肝阴、疏肝解郁之效。玉堂为任脉位于心君所居之处；膻中为气会，二穴相伍，有益气举陷之功。对三穴施以按摩术，名"足厥阴根结摩方"，以其养血柔肝、调达气机之功，俾肝气条达，而无横逆侮脾之弊，故为肝气犯脾泄泻之治方。

（3）肝脾募俞摩方

募俞穴，乃脏腑之气聚集、输注之处，故为脏腑疾病之治穴。期门乃肝经之募穴，又为肝经与足太阴脾经、阴维脉的交会穴，故有疏肝健脾之功；肝俞乃肝经之俞穴，具养血柔肝之效，二穴乃肝经募俞之对穴。章门乃肝经腧穴，又为脾之募穴，还为八会穴之脏会，具养血柔肝、疏肝理气、健脾渗湿之功；脾俞乃脾经之背俞穴，具健脾益气、渗湿止泻之功，二穴乃脾经募俞之对穴。故对四穴施以按摩之术，名"肝脾募俞摩方"，实寓"肝经募俞摩方""脾经募俞摩方"之效，故为肝气犯脾证泄泻之治方。

5. 脾胃虚弱

临床症状：大便时溏时泄，水谷不化，稍进油腻之物，则大便次数增多，饮食减少，脘腹胀闷不舒，面色萎黄，肢倦乏力，舌淡苔白，脉细弱。

证候分析：《素问·灵兰秘典论》云："脾胃者，仓廪之官，五味出焉。"《素问·六节藏象论》云："脾胃、大肠、小肠、三焦、膀胱者，仓廪之本，营之居也。名曰器，能化糟粕，转味而入出者也。"故脾胃虚弱，运化无权，水谷不化，清浊不分，故大便溏泄。脾阳不振，运化失常，则饮食减少、脘腹胀闷不舒、稍进油腻之物则大便次数增多。久泻不止，脾胃虚弱，气血来源不足，故面色萎黄、肢倦乏力。舌淡苔白、脉细弱乃脾胃虚弱之候。

治法：健脾益胃，固肠止泻。

处方：《素问》脾病泄泻摩方、飧泄三阴交摩方、火旺土健摩方、脾胃募俞摩方、胃肠下合摩方。

方解

（1）《素问》脾病泄泻摩方

《素问·脏气法时论》云："脾病者……虚则腹满肠鸣、飧泄食不化，取其经，太阴阳明少阴血者。""飧泄"，古病名，语出自《内经》，如《素问·阴阳应象大论》云"清气在下，则生飧泄"，是一种由脾胃阳气虚弱而致完谷不化之候。盖因脾太阴脉，从股内前廉入腹，属脾络胃，故病如是。足太阴之经穴商丘，具健脾渗湿、解痉镇痛之功；足阳明之经穴解溪，具补脾胃、和气血、通经活络之效；火旺则土健，故又有取足少阴肾经之经穴复溜，具益元荣肾、化气通脉之效。故三穴相须为用，此即"取其经，太阴阳明少阴"之谓，今名"《素问》脾病泄泻摩方"，乃脾肾气虚之泄泻常用方。

（2）飧泄三阴交摩方

《灵枢·九针十二原》云："飧泄取三阴。"《灵枢·四时气》云："飧泄，补三阴之上，补阴陵泉，皆久留之，热行乃止。"此二条言飧泄之疾，可补脾经之阴陵泉。三阴者，足太阴脾经也。阴陵泉乃足太阴之合穴，三阴交为足太阴、厥阴、少阴之会穴，又为足太阴经之本穴，具激发、汇聚、转输足太阴脉气运行之功，又具健脾渗湿、调补肝肾之效。脾虚运化失司，而成飧泄，故有补三阴交之治。今对诸穴施以按摩术，名"飧泄三阴交摩方"。

（3）火旺土健摩方

《针灸甲乙经》云："食不下，肠鸣，腹胀，欲吐时泻，三焦俞主之。"盖因三焦俞具调达枢机、通利三焦、化气渗湿之功，而为脘腹胀满、不欲饮食、小便不利、大便溏泄之治穴。伍脾经之募穴章门、背俞穴脾俞、命关食窦，共成平秘阴阳、健脾益气、渗湿止泻之功。伍大肠经之募穴天枢、胃之下合穴足三里，调和胃肠，则胃之受纳腐熟、肠之化物传道之功有序。伍肾俞、命门、关元，温壮元阳，俾火旺土健，促进五脏六腑生发之机，以成温补脾肾、调达六腑之效。今对诸穴施以按摩术，名"火旺土健摩方"，为治慢性泄泻之效方。

（4）脾胃募俞摩方

募俞之穴，乃脏腑之气聚集、输注之处，为各自脏腑疾病之治穴。故脾胃虚弱之泄泻，可取脾募章门、背俞脾俞，胃募中脘、背俞胃俞。今对四穴施以按摩术，名"脾胃募俞摩方"，以其健脾和胃、渗湿止泻之功而愈病。

6. 肾阳虚衰

临床症状： 泄泻多在黎明之前，腹部作痛，肠鸣即泻，泻后则安，形寒肢冷，腰膝酸软，舌淡苔白，脉沉细。

证候分析：《素问·水热穴论》云："肾者，胃之关也。"《景岳全书·泄泻》云："肾为胃关，开窍于二阴，所以二便之开闭，皆肾脏之所主。"故肾阳虚衰，不能温养脾胃，运化失常，黎明之前阳气未振，阴寒较盛，故腹部作痛、肠鸣即泻，又称为"五更泻"。泻后则腑气通利，故泻后则安。形寒肢冷、腰膝酸软、舌淡苔白、脉沉细，为脾肾阳气不足之证。

治法： 温肾健脾，固涩止泻。

处方：《经纶》肾泄摩方、《经纶》久泄摩方、脾肾募俞摩方、胃肠募俞摩方、胃肠下合摩方。

方解

（1）《经纶》肾泄摩方

《神灸经纶》云："肾泄，夜半后即寅卯之间泄者，命门、天枢、气海、关元。"灸之，名"《经纶》命门肾泄灸方"；按摩之，名"《经纶》肾泄摩方"。命门，督脉气所发之处，以其具壮阳益肾之功，而为治肾虚证之要穴。天枢，足阳明胃经脉气所发之处，又为大肠经之募穴，穴当脐旁，为上下腹之界畔，故有通行中焦、斡旋上下、职司升降之功。关元内应胞宫、精室，为元阴元阳之气闭藏之处，乃任脉与足三阴经的交会穴，又为小肠募穴，亦为人身强壮之要穴，可益元固本、补气壮阳。气者，元气也。海者，海洋也。气海穴在脐下，为人身元气汇聚之处，具温补下焦、益元荣督、健脾益气、举陷固肠之功。肾泄，又名五更泄。五更泄，指因肾虚封藏失职所致之泄泻。《寿世保元·泄泻》云："人病泄，每至五更辄即利，此肾泄也。"盖肾旺于五更之时，肾气虚弱，不能应旺，闭藏失司，故有"夜半后即寅卯之间泄者"之表现。故对诸穴施以按摩术，名"《经纶》肾泄摩方"，可温阳益肾、健脾和胃、举陷固脱而为肾泄之治方。

（2）《经纶》久泻摩方

久泻滑脱，又称久泻肠滑，指泄泻迁延不愈而致滑脱不禁的证候。多因久泻不止，或误用攻下，致脾胃虚损；或气虚下陷，不能升提固涩所致。症见泄泻不禁，完谷不化，面㿠神疲，四肢不温，口淡食少。治当补肾健脾，升提中气。《神灸经纶》有"久泻滑脱下陷，百会、脾俞、肾俞"之治。方中百会，为手足三阳经与督脉交会于头部之穴，具荣督益肾、回阳固脱、升阳举陷之功，故为主穴。脾俞内应脾脏，为脾之经气输注于脊背之处，具补脾阳、助运化、化湿浊之功。肾俞内应肾脏，为肾气输注于背部之处，具益肾元、补命门之功。百会伍脾俞、肾俞，可益肾脾、司气化、泌清浊、补中益气、升阳举陷，施以按摩术，名"《经纶》久泄摩方"，摩之则脾肾阳虚，久泻滑肠之疾得愈。

（3）脾肾募俞摩方

募穴是五脏六腑之气汇聚于胸腹部的腧穴；俞穴是脏腑之气输注于背部的腧穴。募位阴，俞位阳。故募俞穴之伍，乃从阳引阴，从阴引阳之伍，具安和五脏之功。肾阳虚衰，不能温养脾胃，运化失司而致泄泻。故取肾之募穴京门、肾之背俞肾俞，名"肾经募俞对穴方"，以成培补命门之火、温补肾阳之功。取脾经募穴章门、俞穴脾俞，乃"脾经募俞对穴方"，以成健脾益气、渗湿止泻之效。今对四穴施以按摩之术，名"脾肾募俞摩方"，乃肾阳虚衰、脾失健运、胃失和降之治方。

二十二、便秘

便秘是指大便次数减少，经常三五日或六七日，甚至更长时间，才能大便一次；或者虽然排便次数不减，但是粪质干燥坚硬，排出困难。也有少数患者，虽有便意，大便并不干硬，但排便困难，不能顺利排出。一部分患者，除了便秘之外，没有其他直接因便秘而引起的症状。便秘的治疗，并非单纯通下就能完全解决，而是必须根据不同的致病原因，分别采用不同的治疗方法。

（一）热秘

临床症状： 大便干结，小便短赤，面红身热，或兼有腹胀腹痛，口干口臭，舌红苔黄或黄燥，脉滑数。

证候分析： 胃为水谷之海，大肠为传导之官，若肠胃积热，耗伤津液，则大便干结。热伏于内，脾胃之热熏蒸于上，故见口干口臭。热积肠胃，腑气不通，故腹胀腹痛。此即《素问·举痛论》"热气留于小肠，肠中痛，瘅热焦渴则坚干不得出，故痛而闭不通"之谓也。身热面赤，亦为阳明热盛之候。热移膀胱，则小便短赤。苔黄燥为热已伤津化燥。脉滑数为里实热之证。

治法： 清热润肠，润燥通便。

处方： 肠胃荥穴摩方、肠胃原穴摩方、照海支沟热秘摩方、八髎长强摩方。

方解

（1）肠胃荥穴摩方

《难经·六十八难》云："荥主身热。"荥穴有和营卫、解热邪之功，故可取胃经荥穴内庭、大肠经荥穴二间、小肠经荥穴前谷，施以按摩术，名"肠胃荥穴摩方"，以其清除肠胃之积热，则肠胃功能正常，津液敷布，而达润肠通便之效，故适用于一切便秘。

（2）肠胃原穴摩方

《灵枢·九针十二原》云："五脏有疾也，应出十二原。"原，即本原、原气之意。原穴是人体原气作用集中的地方，也是脏腑经络作用的部位，能导原气输布于全身，可和内调外、宣上导下，主司人体的气化功能。十二经各有一原穴，胃经为冲阳，大肠经为合谷，小肠经为腕骨，故对三穴施以按摩术，名"肠胃原穴摩方"，以其司气化、敷布津液而达润肠通便之效。故不论虚实，适用于一切便秘者。

（3）照海支沟热秘摩方

《诸病源候论》云："下焦有热，则大便难。"《古今医鉴》云："燥气在里，耗其津液，则大便秘结。"照海为足少阴肾经穴，通阴跷脉，可导肾经元气于八脉；且因肾开窍于二阴，血海充则肠腑得濡，而大便畅通，故《窦太师针经》谓照海主"大便不通"。支沟乃手少阳三焦经经穴，可通利三焦而清中下焦之积热，布津于六腑而有润肠通便之功。《玉龙经》歌云："大便闭塞不能通，照海分明在足中；便把支沟来泻动，方知医士有神功。"足三里为足阳明经之合穴及下合穴，有健脾胃、通肠腑、调气血之功，乃治"肚腹"疾之要穴。诸穴合用，施以按摩术，名"照海支沟热秘摩方"，乃为治热结肠腑证大便秘结之用方。

(4) 八髎长强摩方

《千金方》云："大小便不利，灸八髎百壮。"盖因八髎（上髎、次髎、中髎、下髎）具司气化、敷津液、清解湿热之功，故摩热诸穴，具通利大便之功。长强为督脉与足少阴肾经交会穴，并为督脉之络穴，以其和阴阳、益元荣督之功，而具升清降浊、润肠通便之用。故对诸穴施以按摩术，名"八髎长强摩方"，适用于一切便秘，尤为热秘之良方。

（二）气秘

临床症状： 大便秘结，欲便不得，嗳气频作，胸胁痞满，甚则腹中胀痛，纳食减少，舌苔薄腻，脉弦。

证候分析： 盖因脾主运化，肝主疏泄，若情志失和，肝脾之气郁结，导致传导失常，则大便秘结、欲便不得。腑气不通，则气不下行而上逆，故嗳气频作、胸胁痞满。糟粕内停，气机郁滞，则腹中胀痛。肠胃气阻，则脾气不运，故纳食减少。苔薄腻、脉弦，为肝脾不和，内有湿滞之象。

治法： 顺气行滞，除满通便。

处方： 《经纶》章阙便秘摩方、大横通便摩方、肝脾募俞摩方、肠胃原穴摩方、八髎长强摩方。

方解

(1)《经纶》章阙便秘摩方

《灵枢·卫气失常》云："其气积于胸中者上取之，积于腹中者下取之，上下皆满者，旁取之。"《备急千金要方》云："积聚坚满，灸脾募百壮，穴在章门。"盖因章门为肝经穴，又为脾经募穴、八会穴之脏会，故有养肝益血、疏肝解郁、健脾益气、理气导滞之功。故而《神灸经纶》治大便秘结，有章门伍巨阙、太白、支沟、照海、大都、神阙之用。巨阙，乃任脉经气汇聚于胸腹交关之处，又为心之募穴，内应脘腹，上应胸膈，有宽胸快膈、通行脏腑之功。太白乃脾经输穴、原穴。《素问·刺法论》云："脾为谏议之官，知周出焉，可刺脾之源。"意谓取脾之原穴太白，可健脾土、助脾阳，则胃之和降有序，大肠之传化物有司。《窦太师针经》谓支沟"针透间使，治大便闭"。盖因支沟为手少阳三焦经经穴，故对拿揉运支沟、间使，具通关开窍、畅达脏腑之功。照海为足少阴之穴，又为八脉交会穴，通于阴跷，可导肾元之气通于八脉，俾血海充盈，肠腑得濡，故《窦太师针经》谓照海主治大便秘结之候。大都，足太阴脾经之荥穴，具健脾和胃、润肠通便之功，故《普济方》有"治后闭不通，足大都"之记。神阙，任脉穴，穴居脐之中心，为元神出入之庭阙。《针灸大成》有灸脐治病法，谓用之则"诸邪不侵，百病不入"。《医宗金鉴》云其"主治百病"。故摩神阙为重要的祛病健身之法。诸穴摩之，名"《经纶》章阙便秘摩方"，可补五脏、通六腑、润肠通便，而治大便秘结之候。

（2）大横通便摩方

大横为足太阴脾经穴，位于脐旁，并为足太阴、阴维脉之会，具通腑化浊、润肠通便之效。大肠俞为大肠经气敷布之处，具疏通大肠腑气之功，而为治大肠经疾病之要穴。《备急千金要方》谓大肠俞有治"大便难"的作用。天枢，足阳明经脉气所发之处，又为大肠经之募穴，穴当脐旁，为上下腹之界畔，可通行中焦、斡旋上下、司职升降，而有调和胃肠、益气健脾、濡养肝肾之效。《灵枢·邪气脏腑病形》云："荥输治外经，合治内腑。""大肠合入于巨虚上廉，小肠合入于巨虚下廉。"上巨虚乃手阳明大肠经之下合穴；下巨虚乃手太阳小肠经之下合穴，二穴又为胃经腧穴，具通达肠腑之功。故大横伍大肠之背俞大肠俞、募穴天枢、下合穴上巨虚，及小肠之下合穴下巨虚，名"大横通便摩方"，适用于一切大便秘结者。实秘用泻法，虚秘用补法，寒秘加灸法。若因热结而致便秘者，可佐曲池、合谷，以泄大肠之热；气滞而致便秘者，可佐支沟以通三焦气机，佐中脘以通降腑气，泻行间以疏肝理气。

（3）肝脾募俞摩方

募穴、俞穴是脏腑之气汇聚、输注之处，故对募、俞穴施术，将对其所属脏腑有很好的治疗作用。如情志失和，肝脾之气郁结，导致大肠传导功能失司而致便秘，取肝经募穴期门，以其为肝经之募穴，又因其为肝经与足太阴脾经、阴维脉之交会穴，故具疏肝理气、消胀除满，润肠通便之功。肝俞乃肝经之背俞穴，又为该经之标穴，具养血柔肝之功。二穴相伍，乃肝经募俞对穴之用，则养血柔肝、疏肝理气之功倍增。章门乃脾经之募穴，又为脏之会穴，《灵枢》用其治气积于腹，"上下皆满者"；《千金方》用治积聚坚满；《类经图翼》谓其治"大便秘结"，盖以其养血柔肝、健脾益气、润肠通便之功而收效。脾俞乃脾经之背俞穴，又为足太阴脾经之标穴，具补脾肺气、助运化、益营血之功，而传导之功有司。故章门伍脾俞，乃脾经募俞对穴之用，而健脾益气之功倍增。于是对此四穴施以按摩术，名"肝脾募俞摩方"，实乃寓"肝经募俞摩方""脾经募俞摩方"之复方，共成调和肝脾、理气导滞、润肠通便之效。本方不但为气秘之良方，亦适用于任何证型之便秘。

（三）虚秘

1. 气虚

临床症状：虽有便意，临厕努挣乏力，挣则汗出短气，便后疲乏，大便并不干硬，面色㿠白，神疲气怯，舌淡嫩，苔薄，脉虚。

证候分析：脾主运化，肺主肃降，且"脾主为胃行其津液"，若气虚则肺脾功能受损。肺与大肠相表里，肺气虚则大肠传送无力，虽有便意，临厕须竭力努挣，而大便并不干硬。肺卫不固，腠理疏松，故挣则汗出短气。脾虚则健运无权，化源不足，故面色㿠白、神疲气怯。舌淡苔薄、脉虚、便后疲乏均属气虚之象。

治法：益气布津，润肠通便。

处方：肠胃募俞摩方、脾肺募俞摩方、大横通便摩方、《经纶》章阙便秘摩方、脾肺原穴摩方。

方解

（1）肠胃募俞摩方、脾肺募俞摩方

取胃经募穴中脘、俞穴胃俞，大肠经募穴天枢、俞穴大肠俞，共成和胃润肠通便之功，施以按摩术，名"肠胃募俞摩方"。取肺经之募穴中府、俞穴肺俞，脾经之募穴章门、俞穴脾俞，共成益气润肠之功，施以按摩术，名"脾肺募俞摩方"。二方合用，为气虚便秘之治方。

（2）脾肺原穴摩方

宗《灵枢》"五脏有疾也，应出十二原"之法，取肺经之原穴太渊、脾经之原穴太白，施以按摩术，名"脾肺原穴摩方"，以其补益脾肺之气，俾大肠传导之功有司，而气虚便秘之证自解。

2. 血虚

临床症状：大便秘结，面色无华，头晕目眩，心悸，唇舌淡，脉细涩。

证候分析：脾胃为后天之本，气血生化之源。若脾胃虚弱，生化之源不足，必致血虚津少，不能下润大肠，故大便秘结。血虚不能上荣，故面色无华。心失所养则心悸。血虚不能滋养于脑，故头晕目眩。唇舌淡、脉细涩，均为阴血不足之象。

治法：养血润燥，通便开结。

处方：水谷之海摩方、十二经之海摩方、脾经募俞摩方、足太阴根结摩方、大横通便摩方。

方解

（1）水谷之海摩方

《灵枢·海论》云："胃者水谷之海，其腧上在气冲，下至三里。"意谓水谷之海，其输穴上在气街，下至足三里。水谷之海充，气血生化之源足，则下润大肠，而无便秘之候。故对二穴施以按摩术，名"水谷之海摩方"，为气血亏虚便秘之治方。

（2）十二经之海摩方

《灵枢·海论》云："冲脉者，为十二经之海，其腧上在于大杼，下出于巨虚之上下廉。"盖因十二经之海足，则经脉中血气运行通畅。故对大杼、上巨虚、下巨虚施以按摩术，名"十二经之海摩方"。

（3）脾经募俞摩方

取脾经之募穴章门、俞穴脾俞，以成健脾益气之功。对二穴施以按摩术，名"脾经募俞摩方"，俾气血生化之源有司，大肠无血虚津少之弊，而便秘之证可解。

（4）足太阴根结摩方

《灵枢·根结》云："太阴根于隐白，结于太仓。"太仓，即任脉之中脘穴。隐白为足太阴脾经之井穴，又为该经之根穴，有调气血、益脾胃、滋阴生津之功，故有润肠通便之效。中脘为脾经之募穴、结穴，又为腑之会穴，尚为任脉与手太阳小肠经、手少阳三焦经、足阳明胃经的交会穴，故具安和五脏六腑、通利三焦、益气血、敷布津液之功，而有润肠通便之效。故对二穴施以按摩术，名"足太阴根结摩方"，适用于一切便秘之候。

（四）冷秘

临床症状：大便艰涩，排出困难，小便清长，面色㿠白，四肢不温，喜热怕冷，腹中冷痛，或腰脊酸冷，舌淡苔白，脉沉迟。

证候分析：《素问·灵兰秘典论》云："脾胃者，仓廪之官，五味出焉。"《素问·本病论》云："脾者，谏议之官，知周出焉。"又云："肾为作强之官，伎巧出焉。"脾肾阳气虚衰，寒自内生，肠道传送无力，故大便艰涩、排出困难。阴寒内盛，气机阻滞，故腹中冷痛、喜热怕冷。阳虚温煦无权，故四肢不温、腰膝酸冷、小便清长。面色㿠白、舌淡苔白、脉沉迟，均为阳虚内寒之象。

治法：补益脾肾，温阳通便。

处方：《经纶》章阙通便摩方、大横通便摩方、脾肾募俞摩方、冷秘摩方。

方解

（1）脾肾募俞摩方

太凡脾肾阳虚，寒自内生，则肠道传化无序，故大便艰涩、排便困难。取脾经募穴章门、俞穴脾俞，肾经之募穴京门、俞穴肾俞，施以按摩术，名"脾肾募俞摩方"，俾命门之火得助，脾肾之阳得振，且精血津液得充，而肠腑得滋，肠道传化有力，而便秘之候自解。

（2）冷秘摩方

《证治要诀》云："冷秘由于冷气横于胃肠，凝阴固结，津液不通，胃道秘塞，其人肠内气攻，喜热恶冷。"《景岳全书》云："凡下焦阳虚，阳气不行，则不能传送而阴凝于下，此阳虚而阴结也。"《素问·水热穴论》云："肾者胃之关。"《诸病源候论》云："邪在肾，亦令大便难。"《兰室秘藏》云："肾主大便，大便难者，取足少阴。"宗《内经》"五脏有疾也，应出十二原"之法，按摩肾之原穴太溪，辅以任脉之关元，可温肾阳而解阴结、益肾气而通关开结。摩中脘、膏肓俞、脾俞、大肠俞，揉运足三里，以滋阴润燥、理肠通便。诸穴合用，今名"冷秘摩方"。

二十三、水肿

水肿，病证名，系指体内水液潴留，泛溢肌肤，引起眼睑、头面、四肢、腹背，甚至全身浮肿，严重者尚可伴有胸水、腹水等候。《内经》中称其为水、水气、水病，并根据不同症状，又分为风水、石水、涌水。究其病因，《素问·水热穴论》有"其本在肾，其末在肺"之论。水肿初起，大都从眼睑开始，继则延及头面、四肢，以及全身，亦有从下肢开始，然后及于全身者。如病情严重，可兼见腹满胸闷、气喘不能平卧等症。辨证论治，仍以阴阳为纲，凡感受风邪、水气、湿毒、湿热诸邪，见表、热、实证者，多按阳水论治；凡饮食劳倦或房劳过度，损伤正气，见里、虚、寒证者，多从阴水论治。兹将水肿的辨证论治，按阳水、阴水两类分述如下。

（一）阳水

1. 风水泛滥

临床症状：眼睑浮肿，继则四肢及全身皆肿，来势迅速，多有恶寒发热、肢节酸楚、小便不利等症。偏于风热者，伴咽喉红肿疼痛，舌质红，脉浮滑数。偏于风寒者，兼恶寒发热，咳喘，舌苔薄白，脉浮滑或紧。如水肿较甚，亦可见沉脉。

证候分析：风邪袭表，内舍于肺，肺失宣降，不能通调水道，下输膀胱，以致风遏水阻，故见恶寒发热、肢节酸楚、小便不利、全身浮肿等候。风为阳邪，其性轻扬，风水相搏，推波助澜，故水肿起于面目，随即遍及全身。若风邪兼热，则咽喉红肿热痛、舌质红、脉浮滑数。若风邪兼寒，邪在肌表，卫阳被遏，肺气不宣，则见恶寒发热、咳喘。若肿势较甚，阳气内遏，则见沉脉。

治法：散风清热，宣肺利水。

处方：《内经》水病五十七穴摩方、阳水摩方、《素问》伏菀上水病摩方。

方解

(1)《内经》水病五十七穴摩方

《灵枢·四时气》云:"风疢肤胀,为五十七痏,取皮肤之血者,尽取之。"盖因汗出遇风,毛窍闭塞,风遏水阻,聚水而为肿胀,故对此五十七穴施以按摩术,以行通利三焦、促气化、司决渎、利水消肿之功而愈病。取"尻上五行",即督脉之所循:脊中、悬枢、命门、腰俞、长强五穴;夹督脉之膀胱经所循:大肠俞、小肠俞、膀胱俞、中膂俞、白环俞,左右共十穴;督脉旁膀胱经第二循行线:胃仓、肓门、志室、胞肓、秩边,左右共十穴。"伏菟上两行,行五",指腹部任脉两旁的腧穴。其一为冲脉与足少阴的交会穴:中注、四满、气穴、大赫、横骨,左右共十穴;其二为足阳明经腧穴:外陵、大巨、水道、归来、气冲,左右十穴。"踝上各一行",即足少阴之穴:大钟、照海、复溜、阴谷、交信、筑宾,左右十二穴。故对上述五十七穴行按摩术,又名"《内经》水病五十七穴摩方"。该方适用于一切水肿病。

(2)阳水摩方

《素问·水热穴论》云:"汗出逢于风,内不得入于脏腑,外不得越于皮肤,客于玄府,行于皮里,传为胕肿,本之于肾,名曰风水。"故取三焦俞透理三焦,司气化。气海通利下焦,益元荣肾,助三焦气化之功而通利水道。水分具健脾胃,泌清浊,利水化浊之功。足三里为足阳明胃经之下合穴,胃与脾互为表里,有健脾和胃之功,俾水中之清得以上输于肺,水中之浊得以下输于肾与膀胱而制水。取肺俞宣通肺气与足太阳经气而输布津液。手阳明大肠经与手太阴肺经互为表里,故取手阳明经之原穴合谷,助肺气而通调水道。今对诸穴施以按摩术,名"阳水摩方",亦风水之治方。

(3)《素问》伏菟上水病摩方

《灵枢·决气》云:"上焦开发,宣五谷味,熏肤、充身、泽毛,若雾露之溉,是谓气。"说明了肺有宣发卫气、敷布精微物质的功能。若风邪犯肺,肺之宣发肃降功能失司,毛窍闭塞,不能将代谢后的水液化为汗液排出体外,而见眼睑浮肿、恶寒发热、小便不利,当以风水论治。《素问·水热穴论》云:"水病下为胕肿大腹,上为喘呼不得卧者,标本俱病,故肺为喘呼,肾为水肿,肺为逆不得卧,分为相输俱受者,水气之所留也。伏菟上各二行,行五者,此肾之街也。"即取伏菟上腹部肾经之中注、四满、气穴、大赫、横骨五穴,左右共十穴;胃经外陵、大巨、水道、归来、气冲五穴,左右共十穴。对诸穴施以按摩术,名"《素问》伏菟上水病摩方",俾肾阳得充,脾阳得健,肺之宣发肃降功能有司,而风水得除。

2. 水湿浸渍

临床症状:本病起病缓慢,病程较长,全身水肿,按之没指,小便短少,身体困重，胸闷，纳呆，泛恶，苔白腻，脉沉缓。

证候分析：久居湿地，或冒雨涉水，致使水湿之邪浸渍肌肤，壅滞不行，以致肢体浮肿不退。水湿内聚，三焦决渎失司，膀胱气化失常，所以小便短少。水湿日增而无出路，横溢肌肤，所以肿势日甚、按之没指。脾为湿困，阳气不得舒展，故见身重神疲、胸闷、纳呆、泛恶等候。苔白腻、脉沉缓亦为湿胜脾弱之象。湿为黏腻之邪，不易骤化，故病程较长。

治法：健脾化湿，通阳利水。

处方：《灵枢》徒水摩方、《内经》水病五十七穴摩方、阳水摩方。

方解

《灵枢》徒水摩方

《灵枢·四时气》云："徒疢，先取环谷下三寸，以铍针针之，已刺而筒之，而内之，入而复之，以尽其疢……间日一刺之，疢尽乃止。"徒，众也。土居中央，主灌四旁，土气虚则四方之众水反侮其土为水病。"筒"通筒，直也。"铍针"为九针之一。杨上善注云："环谷当是脐中也。"故环谷下三寸，当为关元。关元乃任脉腧穴，为任脉与足三阴经交会穴，被《灵枢》称为"三结交"穴，有益肾、脾、肝之功，俾气化有司，决渎有序，水道通畅，而无众水侮土之弊。故对关元施以按摩术，名"《灵枢》徒水摩方"，为水湿浸渍肌肤而发水肿之治方。

（二）阴水

1. 脾阳虚衰

临床症状：身肿，腰以下为甚，按之凹陷不易恢复，脘腹胀闷，纳减便溏，面色萎黄，神倦肢冷，小便短少，舌质淡，苔白腻或白滑，脉沉缓或沉弱。

证候分析：脾恶湿喜燥，中阳不振，健运失司，气不化水，且其燥湿功能失司，以致下焦水邪泛滥，故身肿，腰以下尤甚，按之凹陷不起。脾虚运化无力，故脘闷纳减、腹胀便溏。脾虚则面无华色，阳不温煦，故面色萎黄、神疲肢冷。阳不化气，则水湿不行而小便短少。舌淡苔白腻或白滑、脉沉缓或沉弱为脾阳虚衰，水湿内聚之征。

治法：温运脾阳，以利水湿。

处方：《内经》水病五十七穴摩方、《素问》伏菟上水病摩方、脾经募俞摩方、脾经原穴摩方、脾经五输摩方、阴水摩方。

方解

（1）脾经募俞摩方

募、俞穴是脏腑经脉之气聚集、输注于腹背部的腧穴。脾之募穴章门与脾之俞穴脾俞相伍，一阴一阳，一腹一背，相须为用，以成健脾益气、化气通脉、升清降浊、温阳利水之效。今施以按摩术，名"脾经募俞摩方"，乃阴水之治方。

（2）脾经原穴摩方

《灵枢·九针十二原》云："五脏有疾也，应出十二原。"盖因原穴能导肾间动气，而输布全身，调和内外，宣导上下，俾温阳化气、渗湿利水之功有司，则水肿之候得除。今对脾经原穴太白施以按摩术，名"脾经原穴摩方"。

（3）脾经五输摩方

五输穴是十二经脉气出入之所，主治五脏六腑经脉的病变。宗"病在脏者，取之井"，故按摩脾经井穴隐白，名"脾经井穴隐白摩方"。鉴于大都乃脾经之荥火穴，脾属土，太白为输土穴，宗"虚则补其母"之法，按摩大都穴，名"大都补脾摩方"，统称"脾经五输摩方"。

（4）阴水摩方

三焦俞乃司气化之要穴；取任脉之水分，功于分清别浊而化内盛之水浊；气海透理三焦，以助气化之功；足三里乃足阳明之合穴，取其健脾和胃而制水；阴陵泉、脾俞、肾俞共成温阳利水之功。诸穴合用，施以按摩术，名"阴水摩方"，共奏化气通脉、温阳利水之功。

2. 肾气衰微

临床症状： 面浮身肿，腰以下尤甚，按之凹陷不起，心悸，气促，腰部冷痛酸重，尿量减少或增多，四肢厥冷，怯寒神疲，面色灰滞或㿠白，舌质淡胖、苔白，脉沉细或沉迟无力。

证候分析： 《素问·逆调论》云："肾者水脏，主津液。"肾气虚衰，阳不化气，水湿下聚，故见腰以下肿甚，按之凹陷不起。水气上凌心肺，故见心悸气促。腰为肾之府，肾虚而水气内盛，故腰痛酸重。肾与膀胱相表里，肾阳不足，膀胱气化不行，故尿量减少；或因下元不固而多尿，故有浮肿与多尿并见。肾阳亏虚，命门火衰，不能温养，故四肢厥冷、怯寒神疲。阳气不能温煦上荣，故面色灰滞或㿠白。舌质胖淡、苔白、脉沉细或沉迟无力，均为阳气虚衰，水湿内盛之候。

治法： 温肾助阳，化气行水。

处方： 《素问》水病尻上摩方、《素问》水病伏菟上摩方、《素问》水病踝上摩方、《内经》水病五十七穴摩方、肾经募俞穴摩方、肾经原穴摩方、肾经五输摩方、阴水摩方。

方解

（1）《素问》水病尻上摩方

《素问·上古天真论》云："肾者主水，受五脏六腑之精而藏之。"《素问·逆调论》云："肾者水脏，主津液。"说明了肾的气化功能对体内津液输布和排泄起着重要的作用。故《素问·水热穴论》有"诸水皆生于肾"之论，继而有"积阴之所聚也，水所从出入也，尻上五行、行五者，此肾俞"之述。即取督脉之脊中、悬枢、命门、腰俞、长强诸穴，若"阳光普照，阴霾四散"，以冀水肿得除；取足太阳膀胱经之大肠俞、小肠俞、膀胱俞、中膂俞、白环俞及胃仓、肓门、志室、胞肓、秩边诸穴，俾膀胱气化有序，胃之化源有司。此即"尻上五行、行五"共二十五穴，今施以按摩术，名"《素问》水病尻上摩方"。

（2）《素问》水病踝上摩方

《素问·水热穴论》云："三阴（肾、脾、肝）之所交结于脚也，踝上各一行、行六者，此肾脉之下行也。"故取踝上肾经之大钟、照海、复溜、交信、筑宾、阴谷六穴，左右计十二穴。施以按摩术，名"《素问》水病踝上摩方"。

（3）肾经募俞穴摩方

宗五脏六腑之疾取其募、俞穴之大法，对肾经募穴京门、俞穴肾俞，施以按摩术，名"肾经募俞穴摩方"。

（4）肾经原穴摩方

宗《内经》"五脏六腑有疾者，皆取其原也"之宗旨，对肾经原穴太溪施以按摩术，名"肾经原穴摩方"。

（5）肾经五输摩方

宗《内经》"病在脏者，取之井"之法，按摩肾经井穴涌泉，名"肾病井穴涌泉摩方"。盖因复溜在五输为经金穴，肾五行属水，金生水，故宗"虚则补其母"法，按摩肾经之复溜，名"复溜补肾摩方"。二方共施，名"肾经五输摩方"。

二十四、淋证

淋证，病证名，是指小便频数短涩、滴沥刺痛、小腹拘急，或痛引腰腹的病证。淋之病名，首见于《黄帝内经》。《素问·六元正纪大论》称其为"淋閟"，《金匮要略》称为"淋泌"，《中藏经》则有冷、热、气、劳、膏、砂、虚、实八种，《备急千金要方》提出了"五淋"之名，而《外台秘要》指出"五淋者：石淋、气淋、膏淋、劳淋、热淋也"。现代医家沿用五淋之名，但以气淋、血淋、膏淋、石淋、劳淋名之，亦有以热淋、血淋、石淋、膏淋、劳淋名之。鉴于气淋、热淋均属常见之证，故今多以"六淋"论治。大凡石淋者，以小便排出砂石为主症；膏淋者，小便浑浊如米泔水或滑腻如膏脂；血淋者，溺血而痛；气淋者，少腹胀满较为明显，小便艰涩疼痛，尿有余沥；热淋者，小便灼热刺痛；劳淋者，小便淋沥不已，遇劳即发。

1. 热淋

临床症状：小便短数，灼热刺痛，溺色黄赤，少腹拘急胀痛，或有寒热、口苦、呕恶，或有腰痛拒按，或有大便秘结，苔黄腻，脉濡数。

证候分析：多食辛热肥甘之品，或嗜酒太过，酿成湿热，继而湿热蕴结下焦，膀胱气化失司，是热淋的主要病机，故见小便短数、灼热刺痛、溺色黄赤。腰为肾之府，若湿热之邪侵犯入肾，则腰痛拒按。若湿热内蕴，邪正相争，可见寒热起伏、口苦、呕恶。热甚波及大肠，则大便秘结。苔黄腻、脉濡数，均系湿热之象。

治法：清热，利湿，通淋。

处方：二水三三通淋摩方、膀胱俞通淋摩方、膀胱经五输摩方。

方解

（1）二水三三通淋摩方

水道乃足阳明经循行于腹部的腧穴，位当小肠部，又迎膀胱，属下焦，为水道之所出，具泌清别浊、利水通淋之功；水分乃任脉腧穴，具健脾胃、泌清浊、利水通淋之效；足三里乃足阳明胃经之合穴，有健脾胃、清湿热之功；三阴交乃足太阴经之本穴，又为足太阴、厥阴、少阴交会之穴，具健脾渗湿、滋下和阴之功。故四穴相伍，共成泌别清浊、清热通淋之效，施以按摩术，名"二水三三通淋摩方"，尤适用于热淋之证。

（2）膀胱俞通淋摩方

膀胱俞内应膀胱之腑，为膀胱经血气聚汇、转输之处，具司气化、布津液之功，故为治膀胱经疾病之要穴。伍肾俞、三焦俞、中极、三阴交，施以按摩术，名"膀胱俞通淋摩方"，俾肾气充盈，三焦通利，肾与膀胱气化有司，湿热得清，而热淋得解。该方亦适用于石淋、血淋。

（3）膀胱经五输摩方

宗《内经》"五脏六腑之有疾者，皆取其原"之旨，按摩膀胱经之原穴京骨，方名"膀胱经原穴摩方"。盖因膀胱五行属水，木为水之子，故宗"实则泻其子"法，取膀胱经输木穴束骨按摩之，名"膀胱输穴摩方"。二方合用，名"膀胱经五输摩方"，乃热淋、石淋、血淋之治方。

2. 石淋

临床症状：尿中时夹砂石，小便艰涩，或排尿时突然中断，尿道窘迫疼痛，少腹拘急，或腰腹绞痛难忍，尿中带血，舌红，苔薄黄，脉弦或数。若病久砂石不去，可伴见面色少华，精神委顿，少气乏力，舌淡边有齿印，脉细而弱，或腰腹隐痛，手足心热，舌红少苔，脉细数。

证候分析：湿热下注，煎熬尿液，结为砂石，故为石淋。砂石不能随尿排出，则小便艰涩、尿时疼痛。如砂粒较大，阻塞尿路，则尿时突然中断，并因阻塞不通而致疼痛难忍。结石损伤脉络，则见尿中带血。初起阴血未亏，湿热偏盛，故舌质红、苔薄黄、脉弦或带数。久则阴血亏耗，伤及正气，或为阴虚，或为气虚，而表现为虚实夹杂之证。阴虚者，腰酸隐痛，手足心热，舌红少苔，脉细带数；气虚者，面色少华，精神委顿，少气乏力，舌淡边有齿印，脉细而弱。

治法：清热利湿，通淋排石。

处方：膀胱经五输摩方、二水三三通淋摩方、膀胱俞通淋摩方、《灵枢》足太阳盛络摩方。

方解

《灵枢》足太阳盛络摩方

井穴至阴，乃足太阳膀胱经终于此而交于足少阴肾经之处，具司气化、敷布津液、导上引下之功，故为诸淋之治穴。若伍膀胱经之原穴京骨、经穴昆仑、络穴飞扬、颈穴天柱，施以按摩术，名"《灵枢》足太阳盛络摩方"，以其强化膀胱经血气运行之功，而为石淋之良方，亦为热淋、血淋之治方。

3. 气淋

临床症状：实证见小便涩滞，淋漓不尽，少腹满痛，苔薄白，脉多沉弦。虚证见少腹坠胀，尿有余沥，面色㿠白，舌质淡，脉虚细无力。

证候分析：《素问·阴阳应象大论》云："怒伤肝。"且少腹乃足厥阴肝经循行之处，若因怒伤肝，或情志怫郁，肝失条达，气机郁结，膀胱气化不利，故见小便滞涩、淋漓不尽、少腹满痛；脉沉弦为肝郁之征。此属气淋之实证。如久病不愈，或过用苦寒疏利之品，耗伤中气，气虚下陷，故见少腹坠胀；气虚不能摄纳，故尿有余沥；面色㿠白、舌淡、脉虚细，均为气血亏虚之征。此属气淋之虚证。

治法：实证宜利气疏导；虚证宜补中益气。

处方：水道益气通淋摩方、水分复溜通淋摩方、《千金》虚劳尿浊摩方。

方解

（1）水道益气通淋摩方

水道乃足阳明胃经腧穴，穴当下焦，具泌别清浊、通利水道之功；肾俞、膀胱俞乃肾与膀胱经脉气输注之处，具益肾元、司气化之功；三阴交有健脾和胃、益气渗湿、滋下和阴之功。四穴相伍，施以按摩术，名"水道益气通淋摩方"，适用于气淋、膏淋、劳淋之证。

（2）水分复溜通淋摩方

水分乃任脉之腧穴，具健脾益气、益元荣脉、泌别清浊、通淋利水之功；肾主水液，复溜乃肾经之经穴，具益肾元、通调水道之效；气海乃任脉之腧穴，为升气之海，具温补下焦、益元荣肾、益气举陷之功。三穴伍调补足三阴经之三阴交，共成益气荣肾、化气通淋之治，施以按摩术，名"水分复溜通淋摩方"，乃气淋、膏淋、劳淋之治方。

（3）《千金》虚劳尿浊摩方

《千金方》治"虚劳尿白浊"有取脾俞、三焦俞、肾俞、章门之法。方中章门、脾俞乃脾经募俞配伍法，以成健脾益气、渗湿化浊之功；肾俞、三焦俞乃益元荣肾、化气通淋之伍。故对四穴施以按摩术，名"《千金》虚劳尿浊摩方"，乃为气淋、膏淋、劳淋之良方。

4. 血淋

临床症状：实证见小便热涩刺痛，尿色深红，或夹有血块，疼痛挛急加剧，或见心烦，苔黄，脉滑数。虚证见尿色淡红，尿痛涩滞不显著，腰酸膝软，神疲乏力，舌淡红，脉细数。

证候分析：湿热下注膀胱，热盛伤络，迫血妄行，以致小便涩痛有血。血块阻塞尿路，故疼痛挛急加剧。若心火亢盛，则可见心烦、苔黄、脉数，为实热之象。病延日久，肾阴不足，虚火灼络，络伤血溢，则可见尿色淡红、涩痛不明显、腰膝酸软，为血淋之虚证。

治法：实证宜清热通淋、凉血止血；虚证宜滋阴清热、补虚止血。

处方：膀胱经五输摩方、二水三三通淋摩方、膀胱俞通淋摩方、委中膈俞血淋摩方、《图翼》尿血摩方。

方解

（1）膀胱经五输摩方（京骨、束骨）

本方乃实证血淋之治方。

（2）二水三三通淋摩方（水道、水分、足三里、三阴交）

本方乃实证血淋之治方。

（3）膀胱俞通淋摩方（膀胱俞、肾俞、三焦俞、中极、三阴交）

本方乃虚证血淋之治方。

（4）委中膈俞血淋摩方

委中乃足太阳膀胱经之合穴，具激发、承接足太阳经脉气、清利下焦湿热之功；膈俞为血会，具清热凉血之功；血海乃足太阴脾经腧穴，专走血分，能引血归经。故三穴相伍，施以按摩术，名"委中膈俞血淋摩方"，乃治血淋之良方。

(5)《图翼》尿血摩方

《类经图翼》云："尿血：膈俞、脾俞、三焦俞、肾俞、列缺、章门、大敦。"今对诸穴施以按摩术，名"《图翼》尿血摩方"。方中膈俞，乃八会穴之血会，具清营凉血之功；脾俞合章门乃脾经募俞对穴之伍，具健脾渗湿之效；肾俞、三焦俞共具司气化、益元荣肾、通利三焦之用；列缺宣发肺气，通达阳明经腑气，以解湿热下注之弊；大敦乃肝经之井穴，具凉血止血之功。故不论血淋实证、虚证，均可用之。

5. 膏淋

临床症状：实证见小便浑浊如米泔水，放置则沉淀如絮状，上有浮油如脂，或夹有凝块，或混有血液，尿道热涩疼痛，舌红，苔黄腻，脉濡数。虚证见病久不已，反复发作，淋出如脂，涩痛反见减轻，但形体日渐消瘦，头昏无力，腰酸膝软，舌淡，苔腻，脉细弱无力。

证候分析：湿热下注，气化不利，脂液失于约束，故见小便浑浊如米泔水、尿道热涩疼痛等。如日久反复不愈，肾虚下元不固，不能制约脂液，脂液下泄，故见淋出如脂、形瘦、头昏无力、腰酸膝软等。

治法：实证宜清热利湿、分清泄浊；虚证宜补虚固涩、泌清别浊。

处方：水道益气通淋摩方、水分复溜通淋摩方、水分膏肓通淋摩方、肾经募俞穴摩方、肾经原穴摩方、《图翼》白浊摩方。

方解

(1) 水道益气通淋摩方（水道、肾俞、膀胱俞、三阴交）

本方适用于虚证。

(2) 水分复溜通淋摩方（水分、复溜、气海、三阴交）

本方适用于实证。

(3) 水分膏肓通淋摩方

水分乃任脉之腧穴，具健脾益肾、分清别浊、利水化湿之功；关元乃任脉与足三阴经交会穴，《灵枢》称之为"三结交"穴，具益元固本、补气壮阳、回阳固脱之效；膏肓俞乃治诸虚损之要穴，故《备急千金要方》云其"无所不治"，《明堂灸经》谓其"无不取效"；三阴交乃脾经与足少阴肾经、足厥阴肝经交会穴，故具培补肝、脾、肾三脏之功，则肝血、脾气、肾精得补，下元得固，而无脂液下泄之弊。今对四穴施以按摩术，名"水分膏肓通淋摩方"，无论膏淋虚证、实证皆可用之。

(4) 肾经募俞穴摩方

募、俞穴乃五脏六腑经气汇聚、输注之处，故取肾经募穴京门、俞穴肾俞，施以按摩术，名"肾经募俞穴摩方"，以其益肾固元之功，而为肾虚膏淋之治方。

（5）肾经原穴摩方

宗《内经》"五脏有疾也，应出十二原"之旨，对肾经原穴太溪施以按摩术，名"肾经原穴摩方"，为气淋、膏淋、劳淋之治方。若佐以按摩足太阳经之经穴昆仑，有促进卫气运行之功，俾气化有序，则通淋之功倍增。

（6）《图翼》白浊摩方

《类经图翼》对"白浊"，有取"脾俞、小肠俞、章门、气海、关元、中极、中封"之治。今对诸穴施以按摩术，名"《图翼》白浊摩方"。方中章门伍脾俞，乃"脾经募俞摩方"之伍，以成健脾益气、渗湿化浊之功；小肠俞乃泌清别浊之治；气海、关元、中极均具益元荣肾、化气通淋之功；中封乃足厥阴肝经之经穴，又为该经之本穴，与关元相伍，共成养肝肾、调冲任之功，俾下焦通利，而无湿浊之害。无论虚实，白浊膏淋之证得解。

6. 劳淋

临床症状：小便不甚赤涩，但淋沥不已，时作时止，遇劳即发，腰酸膝软，神疲乏力，舌质淡，脉虚弱。

证候分析：诸淋日久，或过服寒凉，或久病体虚，或劳伤过度，以致脾肾两虚，湿浊留恋不去，故小便不甚赤涩，但淋沥不已，遇劳即发。气血不足，故舌淡脉弱。

治法：健脾益肾，泌别清浊。

处方：水道益气通淋摩方、水分复溜通淋摩方、脾肾募俞摩方、脾肾原穴摩方、《经纶》中极虚损摩方。

方解

（1）脾肾募俞摩方

募、俞穴乃脏腑经气聚集、输注之处，故取脾经募穴章门、俞穴脾俞，肾经募穴京门、俞穴肾俞，施以按摩术，名"脾肾募俞摩方"，以其温补脾肾、益元固脱之功，俾气化有序，则劳淋自愈。

（2）脾肾原穴摩方

宗《内经》"五脏六腑有疾者，皆取其原也"之旨，对肾经原穴太溪、脾经原穴太白，施以按摩术，以治劳淋、气淋、膏淋，名"脾肾原穴摩方"。

（3）《经纶》中极虚损摩方

《神灸经纶》记云："虚损，中极、大椎、肺俞、膈俞、胃俞、三焦俞、肾俞、中脘、天枢、气海、足三里、三阴交、长强。"今变灸法为按摩法，名"《经纶》中极虚损摩方"。任脉为阴脉之海，中极乃任脉与足三阴经交会穴，又为膀胱经之募穴，具益元育阴、化气通脉之功，而与肺俞、膈俞、胃俞、三焦俞、肾俞、气海诸穴相伍，则化气通脉、通利水道之功倍增。督脉乃阳脉之海，大椎乃督脉之腧穴，又为手、足三阳经的交会穴，故又称"诸阳之会"，有益元荣督之功，故与中极相伍，乃治五劳七伤、疏利三焦之对穴。中脘乃胃经募穴、六腑之会穴，及任脉与手太阳、少阳、足阳明经的交会穴，具较强的健脾和胃之功。天枢乃足阳明胃经脉气所发之处，又为大肠经之募穴，穴当脐旁，为上下腹之界畔，通行中焦，有斡旋上下、职司升降之功，故《标幽赋》有"虚损天枢而可取"之句。足三里乃足阳明胃经之合土穴，具健脾胃、补中气、调气血、通经络之功；《内经》有"合治内腑"之论，其又为该经之下合穴，故为胃经病必用之穴。三阴交乃脾经与肝经、肾经的交会穴，故有大补足三阴之功。长强乃督脉与足少阴经交会穴，又为督脉之络穴，因其循环无端谓其长、健行不息谓之强故名，具调和阴阳、益元荣督之功。故诸穴相伍，施以按摩术，谓"《经纶》中极虚损摩方"，乃疗虚损之良方，亦为治疗劳淋之良方，适用于气淋、膏淋之证。

二十五、癃闭

癃闭，病证名，最早的文献见于《内经》。如《素问·宣明五气》云："膀胱不利为癃。"《素问·标本病传论》云："膀胱病小便闭。"故癃闭是以小便量少，甚则小便闭塞不通为主要症状的一种疾病。其中小便不利，点滴而短少，病势缓者称为"癃"；小便点滴不通，病势较急者称为"闭"。二者虽有区别，然均为排尿困难之候，故合称"癃闭"。

1. 膀胱湿热

临床症状：小便点滴不通，量极少而短赤灼热，小腹胀满，口苦口黏，或口渴不欲饮，或大便不畅，舌质红，苔根黄腻，脉数。

证候分析：《素问·至真要大论》云："水液浑浊，皆属于热。"《诸病源候论》云："小便不通，由膀胱与肾俱有热故也。"大凡湿热壅，积于膀胱，故小便不利而红赤，甚则闭而不通。湿热互结，膀胱气化不利，故小腹胀满。湿热内盛，故口苦口黏。津液不布，故但口渴而不欲饮。舌质红、苔根黄腻、脉数或大便不畅，均因下焦湿热所致。

治法：清热利湿，通利小便。

处方：《灵枢》癃闭通络摩方、湿热蕴结癃闭摩方。

方解

（1）《灵枢》癃闭通络摩方

《灵枢·四时气》云："小腹痛肿，不得小便，邪在三焦约，取之太阳大络，视其络脉与厥阴小络结而血者，肿上及胃脘，取三里。"对此，马莳认为："此言刺邪在三焦者之法也。"又云："足太阳大络而刺之，即飞扬穴。又必视其络脉，与足厥阴肝经有结血者尽取之。"盖因三焦者，决渎之官，水道出焉，失司则小便不通。三焦为水谷出入之道路，故三焦气化失司，必导致膀胱气化失序，而致小腹肿痛，不得小便，故有飞扬之刺。盖因飞扬为足太阳经络穴，乃肾炎、膀胱炎之治穴。盖因肝主疏泄，疏泄失司，肝气郁结，结于厥阴之络，亦可不得小便，可取足厥阴肝经络穴蠡沟。《针灸聚英》谓蠡沟治"癃闭""小便不利"。且因三焦分属胸腹，乃水谷出入之道路，故三焦气化失司，枢机不利，腹气结滞，则致"小腹痛肿""肿上及胃脘"，而有"取三里"之治。足三里为足阳明经之合穴，乃该经脉气汇合之处，具健脾和胃、理气导滞、调补气血之功，且又为该经之下合穴。《灵枢·邪气脏腑病形》有"合治内腑"之论，故《四总穴歌》有"肚腹三里留"之治。三穴合用，今施以按摩术，名"《灵枢》癃闭通络摩方"。

（2）湿热蕴结癃闭摩方

脾虚失运，内生湿邪，蕴之化热，下注膀胱，致气化失司，则小便闭而不通。其治取足太阴脾经之本穴三阴交、合穴阴陵泉，且三阴交又为足三阴经交会穴，故二穴共成健脾利湿、调补肝肾、益气养血之功，具激发、汇聚、转输足太阴脾经脉气之力，而除内生之湿邪。中极乃膀胱经之募穴，膀胱俞乃其俞穴，此乃取该经募俞之伍，以疏调下焦之气，而达清利湿热之效。故对四穴施以按摩术，名"湿热蕴结癃闭摩方"，为治膀胱湿热癃闭之良方，亦适用于一切癃闭之证。

2. 肝郁气滞

临床症状：情志抑郁或多烦善怒，小便不通或通而不畅，胁腹胀满，苔薄或薄黄，舌红，脉弦。

证候分析：《素问·阴阳应象大论》云："怒伤肝。"若七情内伤，气机郁滞，肝气失于疏泄，水液排出受阻，故小便不通或通而不畅。胁腹胀满，为肝气横逆之故。脉弦、多烦善怒，是肝旺之征。舌红、苔薄黄是肝郁有化火之势。

治法：疏调气机，通利小便。

处方：《灵枢》癃闭摩方、肝郁气滞癃闭摩方。

方解

（1）《灵枢》癃闭摩方

《灵枢·热病》云："癃，取之阴跷及三毛上及血络出血。"马莳注云："此言刺癃者之法也。"小便不利名癃，乃肾与膀胱气化失司所致。照海，乃足少阴肾经穴为阴跷脉所生，又为八脉交会穴之一，通于阴跷脉，故为癃证之治穴。"三毛上"，即足大趾三毛中之大敦穴。《灵枢·经脉》云:"肝足厥阴之脉……是主肝所生病者……闭癃。"宗《灵枢》"病在脏者,取之井"之法,故有取肝经井穴大敦之治。今对上述二穴施以按摩术,名"《灵枢》癃闭摩方"。

(2) 肝郁气滞癃闭摩方

取肝经之募穴期门、俞穴肝俞,成养血柔肝、疏肝理气之功,可除肝气失于疏泄之弊;佐脾经之募穴章门、俞穴脾俞,以成健脾渗湿之功,而杜内生湿邪之源;伍膀胱经之募穴中极、俞穴膀胱俞,以其疏调下焦气机之功,而达清利下焦湿热之效;取膀胱经之下合穴委阳,乃"合治内腑"之谓;取膀胱经之络穴飞扬,以其别走足少阴肾经,俾膀胱津液气化有序,则三焦之决渎有司。诸穴合用,施以按摩术,具方剂逍遥散之效,故名"肝郁气滞癃闭摩方"。该方适用于癃闭肝郁气滞证,亦适用于一切癃闭之候。盖因其促进中、下焦气化之功而为治。

3. 脾肾阳衰

临床症状:小便不通或点滴不爽,排出无力,面色㿠白,神气怯弱,畏寒,腰膝冷而酸软无力,舌质淡,苔白,脉沉细而尺弱。

证候分析:命门火衰,气化不及州都,故小便不通或点滴不爽、排出无力。面色㿠白、神气怯弱乃元气衰惫之证。畏寒、腰膝酸软无力、脉沉细尺弱、舌质淡、苔白都是肾阳不足之证。

治法:温阳益气,补肾利尿。

处方:《灵枢》通溲摩方、益肾通渎摩方。

方解

(1)《灵枢》通溲摩方

《灵枢·癫狂》云:"内闭不得溲,刺足少阴、太阳与骶上以长针。"马莳注云:"此言刺不得溲之法也。""内闭不得溲",乃癃闭之闭证也。张景岳注云:"内闭不得溲者,病在水脏,故当刺足少阴经之涌泉、筑宾,足太阳经之委阳、飞扬、仆参、金门等穴。骶上,即督脉尾骶骨之上,穴名长强。"盖因"肾者水脏,主津液",肾元亏虚,气化失司而致"内闭不得溲"。宗《灵枢》"病在脏者,取之井"之法,故有取肾经井穴涌泉之治。筑宾乃肾经之穴,又为阴维脉之郄穴。《难经》谓"阴维维于阴","阴维起于诸阴交",故筑宾有和阴通阳、化气通脉、行瘀散结之功。委阳乃足太阳膀胱经穴,又为三焦经之下合穴,宗《灵枢·邪气脏腑病形》"合治内腑"之法,故有取委阳之治。飞扬乃足太阳膀胱经之络穴,别走足少阴肾,具宣发足太阳、足少阴经气之功,俾肾主水液,关门职守,膀胱之津液气化有序,三焦决渎有司。仆参,为阳跷脉之本,具敷布津液、转输太阳经气之功。金门为足太阳经郄穴,又为阳维脉所别属，故具通阳化气之功。诸穴亦为"内闭不得溲"之要穴。长强，为督脉与足少阴经的交会穴，并为督脉之络穴。《针灸甲乙经》云："长强，一名气之阴郄。督脉别络，在脊骶端，少阴所结。"以其循环无端谓其长、健行不息谓之强之功，故名长强。以其调和阴阳、益肾荣督之功，为解"不得溲"之治穴。故诸穴合用，今施以按摩术，名"《灵枢》通溲摩方"。

（2）益肾通渎摩方

肾气不足，命门火衰，气化失司所致癃闭，治当培补肾元，故有肾俞之施。阴谷为足少阴肾经之合穴，具滋肾阴、疏下焦、促气化之功。三焦俞、气海，佐肾俞以增其化气通脉之功。宗《内经》"合治内腑"之法，取足太阳膀胱经之下合穴委阳，以其疏通三焦气机、通调水道、清利膀胱之功，故为癃闭、水肿之治穴。诸穴相伍，共成补肾气、理三焦、司决渎、通癃闭之效，施以按摩术，名"益肾通渎摩方"，而为治肾虚癃闭之良方。

二十六、消渴

消渴，病证名，是以多饮、多食、多尿、身体消瘦为主症，或见尿浊、尿有甜味的病证。其名首见于《黄帝内经》。如《素问·奇病论》云："此肥美之所发也。此人必数食甘美而多肥也。肥者令人内热，甘者令人中满，故其气上溢，转为消渴。"本病又名消瘅、膈消、肺消、消中。《灵枢·五变》云："五脏皆柔弱者，善病消瘅。"《素问·气厥论》云："心移热于肺，传为膈消。"又云："心移寒于肺，肺消。"《素问·脉要精微论》云："病成而变何谓……瘅成为消中。"对该病之治，《素问·通评虚实论》有"脉实大，病久可治；脉悬小坚，病久不可治"之论，临床当以为鉴。《金匮要略》立"消渴"专篇，提出三消症状及其治疗方药。近世医家将消渴按其"三多"症状分为上、中、下三消，诚如《证治准绳》所云："渴而多饮为上消，消谷善饥为中消，渴而便数有膏为下消。"大凡上消《内经》谓膈消，中消《内经》谓消中，下消《内经》谓消瘅，即《内经》"五脏皆柔弱"，气化失司之肾消也。

（一）上消

肺热津伤
临床症状：烦渴多饮，口干舌燥，尿频量多，舌边尖红，苔薄黄，脉洪数。
证候分析：《医学心悟》云："三消之证，皆燥热结聚也。"《景岳全书》云："上消者渴证也，随饮随渴，以上焦之津液沽涸，古云其病在肺。"盖因肺热炽盛，耗液伤津，故口干舌燥、烦渴多饮。肺主治节，燥热伤肺，治节失职，水不化津，直趋于下，故尿频量多。舌边尖红、苔薄黄、脉洪数为内热炽盛之象。

治法：清热润肺，生津止渴。

处方：《圣济》消渴摩方、肺经募俞荥穴摩方、消渴原穴摩方、肺热津伤摩方。

方解

（1）《圣济》消渴摩方

《圣济总录》云"渴饮病，兼身体疼痛，灸隐白二穴"，"消渴咽喉干，灸胃脘下俞（下脘）二穴"，"消渴口干不可忍者，灸小肠俞"，"消渴咳逆，灸手厥阴（井穴中冲、荥穴劳宫、原穴大陵）"，"消渴咽喉干，灸胸膛（膻中）"，"又灸足太阳（井穴至阴、荥穴通谷、原穴京骨）"。今以摩法代替灸法，名"《圣济》消渴摩方"。具促气化、生津液、化消渴之功，为一切消渴证之治方。

（2）肺经募俞荥穴摩方

募、俞穴乃脏腑之气汇集、输注之处，对其施术，有调达该经脏腑功能之效。故上消多饮之证，取肺经募穴中府、俞穴肺俞，有清热润肺、生津止渴之功；佐肺经荥穴鱼际，可增其清肺之力。三穴共用，施以按摩术，名"肺经募俞荥穴摩方"，乃上消专用处方。

（3）消渴原穴摩方

宗《内经》"五脏六腑之有疾也，皆取其原"之旨，取上焦肺经之原穴太渊、中焦脾经之原穴太白、下焦肾经之原穴太溪，伍以肺俞、脾俞、肾俞、三焦俞、膀胱俞，而对诸穴施以按摩术，名"消渴原穴摩方"，肺、脾、肾三经并调，俾三焦通达，气化有序，津液得布，则消渴自解。

（4）肺热津伤摩方

宗"实则泻其子"之法，盖因肺属金，尺泽为五输穴之合水穴，金生水，水为金之子，故按摩肺经之合水穴尺泽，名"消渴尺泽摩方"，以其清泄肺热之功，而达顾护肺津之效，故又名"肺热津伤摩方"。

（二）中消

胃热炽盛

临床症状：多食易饥，形体消瘦，大便干燥，苔黄，脉滑实有力。

证候分析：《景岳全书》云："中消者，中焦病也，多食善饥，不为肌肉，而日加消瘦，其病在脾胃，又谓中消也。"盖因胃火炽盛，腐熟水谷力强，故多食易饥。阳明热盛，耗伤津血，无以充养肌肉，故形体消瘦。胃津不足，大肠失其濡润，故大便干燥。苔黄、脉滑实有力是胃热炽盛之象。

314

治法：清胃泻火，养阴增液。

处方：腹哀太白消渴摩方、胃经募俞摩方、消渴原穴摩方。

方解

（1）腹哀太白消渴摩方

腹哀为足太阴脾经与阴维脉之交会穴，有健脾和胃、益气生津、消积导滞之功。脾经之原穴太白，乃脾经疾病必取之穴，可导肾间动气以敷布全身，调和内外，宣导上下，俾气化有司，而消渴之证可解。今对二穴施以按摩术，名"腹哀太白消渴摩方"，非但为消渴胃热炽盛证之治方，亦为消渴通用之方。尚可辅以足阳明胃经之荥穴内庭，以其清热泻火之功，解胃经炽盛之热邪，而无耗伤津血之弊；且其具养阴增液之功，则消渴得除。

（2）胃经募俞摩方

募、俞乃脏腑之气汇集、输注之处，故为脏腑经络疾病之治穴。今对足阳明胃经募穴中脘、俞穴胃俞施以按摩术，名"胃经募俞摩方"，以其和胃消积之功，可清胃热炽盛之源；且中脘乃六腑之会穴，又为任脉与手太阳小肠经、手少阳三焦经、足阳明胃经之交会穴，故又有通腑气、司气化、泌津液之功，而有养阴增液之效，故该方又为中消之效方。

（三）下消

1. 肾阴亏虚

临床症状：尿频量多，浑浊如膏脂，或尿甜，口干唇燥，五心烦热，舌红，脉沉细数。

证候分析：《景岳全书》云："下消者下焦病也……如膏如脂，面黑耳焦，日渐消瘦，其病在肾，故又名肾消也。"盖因肾虚无以约束小便，故尿频量多。肾失固摄，水谷精微下注，故小便浑浊如膏脂、有甜味。口干唇燥、五心烦热、舌红、脉沉细数，均为肾阴亏虚，虚火妄动之象。

治法：滋阴清热，益元固肾。

处方：消渴原穴摩方、窦材命关摩方、肾经募俞穴摩方。

方解

肾经募俞穴摩方

取肾经募穴京门、俞穴肾俞，以汇集、输注肾经之精微。二穴相伍，施以按摩术，名"肾经募俞摩方"。于是肾阴得补，肾气得充，则肾与膀胱气化有司，而下消之证得解。此即唐·王冰"壮水之主，以制阳光"之谓。

2. 阴阳两虚

临床症状：小便频数，浑浊如膏，甚至饮一溲一，面色黧黑，耳轮焦干，腰膝酸软，形寒畏冷，阳痿不举，舌淡苔白，脉沉细无力。

证候分析：肾失固藏，肾气独沉，故小便频数、浑浊如膏。下元虚惫，约束无权，而致饮一溲一。水谷之精微随尿液下注，无以熏肤充身，残留之浊阴，未能排出，故面色黧黑不荣。肾主骨，开窍于耳，腰为肾之府，故肾虚则耳轮焦干、腰膝酸软。命门火衰，宗筋弛缓，故见形寒畏冷、阳痿不举。舌淡苔白、脉沉细无力乃阴阳俱虚之象。

治法：温阳益元，滋肾固摄。

处方：窦材命关摩方、消渴原穴摩方、肾经募俞摩方。

方解

（1）窦材命关摩方

《扁鹊心书》云："食窦能接脾脏真气，能治三十六种脾病……一切大病属脾者并皆治之。盖脾为五脏之母，后天之本，属土，生长万物者也。"食窦即"命关"。窦材谓"常灸关元、气海、命关、中脘"，"虽未得长生，亦可保百余年寿"。盖因食窦可健脾益气，而资气血、津液生化之源；关元乃任脉与足三阴经的交会穴，具健脾益气、益元固本、补气壮阳、调补肝肾之功；气海乃升气之海，具温补下焦、益元荣肾、调补冲任、益气举陷之功；中脘为胃经之募穴、腑之会穴，又为任脉与手太阳小肠经、手少阳三焦经、足阳明胃经之交会穴，具较强的健脾和胃、泌清别浊、透理三焦、化气通脉之功。今对诸穴施以按摩术，名"窦材命关摩方"，适用上、中、下焦气化失司之消渴。

（2）肾经募俞摩方

取肾经募穴京门、俞穴肾俞按摩之，名"肾经募俞摩方"。二者一腹一背，一阳一阴，乃从阴引阳、从阳引阴之对穴，故成阴阳并调、气血并补之伍。此即张景岳"善补阳者，必于阴中求阳，则阳得阴助而生化无穷；善补阴者，必于阳中求阴，则阴得阳升而泉源不竭"之谓。方仅两穴，然寓深刻的辨证思维，故功效卓然。

二十七、遗精

遗精是指不因性生活而精液遗泄的病证。有梦而遗精者，名为"梦遗"；无梦而遗精者，名为"滑精"。本病的记载首见于《内经》，如《灵枢·本神》云："是故怵惕思虑者则伤神，神伤则恐惧，流淫而不止。""恐惧而不解则伤精，精伤则骨酸痿厥，精时自下。"导致遗精的病因很多，然其主要病机，诚如《诸病源候论》所云："肾气虚损，不能藏精，故精漏失。"

1. 心肾不交，火扰精室

临床症状： 少寐多梦，梦则遗精，伴心中烦热，头晕，目眩，精神不振，体倦乏力，心悸怔忡，善恐健忘，口干，小溲短赤，舌红，脉细数。

证候分析： 心火内动，神不守舍，故寐少梦多、心中烦热。火扰精室，故梦则遗精。诚如《折肱漫录》所云："梦遗之证……大半起于心肾不交。"寐少神乏，故精神不振、体倦乏力。精不养神以上奉于脑，故头晕目眩。心主神志，心火旺则火耗心血，故怔忡心悸、健忘善恐。火灼阴伤，阴虚火旺，故心中烦热、口干。心火下移小肠，故小溲短赤。心主血脉，开窍于舌，心火旺则舌质红、脉细数。

治法： 清心安神，滋阴清热。

处方： 心肾募俞摩方、《大全》梦遗摩方、关元神门梦遗摩方。

方解

（1）心肾募俞摩方

募、俞穴乃脏腑经脉之气汇集、输注之处，故具调整脏腑经脉功能的作用。今取心肾之募穴巨阙、京门，俞穴心俞、肾俞，施以按摩术，名"心肾募俞摩方"，以成清心安神、滋阴清热之功，而成交通心肾之治，俾无心火妄动，扰乱精室之弊，而无梦遗之候。

（2）《大全》梦遗摩方

《针灸大全》治"夜梦鬼交，遗精不禁"，取中极、照海、膏肓、心俞、然谷、肾俞，今以摩法代替针法，名"《大全》梦遗摩方"。方中中极为任脉与足三阴经交会穴，又为膀胱经募穴，具益元育阴之功；照海乃肾经腧穴，为"阴脉之海"，通于阴跷，可导肾间动气通达于脉，俾血海充盈、精关有固；然谷为肾经之荥穴，补肾荣冲，通调三焦，具"壮水之主，以制阳光"之能，而有泻虚火、退肾热之功，故为虚火妄动，扰乱精室致梦遗之要穴；心俞、肾俞交通心肾，以制心火内动，神不守舍之候；膏肓具益气补虚、调和气血、宁心安神之功，乃虚损诸证必用之穴，故被《备急千金要方》誉为"膏肓穴无所不治"。故而对诸穴施以按摩术，名"《大全》梦遗摩方"，为治君相之火妄动，心肾不交证之要方。

（3）关元神门梦遗摩方

关元为任脉与足三阴经的交会穴，为人身元气之根本，具益元荣肾之功；大赫为足少阴经与冲脉的交会穴，具益肾培元、调冲任、束带脉之功，故有益肾固精之效；太溪乃肾经原穴，为肾病必用之穴。此三穴相伍，则益肾培元之功倍增。志室伍内关、神门乃宁心安神之施；心俞、肾俞相伍，乃交泰心肾之对穴。故对诸穴施以按摩术，名"关元神门梦遗摩方"，以其益肾培元、滋阴泻火、交泰心肾而疗梦遗。

2. 肾虚滑脱，精关不固

临床症状：梦遗频作，甚至滑精，腰膝酸软，咽干，心烦，眩晕，耳鸣，健忘，失眠，低热颧赤，形瘦，盗汗，发落齿摇，舌红少苔，脉细数。久遗精滑，可兼见形寒肢冷，阳痿早泄，精冷，夜尿多或尿少浮肿，溲色清白，或余沥不尽，面色㿠白或枯槁无华，舌淡嫩、有齿痕，苔白滑脉沉细。

证候分析：先天不足或手淫、房劳过度，遗精日久，均可损伤肾精。肾虚不藏而见梦遗、滑精。腰为肾之府，肾虚故腰酸膝软。肾阴不足，不能生髓上盈脑海，故眩晕耳鸣、健忘失眠。阴虚生内热，而见低热颧赤、心烦、咽干。阴虚阳浮，逼液外泄，故见盗汗。肾主骨，其华在发，肾虚故发落齿摇。舌红少苔、脉细数，悉为阴虚内热之象。

滑精日久，阴虚及阳，精关不固，命门火衰，不能温养形体，故兼形寒肢冷、精冷、阳痿早泄。肾阳既衰，膀胱气化失司，固摄无权，故见尿少浮肿，或夜尿频多而色清白，或余沥不尽。阳气虚衰，不能上荣于面，故面㿠无华或枯槁憔悴。舌淡嫩、苔白滑、脉沉细，悉为阳虚之征。

治法：补益肾精，固涩止遗。

处方：中极气海培元摩方、肾经募俞摩方、肾经五输摩方。

方解

（1）中极气海培元摩方

中极乃任脉与足三阴经交会穴，又为膀胱经之募穴；三阴交亦足三阴经之交会穴，共具益元育阴、化气通脉之功；佐气海、关元以助中极益元育阴、固涩止遗之效；肾俞乃肾经脉气输注于背俞之处，具益元荣肾之功。诸穴相伍，以益元育阴之功，而成益肾固精之效。此乃"从阴引阳"之大法也，即张景岳"善补阳者，必于阴中求阳，则阳得阴助而生化无穷"之谓也。于是对诸穴施以按摩术，名"中极气海培元摩方"，为肾虚滑脱、精关不固遗精之良方。

（2）肾经募俞摩方

取肾经募穴京门、背俞肾俞，此乃募俞对穴之伍，亦从阴引阳、从阳引阴之伍，以其益元荣肾之功，而成补肾填精、固涩止遗之效。对二穴施以按摩术，名"肾经募俞摩方"，为遗精肾虚滑脱证之治方。

（3）肾经五输摩方

肾五行属水，金生水，宗"虚则补其母"之法，取肾经之经金穴复溜，以其益肾培元之功，而治因肾虚所致精关不固之候，名"复溜固精摩方"。宗"五脏有疾也，应出十二原"之旨，取肾经之原穴太渊，按摩之，名"肾经原穴摩方"。二方同施，名曰"肾经五输摩方"，以其补肾固精之功而收效。

二十八、阳痿

阳痿，是指男子阳事不举，或临房举而不坚之证。《内经》称为阴痿。如《灵枢·经筋》云"足厥阴之筋""其病""阴器不用"。又云："经筋之病，热则筋弛纵不收，阴痿不用。"历代医家认为本证多涉及肝、肾、阳明三经。

1. 命门火衰

临床症状： 阴茎萎软不举，或勃举不坚，常伴头目眩晕，面色㿠白，精神萎靡不振，心绪不畅，腰膝酸软，舌质淡红，脉细弱。

证候分析： 多因房事太过，或少年误犯手淫，以致肾元亏虚，命门火衰而见诸候。

治法： 补肾壮阳，益元荣筋。

处方： 补肾壮阳摩方、肾经募俞摩方、命门太溪益元摩方、中极气海培元摩方、《图翼》命门阳痿摩方。

方解

（1）补肾壮阳摩方

关元乃任脉与足三阴经交会穴，有益元固本、补气壮阳之功，故为治疗阳痿首穴；命门乃督脉经穴，具壮阳益肾之功；督脉为阳脉之海，任脉为阴脉之海，命门与关元相伍，共成荣督任、和阴阳、调冲任之功；伍肾俞，则肾气作强之功倍增。三阴交乃脾经与足少阴肾经、足厥阴肝经交会穴，伍之具益脾肾、荣宗筋之功。诸穴合用，施以按摩术，名"补肾壮阳摩方"。

（2）肾经募俞摩方

取肾经募穴京门、俞穴肾俞，按摩之，名"肾经募俞摩方"，以成益肾壮阳之功，而成肾气作强之力，则阳痿之证可调。

（3）命门太溪益元摩方

命门以壮阳益肾之功，而为治肾虚之要穴；太溪乃肾经之输穴、原穴，可导肾间动气输布全身，故命门得太溪之助，则补肾益元之功倍增，而益肾作强之效得助。施以按摩术，名"命门太溪益元摩方"，可用于肾虚阳痿者。

（4）《图翼》命门阳痿摩方

《类经图翼》云："阳不起，命门、肾俞、气海、然谷。"对诸穴施以按摩术，名"《图翼》命门阳痿摩方"。盖因命门乃五脏六腑之本，十二经脉之根，呼吸之原，三焦所系，具培补肾元之功；肾俞以滋补肾元为要；气海乃升气之海，具温补下焦、益元荣肾、调补冲任、益气举陷之功；然谷乃肾经荥穴，具补肾荣冲、通理三焦，而治宗筋萎而不举之候。故诸穴合用，乃一切阳痿之治方。

2. 心脾受损

临床症状：阳痿，精神不振，夜寐不安，身体疲惫，面色不华，苔薄腻，舌质淡，脉细。

证候分析：多因思虑忧郁，以致气血两虚，宗筋失濡，而致阳痿诸候。

治法：补益心脾，濡养宗筋。

处方：心脾募俞摩方、神堂意舍摩方、补肾壮阳摩方。

方解

心脾募俞摩方、神堂意舍摩方

"心脾募俞摩方"由心脾之募穴巨阙、章门，俞穴心俞、脾俞组成，具补益心脾之功。心为君主之官，神明出于心，神堂居心俞之旁，经气朝会于堂，故名。神堂有益心宁神之效；意舍位脾俞之旁，为脾之营舍，而具健脾解忧思之功。按摩二穴，名"神堂意舍摩方"。二方相伍，以成益心脾、解忧思、补气血、濡宗筋之功而愈阳痿。

3. 恐惧伤肾

临床症状：阳痿，惊恐不释，精神苦闷，心悸，失眠，舌苔薄腻，或见舌质淡青，脉弦细。

证候分析：《景岳全书》云："凡惊恐不释者，亦致阳痿。经曰恐伤肾，即谓此也。"《素问·本病论》云："肾者，作强之官，伎巧出焉。"故惊恐伤肾，"作强"之功失司，则致阳痿。

治法：益肾荣元，宁神定惊。

处方：肝肾募俞摩方、志室魂门摩方、补肾壮阳摩方。

方解

肝肾募俞摩方、志室魂门摩方

"肝肾募俞摩方"由肝经募穴期门、肾经募穴京门，及肝俞、肾俞组成，具养肝肾、濡宗筋之功；魂门位于肝俞之旁，内应肝，为肝魂出入之门户，与肝俞相通，有柔肝镇惊守魂之功；肾为作强之官，伎巧出焉，肾为藏志之室，与肾俞相通，故志室有益肾宁志之功。《灵枢·九针论》云："形数惊恐，经络不通，病生于不仁。"故对志室、魂门施以按摩术，名"志室魂门摩方"，以镇惊制恐、益肝肾、濡宗筋之功而愈阳痿。合二方之用，养肝肾，制惊恐，而无伤肾之弊，则宗筋得濡、阳痿得愈。

4. 湿热下注

临床症状：阳痿，小便短赤，下肢酸困，苔黄，脉沉滑或濡滑而数。

证候分析：《素问·厥论》云："前阴者，宗筋之所聚，太阴阳明之所合也。"若脾胃虚弱，内生湿邪，湿热下注，则宗筋弛纵而致阳痿。

治法：健脾和胃，清利湿热。

处方：膏肓关元三里摩方、脾胃肝肾募俞摩方。

方解

（1）膏肓关元三里摩方

膏肓俞具益气补虚、扶正祛邪、调和气血之功；足三里健脾胃、调气血，并有泄阳明经郁热之功；关元乃任脉与足三阴经交会穴，故具益肾元、养肝阴、运脾湿之功。今对三穴施以按摩术，名"膏肓关元三里摩方"，共成养肝肾、运脾湿、濡宗筋之功，而愈阳痿之候。

（2）脾胃肝肾募俞摩方

按摩脾胃之募俞章门、中脘、脾俞、胃俞，以成健脾胃、运脾湿、补气血、濡宗筋之功，名"脾胃募俞摩方"。按摩肝肾之募俞期门、京门、肝俞、肾俞，以成养肝肾、补精血、濡宗筋之功，名"肝肾募俞摩方"。合二方之效，名"脾胃肝肾募俞摩方"，则湿热得清、宗筋得濡，而阳痿之候得解。

二十九、心悸

心悸，是指患者自觉心中悸动，惊惕不安，甚则不能自主的一种病证。多呈阵发性，每因情志波动或劳累过度而发作。其致病之因，《素问·举痛论》有"惊则心无所倚，神无所归，虑无所定，故气乱矣"之记。故心悸包括惊悸和怔忡之候。惊悸与怔忡的病因不同，病情程度上又有轻重之别。所以怔忡每由内因引起，并无外惊，自觉心中惕惕，稍劳即发，病来虽渐，但全身情况较差，病情较为深重；惊悸则相反，常由外因而成，偶受外来刺激，或因惊恐，或因恼怒，均可发病，发则心悸，时作时止，病来虽速，但全身情况较好，病势浅而短暂。由此可见，惊悸与怔忡在病因、病情程度上是有明显差异的，但是二者亦有密切的联系。一方面，惊悸日久可以发展为怔忡，正如《医学入门·惊悸怔忡健忘》中所说："怔忡因惊悸久而成。"另一方面，怔忡患者又易受外惊所扰，而使动悸加重，如《石室秘录·内伤门·怔忡》所说："怔忡之症，扰扰不宁，心神恍惚，惊悸不已。"

1. 心虚胆怯

临床症状：心悸，善惊易恐，坐卧不安，少寐多梦，舌苔薄白或如常，脉象动数或虚弦。

证候分析：《济生方》云："惊悸者，心虚胆怯之所致也。"盖因惊则气乱，心神不能自主，故发为心悸。心不藏神，心中惕惕，则善惊易恐、坐卧不安、少寐多梦。脉象动数或虚弦为心神不安，气血逆乱之象。本型病情较轻者，时发时止；重者怔忡不宁，心慌神乱，不能自主。

治法：镇惊定志，养心安神。

处方：心胆募俞原内摩方、神门胆俞阳纲摩方、《大全》少海惊悸摩方。

方解

（1）心胆募俞原内摩方

募、俞穴乃脏腑脉气汇集、灌注之处，取心经募穴巨阙、俞穴心俞，以成益心血、宁心神之功；取心经原穴神门，导肾间动气敷布全身，俾心血得充、心脉得旺。加取胆经之募穴日月、俞穴胆俞，具疏胆气、清湿热之功；伍胆经之原穴丘墟，具调达枢机之功。加取手厥阴心包经之络穴内关，具激发心包经脉气运行之功，俾心气得充、心神得宁。对诸穴施以按摩术，名"心胆募俞原内摩方"，以其镇惊定志、调达气机、养心安神之功而愈心悸。

（2）神门胆俞阳纲摩方

神门乃手少阴心经之原穴，可导肾间动气敷布全身，俾心血得充、心脉得旺；伍之心俞，则心神得养，以成养心安神之效；取胆俞行疏泄胆气、调达枢机之功；阳纲，足太阳经腧穴，傍胆俞，持肝胆之纲纪，行疏泄之职司，而定悸制恐。诸穴合用，施以按摩术，名"神门胆俞阳纲摩方"，以其镇惊定志、养心安神之效而愈心悸。

（3）《大全》少海惊悸摩方

《针灸大全》治"心中悸惊"，有取少海、内关、少府、心俞、后溪之治。对诸穴按摩之，名"《大全》少海惊悸摩方"。少海乃手少阴心经之合穴，具益心脉、宁心定惊之功；内关为手厥阴心包经之络穴，具激发心包经脉气运行之功，俾心气得充、心血得旺；伍心经俞穴心俞，则心血得充、心神得宁；少府乃心经之荥穴，具宁心益脉、安神定悸之功；后溪为手太阳小肠经之输穴，又为八脉交会穴之一，通于督脉，具宣通诸阳经气、荣督定搐、调达枢机、镇惊安神之效。故对诸穴施以按摩术，名"《大全》少海惊悸摩方"。若伍之胆俞、阳纲，则为心虚胆怯所致惊悸之良方。

2. 心血不足

临床症状：心悸头晕，面色不华，倦怠无力，舌质淡红，脉象细弱。

证候分析：《丹溪心法》云："怔忡者血虚，怔忡无时，血少者多。"盖因心主血脉，其华在面，血虚故面色不华。心血不足，不能养心，故而心悸。心血亏损不能上营于脑，故而头晕。血亏气虚，故倦怠无力。舌为心苗，心主血脉，心血不足，故舌质淡红、脉象细弱。

322

治法：补血养心，益气安神。

处方：郄门神门宁心摩方、神门神堂摩方、《大全》阴郄宁心摩方。

方解

（1）郄门神门宁心摩方

郄门乃手厥阴心包经脉气深集之处，具濡养心脉、宁心定悸之功；神门乃手少阴心经之输穴、原穴，可导肾间动气以贯心脉，又为心经之本穴，俾心脉血气充盈而养心安神；巨阙乃心经之募穴，伍心俞乃心经募、俞对穴之伍。四穴相须为用，名"郄门神门宁心摩方"，俾心脉运行得畅。膈俞为血之会穴；脾俞乃脾经血气灌注之处；足三里乃足阳明胃经之合穴。三穴具培补后天之本，以益气血生化之源。诸穴相伍，则心血得充，而心悸之证得解。

（2）神门神堂摩方

宗《内经》"五脏有疾也，应出十二原"之旨，按摩手少阴心经之原穴神门，以成宁心定悸之效。"心者君主之官，神明出焉"，神堂位于心俞之旁，具益心脉、安心神之功。对二穴施以按摩术，名"神门神堂摩方"，乃养血宁心之良方。

（3）《大全》阴郄宁心摩方

《针灸大全》治"心脏诸虚，怔忡惊悸"，有取阴郄、内关、心俞、通里之法，对诸穴施以按摩术，名"《大全》阴郄宁心摩方"。方中阴郄为手少阴心经之郄穴，具清心火、退虚热、安心神之功；通里又为心经之络穴，具和营益心、养血通脉之功；内关乃手厥阴经之络穴，络通手少阳三焦经，具透理三焦、益心通脉之效；心俞乃心脉血气输注之处，具通心脉、调理心血、安神定志之功。诸穴合用，乃为心悸心血不足证之良方。

3. 阴虚火旺

临床症状：心悸不宁，心烦少寐，头晕目眩，手足心热，耳鸣腰酸，舌质红，少苔或无苔，脉细数。

证候分析：《素问玄机原病式》云："水衰火旺而扰火之动也，故心胸躁动，谓之怔忡。"盖因肾阴不足，水不济火，不能上济于心，以致心火内动，扰动心神，故心悸而烦，不得安寐。阴亏于下，则见腰酸。阳扰于上，则眩晕耳鸣。手足心热、舌质红、脉细数，均为阴虚火旺之征。

治法：滋阴清火，养心安神。

处方：神门太溪三阴交摩方、心肾募俞摩方。

方解

（1）神门太溪三阴交摩方

太溪为足少阴肾经之输穴、原穴，能导肾间动气而输布全身，具滋肾阴、退虚热、理三焦之功；神门为手少阴心经之原穴，具养心安神之能。二穴相伍，具水火既济、交通心肾之功，俾心肾之虚火得清，而无心火内动之弊，则心神得宁、心悸得愈。三阴交乃足三阴经交会穴，可补脾、肾、肝三脏之阴，此乃"壮水之主，以制阳光"之谓。故对诸穴施以按摩术，名"神门太溪三阴交摩方"，为治阴虚火旺而致心悸之良方。

（2）心肾募俞摩方

即取心经之募俞巨阙、心俞，肾经之募俞京门、肾俞，施以按摩术，名"心肾募俞摩方"。盖因募、俞穴乃脏腑经脉之气输注之处，募为腹、为阴，俞为背、为阳，一阴一阳，募俞相伍，乃从阴引阳、从阳引阴之伍，俾心肾交泰、水火既济，则扰动心神之火得清而愈病。

三十、不寐

不寐，又称失眠、"不得眠""不得卧""目不瞑"，是指不能获得正常睡眠的一种病证。本病多为情志所伤，劳逸失度、久病体虚、五志过极、饮食不节等都能引起阴阳失交、阳不入阴而形成不寐。临床症状有轻重之别，轻者仅入寐不酣，重者可彻夜不寐。治疗上当以补虚泻实、调整阴阳为原则，虚者宜补其不足，益气养血，滋补肝肾；实者宜泻其有余，消导和中，清火化痰。实证日久，气血耗伤，亦可转为虚证。虚实夹杂者，应补泻兼顾。

（一）实证

1. 肝郁化火

临床症状：不寐，性情急躁易怒，不思饮食，口渴喜饮，目赤口苦，小便黄赤，大便秘结，舌红苔黄，脉弦而数。

证候分析：《灵枢·本神》云："肝气虚则恐，实则怒。"《素问·举痛论》云："怒则气逆。"盖因恼怒伤肝，肝失条达，气郁化火，上扰心神则不寐。肝气犯胃则不思饮食。肝郁化火，肝火乘胃，胃热则口渴喜饮。肝火偏旺，则急躁易怒。火热上扰，故目赤口苦。小便黄赤、大便秘结、舌红苔黄、脉弦而数，均为热象。

治法：疏肝泄热，佐以安神。

处方：育阴泻火摩方。

方解：肝体阴而用阳，罢极之本。若因恼怒伤肝，致肝失条达，气郁化火，上扰心神则见不寐之证。《灵枢·九针十二原》云："五脏有疾，当取之十二原。"《素问·刺法论》云："肝者，将军之官，谋虑出焉，可刺足厥阴之源。"太冲，乃足厥阴经之原穴，具养肝血、疏肝气之功，故有太冲之施。《灵枢·顺气一日分为四时》云："病在脏者，取之井。"此乃肝经有病取其井穴大敦之理；且大敦又为肝经之根穴，乃肝经脉气结聚之处，故有养肝阴、疏肝气之功。太溪乃足少阴肾经输穴，又为该经之原穴，能导肾间动气以输布全身，而成滋肾阴、退虚热、清肝火之功。通里为手少阴心经之络穴。《会元针灸学》云："通里者，由手少阴之络，通于手太阳也，与手厥阴邻里相通。手少阴心之经脉会于此，支走其络，连络厥阴、太阳，故名通里。"故通里具和营养心、养血通脉之功，协太冲、大敦、太溪之伍。施以按摩术，名"育阴泻火摩方"，以成养肝肾、泻肝火、养血宁心之功而愈病。

2. 痰热内扰

临床症状：不寐头重，痰多胸闷，恶食嗳气，吞酸恶心，心烦口苦，目眩，苔腻而黄，脉滑数。

证候分析：《张氏医通》云："脉数滑有力不眠者，中有宿食痰火，此为胃不和则卧不安也。"盖因宿食停滞，积湿生痰，因痰生热，痰热上扰则心烦不寐。因宿食痰湿壅遏于中，故而胸闷。清阳被蒙，故头重目眩。痰食停滞则气机不畅，胃失和降，故见恶食、嗳气或呕恶。苔腻而黄、脉滑数，均为痰热、宿食内停之征。

治法：化痰清热，和中安神。

处方：心俞中脘安神摩方。

方解：心俞为心经之背俞穴，为心经之气输注于背俞之处，有益心气、补心血之功；且又因其乃足太阳膀胱经腧穴，故又能借足太阳经之脉气，俾气血近清窍而益脑髓，以成宁神安眠之效。神堂佐心俞而益心脉、补心血，增其宁心安神之功。中脘为胃之募穴、腑之会穴，又为任脉与手太阳小肠经、手少阳三焦经、足阳明胃经之交会穴，与胃经之俞穴胃俞相伍，乃成胃经募俞对穴之伍，名"胃经募俞摩方"，具健脾和胃、通达腑气、化痰导滞之功。丰隆为足阳明胃经脉气往返之要道，且为足阳明胃经之络穴，属胃络脾。脾为生痰之源，故丰隆具健脾和胃、豁痰化浊之功。对该穴施术，俾宿食得消、痰湿得除，而无痰热内扰之虞。于是诸穴相伍，施以按摩术，名"心俞中脘安神摩方"，为痰热内扰，心神不宁不寐之治方。

（二）虚证

1. 阴虚火旺

临床症状：心烦不寐，心悸不安，头晕，耳鸣，健忘，腰酸梦遗，五心烦热，口干津少，舌红，脉细数。

证候分析：《灵枢·本神》云："肝藏血，血舍魂。"又云："肾藏精，精舍志。"

盖因肾阴不足，不能上交于心，心肝火旺，火性炎上，虚热扰神，魂不守舍，故心烦不寐、心悸不安。肾精亏耗，髓海空虚，志不守舍，故头晕、耳鸣、健忘。腰为肾之外府，故腰府失养，则腰酸。心肾不交，精关不固，故梦遗。口干津少、五心烦热、舌红、脉细数，均为阴虚火旺之象。

治法： 滋阴降火，养心安神。

处方： 交泰心肾摩方、神门太溪交泰摩方。

方解

（1）交泰心肾摩方

五行肾属水，心属火，取心经之俞，伍心俞旁之神堂，肾经之俞及肾俞旁之志室，以补益心肾，使水火既济、心肾交泰、心神得宁而无惊悸不寐之候；又因心肾不交，心肝火旺，火性炎上，扰乱心神，故心烦不得眠，而有三阴交之施。《针灸甲乙经》云："惊不得眠，善断水气上下五脏游气也，三阴交主之。"盖因三阴交乃足太阴之本穴，为该经血气所出之处，又为足三阴经交会穴，具激发、汇聚、转输三阴经脉气运行之功，俾肾精、肝血、脾气得充，而无阴虚火旺之候。取手少阴心经之原穴、本穴神门，增其益心宁神之功。诸穴相伍，施以按摩术，名"交泰心肾摩方"。

（2）神门太溪交泰摩方

神门为手少阴心经之原穴，可导肾间动气而输布全身，故具安和五脏、畅达六腑脉气之功，而可交泰心肾、宁心安神。《素问·灵兰秘典论》云："心者，君主之官，神明出焉。"《灵枢·本神》云："所以任物者谓之心。"《素问·阴阳应象大论》云："心生血。"盖因神门为心经之本穴，心经之血气由此而出，故对神门施术，可益心血，俾心主任物，而息心烦之候。太溪为足少阴肾经之原穴，有导肾间动气输布全身。肾五行属水，心属火，二穴相伍，施以按摩术，名"神门太溪交泰摩方"，以其水火既济、心肾交泰之功，清虚火、除心烦、宁心神而愈不寐。

2. 心脾两虚

临床症状： 少寐多梦，易醒，心悸健忘，头晕目眩，肢倦神疲，饮食无味，面色少华，舌淡，苔薄，脉细弱。

证候分析：《景岳全书》云："劳倦思虑太过者，必致血液耗亡，神魂无主，所以不眠。"盖因心主血，脾为生血之源，心脾亏虚，血不养心，神不守舍，故多梦易醒、健忘心悸。气血亏虚，不能上奉于脑，清阳不升，则头晕目眩。血虚不能上荣于面，故面色少华、舌色淡。脾失健运，则饮食无味。血少气虚，故精神不振、四肢倦怠、脉细弱。

治法： 补养心脾，以生气血。

处方：补脾宁心摩方。

方解：背俞穴是脏腑之气输注于背部足太阳经的腧穴，并借足太阳膀胱经之脉气而安和其所属脏腑，通达其所属的经脉。若因心脾亏虚，则血不得养，神不守舍，故而不寐，从而有脾俞、心俞、意舍、神堂之施，则心脾得补、心神得守，而无血少气虚之弊。厥阴俞为手厥阴心包经之背俞穴，具通阳散结之功，俾心脉畅通，以上奉于脑，而无头目眩晕之候。《素问·八正神明论》云："血气者，人之神。"《灵枢·平人绝谷》云："故神者，水谷之精气也。"《素问·宣明五气》云："心藏神。"手少阴心经之原穴神门，得脾俞、心俞、意舍、神堂、厥阴俞之助，导心气、心血上荣于脑，则心安神宁，而无不寐之候。故诸穴相伍，施以按摩术，名"补脾宁心摩方"。

另有一证，乃因肾元亏虚，卫气之行不畅，致足太阳经之开阖失司而致不寐，今名"行卫通跷宁神摩方"。《灵枢·卫气行》云："卫气之行，一日一夜五十周于身，昼日行于阳二十五周，夜行于阴二十五周，周于五脏。"而且卫气行于阳时，每周必经跷脉而交会足少阴肾经一次，即得到肾精的支持与滋养。否则卫气不停地运行，血气就会枯竭，即所谓"阳根于阴"。"其始入于阴，常从足少阴注于肾，肾注于心，心注于肺，肺注于肝，肝注于脾，脾复注于肾为周"。昼行二十五周后，再经跷脉注入足太阳膀胱经，故平旦从足太阳经睛明穴开始运行，按序至手太阳、手少阳、足少阳、足阳明、手阳明，沿着六阳经一周。每周下来，复经跷脉交会于足少阴肾经。《灵枢·寒热病》云："阴跷、阳跷，阴阳相交，阳入阴，阴出阳，交于目锐眦。"《难经·二十九难》云："阳跷为病，阴缓而阳急。""阴跷为病，阳缓而阴急。"故肾元亏虚，必导致卫气之行失序。跷脉失捷，目之开阖失司而致不寐。故有肾募京门、肾俞对穴之施，补肾元以助卫气之行；申脉为阳跷所生，照海乃阴跷所生，故二穴有通跷脉之功；太溪乃足少阴肾经之输穴、原穴，可导肾间动气而输布全身；昆仑乃足太阳经之经穴，可畅达足太阳经之脉而敷布津液，使卫气畅行。于是按摩京门、肾俞、申脉、照海，对拿揉运太溪、昆仑，名"行卫通跷宁神摩方"，俾卫气之行有序、跷脉捷行、睛明之开阖应时，而致夜有所寐、昼有所寤、阴阳有序，而无不寐之证。

三十一、郁证

《丹溪心法》云："郁者，结聚而不得发越也，当升者，不得升，当降者，不得降，当变化者，不得变化也。此为传化失序，六郁之病见矣。"由此可知，郁证是由于情志不舒，气机郁滞所引起的一类病证，主要表现为心情抑郁、情绪不宁、胁肋胀痛，或易怒善哭，以及咽中如有异物梗阻、失眠等各种复杂症状。《丹溪心法·六郁》尚云："气血冲和，万病不生，一有怫郁，诸病生焉。故人身诸病，多生于郁。"由此可见，情志波动，失其常度，则气机郁滞，气郁日久不愈，由气及血，变生多端，可以引起多种症状，故有"六郁"之说，即气郁、血郁、痰郁、湿郁、热郁、食郁。

（一）实证

1. 肝气郁结

临床症状： 精神抑郁，情绪不宁，善太息，胸胁胀痛，痛无定处，脘闷嗳气，腹胀纳呆，或呕吐，大便失常，女子月事不行，苔薄腻，脉弦。

证候分析：《素问·阴阳应象大论》云："怒伤肝。"《医门补要》云："善怒多思之体，情志每不畅遂，怒则气结于肝，思则气并于脾，一染杂症，则气之升降失度。"故每因情志所伤，肝失条达，则精神抑郁、情绪不宁。厥阴肝经循少腹，夹胃，布于胸胁，因肝气郁滞，气机不畅，气滞血瘀，肝络失和，故见腹胀、胸闷、胁痛，以及女子月事不行等症。肝气犯胃，胃失和降，故脘闷嗳气、纳呆、呕吐。肝气乘脾，则腹胀、大便失常。苔薄腻、脉弦，为肝胃不和之象。

治法： 疏肝解郁，理气导滞。

处方： 疏肝和胃达郁摩方。

方解： 因情志所伤，肝失条达，故致郁证。其治诚如《证治汇补》所云："郁病虽多，皆因气不周流。法当顺气为先，开提为次。"故有中封、肝俞之施。盖因中封为肝经之经穴，又为本穴，该经血气由此而出；伍该经之标穴肝俞，名"足厥阴标本刺方"，以成养血柔肝、疏肝理气之功。因肝气犯胃，致胃失和降之候；肝气犯脾，而致腹胀满。故佐中脘、胃俞二穴。盖因中脘为胃经之募穴，又为腑之会穴，合其俞穴胃俞，名"胃经募俞摩方"，以其具健脾和胃、理气导滞之功，则腹胀、纳呆、呕吐之候得解。故合二方之施，名"疏肝和胃达郁摩方"，以治郁证肝气郁结。

2. 气郁化火

临床症状： 性情急躁易怒，胸闷胁胀，嘈杂吞酸，口干而苦，大便秘结，或头痛、目赤、耳鸣，舌质红，苔黄，脉弦数。

证候分析：《医碥》云："按百病皆生于郁，与凡病皆属火，及风为百病之长，三句总只一理。盖郁未有不由火者也，火未有不由郁者也，而郁而不舒则皆肝木之病矣。"故气郁化火，火性炎上，循肝脉上行，则头痛、目赤、耳鸣。肝火犯胃，胃肠有热，故口干而苦、大便秘结。性情急躁易怒、舌红、苔黄、脉弦数，均为肝火有余之象。

治法： 清肝泻火，解郁和胃。

处方： 清肝泻火达郁摩方。

方解：《灵枢·九针十二原》云："五脏有疾，当取之十二原。"《素问·刺法论》云："肝者将军之官，谋虑出焉，可刺足厥阴之源。"故取肝经之原穴太冲。太冲又为冲脉之别支，故具养肝血、疏肝气之功。原穴又能导肾间动气通达全身，具和内调外、宣上导下、化气通脉之功，故一穴太冲，而成养血柔肝、泻火解郁之效。因肝五行属木，宗《内经》"盛则泻之"之大法，取肝经属火之荥穴行间；木生火，火为木之子，乃"实则泻其子"之治。故二穴相伍，施以按摩术，名"清肝泻火达郁摩方"。

3. 气滞痰郁

临床症状： 咽中不适，如有物梗阻，咯之不出，咽之不下，胸中窒闷，或兼胁痛，苔白腻，脉弦滑。

证候分析： 肝郁乘脾，脾运不健，生湿聚痰，痰气郁结于胸膈之上，故自觉咽中不适，如有物梗阻感，咯之不出，咽之不下，亦称"梅核气"。气失舒展则胸中窒闷。胁为肝经所过，经络郁滞，故胁痛。苔白腻、脉弦滑，为肝郁夹痰湿之征。

治法： 化痰开结，利气解郁。

处方： 疏肝豁痰达郁摩方。

方解： 取肝经之经穴中封，以成养血柔肝之功；取肝经之原穴太冲，以成疏肝理气之伍，俾肝阴得养、肝气得舒，而无肝郁气滞之弊。肝郁乘脾，脾运不健，则聚湿生痰。《医方集解》云："气郁则痰聚，故散郁必以行气化痰为先。"故取脾经之募穴章门、俞穴脾俞，而有"脾经募俞摩方"之施，以其健脾益气之功，以杜生痰之源。加取足阳明胃经之络穴丰隆，以其和胃降逆、豁痰化浊之功，而除痰气郁结之候。诸穴合用，以成疏肝理气、化痰开结之效，而愈气滞痰郁之证。施以按摩术，名"疏肝豁痰达郁摩方"。

（二）虚证

1. 心脾两虚

临床症状： 多思善虑，心悸胆怯，少寐健忘，面色不华，头晕神疲，食欲不振，舌质淡，脉细弱。

证候分析： 劳心思虑，心脾两虚，心失所养，故见心悸胆怯、少寐健忘等候。脾胃为气血生化之源，脾不健运，饮食减少，气血来源不足，故见面色少华、头晕、神疲、舌质淡、脉细弱等症。

治法： 健脾养心，益气补血。

处方： 健脾益心散郁摩方。

方解： 心俞乃足太阳膀胱经循行于背部之俞穴，为心经脉气输注之处，又为手少阴经之标穴，具益心血、达心脉、安神定志之功。《素问·阴阳应象大论》云："善用针者，从阴引阳，从阳引阴。"故取背阳之心俞，借足太阳经脉气畅达之力，以益心脉而补心血。巨阙为心之募穴，内应腹膜，上应膈肌，为胸腹之交关、清浊之界畔，具宽胸快膈、通行脏腑、豁痰解郁之功。二穴相伍，名"心经募俞摩方"。章门乃脾经之募穴，又为八会穴之脏会，佐以脾经之俞穴，乃"脾经募俞方"，以成健脾和胃、疏肝理气之功。二方合用以解心脾两虚之证。《方症会要》云："郁者结聚而不散，不发越之谓。故治郁当以顺气为先，消积次之。"故当佐足阳明胃经之太乙，以通达气机、消食导积，则"郁者结聚而不散"之证得解。于是诸穴合用，施以按摩术，可解心脾两虚之郁证，名"健脾益心散郁摩方"。

2. 阴虚火旺

临床症状：眩晕，心悸，少寐，心烦易怒，或遗精腰酸，妇女则月经不调，舌质红，脉弦细而数。

证候分析：脏阴不足，营血暗耗，阴亏则虚阳上浮，故见眩晕、易怒。阴血亏耗，心神失养，阴虚生热，虚热扰神，则心悸少寐而烦躁。肾阴不足，腰府失养则腰酸。阴虚火旺，扰动精室，精关不固则遗精。肝肾失养，冲任不调，故月经不调。舌质红、脉弦细而数，均为阴虚有火之象。

治法：滋阴清热，镇心安神。

处方：滋阴清热达郁摩方。

方解：肝肾阴虚，营血暗耗，虚阳上浮，必致心烦易怒；且阴虚生内热，虚热扰神而发郁证。治其本，当滋养肝肾，故有肝肾募俞对穴期门、京门、肝俞、肾俞之用。期门为足厥阴肝经之募穴，又为肝经与足太阴脾经、阴维脉之交会穴，既养血柔肝，又健脾益气、疏肝利胆、除痞散郁；京门为肾经之募穴，为肾气汇聚之所，具益元荣肾之功；肝俞、肾俞乃肝肾之气输注于背部之处，并借足太阳经脉气运行之力，将肝肾之血气敷布肝肾之经。四穴合用，俾肝肾之阴得补，则阴血亏耗之证得解。三阴交为足太阴脾经之本穴，本者经脉血气所出之处，具激发、汇聚、转输足太阴脉气之功，又为足三阴经交会穴，具健脾益气、滋养肝肾之功；内关，为手厥阴心包经之络穴，与三阴交相伍，名"三阴内关虚损摩方"。方中三阴交、内关清上安下，平秘阴阳，交通心肾，为阴虚火旺之治方。太渊、太冲分别为足少阴肾经、足厥阴肝经之原穴，有滋补肝肾之功，而成水足肝柔之效，可除阴虚内热之弊。此即《灵枢·九针十二原》"五脏有疾也，应出十二原"之谓也。于是诸穴合用，涵盖"肝经募俞方""肾经募俞方""肝经原穴方""肾经原穴方""三阴内关虚损方"之治，今施以按摩术，名"滋阴清热达郁摩方"。

三十二、癫狂

癫与狂，均属精神失常，这是共同特征。但癫者静，狂者动；癫者多喜，狂者多怒。痫证平素如常人，发则眩仆倒地，昏不知人。癫狂的主要病因病机为气郁痰火，阴阳失调。其病变在肝、胆、心、脾。临床首应区分癫证与狂证之不同。癫证表现为精神抑郁、沉默痴呆、喃喃自语。狂证表现为喧扰打骂、狂躁不宁。二者在临床表现上有所不同，但是又不能截然分开。癫证可以转化为狂证，狂证日久往往又多转为癫证。

（一）癫证

1. 痰气郁结

临床症状： 精神抑郁，表情淡漠，神志痴呆，语无伦次，或喃喃独语，喜怒无常，口苦，不思饮食，舌苔腻，脉弦滑。

证候分析：《证治要诀》云："癫狂由七情所郁，遂生痰涎，迷塞心窍。"由于思虑太过，所求不得，肝气被郁，脾气不升，气郁痰结，阻蔽神明，故表现为神情淡漠、神志痴呆等精神异常。痰浊中阻，故不思饮食、舌苔腻、脉弦滑。

治法： 理气解郁，化痰开窍。

处方：《灵枢》癫狂喜怒摩方、疏肝利胆健脾息癫摩方、太乙三原百会摩方。

方解

（1）《灵枢》癫狂喜怒摩方

《灵枢·杂病》云："喜怒而不欲食，言益小，刺足太阴；怒而多言，刺足少阳。"暴喜伤心属癫，见不欲食、言益小；暴怒伤肝属狂，多言。临证可应用五输穴、原穴等特定穴，故可取足太阴经之经穴商丘，行健脾益气、豁痰开窍、醒神定志之功。《灵枢·九针十二原》云："阴中之至阴，脾也，其原出于太白……凡此十二原者，主治五脏六腑之有疾者也。"故取足太阴经原穴太白，以健脾土、助脾阴、调和脾胃，伍商丘以杜生痰之源而解气郁痰结之候。于是则无神明被蔽之证，而神志痴呆之疾可愈。又可取足少阳胆经之经穴阳辅、原穴丘墟，以调达枢机、疏肝利胆、理气达郁。二穴合用，可化解转狂之势。故对诸穴施以按摩术，名"《灵枢》癫狂喜怒摩方"，不分癫与狂，皆可用之。

（2）疏肝利胆健脾息癫摩方

募、俞穴可治各自脏腑经络的疾病。今因思虑太过，所求不得，致肝气郁结，脾气不升，痰郁互结，蒙蔽神明，而发癫疾，故取肝之募俞期门、肝俞，以养血柔肝、疏肝达郁；脾之募俞章门、脾俞，健脾渗湿，以杜生痰之源。“肝藏血，血舍魂”，“脾藏营，营舍意”。故四穴相伍，辅之魂门、意舍二穴，尚具安魂魄、坚意志之功，则具息癫醒神之治。《素问·奇病论》云：“口苦者……此人者，数谋虑不决，故胆虚，气上溢，而口为之苦，治之以胆募、俞。”故伍以胆募日月、俞穴胆俞，调达枢机而无气机郁滞之弊。此即《内经》“胆者，中正之官，决断出焉”“凡十一脏，取决于胆”之谓也。于是对诸穴施以按摩术，名“疏肝利胆健脾息癫摩方”。

（3）太乙三原百会摩方

《针灸聚英》谓太乙“主心烦，癫狂吐舌”。《明堂灸经》云太乙“主癫疾狂走，吐舌，心烦闷”。盖因太乙乃足阳明经位于腹部中央之腧穴，具通达气机、消食导滞、豁痰化浊之功。伍手少阴心经之原穴神门，以调心气、安神定志；足少阴肾经之原穴太溪，壮元阳、利三焦、养肝肾。故神门、太溪二穴，具交通心肾之功，而有“交泰丸”之用。大陵，又名心主、鬼心，为手厥阴心包经之原穴，以其宁心安神之功，而为息癫止狂愈痫之要穴。百会为手足三阳经与督脉交会于头颠之穴，具荣督益髓、清热开窍、平肝息风、健脑宁神之功。故诸穴合用，施以按摩术，名“太乙三原百会摩方”，适用癫狂之证，尚适用于痫证、郁证，及惊悸、不寐诸证。

2. 心脾两虚

临床症状：神思恍惚，魂梦颠倒，心悸易惊，善悲欲哭，肢体困乏，饮食衰少，舌色淡，脉细无力。

证候分析：《赤水玄珠》云：“狂为痰火盛实，癫为心血不足。”心血内亏，心神失养，故见心悸易惊、神思恍惚、善悲欲哭等候。血少气衰，脾失健运，故饮食量少、肢体乏力。舌色淡、脉细无力，均为心脾两亏，气血俱衰之证。

治法：健脾养心，益气安神。

处方：健脾益心息癫摩方、《大全》灵道达郁摩方。

方解

（1）健脾益心息癫摩方

心俞、脾俞，乃心脾二经脉气汇聚之处，又属于足太阳膀胱经之背腧穴，故又借足太阳经敷布津液之力，以增心脾二经血气运行之功，于是心神得养而无失神痴呆之候。伍手少阴心经之输穴、原穴、本穴神门，以宁心益神。三阴交为足太阴脾经之本穴，又为足三阴经之交会穴。佐心俞、脾俞，增其健脾益气、调补肝肾、养血宁心之功。太乙为足阳明胃经位于腹部中央之腧穴，具调达气机、消食导滞、豁痰达郁之功，可解因脾胃虚弱而致饮食量少之候。于是对诸穴施以按摩术，名“健脾益心息癫摩方”，共成健脾养心、益气安神之功而愈癫疾。

（2）《大全》灵道达郁摩方

《针灸大全》治"心气虚损或歌或哭"之证，多取"灵道二穴、内关二穴、心俞二穴、通里二穴"，今施以按摩术，名"《大全》灵道达郁摩方"。盖因灵道为手少阴心经之经穴，具宁心安神之功；通里为心经之络穴，具和营益心、养血通脉之治；内关为手厥阴心包经之本穴，具激发心包络脉气运行之功，尚为心包经之络穴，"循经以上系于心"，别走手少阳三焦经，又为八脉交会穴之一，通于阴维脉，故具通达气机、通理三焦、宣发宗气、宁心达郁之功；心俞乃心之背俞穴，为手少阴心经脉气输注之处，又位于足太阳经背俞之处，可借太阳经脉气畅达之力，以益心血。故诸穴合用，以成养血益心、宣发宗气、达郁息癫之功。

（二）狂证

1. 痰火上扰

临床症状： 病起急骤，先有性情急躁，头痛失眠，两目怒视，面红目赤，突然狂乱无知，逾垣上屋，骂詈号叫，不避亲疏，或毁物伤人，气力逾常，不食不眠，舌质红绛，苔多黄腻，脉象弦大滑数。

证候分析：《证治汇补》云："狂由痰火胶固心胸，阳邪充极，故猖狂刚暴。"盖因暴怒伤肝，肝火暴张，鼓动阳明痰热，上扰神明，故性情急躁，头痛失眠。蒙闭清窍，则狂乱无知、骂詈不避亲疏。四肢为诸阳之本，阳盛则四肢实，实则能登高而气力逾常。肝火暴盛，上扰清窍，故头痛、面红、目赤。舌绛苔黄、脉弦大滑数，均属痰火壅盛，阳气独盛之象。火属阳，阳主动，故发病急剧、狂暴不休。

治法： 镇心涤痰，泻肝清火。

处方：《灵枢》因恐致狂摩方、《灵枢》癫狂喜怒摩方。

方解

《灵枢》因恐致狂摩方

《灵枢·癫狂》云："狂言，惊，善笑，好歌乐，妄行不休者，得之大恐，治之取手阳明、太阳、太阴。"马莳注云："此言刺狂之得于大恐者之法也。"《素问·阴阳应象大论》云："恐伤肾。"盖因肾伤而肾阴亏虚，虚火扰动心火，致心肾不交，故有狂证之候。心与小肠相表里，故取手太阳经经穴阳谷，或络穴支正，以清心气之实；肺与大肠相表里，故取手太阴经经穴经渠，或手阳明经经穴阳溪，乃金水相滋之伍。诸穴合用，施以按摩术，名"《灵枢》因恐致狂摩方"，俾水火既济，而达清心制狂之功。

2. 火盛伤阴

临床症状： 狂病日久，其势渐减，且有疲惫之象，多言善惊，时而烦躁，形瘦面红，舌质红，脉细数。

证候分析：肝体阴而用阳，罢极之本，若狂久不已，耗气伤阴，气不足则狂势渐减，精神疲惫。阴不足则不能制心火，虚火上炎，故见烦躁、形瘦、面红、舌红。心神失养又为虚火所扰，故多言善惊。脉细数亦为阴虚有热之象。

治法：滋阴降火，安神定志。

处方：神门太溪交泰摩方、《灵枢》癫狂喜怒摩方。

方解

神门太溪交泰摩方

神门为手少阴心经之输穴、原穴，具清心凉营、宁心定志之功，尚为手少阴心经之本穴，本者犹树木之根本，经脉之血气由此而出，以成畅达心经血气运行之功；伍心经俞穴、标穴心俞，增其补养心血之功，名"手少阴标本方"。太溪为足少阴之原穴，具滋补肾阴之功，与神门、心俞相伍，共成滋阴降火、交通心肾、宁心安神、达郁除烦之功，乃为阴虚火旺证而设方，今名"神门太溪交泰摩方"。

三十三、痫证

痫证是一种发作性神志异常的疾病，又名"癫痫""羊痫风"。发作持续时间有长有短，从数秒钟、数分钟至数小时。发作间歇有久有暂，有每日发作或日发数次，乃至数日一发者，长则几年一发。发作程度又有轻重之别，轻则仅有呆木无知，不闻不见，不动不语，面色苍白，但无抽搐。患者可突然中断活动，手中物件突然落下，或头突然向前倾而又迅速抬起，或短暂时间眼睛上翻，或两目上视，经数秒钟或数分钟后即可恢复，事后对发作情况完全不知。重则来势急骤，猝倒号叫，抽搐涎涌，小便自遗，昏不知人，苏醒后对发作情况一无所知，常遗有头昏乏力等症。本证的轻重常与痰浊的深浅、正气的盛衰有关。

1. 风痰闭阻

临床症状：在发作前常有眩晕、胸闷、乏力等症（亦有无明显先兆者），发则突然跌倒，神志不清，抽搐吐涎，或伴尖叫与二便失禁；也可有短暂神志不清，或精神恍惚而无抽搐者；舌苔白腻，脉多弦滑。

证候分析：眩晕、头昏、胸闷乏力等症，均为风痰上逆之先兆症状。肝风内动，痰随风动，风痰闭阻，心神被蒙，则痫证发作。肝郁则脾不健运，痰浊内生，风痰上涌而吐涎沫。苔白腻、脉弦滑，均为肝风夹痰浊之象。

治法：涤痰息风，开窍定痫。

处方：涤痰息风定痫方、《大全》痫病方、《采艾》大杼息痫方、后溪人中愈痫方。

方解

（1）涤痰息风定痫方

后溪为手太阳小肠经之输穴，又为八脉交会穴之一，通于督脉，具荣督通阳之功；伍足阳明经豁痰之丰隆、手少阴经宁神之神门，养心血之心俞，敛肝阴之肝俞，杜生痰之源之脾俞，施以按摩术，名"涤痰息风定痫方"。该方养肝阴而无风动之候，健脾气而无痰浊内生之弊，通督脉而无脊强反折之症，养心神而无心神被蒙之虞。故该方携众穴之功，以成涤痰息风、开窍定痫之治，则风痰闭阻之证得解。

（2）《大全》痫病方

《针灸大全》治"五痫等症，口中吐沫"，取后溪、内关、神门、心俞、鬼眼，今对诸穴施以按摩术，名"《大全》痫病方"。后溪为手太阳小肠经之输穴，通于督脉，以解"脊强反折"之候。《灵枢·经脉》云："手心主之别，名曰内关……循经以上系于心。"说明手厥阴心包经之络穴内关，有通达心脉血气运行之功；且又为心主之本穴，具激发心包经血气运行之功，具调达气机、宣发宗气之功。《灵枢·卫气》云："手少阴之本，在锐骨之端，标在背俞也。"即神门、心俞二穴相伍，施以按摩术，名"手少阴标本摩方"，具激发、汇聚、转输手少阴心经脉气运行之功。方中内关伍后溪、神门、心俞，以其别阴出阳、别阳入阴之功，而疏通心经及心包络之经气，奏养血安心、开窍醒神、益神息风之功而愈痫证。鬼眼，经外奇穴，位于手大指桡侧，足大趾胫侧爪甲根角处，为主治癫狂、痫证、晕厥之经验穴。诸穴合用，名"《大全》痫病方"。

（3）《采艾》大杼息痫方

《采艾编翼》云："治项强，大杼、列缺、京骨、大迎、曲泽；热，肝俞、脾俞、膀胱俞三穴择用；寒，噫嘻、京门、长强；寒热，中膂俞；张口摇头，金门；反折，飞扬；昼发，申脉；夜发，照海。"今变灸方为摩方，名"《采艾》大杼息痫方"。此方当为痫证不同证候的加减方。

（4）后溪人中愈痫方

《窦太师针经》以后溪为治"五痫病"之要穴，盖因后溪为手太阳经之输穴，又为八脉交会穴之一，通于督脉，以其荣督通阳之功，而解"脊强反折"之候；百会为手足三阳经与督脉交会于头颠之穴，具荣督益髓、清热开窍、平肝息风之功；人中为督脉、手足阳明经交会穴，有开窍醒神、解痉定搐之功。诸穴相伍，施以按摩术，名"后溪人中愈痫方"，为癫痫发作时之良方。

2. 痰火内盛

临床症状：发作时昏仆抽搐吐涎，或有叫吼，平日情绪暴躁，心烦失眠，咳痰不爽，口苦而干，便秘，舌红苔黄腻，脉弦滑数。

证候分析： 肝火偏旺，火动生风，煎熬津液，结而为痰，风动痰升，阻塞心窍，则昏仆抽搐吐涎。肝气不舒，则情绪急躁。火扰心神，则心烦失眠。舌红苔黄腻、脉弦滑数，均为肝火痰热偏盛之征。

治法： 清肝泻火，化痰开窍。

处方： 大敦丰隆愈痫摩方。

方解： 《灵枢·顺气一日分为四时》云："病在脏者，取之井。"大敦为足厥阴经之井穴、根穴，以其养肝阴、泻肝火、解痉定搐之功，而适用于因肝阴不足，肝火偏旺，火动生风之候；伍手少阴心经之原穴神门，宁心气，养神明，以解心窍痹阻之证；肝俞、脾俞乃二经脉气输注之处，于是肝阴得养、肝气得舒，以解火动生风之候，脾气得健，以杜生痰之源；伍丰隆和胃降逆、豁痰化浊，以解风动痰升，阻塞心窍之候。诸穴合用，施以按摩术，名"大敦丰隆息痫摩方"，以其清泻肝火、化痰开窍之功而愈痫证。

3. 心肾亏虚

临床症状： 癫痫发作日久，健忘，心悸，头晕目眩，腰膝酸软，神疲乏力，苔薄腻，脉细弱。

证候分析： 由于癫痫反复发作，日久不愈，导致心血不足、肾气亏虚，故健忘、心悸、头晕目眩、腰膝酸软。脾虚湿盛，故苔薄腻。精气亏耗，故见神疲乏力、脉象细弱。

治法： 补益心肾，健脾化痰。

处方： 太乙神门交泰摩方、涌泉定搐愈痫摩方、照海定痫摩方。

方解

（1）太乙神门交泰摩方

太乙为足阳明胃经位于腹部之穴，具调达气机、消食导滞、豁痰化饮之功。神门乃手少阴心经之原穴，有调心气、安心定志之效。太溪为足少阴肾经之原穴，具通利三焦、补养肝肾之功。太溪与神门相伍，共成滋阴降火、交通心肾、宁心达郁之治。若辅以心俞、肾俞，以其补养心神之功，而助太溪、神门交泰心肾之效；且心俞为心经之标穴，伍手少阴经本穴神门，为手少阴标本摩方，增其补养心血之功。诸穴合用，施以按摩术，以治痫证，今名"太乙神门交泰摩方"。

（2）涌泉丰隆愈痫摩方

《灵枢·九针十二原》云："五脏有疾，当取之十二原。"《素问·刺法论》云："肾者，作强之官，伎巧出焉，刺其肾之源。"故有肾经原穴太溪之取，以成滋肾阴、育阴息风之效；涌泉为足少阴肾经之井穴，具补肾益元之功，又为回阳九穴之一，具通关开窍、醒脑苏厥之功，故为厥逆、癫、狂、痫、郁诸证之治穴。神门为手少阴心经之原穴、输穴，具清心凉营、宁心益脉、定搐制痉之功；尚为手少阴心经之本穴，伍其标穴心俞，乃"《灵枢》手少阴标本方"，为益心气、养心血、益智荣脑对穴之施。间使乃手厥阴心包经之经穴，具汇聚、转输心包经血气之功。筋缩乃督脉腧穴，又为肝脏之气应于背部之处，具柔肝利胆、舒筋通络、醒神愈痫之功。伍肝经之背俞肝俞，则养血柔肝、息风定搐之功倍增。伍丰隆健脾和胃，而成和胃降逆、豁痰化浊之效。诸穴相伍，施以按摩术，名"涌泉丰隆愈痫摩方"，以其补益心肾、健脾化痰之功，而为愈痫证之效方。

（3）照海定痫摩方

照海为足少阴肾经之腧穴，又为八脉交会穴之一，通于阴跷，可导肾间动气，通达于八脉，俾血海充盈，故有养血柔肝、息风定搐之效。神门为手少阴心经之原穴，有益心血、调心气、安神定志之功。二穴相伍，为心肾不交，水火失济证之对穴。间使为手厥阴心包经之经穴，具调达气机、通利三焦之功，助神门以畅达心脉。筋缩乃肝胆之气应于督脉背部之处，具荣肝利胆、息风定搐之效。鸠尾乃任脉之腧穴，具理气快膈、和胃降逆、清心安神之功。督脉为阳脉之海，任脉为阴脉之海。二穴相伍，一督一任，一背一腹，一阳一阴，从阴引阳，从阳引阴，畅达督任二脉，即《灵枢·五色》"用阴和阳，用阳和阴"之治疗大法也，亦乃《素问·至真要大论》"谨察阴阳所在而调之，以平为期"之医疗终极目的也。丰隆之用，乃健脾和胃、豁痰化浊之治。于是诸穴相伍，施以按摩术，名"照海定痫摩方"，以其调阴阳、养肝肾、益心气、理脾胃、化痰浊、开窍醒神之功，而为痫证之治方。

4. 安和五脏、畅达六腑、调阴阳、止痉定搐之通用方

（1）《标幽》交五体方

《标幽赋》"有二陵二跷二交，似续而交五大"句。《针灸大成》云："二陵者，阴陵泉、阳陵泉也；二跷者，阴跷、阳跷也；二交者，阴交、阳交也；续者，续接也；五大者，五体也。言此六穴，递相交于接于两手、两足并头也。"阳跷即申脉，为阳跷与足太阳经交会穴，由此向阳跷脉伸展，以调"阴缓而阳急"之候；阴跷，即照海，为阴跷与足少阴经交会穴，由此向阴跷脉伸展，以调"阳缓而阴急"之候。阳陵泉，为足少阳经之合穴，又为筋之会穴，具调达枢机、疏泄肝胆、舒筋通络之功；阴陵泉乃足太阴经之合穴，具健运中宫、化气通脉之功。交者，交会之义。阳交乃足少阳胆经之腧穴，足阳明经行其前，足太阳经行其后，足少阳胆经行前后两经分肉之间；尚为阳维脉之郄穴，以四条阳经交错、交会而得名，故具有调达气机、维系阳脉之功。

《会元针灸》释云："阴交者，元阳之气相交于阴，癸水之精合于阴气，上水分合于任水之精，阳气从上而下，与元阴相交注入丹田，水火既济，故名阴交。"诸穴合用，施以按摩术，名"《标幽》交五体摩方"，乃"用阴和阳，用阳和阴"之大法也。故临床取此六穴，俾十二经脉及奇经八脉运行有序，营卫得行，经脉得濡，髓海得养，阴阳得调，非但"阳缓而阴急""阴缓而阳急"之证可解，癫、狂、痫、郁诸神志疾患可用，而痿证、痹证亦可用之。

（2）侠溪息痫愈癫摩方

人体开阖、升降、出入之枢，不动在少阴，动在少阳，故《内经》有"凡十二脏取决于胆"之论。少阳内联三阴，外出二阳，为入病之道路，出病之门户。侠溪为足少阳胆经之荥穴，具和解少阳、调达气机、宽胸化痰之功；"荥主身热"，故又具清热泻火、滋水涵木之功。伍手厥阴经之间使、足厥阴经之行间，以成养血息风之治。伍手太阴肺经之络穴列缺、足太阴脾经之络穴公孙、足阳明胃经之络穴丰隆，以成宣发宗气、健脾和胃、豁痰化浊之功。故六穴合用，名"侠溪息痫愈癫摩方"，以成疏肝解郁、养血荣脑、息风定搐之功，而为疗癫、狂、痫、郁诸疾之效方。

（3）《医学纲目》定痫摩方

《医学纲目》云："癫痫，鸠尾、后溪、涌泉、心俞、阳交、三里、太冲、间使、上脘。"盖因鸠尾乃任脉之腧穴，具理气快膈、和胃降逆、清心安神之功，为治痫证之要穴。《天元太乙歌》有"鸠尾独治九般痫"之验。后溪为手太阳经之腧穴，通于督脉，以其解搐止痉之功，可解"脊强反折"之候。涌泉乃足少阴之井穴，又为回阳九穴之一，具通关开窍、醒脑苏厥之功。心俞乃手少阴心经脉气输注于背俞之处，具养心血、宁心气之功。阳交乃足少阳胆经之腧穴，尚为阳维脉之交会穴，具调达枢机、维系阳脉之功。太冲乃足厥阴肝经原穴，具养肝血、疏肝气、调冲降逆、柔肝养筋之功。间使，手厥阴心包经之经穴，具调达气机、通利三焦之功，助心俞以畅达心脉，行养血宁神之治。足三里为足阳明经之合土穴，又为该经之下合穴，具健脾胃、补中气、调气血、通经络之功。中脘乃任脉与手太阳、手少阳、足阳明经之交会穴，又为回阳九穴之一，尚为胃经之募穴、六腑之会穴，故具较强的健脾和胃、化痰导滞之功。足三里与中脘相伍，乃足阳明募合对穴之伍，则健脾、和胃、豁痰之功倍增。诸穴合用，施以按摩术，名"《医学纲目》定痫方"，共成畅达宗气、调达枢机、养血柔肝、健脾和胃、豁痰开窍、养血宁心、开窍醒神之功，而为诸痫证之治方。

三十四、瘿证

瘿病，多发于女性。本病主要表现为颈前发生肿块，可随吞咽动作而上下移动。

初作可如樱桃或指头大小，一般生长缓慢。大小程度不一，大者可如囊如袋。触之多柔软、光滑，病程日久则质地较硬，或可扪及结节。本病以理气化痰、消瘿散结为基本治则。瘿肿质地较硬及有结节者，应适当配合活血化瘀之法。火郁阴伤而表现为阴虚火旺者，则当以滋阴降火为主。

1. 气郁痰阻

临床症状：颈前正中肿大，质软不痛，颈部觉胀，胸闷，喜太息，或兼胸胁窜痛，病情的波动常与情志因素有关，苔薄白，脉弦。

证候分析：气机郁滞，痰浊壅阻颈部，故致颈前正中肿大、质软不痛、颈部觉胀。因情志不舒，肝气郁滞，故胸闷、太息、胸胁窜痛，且病情常随情志而波动。脉弦为肝郁气滞之象。

治法：理气舒郁，化痰消瘿。

处方：《大全》消瘿摩方、天府丰隆消瘿摩方。

方解

（1）《大全》消瘿摩方

《针灸大全》云："项瘿之证，有五，一曰石瘿，如石之硬；二曰气瘿，如绵之软；三曰血瘿，如赤脉细弱；四曰筋瘿，乃无骨；五曰肉瘿，如袋之状。此乃五瘿之形也。"其治取"扶突二穴，天突一穴，天窗二穴，缺盆二穴，俞府二穴，膺俞二穴，十宣十穴出血"，今名"《大全》消瘿方"。瘿瘤多因恚怒忧思，情志不畅，致气机壅滞，痰瘀互结。阳明经乃多气多血之经，扶突乃手阳明大肠经位于喉部之穴，具行气血、化痰结之功。天突为任脉、阴维脉交会穴，位气管上端，通咽，连肺系，故有益肾宣肺之功，为治瘿之要穴。天窗乃手太阳小肠经穴，具通达阳气、消郁散结之功，故《针灸甲乙经》有"瘿，天窗"之治。缺盆乃足阳明胃经穴，与气舍、天突相平而居，具宣发宗气之功，故《窦太师针经》有缺盆治"瘿袋"之验。俞府乃肾经精气上贯肝膈而入肺脏之穴，具益肾元、温心阳、宣肺气、疏肝气、健脾胃之功。膺俞，即中府之别名，乃肺经募穴，又为手足太阴经交会穴，乃肺脾经脉气灌注之处，故有益脾宣肺、健脾益气之功。于是诸穴合用，以其理气达郁、化痰消瘿之功，而解因痰气郁阻之瘿证。因瘿为痰阻络窍之候，故尚可加丰隆以豁痰开窍。今对诸穴施以按摩术，名"《大全》消瘿摩方"。

（2）天府丰隆消瘿摩方

天府为肺气聚集之地，具宣发肺气、畅达宗气之功。臑会为手少阳三焦经与阳维脉的交会穴，具枢转气机、通络散结之效。气舍乃足阳明经穴，居肺系之旁，犹气之宝舍，具通调肺胃之气之功。丰隆乃足阳明经之络穴，以其健脾和胃、豁痰开窍之效，而为痰气交阻所发瘿证之治穴。诸穴合用，名"天府丰隆摩方"，共成理气消郁、化痰开结之治。

2. 痰结血瘀

临床症状：颈前出现肿块，按之较硬或有结节，肿块经久未消，胸闷，纳差，苔薄白或白腻，脉弦或涩。

证候分析：气机郁滞，津凝成痰，痰气交阻，日久则血循不畅，血脉瘀滞。气、痰、瘀壅结颈前，故瘿肿较硬或有结节，经久不消。气郁痰阻，脾失健运，故胸闷、纳差。苔白腻、脉弦或涩，为内有痰湿及气滞血瘀之象。

治法：理气活血，化痰消瘿。

处方：《千金》臑会消瘿摩方。

方解：臑会为手少阳三焦经与阳维脉交会穴，具调达气机、通络散结之功，故《明堂灸经》用以"治瘿气"。而《备急千金要方》以臑会伍合谷、足三里、天突、天鼎、天容，治瘿气。合谷乃手阳明大肠经之原穴，具化气通脉、调气活血、扶正达邪之功；足三里乃足阳明胃经之合穴，具健脾胃、补中气、调气血、通经络之功。二穴相伍，俾阳明经气血充盈，而无气滞血瘀之候，又以其健脾和胃之功，而无痰气交阻之弊。天突乃任脉与阴维脉交会之穴，有养肝肾、畅达气机之功；天鼎乃手阳明大肠经位于颈部之穴，可导手阳明经血气上达咽部，而为行气血、消瘿瘤之要穴；天容乃手太阳经位于颈部之腧穴，具畅达太阳经血气之功，而理气活血、软坚散结，故《明堂灸经》谓其"主颈项瘿"。诸穴之用，共成理气活血、软坚散结、化痰消瘿之功，今施以按摩术，名"《千金》臑会消瘿摩方"，适用于痰结血瘀之瘿证。因痰气交阻，今多伍以丰隆，增其豁痰开窍之功。

3. 肝火旺盛

临床症状：颈前轻度或中度肿大，一般柔软、光滑，烦热，容易出汗，性情急躁易怒，眼球突出，手指颤抖，面部烘热，口苦，舌质红，苔薄黄，脉弦数。

证候分析：痰气壅结，气郁化火为本证的主要病机。痰气壅结颈前，故出现瘿肿。郁久化火，肝火旺盛，故见烦热、急躁易怒、面部烘热、口苦等候。火热迫津液外泄，故易出汗。肝火上炎，风阳内盛，则致眼球突出、手指颤抖。舌红、苔黄、脉弦为肝火亢盛之象。

治法：清泻肝火，消瘿散结。

处方：手足窍阴消瘿摩方。

方解：头窍阴为足少阳与足太阳经的交会穴；足窍阴为足少阳胆经之井穴，亦为足少阳之本穴，乃足少阳经脉气灌注之处。二穴相伍，共奏和解少阳、通达阳气之功。

合谷为手阳明经之原穴；足三里为足阳明经之合穴。二穴共成行气血、散郁火之功。臑会为手少阳三焦经与阳维脉的交会穴，具调达枢机、通络散结之功。天突为任脉与阴维脉的交会穴，有养肝肾、益心脾之功。天容乃手太阳经腧穴，具畅达太阳血气之功，故天突、天容相伍共成理气活血、软坚散结之效。因肝火旺盛，宗《灵枢》"病在脏者，取之井"之法，故有取大敦；宗"盛则泻之"之法，取肝经属火之荥穴行间。因肝五行属木，木生火，火为木之子，此乃"实则泻其子"之谓，且"荥治身热"，故有肝经荥穴之施。于是诸穴相伍，施以按摩术，名"手足窍阴消瘿摩方"，为治瘿证之属肝火旺盛者。

4. 心肝阴虚

临床症状： 瘿肿或大或小、质软，病起缓慢，心悸不宁，心烦少寐，易出汗，手指颤动，眼干，目眩，倦怠乏力，舌质红，舌体颤动，脉弦细数。

证候分析： 痰气郁结颈前，故渐起瘿肿。火郁伤阴，心阴亏虚，心失所养，故心悸不宁、心烦少寐。肝阴亏虚，筋脉失养，则倦怠乏力。肝开窍于目，目失所养，则眼干、目眩。肝阴亏虚，虚风内动，则手指及舌体颤抖。舌质红、脉弦细数为阴虚有热之象。

治法： 滋养阴精，宁心柔肝。

处方：《经纶》天突消瘿方。

方解：《神灸经纶》云"瘿瘤"取"天突、通天、云门、臂臑、曲池、中封、大椎、风池、气舍、臑会、天府、冲阳"，名"《经纶》天突消瘿方"。天突乃任脉与阴维脉交会之穴，具养肝肾、益心脾、达宗气之功。通天为足太阳经气通达人之高位颠顶处，具通达太阳经气之效。肺主气，气为血之帅，云门、天府均为手太阴肺经之腧穴，宣发宗气，以使心脉运行有力。气舍、冲阳均为足阳明经腧穴，且冲阳又为该经之原穴，乃阳气必由之要冲。曲池为手阳明经之合穴；臂臑乃手阳明经之穴，二穴伍足阳明经之气舍、冲阳，则有通补气血、调和营卫之功，俾血气运行得畅，以成濡养心血肝阴之治。中封为足厥阴肝经之经穴，又为足厥阴经的本穴，以其养肝阴、濡筋脉之功，则肝阴得补，肝气得舒。风池为足少阳胆经之穴；臑会为手少阳三焦经与阳维交会穴。二穴相伍，以其调达气机、通利三焦之功，而成清泻肝胆郁火之效。督脉主干起于胞中，不出会阴，沿脊上行经大椎至颈后风池入颠，前行交任脉，后行支从脊柱分出属肾，前行支从小腹内直行过脐，上贯心。大椎乃督脉之穴，又为手、足三阳经交会穴，故称为"诸阳之会"，可引领诸穴，以其滋养肝肾、散火消郁、软坚散结之功而愈瘿证，故此方为瘿证通治之方。

三十五、虚劳

虚劳，又称虚损，最早的文献见于《内经》，是指由多种原因所致的脏腑亏损，气血阴阳俱不足为主要病机的慢性衰损性疾病。《素问·通评虚实论》云："精气夺则虚。"当视为虚证的总纲。而《素问·调经论》"阳虚则外寒，阴虚则内热"论，进一步说明了虚损证分阴阳。《难经·十四难》云："损其肺者，益其气；损其心者，调其营卫；损其脾者，调其饮食，适其寒温；损其肝者，缓其中；损其肾者，益其精。此治损之法也。"表述了五脏损之治疗大法。《诸病源候论》中详细叙述了"五劳""六极"的证候。大凡老年退行性疾病均属虚损的范畴。

（一）气虚

1. 肺气虚

临床症状：短气自汗，声音低怯，时寒时热，平素易于感冒，面白，舌质淡，脉弱。

证候分析：肺气不足，卫表不固，故短气自汗、声音低怯。肺气亏虚，营卫失和，故时寒时热。肺主皮毛，肺虚则腠理不密，故易感受外邪。肺气亏虚，不能贯心脉而通达全身，气血不能充沛于血脉，故见面白、舌淡、脉弱。

治法：补益肺气。

处方：肺经原穴摩方、手太阴募俞摩方、手太阴标本摩方。

方解

（1）肺经原穴摩方

《黄帝内经》对原穴的应用非常重视，有"凡此十二官者，不得相失也"之论。并谓此乃"全神修真之旨，亦法有修真之道"。如《素问·刺法论》云："肺者，相傅之官，治节出焉，可刺手太阴之源。"今以按摩法代替针法，取肺经原穴太渊，名"肺经原穴摩方"，有调节治理一身之功。盖因太渊非但以其原穴之功，可通达肺经脉气运行，尚因其为肺经之本穴，具激发肺经血气输布全身，司肺主气、卫外固表之功，俾肺气充而无虚损之弊。故一穴太渊可疗肺气虚之虚劳证。

（2）手太阴募俞摩方

募穴，是五脏六腑之气汇集于胸腹部的腧穴；俞穴，是脏腑之气输注于背部之腧穴。募为阴，俞为阳，二者一阴一阳，一腹一背，一募一俞，乃《内经》"从阴引阳，从阳引阴"之应用大法。诚如宋·朱肱"阳根于阴，阴本于阳，无阴则阳无以生，无阳则阴无以长"之论。鉴于此，在本《讲稿》之"从脏腑经络论摩方"一节中有十二经募俞摩方的介绍。今对于肺气虚之"虚劳"证，则施以"手太阴募俞摩方"，即对肺经之募穴中府、俞穴肺俞，施以按摩术，乃补益肺气之施。

2. 脾气虚

临床症状： 饮食减少，食后胃脘不舒，倦怠乏力，大便溏薄，面色萎黄，舌淡苔薄，脉弱。

证候分析： 脾虚失于健运，胃肠的纳谷及传化功能失常，故饮食减少、食后胃脘不舒、大便溏薄。脾虚不能运化水谷精微，气血来源不充，形体失养，故倦怠乏力、面色萎黄、舌淡、脉弱。

治法： 健脾益气。

处方： 足太阴脾经原穴摩方、足太阴募俞摩方、足太阴标本摩方、足太阴根结摩方。

（二）血虚

1. 心血虚

临床症状： 心悸怔忡，健忘，失眠，多梦，面色不华，舌质淡，脉细或结代。

证候分析： 心血亏虚，心失所养为其主要病机。血不养心，心神不宁，故致心悸怔忡、健忘、失眠、多梦。血虚不能上荣头面，故面色不华、舌质淡。血虚气少，血脉不充，故脉细或结代。

治法： 养血安神。

处方： 手少阴心经原穴摩方、手少阴募俞摩方。

2. 肝血虚

临床症状： 头晕目眩，胁痛，肢体麻木，筋脉拘急，或筋惕肉瞤，妇女月经不调甚至经闭，面色不华，舌质淡，脉弦细或细涩。

证候分析： 肝血亏虚，不能上养头目，故致头晕、目眩。血不养肝，肝气郁滞，故胁痛。血虚生风，筋脉失养，以致肢体麻木、筋脉拘急，或筋惕肉瞤。肝血不足，妇女冲任空虚，则致月经不调甚至闭经。面色不华、舌淡、脉弦细或细涩，为肝血不足，血脉不充之象。

治法： 补血养肝。

处方： 足厥阴肝经原穴摩方、足厥阴募俞摩方、足少阴募俞摩方。

（三）阴虚

1. 肺阴虚

临床症状： 干咳，咽燥，咳血，甚或失音，潮热，盗汗，面色潮红，舌红少津，脉细数。

证候分析：肺阴亏耗，肺失濡润，清肃之令不行，故干咳。脉络损伤则致咳血。阴虚，津液不能上承，故咽喉干燥，甚则失音。阴虚火旺则致潮热。虚热逼津液外泄，则致盗汗。面潮红、舌红少津、脉细数，均为阴虚有热之象。

治法：养阴润肺。

处方：太渊膏肓俞摩方、手太阴募俞肾原摩方。

方解

（1）太渊膏肓俞摩方

方由手太阴肺经之原穴、本穴，及脉会太渊与膏肓俞组成。太渊具益肺气、养肺阴之功；膏肓俞有益气补虚、扶正祛邪、调和气血之功，并借足太阳经通达阳气、敷布津液之功，而行养血润燥之功。二穴相伍，养阴润肺而愈"肺阴虚"之虚劳证。

（2）手太阴募俞肾原摩方

方由手太阴募俞摩方合足少阴肾经之原穴太溪组成。方中肺经募穴中府、俞穴肺俞，具行益肺气、滋脾肺阴之功；肾经原穴太溪，具滋肾阴、退虚火之功。肺五行属金，肾属水，太溪与肺经募俞之穴合用，以成金水相生之效，亦"壮水之主，以制阳光"之法。于是阴虚火旺之候得解，"肺阴虚"之虚劳证得除。

2. 肝阴虚

临床症状：头痛，眩晕，耳鸣，目干畏光，视物不清，急躁易怒，或肢体麻木，筋惕肉瞤，面潮红，舌干红，脉弦细数。

证候分析：肝阴不足，肝阳偏亢，上扰清窍，故头痛、眩晕、耳鸣。肝阴不能上荣于目，故目干畏光、视物不清。阴血不能濡养筋脉，虚风内动，故肢体麻木、筋惕肉瞤。阴亏火旺，肝火上炎，则面潮红。舌红少津、脉弦细数为阴虚肝旺之象。

治法：滋养肝阴。

处方：太冲膏肓关元摩方、足厥阴募俞太溪摩方。

方解

（1）太冲膏肓关元摩方

方由肝经原穴太冲合膏肓俞、关元组成。方中太冲为肝经之原穴，具养肝血、益肝阴之功；膏肓俞乃益气养血之穴，并借足太阳敷布津液之功，而安和五脏；关元为任脉与足三阴经的交会穴，被《灵枢》誉为"三结交"之名，具养肝血、滋肾阴、补脾津之功，故有调冲任、养肝肾、培补先后天之本之效。于是三穴相伍，则肝肾之阴得补，肺脾之津得充，五脏安和，而无肝火上炎之候，则肝阴虚之证得除，而虚劳证得愈。

（2）足厥阴募俞太溪摩方

方由肝经募穴期门、俞穴肝俞，与肾经原穴太溪组成。肝经之募俞穴行滋养肝阴之治，而肾经之原穴太溪行滋阴、退虚热之治。因精血同源，故肾精得充，则肝血足而无阴虚阳亢之候，而肝阴虚之虚劳证得愈。

3. 肾阴虚

临床症状： 腰酸，遗精，两足痿弱，眩晕耳鸣，甚则耳聋，口干，咽痛，颧红，舌红，少津，脉沉细。

证候分析： 腰为肾之府，肾虚失养，故感腰酸、两足痿弱。肾阴亏虚，虚火易动，精关不固，则致遗精。肾阴亏乏，髓海不足，脑失濡养，则眩晕、耳鸣。虚火上炎，故口干、咽痛、颧红。舌红、少津、脉沉细为肾阴亏乏之象。

治法： 滋补肾阴。

处方： 足少阴肾经原穴摩方、足少阴肾经募俞摩方。

（四）阳虚

1. 心阳虚

临床症状： 心悸，自汗，神倦嗜卧，心胸憋闷疼痛，形寒肢冷，面色苍白，舌淡或紫暗，脉细弱或沉迟。

证候分析： 心阳不足，心气亏虚，故心悸、自汗、神倦嗜卧。阳虚不能温养四肢百骸，故形寒肢冷。阳虚气弱，不能推动血液运行，心脉瘀阻，气机滞塞，故心胸憋闷疼痛、舌质紫暗。面色苍白、舌淡、脉细弱或沉迟，均属心阳亏虚，运血无力之象。

治法： 益气温阳。

处方： 手少阴标本谵语摩方。

方解： 方由心经之神门及膀胱经之心俞、谵语三穴组成。神门为手少阴心经之原穴，又为该经之本穴，乃心经脉气灌注之处；心俞乃心气灌注之处，又为心经之俞穴、标穴。二穴以手少阴标本穴之伍，共成益气、宁心、定悸之功；且汗为心之液，心气充则心阳足，故又有固津敛汗之治。谵语位于督俞之旁，有通达阳气、敛汗固津之功。于是三穴相伍，以其益气温阳之功，而愈心阳虚之虚劳证。

2. 肾阳虚

临床症状： 腰背酸痛，遗精阳痿，多尿或不禁，面色苍白，畏寒肢冷，下利清谷或五更泄泻，舌质淡胖、有齿痕，苔白，脉沉迟。

证候分析： 腰为肾之府，督脉贯脊络肾而督诸阳，肾阳不足，失于温煦，故腰背酸痛、畏寒肢冷。阳气衰微，精关不固，故遗精、阳痿。若肾气不固则小便不禁。气化不及，水不化气则多尿。命门火衰，火不生土，不能蒸化腐熟水谷，故下利清谷或五更泄泻。面色苍白、舌淡胖有齿痕、脉沉迟均为阳气亏虚，阴寒内盛之象。

治法：温补肾阳，兼养精血。

处方：肾原命门气海摩方、足少阴标本募俞命门摩方。

方解

（1）肾原命门气海摩方

《灵枢·九针十二原》云："五脏有疾，当取之十二原。"《素问·刺法论》云："肾者，作强之官，伎巧出焉，刺其肾之源。"太溪为肾经之原穴，能导肾间动气而输布全身，故有益肾气、壮元阳、补命火、强腰膝之功，而为温补肾阳之要穴。故对该穴施以按摩术，名"足少阴原穴摩方"，为肾阳虚之治方。若伍以任脉之气海、督脉之命门，可增其壮阳益肾之功，名"肾原命门气海摩方"。

（2）足少阴标本募俞命门摩方

取肾经之本穴交信，伍肾经之标穴肾俞、廉泉，而成通达肾气之功，施以按摩术，名"足少阴标本摩方"。伍督脉之命门，以其具壮阳益肾之功，而为治肾元亏虚之要穴。伍肾之募俞，即京门、肾俞，而成温补肾元之功，乃"从阳引阴，从阴引阳"对穴之伍。云其补阳，乃张景岳"善补阳者，必于阴中求阳，则阳得阴助而生化无穷"之谓也。于是诸穴合用，温补肾阳之功倍增，而肾阳虚弱之虚劳证得愈。

第二节 妇科疾病

一、月经先期

月经周期提前七天以上，甚至十余日一行者称为"月经先期"，亦称"经期超前""经行先期"，或"经早"。如仅提前三五天，且无其他明显症状者，属正常现象；或偶然超前一次者，亦不作月经先期病论。本病在历代医籍中与月经后期、月经先后无定期、经期延长、月经过多、月经过少等，同属于月经不调的范畴。本病的病因病机主要是气虚和血热，因为气能摄血，气虚则统摄无权，冲任失固；血热则流行散溢，以致血海不宁，月经提前而至。

1. 气虚

临床症状：月经周期提前，经量增多，色淡，质稀，神疲肢倦，或小腹空坠，纳少便溏，舌质淡，脉细弱。

证候分析：中气虚弱，统摄无权，冲任不固，则经来先期、量多。脾虚化源不足，不能奉心化赤，则经色淡而质清稀。中气不足，失于升举，则神疲肢倦、小腹空坠。脾虚运化无力，则纳少便溏。舌淡、脉细弱，均为脾气虚衰，中阳不振之候。

治法： 补气益冲，摄血调经。

处方：《大全》调冲任摩方、冲阳三太调经摩方。

方解

(1)《大全》调冲任摩方

《针灸大全》治"室女月水不调，脐腹疼痛"，取天枢、照海、气海、三阴交，对诸穴施以按摩术，名"《大全》调冲任摩方"。方中天枢乃足阳明胃经腧穴，又为手阳明大肠经之募穴，穴当脐旁，为上下腹之界畔，通行中焦，有斡旋上下、职司升降之功，故无论寒、热、虚、实之腹痛均可用之。任脉为"阴脉之海"；冲脉为"血海"。照海为八脉交会穴之一，通于阴跷，可导肾间动气通达十二经脉及奇经八脉，重在益元通脉，其效若"阳光普照，血海充盈"，故名照海。三阴交为足太阴脾经之本穴，又为足三阴经之交会穴，故具健脾益气、调补肝肾之功，一穴即有培补先后天之效。气，指元气；海者，纳百川之谓。穴在脐下，当神阙与关元之间，为人元气之海，故名气海，具温补下焦、益元荣肾、调补冲任、益气举陷之功。于是诸穴合用，施以按摩术，名"《大全》调冲任摩方"。该方以成养肝肾、调冲任、补气摄血、培补先后天之本之治，故适用于气虚月经不调者。

(2) 冲阳三太调经摩方（冲阳、血海、太溪、太白、太冲）

详见"月经先后无定期"肾虚。

2. 血热

临床症状： 经来先期，量或多或少，色深红或紫，质黏稠，或少腹胀痛，或伴心胸烦躁，面红口干，小便短黄，大便燥结，舌质红，苔黄，脉数。

证候分析： 邪热伏于冲任，或肝郁化火，迫血妄行，致经来先期。血为热灼，故经色鲜红或紫红而质黏稠。热邪扰心，则心胸烦躁。热伤津液，则口干、小便短、大便燥。面赤、舌红、苔黄、脉数，均为热盛于里之象。

治法： 清热凉血，滋肾调经。

处方： 照海三泉三俞摩方。

方解： 照海为足少阴之穴，为阴跷脉所生，故通于跷脉，有益肾育阴之功。涌泉为足少阴肾经之井穴，具激发肾经血气运行之功。水泉为足少阴肾经之郄穴，具益肾荣冲、清泄伏于冲任之热邪。曲泉为肝经之合穴，具养血濡肝之功，而成清泄肝经郁热之治。脾俞益气而生血。肝俞养肝阴而泻肝火。肾俞益肾而除命门之壮火，此即"壮水之主，以制阳光"之谓也。于是对诸穴施以按摩术，名"照海三泉三俞摩方"，为血热迫血妄行而致月经先期之良方，也适用血热妄行而发崩漏、月经量过多之候。

二、月经后期

月经周期延后七天以上，甚或四五十日一至的，称"月经后期"，亦称"经行后期""经期错后"或"经迟"。如仅延后三五天，且无其他不适者，不作月经后期病论。若偶见一次延期，下次仍然如期来潮者，或青春期初潮后数月内延期，或于更年期月经时有延后，无伴其他证候者，一般不属疾病。

本病首见于《金匮要略》，谓"至期不来"。其后在《丹溪心法》始将月经后期作为一个病证来研究，称为"经水过期"，并从不同的期、量、色、质提出了辨证要点和治疗方药，同时也将月经疾病的辨证、治疗推进了一大步。本病发病机理有虚有实。虚者或因营血亏损；或因阳气虚衰，以致血源不足，血海不能按时满溢。实者或因气郁血滞，冲任受阻；或因寒凝血瘀，冲任不畅，致经期延后。月经后期如伴经量过少，无论虚实，常可发展为闭经。

1. 血寒

临床症状：经期延后，量少，色暗有血块，小腹冷痛，得热减轻，畏寒肢冷，苔白，脉沉紧。

证候分析：外感寒邪或过食寒凉，血为寒凝，运行不畅，则经期延后、量少、色暗。寒邪客于胞中，与血相结，故经来有块、小腹冷痛、得热则减。寒为阴邪，易伤阳气，阳不外达，故畏寒肢冷。苔白、脉沉紧，为寒邪在里之象。

治法：温经散寒，调经通脉。

处方：三阴至阴通经摩方。

方解：三阴交为足太阴脾经之本穴，具健脾利湿、调补肝肾、益气养血之功。昆仑为足太阳脉气所行为经之穴，具转输阳气、敷布精津之功，从而有通经脉、理胞宫之治。巨阙为心之募穴，内应腹膜，上应膈肌，为胸腹之交关、清浊之格界，亦为通行脏腑、理气止痛之要穴。合谷为手阳明大肠经之原穴，具化气通脉、调气和血、解痉止痛之治。至阴乃足太阳经终止之处，并于此与足少阴经交汇，具温经脉、益气血、敷布阳气、导上引下之功。诸穴合用，共成调补肝肾、健脾益气、养血通经之功。《类经图翼》用治"胎衣不下""子鞠不下"之证。今对诸穴施以按摩术，名"三阴至阴通经摩方"，为血寒月经后期，寒凝胞宫致痛经之良方。

2. 血虚

临床症状：经期延后，量少，色淡红，无块，或少腹隐痛，或头晕眼花，心悸少寐，面色苍白或萎黄，舌质淡红，脉细弱。

证候分析： 营血虚少，冲任血虚，血海不能如期满溢，故经期延后、量少。血虚气弱，胞脉失养，运行无力，故少腹隐痛。血虚不能上荣于头，故头晕眼花、面色苍白或萎黄。血虚不能养心，故心悸少寐、舌淡。血不充于脉，故脉细弱。

治法： 调补冲任，养血通脉。

处方： 外陵公孙调冲摩方、冲阳三太调经摩方。

方解

（1）外陵公孙调冲摩方

《针灸甲乙经》云："外陵，在天枢下，大巨上，足阳明脉气所发。"又云："腹中尽痛，外陵主之。"盖因外陵乃足阳明胃经穴，具调和肠胃、补气养血、理气导滞之功，故可疗腹痛。足三里为足阳明胃经之合穴，具健脾胃、通经脉之功。公孙乃足太阴脾经之络穴，且为八脉交会穴之一，通于冲脉，具健脾胃、调冲任、行气血、理气消胀、解痉通脉之功。三阴交为足太阴脾经之本穴，具激发、汇聚、转输足太阴脉气运行之功，且又为足三阴经之交会穴，又具健脾胃、养肝肾、益气血之功。关元为手太阳小肠经之募穴，又为"三结交"之穴，还是任脉与足太阴脾经、足阳明胃经的交会穴，尚为任脉与足三阴经的交会穴，故有益元固本、补气壮阳、调冲任、养肝肾、暖宫止痛之效。故诸药合用，施以按摩术，名"外陵公孙调冲摩方"，于是先后天之本得补，气血生化之源得充，故为补血调经之良方，而适用于血虚之月经不调者。

（2）冲阳三太调经摩方（冲阳、太冲、太白、太溪、血海）

详见"月经先后无定期"肾虚。

3. 气滞

临床症状： 经期延后，量少，色暗红，或有小块，小腹作胀，或胸腹、两胁、乳房胀痛，舌苔正常，脉弦。

证候分析： 忧思郁怒，以致气机郁结，血为气滞，血海不能按时满溢，故月经后期、量少、色暗红或有小血块。肝郁气滞，经脉壅阻，故小腹、胸胁、乳房胀痛。病因气滞，内无寒热，故舌苔正常。弦为肝脉，肝气郁滞，故脉弦。

治法： 疏肝理气，活血调经。

处方： 《盘石》谷阴血气痛摩方、谷阴太冲通经摩方。

方解

（1）《盘石》谷阴血气痛摩方

《盘石金直刺秘传》云："妇人血气痛，合谷、三阴交。"合谷为手阳明大肠经之原穴，能导肾间动气通达全身，故有化气通脉、调气活血、扶正达邪之功；又为人体四总穴之一，具舒筋通络、解痉止痛之效，故可疗"经行腹痛"之候。三阴交，乃足三阴经交会穴，又为足太阴脾经之本穴。本者，经脉血气所出之处，具激发、聚汇、转输足太阴脉气之功，故《针灸聚英》用其治"经脉闭塞不通"之候。于是二穴相伍，施以按摩术，名"《盘石》谷阴血气痛摩方"，乃为气滞血瘀之痛经、闭经、月经后期之治方。

（2）谷阴太冲通经摩方

该方实为调气活血之"《盘石》谷阴血气痛摩方"加太冲而成。太冲为足厥阴肝经之原穴，具养肝血、疏肝气、调冲降逆之功。故合谷、三阴交、太冲三穴相伍，施以按摩术，名"谷阴太冲通经摩方"。该方主治与"血气痛摩方"同，然因加太冲一穴，而功效倍增。

三、月经先后无定期

月经周期时或提前时或延后七天以上者，称为"月经先后无定期"，或称"经水先后无定期"。本病早在《圣济总录》中即有"经水无定"之说。明代万全《万氏女科》称之为"经行或前或后"。《景岳全书·妇人规》则称为"经乱"，分"血虚经乱"和"肾虚经乱"。本病的发病机理在于气血失于调节而导致的血海蓄溢失常。其病因多由肝气郁滞或肾气虚衰所致，而以肝郁为主。肝为肾之子，肝气郁滞，疏泄失调，子病及母，则使肾气封藏失司，而常发展为肝肾同病，临证时应予注意。

1. 肝郁

临床症状： 月经周期不定，经量或多或少，色紫红，有块，经行不畅，或有胸胁、乳房、少腹胀痛，脘闷不舒，时叹息，嗳气食少，苔薄白或薄黄，脉弦。

证候分析： 郁怒伤肝，疏泄失常，血海蓄溢失度，故经行先后无定、经量或多或少。肝络布胸胁，肝郁气滞，经脉不利，络脉痹阻，故可有胸胁、乳房、少腹等肝经循行之处胀痛。肝气欲疏，则叹息。肝气犯胃，则嗳气食少。气郁血滞，则经行不畅、有块。气郁化火，可见经色紫红、苔薄黄。脉弦为肝郁气滞之象。

治法： 疏肝理气，养血调经。

处方： 谷阴太冲通经摩方。

方解： 详见"痛经"气滞血瘀。

2. 肾虚

临床症状： 经来先后无定，量少，色淡暗，质清，或腰骶酸痛，或头晕耳鸣，舌淡苔少，脉细尺弱。

证候分析： 肾气虚弱，封藏失司，冲任不调，而血海蓄溢失常，以致月经错乱，先后不定。肾气不足，阴阳两虚，阴不足则经血少，阳不足则经色淡而清。肾虚则髓海不足，孔窍不利，故头晕耳鸣。腰为肾之府，而胞脉又系于肾，肾虚失养，则腰骶酸痛。舌淡苔薄、脉细尺弱，皆为肾气不足之象。

治法：补肾调经。

处方：冲阳三太调经摩方、冲阳三太五俞摩方、滋水育阴摩方、肾俞固崩漏摩方。

方解

（1）冲阳三太调经摩方

冲阳乃足阳明胃经之原穴，乃阳气必由之要冲，故有促进胃之受纳腐熟水谷之功，而培补后天气血生化之源，故有大补气血、调和营卫之功，并助先天之功得续。血海为足太阴脾经之腧穴，具补气、养血、荣脉之功。因其能引血归经，似导洪入江河之要路，故名。二穴相伍，一脾一胃，一阴一阳，增其健脾胃、调冲任、补气血、培补后天之本之功。辅之养肝阴之太冲、补脾阴之太白、补肾阴之太溪，以成大补肾精阴血之功。故对诸穴施以按摩术，名"冲阳三太调经摩方"，为肾虚、脾虚、肝虚证之治方；且具健脾胃、养肝肾、调冲任之功，而为调经治带之良方。

（2）冲阳三太五俞摩方

该方由冲阳三太调经摩方加五脏之俞穴组成。五俞穴乃五脏之气输注于足太阳经背俞之处，故又可借太阳经脉气通达之力，内滋五脏，外濡经脉，以增培补先后天之本之功，故其效倍于前方。该方不失为调经、治带之良方，无论寒、热、虚、实皆可用之。本方尚适于"面尘"之候。

（3）滋水育阴摩方（膈俞、肝俞、肾俞、命门、气海、中极、间使、复溜、行间、阴谷、通里）

又名"经纶血崩摩方"，详见"崩漏"肾虚。

（4）肾俞固崩止漏摩方（肾俞、关元、三阴交、照海、百会、太溪）

详见"崩漏"肾虚。

四、月经过多

月经量较以往明显增多，周期基本正常者，称为"月经过多"，亦称"经水过多"。早在《金匮要略》"温经汤方"下即有"月水来过多"的记载。其后，宋代《圣济总录·论室女经候不调》中又载："室女经水过多，连绵不绝。"但仅是作为月经不调的一个证候。清代《傅青主女科》始将"经水过多"作为一个病证来论述。本病的病因病机与月经先期基本相同，主要是气虚统摄无权，或血热流行散溢，使冲任不固，血随经泄所致。此外，尚有瘀血内阻而致经量过多者。

1. 气虚

临床症状：经来量多，色淡红，质清稀，或兼见面色㿠白，气短懒言，肢软无力，或小腹空坠，或心悸怔忡，舌淡，脉细弱。

证候分析：气虚则冲任不固，经血失约，故量多。气虚火衰不能化血为赤，故经色淡而清稀。气虚阳气不布，故面色㿠白、气短懒言、肢软无力。气虚失于升举，故小腹空坠。气虚血少不能养心，故心悸怔忡。舌淡、脉虚弱，均为气血虚弱之征。

治法：补气摄血，调经固冲。

处方：《大全》调冲任摩方、冲阳三太调经摩方、关元益元荣任摩方。

方解

（1）《大全》调冲任摩方（天枢、照海、气海、三阴交）

详见"月经先期"气虚。

（2）冲阳三太调经摩方（冲阳、太冲、太白、太溪、血海）

详见"月经先后无定期"肾虚。

（3）关元益元荣任摩方

气海，元气之海；俞，输注之谓。气海俞，内应气海，是元气转输于后背足太阳经背俞之处，具补气益肾、温补下焦、和营卫、调冲任之功。肾俞，乃肾经脉气输注于足太阳经背俞之处，具益肾元、调冲任之效。关元为任脉之腧穴，又与足太阴经、足阳明经相交，故《灵枢》称其为"三结交"穴，具培补后天之本之功。冲脉、任脉、督脉均起于胞宫，故有"一源三岐"之说。冲脉起于关元，故该穴具调补先后天之本之治。照海，若阳光普照，血海充足，故名照海，乃足少阴肾经之腧穴，通于阴跷脉，可导肾元之气通于八脉，又具益气荣肾之功。于是诸穴合用，施以按摩术，名"关元益元荣任摩方"，俾先后天之气得补、肾气得充、冲任得调，则月经正常。该方尚适用于脾虚所致带下者。

2. 血热

临床症状：经来量多，色鲜红或深红，质稠黏，或有小血块，常伴心烦口渴，尿黄，便结，舌质红，苔黄，脉滑数。

证候分析：热盛于里，扰及血海，趁经行之际，迫血下行，故使经量增多。血为热灼，则色深红或鲜红而质稠。热壅气滞，经血行而不畅，故有小血块。邪热扰心则心烦，伤津则口渴、尿黄便结。舌红、苔黄、脉滑数，皆邪热内盛之象。

治法：凉血，清热，止血。

处方：照海三泉三俞摩方、肝肾荣穴摩方。

方解

肝肾荥穴摩方（行间、然谷）

《难经》云："荥主身热。"因热盛于里，扰及血海而致月经过多者，取肝经荥火穴行间、肾经之荥火穴然谷，以泻二经火热之邪，俾冲任之热得解，则月经量多之候自愈。故对二穴施以按摩术，名"肝肾荥穴摩方"。

3. 血瘀

临床症状：经行量多，或持续难净，色紫黑，有血块，或伴小腹疼痛拒按，舌有瘀点或舌质紫暗，脉细涩。

证候分析：瘀血内阻，络伤血溢，故经量增多。瘀阻胞络，新血难安，则经来持续难净；瘀血凝结，则色暗有块；阻滞胞宫，则小腹疼痛拒按。舌质紫暗或有瘀点、脉细涩，亦为瘀血阻滞之征。

治法：活血化瘀，调冲止血。

处方：《盘石》谷阴血气痛摩方、谷阴太冲通经摩方。

方解

(1)《盘石》谷阴血气痛摩方（合谷、三阴交）

见"痛经"气滞血瘀。

(2)谷阴太冲通经摩方（合谷、三阴交、太冲）

详见"痛经"气滞血瘀。

五、月经过少

月经周期基本正常，经量明显减少，甚或点滴即净；或经期缩短不足两天，经量亦少者，称为"月经过少"，亦称"经水涩少"。本病在《诸病源候论·月水不调候》中有"月水""乍少"的记载，说明当时的医家已对月经过少有所注意。其后历代医家如刘河间、朱丹溪、万全、李梴、王肯堂等或从治法方药，或从病因病机，不断提出新的见解，丰富了月经过少的内容。月经过少，有虚有实。虚者或因化源不足，血海亏虚；或因精血衰少，血海不盈。实者多由瘀血内停；或痰湿阻滞，经脉壅阻，血行不畅。

1. 血虚

临床症状：月经量少，或点滴即净，色淡无块，或伴头晕眼花，心悸怔忡，面色萎黄，小腹空坠，舌质淡红，脉细。

证候分析：营血衰少，血海满溢不足，则经行量少色淡。血虚不能上荣于脑，则头晕眼花。血不养心，则心悸怔忡。血不荣于肌肤，则面色萎黄。血虚胞脉失养，则小腹空坠。舌淡红、脉细均为血虚之象。

治法：养血荣脉，益冲调经。

处方：外陵公孙调冲摩方、冲阳三太调经摩方。

方解

（1）外陵公孙调冲摩方（外陵、足三里、三阴交、关元、公孙）

详见"月经后期"血虚。

（2）冲阳三太调经摩方（冲阳、太白、太冲、太溪、血海）

详见"月经先后无定期"肾虚。

2. 肾虚

临床症状：月经量少，色淡红或暗红，质薄，腰脊酸软，足跟痛，头晕耳鸣，或小腹冷，或夜尿多，舌淡，脉沉弱或沉迟。

证候分析：肾气亏虚，精血不足，故经来量少、色淡红。肾阳虚，血不化赤，则经色淡暗、质薄。肾主骨生髓，脑为髓海，督脉贯脊络肾，肾、督二脉阳虚，则头晕耳鸣、腰脊酸软、足跟痛。胞系于肾，肾阳不足，胞失温煦，故小腹冷。肾虚，膀胱之气不固，故夜尿多。舌淡、脉沉弱或沉迟，为肾虚阳气不足之象。

治法：补肾益元，养血调经。

处方：冲阳三太调经摩方、肾俞固崩止漏摩方。

3. 血瘀

临床症状：经行量少，色紫黑，有血块，小腹胀痛拒按，血块排出后胀痛减轻，舌正常，或紫暗，或有小瘀点，脉细涩或弦涩。

证候分析：瘀血内停，经隧阻滞，血行不畅，故经来量少有块、小腹胀痛拒按。血块排出则瘀滞稍通，故胀痛减轻。舌质紫暗或有瘀点、脉涩，乃瘀血内停之征。

治法：活血，化瘀，调经。

处方：《盘石》谷阴血气痛摩方、谷阴太冲通经摩方。

方解

（1）《盘石》谷阴血气痛摩方（合谷、三阴交）

详见"痛经"气滞血瘀。

（2）谷阴太冲通经摩方（合谷、三阴交、太冲）

详见"痛经"气滞血瘀。

4. 痰湿

临床症状：月经量少，色淡红，质黏稠如痰，形体肥胖，胸闷呕恶，带下量多黏腻，舌淡，苔白腻，脉滑。

证候分析：痰湿内停，阻滞经络，与血相结，气血运行不畅，血海满盈不足，故经量减少、色淡质黏腻。脾失健运，痰浊内停，则胸闷呕恶。痰湿下注，任、带二脉受损，则带下量多黏腻。舌淡、苔腻、脉滑，为痰湿内停之象。

治法：化痰燥湿，固带调冲。

处方：《逢源》合谷阴交调经摩方。

方解：详见"痛经"湿热下注。

六、经期延长

月经周期基本正常，行经时间超过七天以上，甚或淋漓半月方净者，称为"经期延长"，亦称"月水不断""月水不绝""经事延长"等。若终月不尽者，则为"漏下"。

本病最早见于《诸病源候论》，称为"月水不断"，并指出其病是劳伤冲任经脉，冲任之气虚损，不能制其经血所致。《校注妇人良方》谓："或因劳损气血而伤冲任，或因经行而合阴阳，以致外邪客于胞内，滞于血海故也。"意谓本病的发病机理，有实有虚，实者多因瘀血阻滞冲任，新血不得归经；虚者多由阴虚内热，扰动血海，以致经期延长。

1. 血瘀

临床症状：经来淋漓八九日至十余日始净，量少，色暗有块，小腹疼痛拒按，舌质紫暗或有瘀点，脉弦涩。

证候分析：瘀血内停阻滞胞脉，新血不得归经而妄行，故月经淋漓八九日至十余日。血瘀于内，运行不畅，则经来量少、色暗有块，腹痛拒按。舌暗或有瘀点、脉涩，亦为瘀血阻滞所致。

治法：活血祛瘀止血。

处方：《盘石》谷阴血气痛摩方、谷阴太冲通经摩方。

方解

《盘石》谷阴血气痛摩方（合谷、三阴交）

详见"痛经"气滞血瘀。

（2）谷阴太冲通经摩方（合谷、三阴交、太冲）

详见"痛经"气滞血瘀。

2. 阴虚血热

临床症状：月经持续八九日至十余日，量少，色红，质稠，咽干口燥，或有颧红、潮热，或见手心灼热，舌质红少津，苔少或无苔，脉细数。

证候分析：阴虚内热，扰及冲任，血海不宁，故经血过期未尽。阴虚火旺则面色红。肾水亏则经量少、质稠。津液不能上承则咽干口燥。颧红潮热或手心灼热、舌红苔少、脉细数，亦为阴虚内热之象。

治法：养阴，清热，止血。

处方：照海三泉三俞摩方。

方解：详见"月经先期"血热。

七、痛经

妇女正值经期或行经前后，出现周期性小腹疼痛，或痛引腰骶，甚则剧痛昏厥者，称为"痛经"，亦称"经行腹痛"。本病以青年妇女较为多见。有关痛经的记载，最早见于《金匮要略》。《诸病源候论》则首立"月水来腹痛候"，为研究痛经奠定了理论基础。后世医家为探索痛经的辨证规律做了进一步的论述，如《景岳全书·妇人规》云："凡妇人经行作痛，夹虚者多，全实者少，即如以可按、拒按及经前、经后辨虚实，固其大法也，然有气血本虚而血未得行者亦每拒按，故于经前亦常有此证，此以气虚血滞无力流通而然。"

1. 气滞血瘀

临床症状：每于经前一二日或月经期小腹胀痛、拒按，或伴胸胁乳房作胀，或经量少，或经行不畅，经色紫暗有块，血块排出后胀痛减轻，经净疼痛消失，舌紫暗或有瘀点，脉弦或弦滑。

证候分析：肝司血海，又主疏泄，肝气条达，则血海通调。因情志怫郁，冲任气血郁滞，气血流行欠畅通，故经前一二日或经期少腹胀痛、拒按，或经量少，或行而不畅。经血瘀滞，故色暗有块。血块排出，瘀滞减轻，气血暂通，故疼痛缓解。瘀滞随经血而外泄，故经后疼痛自消。若瘀滞之因未除，则于下次月经周期又复发作。舌紫暗有瘀点、脉弦，为瘀滞之征。

治法：理气化瘀，活血止痛。

处方：《盘石》谷阴血气痛摩方、谷阴太冲通经摩方。

方解

（1）《盘石》谷阴血气痛摩方

《盘石金直刺秘传》云："妇人血气痛，合谷、三阴交。"合谷为手阳明大肠经之原穴，可导肾间动气通达全身，故有化气通脉、调气活血、扶正达邪之功；又为人体四总穴之一，具舒筋通络、解痉止痛之效，故可疗"经行腹痛"之候。三阴交，乃足三阴经之交会穴，又为足太阴脾经之本穴，本者，经脉血气所出之处，具激发、汇聚、转输足太阴脉气之功，故《针灸聚英》用治"经脉闭塞不通"之候。于是二穴相伍，施以按摩术，名"《盘石》谷阴血气痛摩方"，乃为气滞血瘀之痛经、闭经、月经后期之治方。

（2）谷阴太冲通经摩方

该方实为调气活血之"《盘石》谷阴血气痛摩方"加太冲而成。太冲为足厥阴肝经之原穴，具养肝血、疏肝气、调冲降逆之功。故合谷、三阴交、太冲三穴相伍，施以按摩术，名"谷阴太冲通经摩方"，主治与"血气痛摩方"同，然因增太冲一穴，而功效倍增。

2. 寒凝胞中

临床症状：经期或经后小腹冷痛，喜按，得热则舒，经量少，经色暗淡，腰腿酸软，小便清长，苔白润，脉沉。

证候分析：肾为冲任之本，胞脉系于肾而络于胞中，肾阳虚弱，虚寒内生，冲任、胞宫失煦，虚寒滞血，故经期或经后小腹冷痛，经少色暗淡。寒得热化，故得温则舒。非实寒所凝聚，故喜揉按。肾阳不足，故腰腿酸软、小便清长。脉沉、苔白润，为虚寒之象。

治法：温经通脉，暖宫止痛。

处方：三阴至阴通经摩方。

方解：详见"月经后期"血寒证。

3. 湿热下注

临床症状：经前小腹疼痛拒按，有灼热感，或伴腰骶胀痛，或平时少腹时痛，经来疼痛加剧，低热起伏，经色暗红，质稠有块，带下黄稠，小便短黄，舌红苔黄腻，脉弦数或濡数。

证候分析：外感或内蕴湿热之邪，犯及下焦，盘踞冲任、胞中，经前血海气血充盈，湿热与血胶结，故下腹疼痛拒按，或痛连腰骶，或小腹灼热。湿热缠绵，故低热起伏，或平时小腹亦痛。经色暗红有块，乃瘀热扰血所致。湿热留连冲任，可有月经失调。湿热壅遏下焦，故带下异常、小便短黄。舌红苔黄腻、脉弦数，均为湿热之象。

治法：清热除湿，化瘀止痛。

处方：《逢源》合谷内庭调经摩方。

方解：《针灸逢源》云："经正行，头晕，小腹痛，合谷、阴交、内庭。"盖因合谷为手阳明大肠经之原穴，与三焦关系甚密，有化气通脉、调气活血、扶正祛邪之功。内庭为足阳明经之荥穴，有清热泻火、理气止痛之效。二穴相伍，共成清热除湿、化瘀止痛之治。《会元针灸学》云："阴交者，元阳之气相交于阴，癸水之精合于阴气，上水分合于任水之精，阳气从上而下，与元阴相交注入丹田，水合既济，故名阴交。"

阴交乃任脉之腧穴，且为任脉与足少阴肾经、冲脉的交会穴，具调冲任、养肝肾之功，为调经治带之要穴。故与合谷、内庭相伍，《针灸逢源》用治经行腹痛之候，今变针灸方为摩方，名"《逢源》合谷内庭调经摩方"，以治湿热下注之痛经、带下诸疾。

4. 气血虚弱

临床症状：经后一两日或经期小腹隐隐作痛，或小腹及阴部空坠，喜揉按，月经量少，色淡质薄，.或神疲乏力，或面色不华，或纳少便溏，舌质淡，脉细弱。

证候分析：气血不足，冲任亦虚，经行之后，血海更虚，血虚濡养不足，气虚运行无力，血行迟滞，故经后一二日小腹隐隐作痛而喜揉按。经后数日，冲任气血渐复，故隐痛自消；若体虚而未复，遇经期失血伤气，则经净腹痛复作。气虚阳气不充，血虚精血不荣，故经量少而色淡质薄、面色萎黄不华。气血虚弱，脾阳不振，故神疲、纳少、便溏。舌淡、脉细弱为气血两虚之象。

治法：益气，补血，止痛。

处方：外陵公孙调冲摩方、冲阳三太调经摩方。

方解

（1）外陵公孙调冲摩方（外陵、足三里、三阴交、关元、公孙）

详见"月经后期"血虚。

（2）冲阳三太调经摩方（冲阳、太白、太冲、太溪、血海）

详见"月经先后无定期"肾虚。

5. 肝肾虚损

临床症状：经行后一两日内小腹绵绵作痛，腰部酸胀，经色暗淡，量少，质稀薄，或有潮热，或耳鸣，苔薄白或薄黄，脉细弱。

证候分析：肝肾不足或亏损，则冲任俱虚，精血本已不足，经行之后，血海空虚，胞脉更失濡养，故经后小腹绵绵作痛、经量少而色暗淡、质稀薄。肾虚故腰酸耳鸣。阴虚生内热，可见潮热、苔薄黄。脉细弱为精血有亏之象。

治法：益肾，养肝，止痛。

处方：冲阳三太调经摩方、谷阴太冲通经摩方。

方解

（1）冲阳三太调经摩方（冲阳、太冲、太白、太溪、血海）

详见"月经先后无定期"肾虚。

（2）谷阴太冲通经摩方（合谷、三阴交、太冲）

详见"痛经"气滞血瘀。

八、闭经

女子年逾 18 周岁尚未初潮，或已行经而又中断达 3 个月以上者，称为闭经。妊娠期、哺乳期暂时性的停经，经绝期的绝经，或有些少女初潮后，一段时间内有停经现象等，均属生理现象，不作闭经论。也有妇女由于生活环境的突然改变，偶见一两次月经不潮，又无其他不适者，亦可暂不作病论。至于因先天性生殖器官发育异常或后天器质性损伤而无月经者，非药物治疗而能奏效，不属于本段论述范围。闭经最早记载于《黄帝内经》，称为"女子不月""月事不来"。其后历代医家对闭经的论述颇多，《景岳全书·妇人规》以"血枯""血隔"分虚实立论，言简理明。本病的病因病机较复杂，按"辨证求因"原则可分为虚、实两端。虚者精血不足，血海空虚，无血可下；实者邪气阻隔，脉道不通，经血不得下行。虚者多因肝肾不足，气血虚弱而成经闭；实者多由气滞血瘀，痰湿阻滞导致闭经。

1. 肝肾不足

临床症状： 月经迟迟不潮，或天癸虽至而不持续，来潮而又中断，或月经逐渐延后，量少而至停闭，腰酸，头晕，耳鸣，舌淡红，苔少，脉沉弱涩。

证候分析： 禀赋素弱，肾气不足，天癸未至，冲任未通，故月经迟迟不潮，或天癸虽至而不持续，来潮而又中断。或损伤冲任，故月经逐渐延后，量少而至停闭。腰酸、头晕、耳鸣、舌淡红苔少、脉沉弱涩，均为肝肾不足之征。

治法： 补肾益冲，养肝调经。

处方： 冲阳三太调经摩方。

方解： 详见"月经先后无定期"肾虚。

2. 气血虚弱

临床症状： 月经逐渐后延，量少，经色淡而质薄，继而停闭不行，或头昏眼花，或心悸气短，神疲肢倦，或食欲不振，毛发不泽或易脱落，肢体羸瘦，肤色萎黄，舌淡，苔少或白薄，脉沉缓或虚数。

证候分析： 屡伤于血，或心脾受损，化源不足，血虚气弱，冲任失养，血海空虚，以致月经停闭。余症均为血虚不荣，气虚不布所致。

治法： 补气养血，调冲通经。

处方：《盘石》谷阴血气痛摩方、谷阴太冲通经摩方、《大全》调冲荣任摩方、外陵公孙调冲摩方、冲阳三太调经摩方。

方解

(1)《盘石》谷阴血气痛摩方（合谷、三阴交）

详见"痛经"气滞血瘀。

(2) 谷阴太冲通经摩方（合谷、三阴交、太冲）

详见"痛经"气滞血瘀。

(3)《大全》调冲荣任摩方（天枢、照海、气海、三阴交）

详见"月经先期"气虚。

(4) 外陵公孙调冲摩方（外陵、足三里、三阴交、关元、公孙）

详见"月经后期"气虚。

(5) 冲阳三太调经摩方（冲阳、太白、太溪、太冲、血海）

详见"月经先后无定期"肾虚。

3. 气滞血瘀

临床症状：月经数月不行，精神抑郁，烦躁易怒，胸胁胀满，少腹胀痛或拒按，舌边紫暗或有瘀点，脉沉弦或沉涩。

证候分析：气以宣通为顺，气机抑郁，不能行血，冲任不通，则经闭不行。气滞不宣，则精神郁闷、烦躁易怒、胸胁胀满。瘀血内停，积于血海，冲任受阻，则少腹胀痛拒按。舌紫暗或有瘀点、脉沉弦或沉涩，均为瘀滞之象。

治法：理气活血，祛瘀通经。

处方：《盘石》谷阴太冲通经摩方。

方解：详见"痛经"气滞血瘀。

4. 痰湿阻滞

临床症状：月经停闭，形体肥胖，胸胁满闷，呕恶痰多，神疲倦怠，或面浮足肿，或带下量多色白，苔腻，脉滑。

证候分析：肥胖之体，多痰多湿，痰湿阻滞，气血不畅，冲任壅塞，故月经停闭。痰湿困脾，故胸闷呕恶、神疲倦怠。湿浊下注，则带下量多色白。脾湿不运，痰湿内停，故面浮足肿、苔白腻、脉滑。

治法：豁痰除湿，活血通经。

处方：《逢源》合谷阴交调经摩方。

方解：详见"痛经"湿热下注。

九、崩漏

崩漏是指经血非时暴下不止或淋漓不尽，前者称崩中或经崩，后者称漏下或经漏。

崩与漏出血情况虽不同，但二者常交替出现，故概称崩漏。《诸病源候论》说："非时而下，淋漓不断，谓之漏下……忽然暴下，谓之崩中。"崩漏既是妇科常见病，亦是疑难重症。早在《黄帝内经》便有"阴虚阳搏谓之崩"的记载。《金匮要略》有"漏下""崩中下血"的记述，并指出其有漏下、半产后续下血不绝、妊娠下血的不同情况。至《诸病源候论》专设有"崩中漏下候"，指出"冲任之脉虚损，不能约制其经血，故血非时而下"。《圣济总录》亦说："夫冲任之脉，所至有时，非时而下，犹器之津泄，故谓之漏下。"《景岳全书·妇人规》云："崩漏不止，经乱之甚者也。"这些论述明确指出了崩漏属月经病的范畴。本病的发病机理主要是冲任损伤，不能制约其经血，故经血从胞宫非时妄行。常见的病因有血热、肾虚、脾虚、血瘀等。本病可突然发作，亦可由月经失调发展而来。

1. 血热

临床症状：经血非时突然而下，量多势急或量少淋沥，血色鲜红而质稠，心烦潮热，或小便黄少，或大便干结。苔薄黄，脉细数。

证候分析：阴虚失守，冲任不固；或阴虚血热，热迫经血，故经血非时妄行。阴虚血量可少，热炽则血量增多。尿黄便结、苔黄脉细数均为虚热之象。

治法：滋阴清热，止血调经。

处方：《普济》三阴崩中摩方。

方解：《普济方》云："女子漏下赤白及血，灸三阴交……治妇人经血过多不止，并崩中者，穴三阴交、行间、通里用毫针针刺。"三阴交为足太阴脾经之本穴，乃足太阴经脉气所出之处，具激发、汇聚、转输足太阴脉气运行之功；且本穴又为足太阴经与足少阴经、足厥阴经的交会穴，故又具健脾胃、养肝肾、调冲任、益气养血之治。行间乃足厥阴经所溜之荥穴，具疏肝理气、滋阴泻火之功。《会元针灸学》云："通里者，由手少阴之络，通于太阳也，与手厥阴邻里相同。手少阴心之络脉会于此，支走其络，连络厥阴太阳，故名通里。"故通里有和营益心、养血濡脉之功。心主血脉，脾统血，肝藏血，肾主冲任，于是三穴合用，则经血得统、得藏、得固，血热得清，冲任得调，故无崩漏、月经过多之弊。今对诸穴施以按摩术，名"《普济》三阴崩中摩方"，适用于血热所致崩中、月经过多之候。

2. 肾虚

（1）偏肾阳虚

临床症状：经来无期，出血量多或淋漓不尽，色淡质稀，畏寒肢冷，面色晦暗，腰腿酸软，小便清长，舌质淡，苔薄白，脉沉细。

证候分析：肾气不足，肾阳虚弱，封藏不固，冲任失约，故经来无期量多或淋漓。

阳虚则真火不足，经血失煦，故色淡质稀。余症均为阳虚失煦之象。

治法：温肾固冲，止血调经。

处方：冲阳三太调经摩方、肾俞固崩止漏摩方。

方解

①冲阳三太调经摩方（冲阳、太溪、太白、太冲、血海）：详见"月经先后无定期"肾虚。

②肾俞固崩止漏摩方：肾俞为肾之背俞穴，具益元荣肾之功。关元为任脉之穴，故有调补足三阴经之功；又为"三结交"之穴，为任脉、足太阴脾经、足阳明胃经交会穴，有调补气血之功。关元伍肾俞，同走下焦，以增培补先后天之本之功，而方名"关元肾俞益元方"。三阴交为足太阴脾经之本穴，具激发、转输、灌注足太阴脉气之功，且又为足三阴经交会穴，有健脾、益肾、养肝之功。照海乃足少阴肾经之穴，且又为八脉交会穴之一，通于阴跷，可导肾间动气通于八脉，故又具调达经脉运行而达调冲任之功。太溪，足少阴肾经之原穴，具益元荣肾之功。于是三阴交、照海、太溪三穴，共成培补脾肾之功，以增关元、肾俞培补先后天之本之功。百会为诸阳之会，与手足三阳经交会于头颠之处，具荣督益脑、升阳举陷之功；其与关元、肾俞诸穴相伍，增其调经摄血之功。今对诸穴施以按摩术，名"肾俞固崩止漏摩方"，而为肾虚所致崩漏之良方。

《针灸大全》治"室女月水不调，淋漓不断，腰腹痛"，取肾俞、照海、关元、三阴交，名曰："《大全》肾俞室女漏下方"。家父吉忱公加百会、太溪二穴，以增其补肾益元、升阳固摄之功，故有"肾俞固崩止漏摩方"。又因诸穴功于补气血、调冲任、培补先后天之本，而适用于脾肾气虚之月经不调者，今施以按摩术，名"益肾补脾调经摩方"。诸穴尚适用于脾肾气虚之带下者，故又名"益肾补脾止带摩方"。

（2）偏肾阴虚

临床症状：经乱无期，出血淋漓不尽或量多，色鲜红，质稍稠，头晕耳鸣，腰膝酸软，或心烦，舌质偏红，苔少，脉细数。

证候分析：肾阴亏虚，冲任失调，故经乱无期，量多或淋漓不尽。阴虚血热，则色鲜红、质稍稠。肾阴不足，不能上荣于脑，故头晕耳鸣。精亏则腰腿酸软。水不济火，故心烦。舌、脉为肾阴亏虚之象。

治法：滋肾益阴，止血调经。

处方：《经纶》血崩摩方。

方解：《神灸经纶》云："血崩不止，膈俞、肝俞、肾俞、命门、气海、中极、间使、血海、复溜、行间、阴谷、通里。"血会膈俞，内应胸膈，具清营凉血、宽胸利膈、清热除烦之功。肝俞、肾俞，乃肝肾之脉气灌注之处，故具养肝肾、调冲任之功。肾藏精，为生命之根、先天之本。命门乃督脉之腧穴，位于两肾之间，有壮阳益肾之功，主治肾虚诸证。气海为任脉之腧穴，为升气之海，具温补下焦、益元荣肾、调补冲任、益气举陷之功。故气海与命门，一督一任，一阴一阳，以增益元荣肾、调补冲任之功，此即《黄帝内经》"从阴引阳，从阳引阴"之治疗大法。对此，宋·朱肱尚有"阳根于阴，阴本于阳，无阴则阳无以生，无阳则阴无以长"之论。故命门、气海与膈俞、肝俞、肾俞相伍，名"调经固冲止带方"，乃益督任、养肝肾、调冲任、固带调经之伍，为妇科诸病常用之良方。中极为膀胱经之募穴，尚为任脉与足三阴经的交会穴，具益元育阴之功，伍气海以增其效。心为君主之官，心包为臣使之官。通里为手少阴心经之络穴，具和营益心之功。间使为手厥阴"所行为经"之穴，为君使兼行治事，具聚汇、转输心包经气血之功，调达枢机，透理三焦，与通里共成养心宁神、清热除烦之治。血海以其能引血归经，似导洪入江河之要路，故名血海。该穴专走血分，能引血归经，故为月经过多、崩漏、带下之治穴。复溜为足少阴肾经之经穴，具补肾益元之功。故通里、间使与复溜、肾俞相伍，以成心肾交泰、水火既济之剂，名"通里复溜除烦方"，为心烦、耳鸣之用方。阴谷为足少阴肾经合水之穴，《卫生宝鉴》在"灸妇人崩漏诸疾"中谓阴谷"主女子如妊娠，赤白带下，妇人漏血不止"，故具滋肾阴、清虚火、疏下焦、促气化之功。行间为足厥阴肝经荥穴，具清泻肝火之功。故行间、阴谷与肝俞、肾俞相伍，乃养肝肾、清虚热、滋水益阴之剂。该方穴位之多，可谓极致，然各有所主，各行其治，井然有序，虽名"《经纶》血崩摩方"，然非但为治崩漏之效方，大凡肝肾阴虚之妇科疾病均可用，故又名"滋水益阴摩方"。

3. 脾虚

临床症状：经血非时而至，崩中继而淋漓，血色淡而质薄，气短神疲，面色㿠白，或面浮肢肿，手足不温，或饮食不佳，舌质淡，苔薄白，脉弱或沉弱。

证候分析：脾虚气陷，统摄无权，故忽然暴下，或日久不止，遂成漏下。气虚火不足，故色淡而质薄。中气虚故气短、神疲。脾阳不振，故四肢不温、纳差、面色㿠白。脾虚不运，可有浮肿。舌、脉为气虚脾阳不足之象。

治法：补气摄血，养血调经。

处方：外陵公孙调冲摩方、隐白关元止崩摩方。

方解

（1）外陵公孙调冲摩方（外陵、公孙、足三里、三阴交、关元）

详见"月经后期"血虚。

（2）隐白关元止崩摩方

《灵枢·顺气一日分为四时》云："病在脏者，取之井。"井穴乃五脏脉气所出之处，具激发血气运行之功，当疾病发在五脏时，可取其井穴。今脾气虚，统血之功失司，取脾经之井穴隐白。三阴交乃脾经与足少阴肾经、足厥阴肝经的交会穴，具健脾益气之功，兼养肝肾、调冲任之治。阴谷为肾经之合穴，具滋肾阴、促气化之功。关元任脉经之穴，任脉为"阴脉之海"，故有养肝肾、益心脾、调冲任之功；且关元又被《灵枢》誉为"三结交"之穴，即任脉交于足太阴脾经、足阳明胃经，故又有补脾胃、益气血、培补后天之本之功。于是关元伍隐白、三阴交重在培补后天之本，伍阴谷以补先天之本，于是脾阳得助、肾阳得振、脾气得补、冲任得调，则崩中漏下之证自愈。本方尚适用于脾肾气虚之带下。

4. 血瘀

临床症状：经血非时而下，时下时止，或淋漓不净，或停闭日久又突然崩中下血，继而淋漓不断，色紫黑有块，小腹疼痛或胀痛，舌质紫暗，苔薄白，脉涩。

证候分析：胞宫瘀滞，新血不安，于是经乱无期，离经之血时瘀时流，故经血时来时止。若冲任阻隔，则经水不至；蓄极而满，但瘀血不去，新血难安，故血又暴下。血瘀故血色紫暗有块。瘀阻则气血不畅，故作痛。舌质紫暗、苔薄白、脉涩，为有瘀之征。

治法：活血化瘀，止血调经。

处方：《盘石》谷阴血气痛摩方、谷阴太冲通经摩方。

方解

（1）《盘石》谷阴血气痛摩方（合谷、三阴交）

详见"痛经"气滞血瘀。

（2）谷阴太冲通经摩方（合谷、三阴交、太冲）

详见"痛经"气滞血瘀。

十、经行乳房胀痛

每于行经前或正值经期、经后，出现乳房作胀，或乳头胀痒疼痛，甚至不能触衣者，称"经行乳房胀痛"。本病多由七情内伤，肝气郁结，气血运行不畅，脉络欠通；或因肝肾精血不足，经脉失于濡养所致。

1. 肝气郁结

临床症状：经前乳房胀痒作痛，胸闷胁胀，精神抑郁，时叹息，苔薄白，脉弦。

证候分析：胸胁、乳房为肝胃二经所布之处，肝郁气滞，克伐脾胃，则乳房胀硬作痛、胸闷胁胀。肝郁不舒，则精神抑郁、时叹息。苔薄白、脉弦为肝郁之象。

治法：舒肝解郁，理气止痛。

处方：《盘石》谷阴血气痛摩方、谷阴太冲通经摩方。

方解

（1）《盘石》谷阴血气痛摩方（合谷、三阴交）

见"痛经"气滞血瘀。

（2）谷阴太冲通经摩方（合谷、三阴交、太冲）

详见"痛经"气滞血瘀。

2. 肝肾阴虚

临床症状：经行或经后两乳作胀，腰膝酸软，两目干涩，咽干口燥，五心烦热，舌红少苔，脉细数。

证候分析：因精血不足，乳络失于滋养，故经行或经后两乳作胀。腰为肾之府，肝开窍于目，肝肾精血不足，则腰膝酸软、两目干涩。阴津不足，津液不能上承咽喉，则口燥咽干。阴虚不能敛阳，故五心烦热。舌红少苔、脉细数，为肝肾阴虚之候。

治法：滋肾濡肝，养血通络。

处方：冲阳三太五俞摩方、滋水育阴摩方。

方解

（1）冲阳三太五俞摩方（冲阳、太冲、太溪、太白、血海、心俞、肺俞、肝俞、脾俞、肾俞）

详见"月经先后无定期"肾虚。

（2）滋水育阴摩方（膈俞、肝俞、肾俞、命门、气海、中极、间使、血海、复溜、行间、阴谷、通里）

详见"崩漏"偏肾阴虚者。

十一、绝经前后诸证

部分妇女在绝经期前后，会出现一些与绝经有关的证候，如眩晕耳鸣、烘热汗出、心悸失眠、烦躁易怒、潮热；或面目、下肢浮肿，纳呆，便溏；或月经紊乱、情志不宁等候，称为"绝经前后诸证"，亦称"经断前后诸证"。这些证候往往轻重不一，交叉出现，持续时间或长或短，短者一年半载，长者迁延数年，甚者可影响生活和工作。

妇女在绝经期前后，肾气渐微，冲任二脉虚衰，天癸渐竭，月经将断而至绝经，生殖能力降低而至消失。此本是妇女正常的生理变化，但有些妇女由于素体差异及生活环境等的影响，不能适应这个阶段的生理过渡，使阴阳二气不调、脏腑气血不和，因而出现一系列证候。

1. 肾阴虚

临床症状： 头目晕眩耳鸣，头部面颊阵发性烘热，汗出，五心烦热，腰膝酸痛，月经先期或先后不定，经色鲜红，量或多或少，或皮肤干燥，瘙痒，口干，大便干结，尿少色黄，舌红少苔，脉细数。

证候分析： 肾阴虚不能上荣于头目脑髓，故眩晕耳鸣。阴不维阳，虚阳上越，故头面烘热、汗出、五心烦热。肾虚则腰膝酸痛。肾阴虚，冲任失调，则月经先期或先后、多少不定。阴虚血燥生风，故皮肤干燥或瘙痒。阴虚内热，故口干、便秘、溺短赤。舌红少苔、脉细数均为阴虚之象。

治法： 滋养肾阴，佐以平肝潜阳。

处方： 冲阳三太五俞摩方、滋水育阴摩方。

方解

（1）冲阳三太五俞摩方（冲阳、太溪、太白、太冲、血海、心俞、肺俞、脾俞、肾俞）

详见"月经先后无定期"血热。

（2）滋水育阴摩方（膈俞、肝俞、肾俞、命门、气海、中极、间使、血海、复溜、行间、阴谷、通里）

详见"崩漏"偏肾阴虚证。

2. 肾阳虚

临床症状： 面色晦暗，精神萎靡，形寒肢冷，腰膝酸冷，纳呆腹胀，大便溏薄，或经行量多，或崩中暴下，色淡或暗，有块，面浮肢肿，夜尿多或尿频失禁，或带下清稀，舌淡或胖嫩，边有齿印，苔薄白，脉沉细无力。

证候分析： 肾阳虚惫，命门火衰，阳气不能外达，经脉失于温煦，故面色晦暗、精神萎靡、形寒肢冷、腰膝酸冷。肾阳既虚，则不能温煦脾阳，脾失健运，故纳呆腹胀、大便溏薄。肾虚冲任不固，则经行量多或崩中暴下。肾与膀胱相表里，肾阳虚则膀胱气化无力，而水道莫制，故小便频或失禁、夜尿多。面浮肢肿、舌质淡或胖嫩、苔薄白、脉沉细无力，均为肾阳虚之象。

治法： 温肾扶阳，佐以温中健脾。

处方： 冲阳三太血海摩方（冲阳、太冲、太白、太溪、血海）。

方解： 原穴是脏腑之原气输注、经过、留止之处。三焦是原气别使，可导肾间动气输布于全身，具调和内外、宣导上下、化气通脉之功，故《灵枢·九针十二原》云："五脏有疾，当取之十二原。"《勉学堂针灸集成》有"原者，三焦所行之源也"之论。

若肾阳虚惫，命门火衰，致冲任失固而致崩漏，其治宜温肾扶阳。故方有足阳明胃经原穴冲阳之施。该穴乃阳气必由之要冲，以促进胃之受纳腐熟水谷之功，俾后天生化之源充，故有调补气血、和营卫、益冲任之效。太白为脾经原穴，有健脾土、助脾阳之功。故脾经之原穴太白伍胃经之原穴冲阳，则培补后天气血生化之源，俾先天之本得充，则命门火得助、肾阳得生。太冲乃肝经之原穴，太溪为肾经之原穴，为肝肾二脏脉气灌注之处，故二穴有益元气、养肝肾、调冲任之功。于是冲阳得太白、太冲、太溪之助，则扶阳之效倍增，以成调冲益任、固崩止漏之效。此即《黄帝内经》"从阴引阳，从阳引阴"之施治大法。实乃明·张景岳"善补阳者，必于阴中求阳，则阳得阴助而生化无穷；善补阴者，必于阳中求阴，则阴得阳升而泉源不竭"之谓也。佐之脾经血海，引血归经，固崩止漏而愈病。方名"冲阳三太原穴摩方"，亦适用于脾肾气虚之带下。

十二、阴挺

妇女子宫下脱，甚则挺出阴户之外，或阴道壁膨出，前者为子宫脱垂，后者为阴道壁膨出，统称阴挺，又称"阴菌""阴脱"。因本病多发生在产后，故又有"产肠不收"之称。《诸病源候论》中有"阴挺下脱"的记载，以后妇科医籍补充了一些临床资料。新中国成立后，实施新法接生，注意产后保健，大大降低了阴挺的发病率。加强妇女劳动保护，履行"四期"卫生，对预防子宫脱垂具有重要的作用。本病的主要病机是气虚下陷或肾虚不固，致胞络损伤，不能提摄子宫。

1. 气虚

临床症状：子宫下移或脱出于阴道口外，劳则加剧，小腹下坠，四肢无力，少气懒言，面色少华，小便频数，带下量多，质稀色白，舌淡苔薄，脉虚细。

证候分析：脾主中气，脾虚则中气不足而易下陷，故小腹下坠、子宫下脱。脾主四肢，脾虚中阳不振，则四肢无力、少气懒言、面色少华。下元气虚则膀胱失约，故小便频数。脾虚不能运化水湿，湿浊下注，则带下量多、质清稀。舌淡苔薄、脉虚细，均为气虚之象。

治法：补气升提。

处方：《大全》调冲荣任摩方、三海二泉脾俞摩方。

方解

(1)《大全》调冲荣任摩方（天枢、照海、气海、三阴交）

见"月经先期"气虚。

（2）三海二泉脾俞摩方

"任脉为阴脉之海"，冲脉为"血海"。照海穴通于八脉之跷脉，若阳光普照，血海充盈，故名。照海为足少阴肾经腧穴，具益气荣脉、调冲任之功。气海为升气之海，具调冲任、益气举陷之功。血海为足太阴脾经腧穴，专走血分，能引血归经，益气升阳。脾俞为脾经脉气输注于足太阳经背部之处，具补脾益气之功；且借足太阳经脉气运行之力，用后天生成之气血荣脏腑，与血海共成益气举陷之治。水泉为足少阴肾经之郄穴，具益肾荣冲之功。《素问·奇病论》云："胞络者，系于肾。"故水泉与照海相伍，以其益元荣肾之功，俾肾气充而系胞有力。《灵枢·经脉》云："肝足厥阴之脉……循股阴，入毛中，环阴器，抵少腹。"肝经之合穴曲泉，具养血濡肝之功而荣阴器。故《针灸资生经》有照海伍水泉、曲泉以治阴挺之验。诸穴合用，施以按摩术，名"三海二泉脾俞摩方"，以其培补先后天之本，调冲任、益气举陷之功，而为治阴挺之良方，尚适用气虚所致月经不调、带下之候。

2. 肾虚

临床症状：子宫下脱，腰酸腿软，小腹下坠，小便频数，夜间尤甚，头晕耳鸣，舌淡红，脉沉弱。

证候分析：腰为肾之府，肾藏精而系胞，肾虚则冲任不固，带脉失约，而致子宫脱出、腰酸腿软、小腹下坠。肾与膀胱相表里，肾虚膀胱气化失司，故小便频数，夜间尤甚。肾精不足，清窍失养，故头晕耳鸣。舌淡红、脉沉弱，均为肾虚所致。

治法：补肾固脱。

处方：益元荣任固宫摩方、《资生》照海水泉阴挺摩方、五枢关元益坤摩方、维道关元暖宫摩方。

方解

（1）益元荣任固宫摩方

肾俞为肾经之脉气灌注之处，具益元荣肾之功。气海俞为元气输注于背部膀胱经之处，具益肾元、温下焦、和营卫、调冲任之效。关元为任脉之穴，又为"阴脉之海"，故具调补三阴、益冲任之功；且该穴又为任脉与足太阴经、足阳明经的交会穴，被《黄帝内经》称为"三结交"穴，故又具补脾胃、益气血、培补后天之本之功。于是一穴关元，具培补先后天之本之治。元气，又称原气，系指人体脏腑经络、气血精神等生命活动的基本动力和物质基础，源于先天之精气和后天水谷精微。故关元与肾俞相伍，名"关元肾俞益元方"。照海，足少阴肾经之穴，为阴跷脉所生，故其脉气通于阴跷，为八脉交会穴之一，名曰跷会，故具益肾气、荣跷脉，俾卫气行有司，肾元之气得充。三阴交为足太阴脾经与足少阴经、足厥阴经的交会穴，故具健脾胃、养肝肾、调冲任、益气血之功。且因冲、任、督脉均起于胞宫，故诸穴合用，有益肾荣督、调补冲任、益气升阳之功，而愈胞宫下脱之候。今对诸穴施以按摩术，名"益元荣任固宫摩方"。

（2）《资生》照海水泉阴挺摩方

《针灸资生经》有照海伍水泉，以治阴挺之候，今施以按摩术，名"《资生》照海水泉阴挺摩方"。盖因照海乃肾经腧穴，又为阴跷脉所生，故有益元荣肾、调达气机、通行营卫之气之功。水泉为足少阴肾经之郄穴，有益元荣冲之功。盖因肾"开窍于二阴"，二穴相须为用，施以按摩术，名"《资生》照海水泉阴挺摩方"，俾肾气得充、冲任得调、胞脉得固，而阴挺之候自已。

（3）五枢关元益坤摩方（五枢、关元、太冲、太溪、曲泉）

详见"带下病"湿热。

（4）维道关元暖宫摩方（维道、关元、肾俞、三阴交）

详见"带下病"肾虚。

十三、带下病

带下量明显增多，色、质、味异常，或伴全身或局部症状者，称带下病。正常带下乃为肾气充盛，脾气健运，由任、带所约束而润泽于阴户的一种无色、质黏、无臭的阴液，其量不多。而经间期、经前期以及妊娠期带下稍有增多者，均属正常现象，不作疾病论。

带下病首见于《素问·骨空论》："任脉为病……女子带下瘕聚。"明清时代的妇产科著作对此记载尤祥。如《傅青主女科》以此列为首篇，其中根据带下颜色的变化，详细分析了白、黄、赤、青、黑五色带下的证治。临床上以白带、黄带、青带为常见。本病主要由于湿邪影响任、带，以致带脉失约、任脉不固而形成。湿邪有内外之别，外湿指外感之湿邪；内湿一般由脾虚失运，肾虚失固所致。故此处以脾虚、肾虚、湿热三者来分析。

1. 脾虚

临床症状：带下色白或淡黄，质黏稠，无臭气，绵绵不断，面色㿠白或萎黄，四肢不温，精神疲倦，纳少便溏，两足跗肿，舌淡，苔白或腻，脉缓弱。

证候分析：脾气虚弱，不能运化水湿，水湿之气下陷而为带下。脾虚中阳不振，则面色不荣而呈㿠白或萎黄、四肢不温、精神疲乏。脾虚失运，则纳少便溏、两足跗肿。舌淡、苔白或腻、脉缓弱，均为脾虚中阳不振之象。

治法：健脾益气，升阳制带。

处方：关元益元荣任摩方、外陵公孙调冲摩方、《集成》曲骨带脉摩方。

方解

（1）关元益元荣任摩方（气海俞、肾俞、关元、照海、三阴交）

详见"月经过多"气虚。

（2）外陵公孙调经摩方（外陵、公孙、足三里、三阴交、关元）

详见"崩漏"脾虚。

（3）《集成》曲骨带脉摩方

《勉学堂针灸集成》谓"曲骨""太冲、关元、复溜、三阴交、天枢""治赤白带下"。盖因曲骨为任脉与足厥阴经交会穴，有调冲任、养肝肾之功，故为泌尿生殖系统疾病之用穴。太冲为足厥阴肝经之原穴，为肝经脉气输注之处，故有益元荣肝之功。复溜为足少阴肾经之经穴，具补肾益元之功。天枢，足阳明胃经脉气所发之处。《素问·六微旨大论》云："天枢之上，天气主之；天枢之下，地气主之。"张景岳注云："枢，枢机也。居阴阳升降之中，是为天枢。"枢者，枢纽也，脐上应天，脐下应地，穴当脐旁，为上下腹之界畔，通于中焦，有斡旋上下、职司升降之功，故名天枢，有顾护中气之功。三阴交为足太阴脾经之本穴，为足太阴经脉气所出之处，具健脾益气之功，而行升阳除湿之治。于是对诸穴施以按摩术，名"《集成》曲骨带脉摩方"，以其培补先后天之本、养肝肾、健脾气、升阳除湿之功而愈带下诸候。

2. 肾虚

（1）肾阳虚

临床症状：白带清冷，量多，质稀薄，终日淋漓不断，腰酸如折，小腹冷感，小便频数清长，夜间尤甚，大便溏薄，舌质淡，苔薄白，脉沉迟。

证候分析：肾阳不足，阳虚内寒，带脉失约，任脉不固，故带下清冷、量多、滑脱而下。肾阳不足，命门火衰，不能下暖膀胱，故小便频数清长；不能上温脾阳，故大便溏薄。腰为肾之外府，肾虚失养，则腰酸如折。小腹为胞宫所居之处，胞络系于肾，肾阳虚衰，不能温煦胞宫，则小腹有冷感。舌淡、苔薄白、脉沉迟，亦为肾阳不足之征。

治法：温肾培元，固涩止带。

处方：肾俞关元治带摩方、维道关元暖宫摩方。

方解

①肾俞关元治带摩方（肾俞、关元、三阴交、照海、百会、太溪）：详见"崩漏"肾虚。

②维道关元暖宫摩方：维道为足少阳胆经与带脉的交会穴，具调达枢机、通利三

焦、维系诸脉之功。肾俞为肾经脉气灌注之处，具益元荣肾之效。三阴交为脾经与足少阴肾经、足厥阴肝经的交会穴，故具益气健脾、养肝肾之功。关元为任脉穴，又为"阴脉之海"，故具养肝肾、调冲任之功；且该穴又名"三结交"之穴，为任脉与足太阴脾经、足阳明胃经的交会穴，故又有健脾胃、补中益气之功。于是诸穴合用，施以按摩术，名"维道关元暖宫摩方"，俾枢机得调、三焦通利、肝肾得养、中气得补、胞宫得暖、带脉得固，而无带脉失束之候。依其理，适其治，尚可用于肾虚胞宫失系之阴挺。

（2）肾阴虚

临床症状： 带下赤白，质稍黏无臭，阴部灼热，头昏目眩，或面部烘热，五心烦热，失眠多梦，便艰尿黄，舌红少苔，脉细略数。

证候分析： 肾阴不足，相火偏旺，损伤血络，任、带失固，故带下赤白质黏、阴部灼热。阴虚不能潜阳，虚阳上扰则头昏目眩、面部烘热、五心烦热。肾水亏损，不能上济于心，则失眠多梦。便艰尿黄、舌红少苔、脉细数，均为肾阴亏损之象。

治法： 益肾滋阴，清热止带。

处方： 照海三泉三俞摩方（照海、涌泉、水泉、曲泉、脾俞、肝俞、肾俞）。

方解： 详见"月经先后无定期"血热。

3. 湿热

临床症状： 带下量多，色黄或黄白，质黏腻，有臭气，胸闷口腻，纳食较差，或小腹作痛，或带下色白、质黏如豆腐渣状，或见阴痒，小便黄少，舌苔黄腻或厚，脉濡略数。

证候分析： 湿热蕴积于下，损伤任、带二脉，故带下量多、色黄或黄白、质黏腻、有臭气。湿热内阻，则胸闷口腻、纳食较差。湿热伤津，则小便黄少。舌苔黄腻或厚、脉濡略数，均为湿热之象。偏于湿重者，可见带多色白、质稠如豆腐渣状，或见阴痒。

治法： 清利湿热。

处方：《逢源》合谷内庭调经摩方、五枢关元益坤摩方。

方解

（1）《逢源》合谷内庭调经摩方（合谷、三阴交、内庭）

详见"痛经"湿热下注。

（2）五枢关元益坤摩方

五枢为足少阳经与带脉交会穴，又为人身中部枢要之处，具益气健脾、调经固举之功；伍肾经之原穴太溪，以成益肾元、养肾阴之功；伍肝经之合穴曲泉，有养血濡肝之效；伍肝经原穴太冲，具养肝血、疏肝气、调外和内、宣上导下、化气通脉、清理三焦湿热之功。关元为任脉穴，具养肝肾、调冲任之功，又因其为"三结交"之穴，为任脉与足太阴经、足阳明经的交会穴，故又具健脾胃、渗脾湿、固带脉之功。于是对诸穴施以按摩术，名"五枢关元益坤摩方"，以其养肝肾、调冲任、健脾胃之功，而成清三焦之火邪、渗脾家之湿热之治，则湿热下注之证自已、带下之候得愈。此即"养肝肾即是调冲任，健脾胃就是治带"之谓也。本方尚可用于肝肾亏虚，冲任失调，带脉不束所致之阴挺。

第三节　外科疾病

一、脱肛

脱肛又称肛管直肠脱垂，是直肠黏膜、肛管、直肠和部分乙状结肠向下移位，脱出肛门外的一种疾病。多见于小儿和老年人。

临床症状：病起缓慢，无明显全身症状，早期大便时直肠脱出，便后能自行回纳；或有时不易回复，须用手推回或卧床休息方能回纳。患者常有大便不净、大便不畅，或下腹坠痛感。

证候分析：由于气血不足，气虚下陷，不能收摄，以致肛管直肠向外脱出。如小儿气血未旺，老年人气血衰退，中气不足，或妇女分娩用力耗气，气血亏损，以及慢性泻痢、习惯性便秘、长期咳嗽均易致气虚下陷，固摄失司而成。

治法：益气举陷，升提固摄。

处方：长强百会举肛摩方、《经纶》百强提肛摩方、百强承里八髎摩方、百会神阙关元举肛摩方。

方解

1. 长强百会举肛摩方

方由长强、百会、大肠俞组成。方中长强为督脉、足少阴经的交会穴，又为督脉之络穴，以其循环无端为其长、健行不息谓之强，故名长强。该穴具调和阴阳、益元荣督之功，而成益气举陷之效，故《圣济总录》有"脱肛，灸龟尾"之施。百会乃诸阳之会，又为督脉及手、足三阳经之交会穴，具荣督益髓、益气举陷之功，故《铜人》《针灸大全》《针灸大成》《神灸经纶》《世医得效方》皆用治脱肛。大肠俞为大肠经脉气输注于背部之处，具调理肠胃、敷布津液之功。故对三穴施以按摩术，共成益气举陷、升提固肠之治，方名"长强百会举肛摩方"，为气陷脱肛之良方。

2. 《经纶》百强提肛摩方

方由百会、胃俞、长强组成，乃《神灸经纶》治脱肛之方。方取长强益元固肛，伍百会益气举陷、胃俞调中益气。三穴相伍，共成益气举陷、和中固肛之功，今施以按摩术，名"《经纶》百会提肛摩方"，乃中气下陷所致脱肛之治方。

3. 百强承里八髎摩方

方中百会温阳通脉、益气举陷；长强益气固脱。《内经》谓"胃者，五脏六腑之海"，"五脏者，皆禀气于胃。胃者，五脏之本"。盖因足三里乃足阳明胃经之合穴、下合穴，具健脾胃、补中气、调气血之功。承山乃足太阳膀胱经之腧穴，具敷布阳气、疏经通脉之功。八髎（上、次、中、下髎左右八穴之简称）亦足太阳膀胱经之腧穴，具益元荣督、通达腑气之功。诸穴相伍，今施以按摩术，名"百强承里八髎摩方"，以其益气举陷、通达腑气之功而愈脱肛。

4. 百会神阙关元摩方

方由百会、关元、神阙、中脘、足三里组成。方中百会益气举陷，以成升提固摄之效。"胃者，五脏六腑之海"，故有胃经之合穴足三阳之施，而健脾胃、补气血。中脘乃胃之募穴，又为腑会，故有安和五脏六腑之功。神阙乃元神出入之阙庭，有益元荣任之功。故《千金方》《圣济总录》均有"寒冷脱肛"，"灸脐中随年壮"之验。关元为任脉与足三阴经的交会穴，且"冲脉起于关元"，故关元有益肾固本、补气壮阳之功。《素问·金匮真言论》谓"肾，开窍于二阴"。今以关元伍神阙，以其补肾之功而涩肠固脱。今对诸穴施以按摩术，名"百会神阙关元摩方"。

二、风瘙痒

风瘙痒为一种以皮肤瘙痒剧烈，搔抓后引起抓痕、血痂、皮肤肥厚、苔藓样变等皮损表现的常见皮肤病。中医文献早在《内经》中既有"诸痛痒疮，皆属于心"的记载。唐·孙思邈《备急千金要方》中有具体的描述："痒症不一，血虚皮肤燥痒者，宜四物汤加防风……妇人血虚，或通身痒，或头面痒，如虫行皮中。缘月水来时为风所吹，不然则是产褥中食动风物致之……有脾虚身痒，本无疥癣，素非产褥，洁然一身，痒不可任，此乃脾虚所困。"

本病临床上有泛发性、局限性两种，局限者以阴部、肛门周围最为多见。此处只叙述泛发者。

临床症状：阵发性瘙痒，往往以晚间为重，难以遏止，患者多要连续强烈地搔抓至皮破血流，发生疼痛时方才住手。瘙痒时间短则只有数分钟，长者可达数小时。由于过度频繁地搔抓，皮肤常见抓痕、血痂、色素沉着、湿疹化、苔藓样变等继发损害。

患者除自觉瘙痒及搔抓所引起的继发皮损外，多无原发皮损。患者常因瘙痒而致失眠或夜寐不安，白天精神不振。

证候分析：临床辨证可分为：①风热血燥证：一般以年轻人为多，病属新起，如被褥太暖，可以引起发作或使瘙痒加剧，苔薄黄，脉滑或滑数。②血虚肝旺证：一般以老年人为多见，病程较久，如情绪波动可以引起发作或瘙痒加剧，舌质红苔薄，脉细数或弦数。

治法：风热血燥证，宜疏风清热凉血；血虚肝旺证，宜养血平肝、祛风润燥。

处方：池海谷里止痒摩方、天府血海止痒摩方。

方解

1. 池海谷里止痒摩方

《备急灸法》云："皮肤瘙痒，灸曲池。"盖因曲池乃手阳明大肠经之合穴，又为该经之本穴，手阳明经血气由此而出，具激发其脉运行之功。合谷为手阳明经之原穴，具健胃肠、补气血之功。《马丹阳天星十二穴主治杂病歌》有"曲池合谷接"对穴之句，意谓二穴相须为用，可增通行气血之效。血海，为治风之要穴，又名血郄、百虫窝，足太阴脾经之脉气由此而发，为脾血归聚之海，专走血分，具行血活血、清热凉血、祛风止痒之功，乃"治风先治血"之义。曲池与血海相伍，共成调气和血、祛风润燥之效。足三里乃足阳明胃经之合穴，具健脾胃、补中气、调气血、通经络之功。阳明经乃多气多血之络，曲池与足三里相伍，乃手、足阳明经合穴之伍，可增调补气血之功。而足太阴经之血海与曲池、足三里三穴相伍，共成培补后天之本之功，以成补气血、清热凉血、祛风润燥之效，故适用于风热血燥证之风瘙痒病，今施以按摩术，名"池海谷里止痒摩方"。

2. 天府血海止痒摩方

《素问·痿论》云："肺主身之皮毛。"《灵枢·九针论》云："皮者，肺之合也。"若肺失宣发肃降，久则热郁肌肤，血行不畅，而发瘙痒。天府为肺气聚集之地，具宣发肺气之功，而达清热凉血之效。曲池为手阳明大肠经之合穴，又为该经之本穴，具激发该经血气运行之功。足三里乃足阳明胃经之合穴，具健脾胃、行气血、清热凉血之功。曲池、足三里二穴相须为用，乃手、足阳明经合穴之伍，故功效倍增。血海乃足太阴脾经穴，功专走血分，具活血通络、通营开腠、祛风止痒之功，而为治皮肤病之要穴。三阴交为足太阴经之本穴，又为足三阴经之交会穴，故具健脾利湿、调补肝肾、益气养血之功。二穴相须为用，则养血平肝、祛风润燥之功倍增。五穴相伍，施以按摩术，名"天府血海止痒摩方"，共成宣肺开腠、通行气血、滋养三阴、清营润燥之功，无论风热血燥之证或血虚肝旺证，均可用之。

按：大凡诸皮肤病见皮疹者，均可参阅本节施治。

三、风癣

本病是指皮肤出现斑疹、脱屑如糠秕之状，四周呈淡红玫瑰色的急性皮肤病。本病在中医文献中早有记载，如《外科秘录》中称"风热疮"，《外科正宗·顽癣第八十四》中谓："风癣如云朵，皮肤娇嫩，抓之则起白屑。"《医宗金鉴》中称为"血疳"，其云："此证由风热闭塞腠理而成，形如紫疥，痛痒时作，血燥多热。"本病好发于中、青年人，以春、秋两季最为多见。

临床症状：皮疹多在躯干和四肢近端，也可泛发全身，但一般不累及头面部。初发多在躯干部先出现一个指甲大小的玫瑰色斑片，逐渐增大，1周后可达五分硬币大小，斑疹中央可见浅棕色糠秕样鳞屑，称为原发斑或母斑。然后在1~2周内，迅速分批出现数目较多、形态相仿而较小的红斑，称为子斑。子斑虽也逐渐增大，但范围不超过母斑，皮损颜色不一，自鲜红色至褐色、褐黄色或灰褐色不等。母斑因出现较早，颜色亦较暗淡。斑片排列常与皮肤纹理一致，在胸部者，可沿肋骨线分布，表面均附有糠秕样鳞屑。

病程一般为4~6周，也可迁延2~3个月，甚至更长时间才能痊愈。愈后不遗留任何痕迹，通常不再复发。

自觉有不同程度的瘙痒，部分患者初起可伴有全身不适、轻度发热、头痛、咽喉干痛、苔薄白、舌质红、脉滑数等症状。

证候分析：本病多因外感风热之邪，闭塞腠理；内因热伤阴液，血热化燥，外泛肌肤所致。

治法：疏风开腠，清热凉血。

处方：天府血海止痒摩方、曲池风门风癣摩方、二池血海愈癣摩方。

方解

1. 天府血海止痒摩方（天府、曲池、血海、三阴交、足三里）

详见"风瘙痒"。

2. 曲池风门风癣摩方

曲池为手阳明经之合穴，又为该经之本穴，具激发该经血气运行之功，而疏风清热、活血通络。风池为足少阳经与阳维脉的交会穴，具通行气血、调达枢机、清热息风之效。风门为足太阳经腧穴，本穴居处为风邪易袭入之处，亦为风邪之治穴，故名风门，具疏风清热之功。委中为足太阳经之合穴、下合穴，以其能敷布太阳经经气之功，而具凉血活血、清热解毒之效。血海为治血之要穴，具养血息风之功。足三里乃足阳明经之合穴，具调气血、和营卫之功。故诸穴合用，疏风清营凉血而愈病。

3. 二池血海愈癣摩方

取风池、曲池，以调达枢机、疏风通络。宗"治风先治血，血行风自灭"之理，而取养血息风之血海，实腠理、和营卫、补气血之足三里。今对诸穴施以按摩术，名"二池血海愈癣摩方"，以其实腠理、和营卫、养血息风而愈风癣，亦适用于皮肤病起皮疹者。

四、瘾疹

本病是因皮肤出现鲜红色或苍白色风团，时隐时现，故名瘾疹。中医文献早有记载，如《素问·四时刺逆从论》云："少阴有余，病皮痹隐轸。"《诸病源候论·风瘙身体隐轸候》云："邪气客于皮肤，复逢风寒相折，则起风瘙疹。"其特征是瘙痒性风团，突然发生，迅速消退，不留任何痕迹。如发生在眼睑、口唇等组织疏松部位，水肿特别明显，则称"游风"，性质与"瘾疹"相同。本病可发生于任何年龄，男女皆可患病。

根据病程的长短，可分为急性和慢性两种。急性者经1周左右即可痊愈；慢性者可反复发作数月，甚至数年。

1. 感受风寒

临床症状：皮疹色白，遇冷或风吹则加剧，得热则减轻，多冬季发病，苔薄白或薄白而腻，脉迟或濡缓。

证候分析：此证多因风寒之邪外袭，蕴积肌肤，致使营卫失和，而发瘾疹。

治法：疏风散寒，调和营卫。

处方：《经纶》曲池瘾疹摩方。

方解：《神灸经纶》云："瘾疹，曲池、阳溪、天井。"盖因曲池乃手阳明大肠经之合穴，又为该经之本穴，故具激发该经血气运行之功，以其调和营卫之功，外可解皮肤之风寒，内可清肌腠之蕴热，而瘾疹自已。阳溪乃手阳明大肠经之经穴，具通调气血、舒筋通络之功，而成和营卫、疏风解肌之效。天井为手少阳三焦经之合穴，具调达枢机、宣肺止痒之功。于是对三穴施以按摩术，名"《经纶》曲池瘾疹摩方"，以成疏风散寒、调和营卫、通行气血之效，而愈瘾疹。

2. 感受风热

临床症状：皮疹色赤，遇热则加剧，得冷则减轻，多夏季发病，苔薄黄，脉浮数。

证候分析：此乃风热之邪，客于肌表，营卫失调而致。

治法：疏风清热，调和营卫。

处方：池海谷里摩方、《盘石》曲池瘾疹摩方。

方解

（1）池海谷里摩方（曲池、合谷、血海、足三里）

详见"风瘙痒"。

（2）《盘石》曲池瘾疹摩方

《盘石金直刺秘传》云："中毒风，遍身麻痒如虫啮，极爪之皮肤随手脱落，先灸曲池，更泻委中出血妙。""风毒起从皮外，瘾疹，遍身瘙痒，抓把成疮，治法同上，更灸绝骨。"盖因曲池乃手阳明经之合穴，有调补气血、和营卫、祛风热之功，俾疹毒得解而愈病。委中为足太阳膀胱经之合穴，具激发、承接、输布足太阳经气之功，俾营卫畅行。二穴合用以成凉血活血、清热解毒之功，俾风毒外解。今变灸方为摩方，更以揉曲池、委中充血，名"《盘石》曲池瘾疹摩方"。"更灸绝骨"，乃取其调达少阳枢机之功，俾营卫得和、血行得畅。故加髓会绝骨，又具培元益肾之功，俾卫气得健，则风热得清，瘾疹得愈。

3. 气血亏虚

临床症状：风疹块反复发作，延续数月或数年，劳累后则发作加剧，神疲乏力，舌质淡苔薄，脉濡细。

证候分析：素体虚弱，气血不足，或久病气血耗伤，致血虚生风，气虚卫外不固，风邪乘虚侵入而致。

治法：调补气血，和营达卫。

处方：天府血海止痒摩方（天府、曲池、血海、三阴交、足三里）。

方解：详见"风瘙痒"。

按：大凡诸般皮肤病，皮疹发于上半身者，可取穴曲池、内关；发于下半身者，可取穴血海、足三里、三阴交。

第四节　耳鼻喉科疾病

一、耳鸣、耳聋

耳鸣、耳聋，是听觉异常的病证。最早的文献见于《黄帝内经》，如《灵枢·海论》云："髓海不足，则脑转耳鸣。"《灵枢·决气》云："精脱者，耳聋……液脱者……耳数鸣。"该病是以患者自觉耳内鸣响，如闻潮声，或如闻蝉鸣，或如闻雷声，或细或暴，妨碍听觉的称为耳鸣；若听力减弱，妨碍交谈，甚至听觉丧失，不闻外声，称为耳聋。从临床所见，大凡风热所致者，暴然耳鸣或耳聋，兼有表证；肝火者耳窍轰鸣，攻逆阵作，怒则加甚；痰浊者耳鸣眩晕，时轻时重，烦闷不舒；肾虚者耳鸣声细，如蝉持续，腰酸面悴气；虚者耳鸣时作，将息稍轻，劳则加重；阴虚者午后加重。

1. 肝胆火盛

临床症状： 突然耳鸣或耳聋，头痛面赤，口苦咽干，心烦易怒，怒则更甚，或夜寐不安，胸胁胀闷，大便秘结，小溲短赤，舌质红，苔黄，脉多弦数。

证候分析： 暴怒郁遏，肝火不泻，循少阳经脉上扰，清窍失灵，故耳鸣、耳聋、头痛面赤、口苦咽干。肝胆火旺，扰动心神，故心烦易怒、夜寐不安。肝胆经之络脉布胁，肝气郁结，络气不畅，故胸胁胀闷。怒则气逆，故耳鸣、耳聋更甚。肝火内郁，肠中津液被灼，故大便秘结、小溲短赤。舌红、苔黄、脉弦数，均为肝胆火盛之征。

治法： 调达枢机，清肝泻火。

处方： 清肝泻火益听摩方、《百症》听会益耳摩方。

方解

（1）清肝泻火益听摩方

肝胆火盛，故有侠溪、中渚之施。盖因侠溪为足少阳胆经之荥穴，且"荥主身热"，故具和解少阳、调达气机、清热泻火、滋水涵木之功。中渚为手少阳三焦经之合穴，具通利三焦、清利头目之功，故与侠溪同为治耳聋、耳鸣之要穴。伍脾募、脏会及肝脾二经的交会穴章门，以成健脾柔肝之治，而解肝郁脾虚、肝火亢盛之候。听会为足少阳胆经穴，《会元针灸学》记云："司听之神系，会和肝脏之魂，会意甚若何，所知其所为，故名曰听会。"故听会具通达肝胆经之气机、清泻肝胆之郁火之功，而为开窍益聪之治穴。于是诸穴合用，施以按摩术，名"清肝泻火益听摩方"，乃为耳鸣耳聋肝胆火盛证之效验良方。

（2）《百症》听会益耳摩方

《百症赋》云："耳聋气闭，全凭听会翳风。"盖因听会乃足少阳胆经之腧穴，具通达肝胆经之气机、清泻肝胆经之郁火之功。翳风为手、足少阳经交会穴，具疏肝利胆、开窍醒神之功。二穴相须为用，以解肝胆火旺，循经上扰所致清窍失灵之耳鸣、耳聋之证，施以按摩术，名"《百症》听会益耳摩方"。

2. 痰火郁结

临床症状： 两耳蝉鸣，时轻时重，有时闭塞如聋，胸中烦闷，痰多，口苦，或胁痛，喜太息，耳下胀痛，二便不畅，舌苔薄黄而腻，脉弦滑。

证候分析： 素有痰火郁结，壅阻清窍，故耳鸣如潮，时轻时重，甚则气闭失聪。痰浊中阻，气机不运则胸闷、痰多、喉中不爽、喜太息。痰火中阻，影响健运，则口苦、二便不畅。痰火壅阻，肝胆经络不畅，故耳下胀痛。苔黄腻、脉弦滑，均为湿热痰火之征。

治法：化痰清火，和胃降浊。

处方：谷里募俞聪耳摩方。

方解：合谷乃手阳明经之原穴，具化气通脉、通利三焦、清热利窍之功。足三里为足阳明经之合穴，具健脾胃、调气血、理气导滞、豁痰开结之功。中脘乃胃经之募穴，又为腑会，佐胃俞乃胃经募俞对穴之施，而具健脾胃、化痰浊之功；与合谷、足三里合用，以成健脾和胃、化痰清火之用，而解痰火郁结，壅阻清窍之候。方加足少阳胆经之听会，以调达枢机、清利头目；加肾俞补肾精而荣清窍；加肝俞滋肝阴而清虚火，共成聪耳之治。诸穴合用，施以按摩术，名"谷里募俞聪耳摩方"，俾痰火得清、虚火得退，无湿热痰火之证而愈病。

3. 肝肾亏虚

临床症状：耳鸣或耳聋，多兼见眩晕，腰酸膝软，颧赤口干，手足心热，遗精等，舌红，脉细弱或尺脉虚大。

证候分析：肝肾亏损，精血不足，不能上充清窍，邪火转而上乘，所以耳鸣耳聋，甚则眩晕。肾阴亏虚，虚火上浮，故颧赤口干、手足心热。相火妄动，扰动精室，故遗精。肾亏精髓不足，故腰酸膝软。舌红、脉细弱均为肾精不足之征，间有阴虚火旺则尺脉虚大。

治法：滋肾降火，收摄精气。

处方：听会太溪聪耳摩方。

方解：听会为足少阳胆经之腧穴，翳风为手足少阳经之交会穴，二穴相伍，以可增调达枢机、聪耳益听之功。中渚为手少阳三焦经之输穴，具通行三焦、清利头目之效。角孙为手少阳经、手明阳经的交会穴，清利头目，以解相火妄动、扰动清窍之候。太溪为足少阴肾经之输穴、原穴，可导肾间动气输布全身，既可疏肝利胆，又可滋肾阴、退虚热；佐肾经之俞穴肾俞，共成滋肾降火、收摄精气之功。太冲为肝经之原穴，肝俞为肝经之背俞，二穴相须为用，养肝血、疏肝气、调冲降逆，协太溪、肾俞，共成滋补肝肾而荣耳窍之功，又解相火妄动，上扰耳窍之弊。故诸穴合用，施以按摩术，名"听会太溪聪耳摩方"，适用于肝肾亏虚，精气不足之耳鸣耳聋。

二、伤风鼻塞

伤风鼻塞是由外感风邪引起的，主要症状为鼻窍不通、流涕、喷嚏，甚至不闻香臭。本病四时均可发生，尤以冬春两季为多，病程较短，一般数日可愈。由于所感之邪毒有别及侵犯之途径不同，故有风寒、风热之分。对伤风所致鼻塞，古代文献早有认识，但单独立病、专论的较少，多散载于伤风、嚏、流涕、窒塞等病证范畴。本病相当于急性鼻炎，多由气候多变、寒热不调，或生活起居失慎、过度疲劳，致使正气虚弱，肺卫不固，风邪乘虚侵袭而致病。因风邪为百病之长，常夹寒邪、热邪侵袭人体，故本病有风寒、风热之分。

1. 外感风寒

临床症状：鼻黏膜肿胀淡红，鼻塞较重，喷嚏频作，涕多而清稀，讲话鼻音重，头痛，项强，恶寒，发热轻，口淡不渴，舌质淡，苔薄白，脉浮紧。

证候分析：风寒邪毒外侵，肺气失宣，寒郁气道，鼻窍不利，故鼻内黏膜肿胀淡红、鼻塞声重，即《医学正传》所谓"寒邪伤于皮毛，气不利而壅塞"之候。寒邪束于表，阳气不宣，故喷嚏频作。寒凝津停，津气不行，故涕多而清稀。寒为阴邪，阳气不宣，故恶寒重发热轻、头痛、项强、口不渴等。脉浮紧、舌苔薄白，为风寒外束之证。

治法：宣肺通窍，发散风寒。

处方：风寒鼻塞摩方。

方解：迎香为手阳明经与足阳明经交会之穴，具疏通阳明经经气、通达肺窍之功。风池为足少阳胆经与阳维脉的交会穴，具调达枢机、疏散风邪之要穴。天柱为足太阳经腧穴，太阳主一身之表，太阳经经气由此而上达头颠，故可疏散风寒、敷布津液、通达脉气，以荣头项而解鼻塞、头项痛之候。风门，足太阳膀胱经之腧穴，乃疏散风邪之要穴。通天，足太阳经腧穴，借太阳之经气，敷布津液，上达颠顶，至鼻旁目内眦而荣鼻窍。于是对诸穴施以按摩术，方名"风寒鼻塞摩方"，为外感风寒所致鼻塞之治方。

2. 外感风热

临床症状：鼻内黏膜红肿，鼻塞时轻时重，鼻痒气热，喷嚏，涕黄稠，发热，恶风，头痛，咽痛，咳嗽，咳痰不爽，口渴喜饮，舌质红，苔白或微黄，脉浮数。

证候分析：风热上犯，壅滞鼻窍，故黏膜红肿、鼻塞气热。邪热伤津则涕黄稠、口渴。邪热犯肺，肺失清肃，故有咳嗽、咳痰不爽、咽痛、喷嚏。热蒸于表，则见身热恶风、头痛。舌质红、苔微黄、脉浮数为风热在表之证。

治法：宣肺通窍，疏散风热。

处方：风热鼻塞摩方。

方解：《玉龙经》云："不闻香臭从何治，须向迎香穴内攻。"盖因迎香为手阳明大肠经与足阳明胃经的交会穴，具疏调阳明经气、通达肺窍之功，而有宣肺通鼻窍之治。合谷为手阳明经之原穴，具通利三焦、舒筋通络、清泄风热之效。二穴相伍，一上一下，乃上下经穴配伍法，以成通接经气、开窍启闭之功。风池为足少阳胆经与阳维脉交会穴，具调达枢机、和解少阳、疏风通络之效，风门穴居风邪易入之处，并为祛风之要穴，故二穴相伍，增其疏风通络之治。通天为足太阳经气自此直达人之高颠之处，具宣通太阳经脉气之功，而通鼻窍。今对诸穴施以按摩术，名"风热鼻塞摩方"，可治伤风鼻塞之候。

三、鼻鼽

鼻鼽，或称鼽嚏，是指以突然或反复发作的鼻痒、喷嚏、流清涕、鼻塞等为特征的鼻病。《素问玄机原病式》曰："鼽者，鼻出清涕也……嚏，鼻中因痒而气喷作于声也。"

本病主要由于肺气虚，卫表不固，腠理疏松，风寒乘虚而入，犯及鼻窍，邪正相搏，肺气不得通调，津液停聚，鼻窍壅塞，遂致喷嚏、流清涕。《证治要诀》云："清涕者，脑冷肺寒所致。"

肺气的充实，有赖于脾气的输布，脾气虚则肺气虚。气之根在肾，肾虚则摄纳无权，气不归原，阳气易于耗散，风邪得以内侵致病。本病是临床较为常见、多发的鼻病，与过敏性鼻炎相似。

临床症状：本病症状发作突然，先有鼻腔发痒、酸胀不适，继则喷嚏频作、鼻塞不通、流涕清稀量多、嗅觉暂时减退。检查见鼻内黏膜肿胀湿润，其色淡白或灰白，鼻涕清稀。此外，全身还可能出现头痛、耳鸣、听力障碍等症状。诸候来去迅速，症状消失后，则如常态。

证属肺气虚，全身症状尚可见倦怠懒言、气短、音低，或有自汗、面色㿠白、舌淡苔薄白、脉虚弱。若兼脾虚，则可见纳呆、腹胀、肢困、便溏、舌质淡有齿印、苔白、脉濡弱。若兼肾虚，则可见腰膝酸软、遗精早泄、形寒怕冷、夜尿多、舌质淡嫩、苔白润、脉沉细。

证候分析：鼻为肺之窍，肺气虚，风寒之邪外袭，内伤于肺，正邪相争，格邪外出，故突发鼻痒、喷嚏频作。寒邪遏肺，肺失清肃，气不摄津，津水外溢，则清涕自流。津水停聚则鼻内黏膜肿胀苍白、呈水肿样、鼻塞不通、嗅觉暂时减退。肺气虚，精微无以输布，则倦怠懒言、气短音低。气虚则卫表不固，腠理疏松，故有汗出。舌质淡。苔薄白。脉虚弱为气虚之证。

脾气虚，纳运失职，湿浊内停，气血精微生化不足，肌体失养，故见纳呆腹胀、肢困便溏、舌淡有齿印、苔白、脉濡缓等。肾阳虚，温煦生化失职，气不摄纳，故见腰膝冷痛、遗精早泄、形寒怕冷、夜尿多、舌质淡嫩、苔白湿润、脉沉细等。

治法：疏风通窍，宣肺健脾益肾。

处方：风池三俞鼻鼽摩方、百会中脘鼻鼽摩方。

方解

1. 风池三俞鼻鼽摩方

风池为足少阳胆经与足阳明胃经的交会穴，具调达气机、疏散风邪之功。迎香、口禾髎均乃手阳明脉气所发，上行鼻翼，具调气血、通经络之功，为治鼻塞不通之要穴。肺俞、脾俞、肾俞均为足太阳经背部之腧穴，又为肺经、脾经、肾经脉气灌注之处，具宣肺、健脾、益肾之功，且具培补先后天之本之治。故对诸穴施以按摩术，名"风池三俞鼻鼽摩方"，为治鼻鼽之良方。

2. 百会中脘鼻鼽摩方

头为诸阳之会，百会为手、足三阳经与督脉交会之穴，具荣督益脑、疏风开窍之功。上星为五脏精气所聚、督脉经气所发之处，具疏风开窍之功。太阳主一身之表，天柱为足太阳经气所注之处，故具通达气机、敷布津液之功，以濡鼻窍。曲池为手阳明经之合穴，乃手阳明经脉气所汇之处，可将阳明经之脉气输注于迎香处，而成通窍之功。《备急千金要方》云："膏肓俞无所不治。"《明堂灸经》谓其"无不取效"。故该穴有益气补虚、调补气血、扶正达邪之功，治虚损所致诸证甚效。《医宗金鉴》谓神阙"主治百病"，盖因其调补气血，具培补先后天之本之功。气海乃任脉之腧穴，为升气之海，具温补脾肾、益气通脉之功。中脘为胃之募穴、腑之会穴，任脉与手太阳经、手少阳经、足阳明经之交会穴，具健脾和胃、培补气血之功。足三里为阳明经之合穴，具健脾胃、调气血、通经络之功。三阴交为足太阴脾经之本穴，且为足太阴经与足少阴经、足厥阴经的交会穴，具健脾胃、养肝肾、补气血之功，故与膏肓俞、神阙、气海、中脘、足三里相伍，以成培补先后天之本之治，并借此辅百会、上星、天柱，名"百会中脘鼻鼽摩方"，以司气化、敷津液而通达鼻窍，则鼻鼽自已。

四、鼻渊

鼻渊，是指以鼻流浊涕，如泉下渗，量多不止为主要特征的鼻病。《素问·气厥论》曰："胆移热于脑，则辛頞鼻渊。鼻渊者，浊涕下不已也。"本病常伴有头痛、鼻塞、嗅觉减退，久则虚眩不已等，是鼻科的常见病、多发病之一。根据《内经》对其病机、病位、症状及"脑渗为涕"的论述，故又有"脑漏""脑渗""历脑""控脑痧"等病名，与急、慢性鼻窦炎相类似。本病有实证与虚证之分，实证起病急，病程短；虚证病程长，缠绵难愈。因本病发病率高，影响工作、学习，甚至可引起严重并发症，导致不良后果，故应积极防治。

1. 肺经风热

临床症状： 涕黄或黏白而量多，从鼻道上方流下，间歇或持续鼻塞，嗅觉减退，鼻内黏膜红肿，眉间或颧部有叩压痛。全身症状可见发热恶寒，头痛，胸闷，咳嗽，痰多，舌质红，苔微黄，脉浮数。

证候分析： 风热邪毒，袭肺犯鼻，邪毒蒸灼鼻内黏膜，肌腐为涕，故见鼻流黄涕而量多。风热初袭，热势不甚，故亦可为白黏涕。风热邪毒，瘀滞鼻道，燔灼肌膜，故鼻内黏膜红肿；兼之涕液壅阻，鼻道不通，故鼻塞、嗅觉减退。眉间及颧里部为鼻窦所处部位，风热内郁，气血壅阻，故该处有疼痛及叩压痛。风热犯肺，肺失清肃，卫失宣畅，清窍不利，故见发热、恶寒、头痛、咳嗽、痰多等候。舌质红、苔薄黄、脉浮数，为风热在表，尚未传里之征。

治法： 疏散风邪，清热通窍。

处方： 迎香通天鼻渊摩方、《大全》曲差鼻渊摩方、通天宣肺利窍摩方。

方解

（1）迎香通天鼻渊摩方

迎香为手足阳明经之交会穴，具通达阳明经脉气、敷布津液之功，以濡鼻窍。通天为足太阳经之腧穴，其借太阳经之脉气，敷布津液上达鼻旁目内眦部，而濡鼻窍。风池为足少阳胆经之腧穴，具调达枢机、清解胆经郁热之功，以解胆热上移于脑之弊，又具疏泄风热之治。合谷为手阳明经之原穴，具通利三焦、清解郁热之功。曲池乃手阳明经之合穴，足三里为足阳明经之合穴，为足阳明经脉气汇聚之处，可输注阳明经脉气上达迎香之处，濡鼻窍而通鼻塞之候。于是诸穴相伍，以成疏风清热之治，施以按摩术，名"迎香通天鼻渊摩方"。

（2）《大全》曲差鼻渊摩方

《针灸大全》云："鼻流浊涕，名鼻渊。"并有取曲差、照海、上星、风门之治。曲差为足太阳经脉气上达清窍之地，具透达阳气、宣通鼻窍之功。上星乃督脉穴，并为五脏精气汇聚之处，具疏散风热、开通鼻窍之治。风门为足太阳经腧穴，以其借太阳经阳气通达之力，敷布津液而濡鼻窍。照海为足少阴肾经腧穴，又为阴跷脉所生，通于阴跷脉，故具滋养肾阴之功。鼻为肺窍，肾五行属水，肺属金，故照海又有滋肾润肺之功，以成"金水相滋"之效，而达通鼻窍。故对诸穴施以按摩术，名"《大全》曲差鼻渊摩方"，以成滋肾润肺、清热通窍之治。

（3）通天宣肺利窍摩方

通天为足太阳经腧穴，乃借足太阳经之脉气，上颠濡脑之治；伍肺经之络穴列缺，宣肺气以祛风邪；佐手太阳经之合谷、迎香，以通达阳气而濡鼻窍。足三里为足阳明经脉气输注之处，具调补气血之功。诸穴合用，施以按摩术，名"通天宣肺利窍摩方"，以其清热、宣肺、利窍之功而愈病。

2. 胆腑郁热

临床症状：鼻涕黄浊黏稠如脓样，量多，从鼻腔上方流下，有臭味，嗅觉差，鼻黏膜肿胀，红赤尤甚，头痛剧烈，眉间及颧部叩压痛明显。全身症状有发热，口苦，咽干，目眩，耳鸣耳聋，寐少梦多，急躁易怒，舌质红，苔黄，脉弦数。

证候分析：胆腑郁热，循经上扰，攻犯脑窍，蕴结于鼻窦，燔灼气血，熏腐肌膜，故见涕黄黏稠如脓样、量多而有臭味。火热较盛，蒸灼鼻内肌膜，瘀阻脉络，故肿胀、红赤尤甚、鼻塞及嗅觉减退等症状也较甚。热毒灼伤窦壁，故叩压眉间或颧部，则疼痛剧烈。胆经火热，上攻头目，清窍不利，故头痛剧烈、发热、目赤、耳鸣、耳聋。火热蒸迫，胆汁外溢，故口苦、咽干。胆热内蕴，扰乱神明，故失眠多梦、急躁易怒。舌质红、苔黄、脉弦数皆为胆经火热之象。

治法：清泄胆热，利湿通窍。

处方：上星丘墟通鼻摩方。

方解：上星、囟会、百会乃督脉腧穴，为五脏精气所聚之处，其位自头顶直对鼻中央，故有开窍通鼻之效。通天为足太阳经脉气通达于头颠之处，有通达肺窍之功。《素问·气厥论》云："胆热移于脑，则辛頞鼻渊。鼻渊者，浊涕下不止也。"中渚为手少阳三焦经之输穴，具通利三焦、清解少阳郁热之功。丘墟为足少阳胆经之原穴，具调达枢机、清泄胆热之功，俾胆腑之郁热无循经上炎于窦窍之弊。于是诸穴合用，施以按摩术，名"上星丘墟通鼻摩方"，乃疗胆腑郁热所致鼻渊之良方。

3. 肺气虚寒

临床症状：鼻涕白黏，鼻塞或重或轻，嗅觉减退，鼻内黏膜淡红、肿胀，鼻甲肥大，遇风冷等刺激，鼻塞及流涕加重。全身症状可见头昏脑涨，形寒肢冷，气短乏力，咳嗽有痰，舌质淡，苔薄白，脉缓弱。

证候分析：肺气虚弱，邪滞于鼻，结聚窦窍，侵蚀肌膜，津败为涕，故见鼻涕白黏而无臭味。鼻内肌膜失养，故肿胀淡红。肺气不足，卫表不固，御邪力弱，外邪易于侵袭，故遇风冷则鼻塞、流涕加重。肺虚则清阳之气不升，体失充养，肌腠疏松，故头昏脑涨、自汗恶风、气短乏力、懒言声低。肺气虚弱，宣降失职，故咳嗽痰稀。舌淡苔薄白、脉缓弱皆为肺气虚寒之象。

治法：温补肺气，疏散风寒。

处方：迎香肺俞通天摩方、神庭太渊通鼻摩方。

方解

（1）迎香肺俞通天摩方

迎香为手足阳明经交会之穴，俾阳明经之脉气通于鼻窍而愈鼻塞。攒竹为手太阳经、足太阳经、足阳明经、阳跷脉与阴跷脉交会之穴，故有调达卫气运行，以阳和之功而通鼻窍。通天乃足太阳经脉气上达颠顶所过之处，续至鼻旁，以通窦窍。风池为足少阳胆经与阳维脉之交会穴，具调达枢机、疏风通络，俾窦窍畅通而无胆热上移于脑之弊。合谷为手阳明经之原穴，可导肾间动气通达全身经脉，温阳通脉而通鼻窍。上星位于颅上直对鼻中央，为督脉穴，可借督脉之阳气以开窍通鼻。中府为手太阴肺经之募穴，又为手、足太阴经交会之穴，穴当中焦脾胃之气汇聚于肺经之处，而成益气宣肺之功。肺俞为肺经脉气汇聚之处。鼻为肺窍，故中府伍肺俞，乃手太阴肺经募俞之伍，共成益肺通窍之功。于是对诸穴施以按摩术，名"迎香肺俞通天摩方"，为愈鼻渊肺气虚寒证之良方。

（2）神庭太渊通鼻摩方

神庭为督脉、足太阳经、阳明经交会穴，具开窍醒神之治。太渊为手太阴肺经之原穴，具宣发肺气、益气润肺之功。肺俞为肺经之气输注于背俞之处，故以其借足太阳经气之力，而益气宣肺，与太渊共成宣肺通窍之功。足三里乃足阳明经之合穴，手足阳明经相连，故三里可借阳明经之脉气上达迎香部，而通鼻窍；任脉为"阴脉之海"，照海为足少阴肾经之穴，通于跷脉，可导肾经之元气通达全身，其功若阳光普照，血海充盈，故名照海，而有滋肾而育肺津、通脉而益气之功，俾肺气以通，肺窍得滋，而鼻塞自已。诸穴合用，名"神庭太渊通鼻摩方"，以其温阳益气、宣肺通窍之功而愈鼻渊。

五、乳蛾

乳蛾，又名喉蛾，其发病部位为咽喉两侧喉核处。本病分实火、虚火两种。

1. 邪热传里

临床症状：咽部疼痛剧烈，痛连耳根及颌下，吞咽困难，有堵塞感，或有声嘶。检查时见喉核红肿，表面或有黄白色脓点，逐渐连成伪膜，甚者咽峡红肿、颌下有瘰核、压痛明显。全身症见高热，口渴引饮，咳嗽痰稠黄，口臭，腹胀，大便秘结，小便黄，舌质红赤，苔黄厚，脉洪大而数。多属急性扁桃体炎。

证候分析：火为阳邪，火毒蒸腾，灼伤肌膜，则有黄白色脓点，甚至形成伪膜。热灼津液成痰，痰火郁结，故颌下有瘰核。邪热传里，胃腑热盛，则发热增高、口臭、腹胀。热盛伤津，则口渴引饮、痰稠而黄。热结于下，则大便秘结、小便黄赤。舌质红、苔黄厚、脉洪数为肺胃热盛之象。

治法：泄热利咽，消肿止痛。

处方：合谷曲池乳蛾摩方。

方解：合谷为手阳明经之原穴，有化气通脉、调气活血、扶正达邪之治。曲池为手阳明经之合穴，有通腑气、调气血、疏风邪、清郁热之功。合谷伍曲池，合谷升而能散，曲池走而不守，共成清热散郁之治。内庭为足阳明经之荥穴，具清热泻火、消肿利咽之功。少泽为手太阳小肠经之井穴，具通达经络、清热利咽之功。鱼际为手太阴肺经之荥穴，具清肺利咽、消肿止痛之功。天突为任脉、阴维脉交会穴，位于气管上端，通咽连肺系，故有清利咽喉之治。诸穴合用，施以按摩术，名"合谷曲池乳蛾摩方"，以其清热利咽、消肿止痛之功，而愈喉蛾。

2. 虚火乳蛾

因脏腑亏损，虚火上炎所致的乳蛾，称为虚火乳蛾。本病属慢性虚损性疾病，易反复发作，病程较长，常影响健康，且能诱发痹证、水肿、心悸、怔忡等全身疾病，故应积极防治。

（1）肺阴亏虚

临床症状：咽部干燥不适，微痛，微痒，干咳无痰，或痰少而黏，哽哽不利，喉核肥大、潮红，连及周围，喉核上或有黄白色脓点。一般午后症状明显，并可有午后颧红，精神疲乏，手足心热，讲话乏力，舌质红或干、少苔，脉细数等症。

证候分析：虚火上炎于咽喉，故喉核肥大、周围潮红、干燥不适。肺阴受伤，肺气上逆，则咽痒、咳嗽无痰或少痰。上炎之火为虚火，故只有微痛、哽哽然感。午后阳明经气旺盛，因此症状明显。阴虚肺燥津少，故颧红、手足心热。精神疲乏、讲话乏力、舌质红或干、脉细数，皆为肺阴不足之征。

治法：养阴清肺，生津润燥。

处方：合谷阴谷乳蛾摩方。

方解：合谷为手阳明经之原穴，具通气活血、扶正达邪之功。曲池为手阳明经之合穴，有通达腑气之效。足三里为足阳明经之合穴，具健脾胃、调气血、通经络之功。三穴相互为用，共成散火消郁之治。阴谷为足少阴肾经之合穴，具滋肾阴、清虚热之功。盖因肾阴充则肺阴足，此乃"金水相滋"之谓。中府为肺经之募穴，与肺俞相伍，乃肺经募俞对穴之伍，以其益肺气、滋肺阴之功，而解肺火灼津成痰之证，则虚火乳蛾得解。于是诸穴合用，施以按摩术，共成养阴清肺、生津润燥、化痰散结之治，名"合谷阴谷乳蛾摩方"。

（2）肾阴虚损

临床症状：咽喉干燥不适，微痛，哽哽不利，口干不喜多饮，喉核及喉核前后潮红，喉核上或有黄白色脓点，或当喉核被挤压时有黄白色脓样物溢出。全身并有头晕眼花，耳鸣，耳聋，腰膝酸软，虚烦失眠，舌红少苔，脉细数等症。

证候分析：肾阴亏损无以制火，虚火上炎于咽喉，故见咽喉微红肿、痛亦轻微、哽哽不利。精不上奉，故而头晕、眼花、耳鸣、耳聋、口干。肾阴虚，肾水不能上济心火，故虚烦失眠。腰为肾之府，肾虚故见腰膝酸软。舌红少苔、脉细数皆为阴虚火旺之象。

治法：滋阴降火，清利咽喉。

处方：合谷太溪喉蛾摩方。

方解：合谷手阳明大肠经之原穴；曲池为该经之合穴；足三里为足阳明经之合穴。三穴为手足阳明经原合对穴之伍，具和血通脉、散火消肿之功。京门为肾经募穴，其与肾俞相伍，为肾经募俞对穴之方，以其滋补肾阴之功而制阴虚火旺之证。太溪为足少阴肾经输穴，又为肾经之原穴，可导肾间动气而输布全身，故而有滋肾阴、退虚热之功。此即唐·王冰"壮水之主，以制阳光"之谓。故对诸穴施以按摩术，名"合谷太溪喉蛾摩方"，为肾阴亏虚所致乳蛾之治方。

六、喉痹

喉痹一名，最早见于《素问·阴阳别论》："一阴一阳结谓之喉痹。"痹者，闭塞不通也。大凡咽喉疾病的形成，都具有不同程度的气滞血瘀、经脉痹阻的病理变化，又多出现咽喉红肿疼痛、阻塞等现象。故古人所称喉痹，实为多种疾病的总称，包括喉痛、乳蛾、白喉，以及部分口腔疾病在内，范围广泛，界限混淆不清，不易辨识。后世医家将喉痹作为一种独立疾病，而与喉痛、喉风、乳蛾等分开，如《喉科心法·单蛾双蛾》记云："凡红肿无形为痹，有形是蛾。"因此把喉痹范围缩小，专指咽部红肿痛，或微红咽痒不适等为主要症状的咽部急性实证或慢性虚证的咽病。由于本病的病因病机有风热与阴虚之不同，故将风热邪毒引起的喉痹，称为风热喉痹；由脏腑亏损，虚火上炎而致的喉痹，称为虚火喉痹。

1. 风热喉痹

由风热邪毒所致的喉痹，称风热喉痹，以咽部红肿痛为其主要症状，又有风热喉、红喉之称。此处专论风热喉痹，相当于急性咽炎。

（1）风热侵肺

临床症状：初起时，咽部干燥灼热，微痛，吞咽感觉不利，其后疼痛逐渐加重，有异物阻塞感。检查见咽部微红，微肿，随症状加重，悬雍垂色红、肿胀、喉底红肿，或有颗粒突起。全身有发热，恶寒，头痛，咳嗽痰黄，苔薄白或微黄，脉浮数等症状。

证候分析：风热邪毒侵犯，伤及咽部，邪尚在肺卫，病情较轻，故出现咽部微红、微肿、微痛，干燥灼热感，吞咽不利等症。发热恶寒，是邪正相争，抗邪外出的表现。肺失肃降，则咳嗽有痰。苔薄白或微黄、脉浮数为风热表证。

治法：疏风清热，解毒利咽。

处方：风热侵肺喉痹摩方。

方解：《灵枢·顺气一日分为四时》云："病在脏者，取之井。"《难经·六十八难》云："荥主身热。"故手太阴肺经之井穴少商，具通肺气、敷津液、利咽喉之功。鱼际为手太阴肺经之荥穴，具宣肺清热、利咽消肿之功。合谷为手阳明大肠经之原穴；曲池为该经之合穴；足三里为足阳明经之合穴。三穴为手、足阳明经原合对穴之伍，具和血通脉、散火消肿之功。故五穴相伍，施以按摩术，名"风热侵肺喉痹摩方"，以其疏风清热、解毒利咽之效而建功。

（2）邪毒传里

临床症状：咽部疼痛逐渐加剧，痰涎多，吞咽困难，言语艰涩，咽喉梗塞感。检查见咽部及喉核红肿，悬雍垂肿胀，喉底滤泡肿大，颌下有臖核、压痛。全身症状见高热，口干喜饮，头痛剧，痰黄而黏稠，大便秘结，小便黄，舌赤苔黄，脉数有力。

证候分析：邪热壅盛传里，火邪蒸灼咽喉，则咽喉红肿、疼痛加剧、吞咽困难。风热邪毒结于颌下，则颌下起臖核，压痛明显。邪热灼烁津液，则痰黄而黏稠。高热、口干、头痛、大便秘结、小便黄、舌赤苔黄、脉洪数等症，均是阳明热盛之症。

治法：清热解毒，利咽消肿。

处方：邪毒传里喉痹摩方。

方解：方由合谷曲池乳蛾摩方（曲池、合谷、内庭、少泽、天突、鱼际）加足三里而成，以增其清热解毒、利咽消肿之功。

2. 虚火喉痹

由于脏腑亏损，虚火上炎所致的喉痹，称为虚火喉痹，为喉科常见病之一。若见喉底颗粒增多，状如帘珠者，称"帘珠喉痹"。本证与慢性咽炎相类似。

临床症状：本证症状较轻，病情较缓，自觉咽中不适、微痛、干痒、灼热感、异物感，常有"吭喀"的动作，因咽痒而引起咳嗽，易受刺激而引起恶心、干呕，且多于早晨较轻，午后及入夜加重。检查时，咽部敏感，易引起恶心，咽部微暗红，喉底处血络扩张，有散在颗粒，或融合成片状如帘珠。少数患者悬雍垂肥厚增长，亦有喉底肌膜干燥、萎缩或有痂皮附着。

全身辨证可分为肺阴虚证和肾阴虚证，与虚火乳蛾同。

证候分析：虚火上炎，阴虚津少，故咽中不适、微痛、干痒、灼热感、异物感。肺失肃降，肺气上逆，则咳嗽、易引起恶心干呕。证属阴虚，早上阳初升，故症轻；中午阳盛，故症重；黄昏阳明经气旺，阴分受克制，故症状更重。虚火炼津，兼气郁不舒，疏泄不畅，故出现帘珠状颗粒，甚则成片。虚火久灼肌膜，气血滞留，咽喉失于濡养，故黏膜干燥而萎缩。

治法：清利咽喉。肺阴虚者，养阴清肺；肾阴虚者，滋阴降火。

处方：合谷阴谷喉痹摩方、合谷太溪喉痹摩方。

方解

（1）合谷阴谷喉痹摩方（合谷、曲池、足三里、中府、肺俞、阴谷）

适用于肺阴虚者，详见"乳蛾"。

（2）合谷太溪喉痹摩方（合谷、曲池、足三里、京门、肾俞、太溪）

适用于肾阴虚者，详见"乳蛾"。

七、喉瘖

（一）急喉瘖

急喉瘖，又称暴瘖，为喉瘖一种，因其喉声不畅，甚则嘶哑失音，发病较急而短，故名。本病与西医学的急性喉炎相牟。

1. 风热侵袭

临床症状：病初起，喉内不适，干痒而咳，音低而粗，声出不利，或喉内有灼热疼痛感，并见发热、恶寒、头痛、肢体怠倦、骨节疼痛等，舌边微红，苔白或兼黄，脉浮数。若邪热传里，胃腑热盛，则症状加重，声嘶，甚则语音难出，喉痛加剧，吞咽困难，身壮热，口渴引饮，口臭，腹胀，痰黄稠，小便黄赤，大便秘结，舌质红，苔黄厚，脉洪大而数。检查时见喉关及关外红肿不明显，但见喉部红肿，声带色淡红。若邪热传里，则喉部红肿加剧，声带呈鲜红色，或有黄白色点状分泌物附于其上，发音时声门闭合不全。

证候分析：喉为肺系，声音之门户，风热邪毒壅滞于肺，肺气不降而上逆，故干痒而咳。邪热蕴结于喉，脉络痹阻，声门开阖不利，则音低而粗、声出不利，甚至声嘶、语音难出。热灼肌膜，气血瘀阻，不通则痛，故见喉部灼热疼痛而红肿，甚则喉痛加剧、声带由淡红转至鲜红。喉部有黄色点状分泌物，乃里热炽盛，煎炼津液而成。吞咽困难，为喉部红肿波及咽部之故。由于病在咽喉深处，故喉关及关外红肿不明显。

病初起，风热之邪在肺卫，以致营卫不调，故见发热恶寒、头痛、肢体怠倦、骨节疼痛。舌边微红、苔白或兼黄、脉浮数，为风热在表之象。邪热传里，胃腑热盛，则身壮热、口臭、腹胀。热伤津液，则口渴引饮、痰稠而黄。热结于下，则小便黄赤、大便秘结。舌红苔黄厚、脉洪大而数，为里热炽盛之象。

治法： 疏散风热，宣肺开音。

处方： 合谷尺泽通瘖摩方。

方解： 合谷乃手阳明经之原穴，足三里为足阳明经之合穴。二穴相伍，为手足阳明经原合之对穴，以增其调补气血、扶正祛邪之功。《灵枢·经别》云："手阳明之正……上循喉咙。"《灵枢·经脉》云："足阳明之脉……循喉咙。"故二穴又有清利咽喉之治。尺泽为手太阴肺经之合穴，具疏调上焦气血之功，而有清肺热、泻肺火之效。肺俞为肺经之脉输注于背俞之处，又可借足太阳经敷布津液之功，而增其润肺之效。《灵枢·经别》云："手太阴之正……循喉咙。"故尺泽、肺俞又有润肺利咽之治。《灵枢·忧恚无言》云"悬雍垂者，音声之关也"，"会厌者，音声之户也"。《素问·骨空论》云"任脉者"，"循腹里"，"至咽喉"。天突为任脉、阴维脉交会穴，位于气管上端，通咽连肺系，故有益肾宣肺、清利咽喉之功，以治声嘶喉瘖之候；且尺泽伍天突，则宣肺利咽之功倍增。于是诸穴合用，施以按摩术，名"合谷尺泽通瘖摩方"，为急喉瘖之治方。

2. 风寒外袭

临床症状： 猝然声音不扬，甚则嘶哑，或兼有咽喉微痛，吞咽不利，咽喉痒，咳嗽不爽，鼻塞流清涕，恶寒，发热，头痛，无汗，口不渴，舌苔薄白，脉浮。检查见喉关及关外可无红肿，喉部微红肿，声带淡白或淡红，闭合不全。

证候分析： 风寒邪毒，壅遏于肺，肺气失宣，寒邪凝聚于喉，致其声门开阖不利，故猝然声音不扬，甚则音哑。气血遇寒则凝滞，故见喉部微红肿、声带色淡。寒邪波及咽部，则咽喉微痛、吞咽不利。肺气不利而上逆，故见咳嗽不爽。鼻为肺窍，风寒犯肺，故鼻窍不利而鼻塞流清涕。肺合皮毛，寒束肌表，卫阳被郁，不得宣泄，故见恶寒发热、无汗、头痛、口不渴等风寒表证。舌苔薄白、脉浮均为风寒在表之象。

治法： 疏散风寒，宣肺开音。

处方： 合谷列缺通瘖摩方。

方解： 合谷为手阳明经之原穴，可导肾间动气而通达全身；足三里为足阳明经之合穴。二穴乃手足阳明经原合对穴之用，而具补气血、和营卫之功。列缺为手太阴肺经之络穴，有疏风通络、宣肺利咽之治。尺泽为手太阴肺经之合穴，具疏通上焦气血之功。肺俞为肺经脉气输注于足太阳经背俞之处，并借足太阳经通达脉气之功而疏散

医经学派推拿术讲稿

风寒、宣肺利咽。于是对诸穴施以按摩术，名"合谷列缺通瘩摩方"，共成补气血、和营卫、扶正祛邪之治，俾风寒之邪得解、咽喉得清，而喉瘩自已。

（二）慢喉瘩

慢喉瘩，是指久病声音不扬，甚至嘶哑失音，故又称久瘩，属喉瘩的一种。本病与慢性喉炎颇为相似。

1. 肺肾阴虚

临床症状： 以声音低沉费力，讲话不能持久，甚则嘶哑，日久不愈为主要症状，每因劳累、多讲话而症状加重。喉部微痛不适，干燥，喉痒，干咳少痰，常有"清嗓"习惯，当"吭喀"动作后，喉间自觉舒适。检查见声带微红肿，边缘增厚，喉关、喉底红或不红。全身或有颧红唇赤，头晕耳鸣，虚烦少寐，腰酸膝软，手足心热，舌红少苔，脉细数等症状。

证候分析： 肺肾阴虚，喉失濡养，功能衰弱，兼因虚火上炎，致声户开阖不利，故见声音低沉费力，甚则声音嘶哑。话多则气阴耗伤，故讲话不能持久。喉部微痛不适、干燥、喉痒、干咳痰少，乃虚火客于咽喉之故。虚火灼烁津液而成痰，故见声带及喉间常有少许痰涎附于其上，通过"吭喀"动作后，将其附着之痰涎清除，故喉间自觉舒适。脉、舌亦肺肾阴虚之候。

治法： 滋养肺肾，利喉开音。

处方： 谷里二太愈瘩摩方。

方解：《灵枢·经脉》云："胃足阳明之脉……循喉咙。"《灵枢·经别》云："手阳明之正……上循喉咙。"合谷乃手阳明大肠经之原穴；曲池为手阳明之合穴；足三里为足阳明经之合穴。三穴相伍，乃手足阳明经原合之伍，具化气通脉、调补气血之功，俾咽喉络脉得养，而声户开启自如。《灵枢·经别》云："手太阴之正……循喉咙。"《灵枢·经脉》云："肾足少阴之脉……循喉咙。"故有肺俞、肾俞、太溪、太渊之取。肺俞为手太阴肺经脉气输注之处，肾俞为足少阴肾经脉气灌注之部，以二穴滋养肺肾之功，而成润喉开音之效。太溪为足少阴肾经输穴，又为该经之原穴；太渊为肺经之输穴、原穴。二穴相伍，能导肾间动气输布全身，具养肺肾、退虚热之功，而除喉瘩之疾。诸穴相伍，以其补气血、养肺肾、清虚热、通喉络之功而愈病，名"谷里二太愈瘩摩方"。

2. 肺脾气虚

临床症状： 声嘶日久，劳则加重，上午明显，语音低微，讲话费力，不能持久。检查咽喉黏膜色淡，声带松弛无力，闭合不良。全身症状可见少气懒言，倦怠乏力，纳呆便溏，唇舌淡红，舌体胖，苔白，脉虚弱。

证候分析： 因肺脾气虚，气不足以鼓动声门，声带松弛、闭合不良，故语音低微、讲话费力不能持久，甚则声嘶。劳则耗气，气更亏虚，故劳则加重；上午为阳气初升而未盛，故气虚者以上午症状明显。气少不达四肢，故倦怠乏力。脾运不健，故纳呆便溏。唇舌淡红、舌体胖、苔白、脉虚弱均为肺脾气虚之证。

治法： 补益脾肺，益气开音。

处方： 谷里二俞开瘖摩方。

方解： 该方组方之理与"谷里二太愈瘖摩方"同。取手阳明经之原穴合谷、手足阳明经之合穴曲池、足三里，共成调补气血、濡养喉络之功。取肺俞、脾俞以补脾肺之气，既可宽胸利膈，又能化痰开结，以除痰结咽喉之弊。太白、太渊，乃脾肺二经之原穴，以其导肾间动气，输布于喉咙之处，而润喉开音。今对诸穴施以按摩术，名"谷里二俞开瘖摩方"，以治肺脾气虚之喉瘖。

八、梅核气

本病是指咽喉中感觉异常，如有梅核塞于咽喉，咯之不出，咽之不下，故名。其病与七情郁结，气机不利有关，以妇女为多见。《金匮要略·妇人杂病脉证并治》最早描述了"妇人咽中如有炙脔"的症状。本病相当于咽部神经官能症或癔球。

临床症状： 患者自觉咽喉中有异常感觉，如有物梗，咯之不出，吞之不下，没有疼痛，不碍饮食。其症状每随情志波动而变化，时轻时重。检验咽喉，并无异常，或虽有变异，亦甚轻微。全身症状，患者每见精神抑郁，诸多疑虑，胸胁胀满，纳呆，困倦，消瘦，便溏，妇女常见月经不调，舌质暗滞，脉弦。

证候分析： 肝经经脉上行于咽喉，情志抑郁则伤肝，以致肝郁气滞，经络之气不疏，随经上逆，结于咽喉，故有如梅核之气而无其形。肝病及脾，以致肝郁脾滞，津液不得输布，积聚成痰，痰气循经结于咽喉，故咽中如物梗阻，咯之不出，吞之不下，且不碍饮食。肝喜条达而恶抑郁，故其症状每随情志波动而变化，时轻时重。因其为无形之气，故检查时并无异常。情志所伤，肝失调达，故见精神抑郁、诸多疑虑。足厥阴肝经之脉，循经胁肋，肝气郁滞，故见胸胁胀满。肝气乘脾，脾虚失于健运，故见纳呆、困倦、消瘦、便溏。肝藏血，肝郁气滞，则血脉瘀阻，故见妇女月事不调。舌质暗淡、脉弦，是肝气郁结，气机不利的表现。

治法： 疏肝解郁，行气导滞，化痰散结。

处方： 合谷冲关梅核气摩方。

方解： 合谷为手阳明经之原穴，导脐下肾间动气输布全身，具和内调外、宣上导下之功，故有通达三焦、健脾胃、化气通脉、调补气血、化痰开结、舒筋通络之治。内关为手厥阴心包经之络穴，又为该经之本穴，承足少阴经脉气转注而来，故具交泰心肾、调达气机、宣发宗气之功。三焦内含五脏六腑，为人身之大腑，又为原气之别使。太冲为足厥阴肝经之原穴，具养肝血、疏肝气、调冲降逆之功。于是三穴相伍，施以按摩术，名"合谷冲关梅核气摩方"，以其疏肝解郁、理气导滞、化痰散结之功，而愈梅核气。

第五节　口腔科疾病

一、牙痈

牙痈，是指发于牙龈的痈肿，疼痛溢脓。《疡医大全》说："牙痈……初起一小块，生于牙龈肉上，或上或下，或内或外，其状高肿红焮，寒热疼痛者是也。"

临床症状： 多发于龋齿周围牙龈，初起齿龈红肿、坚硬、焮热疼痛，遇冷则痛稍减，咀嚼时痛甚，渐渐形成脓肿，有牙齿高起的感觉。叩诊患牙疼痛难忍，脓肿溃后肿痛减轻。严重者可使红肿连及腮颊、下颌等处。全身症状可有寒热，头痛，口苦，舌红苔黄厚，脉洪数。若久治不愈，疮口不收，经常溢脓者，形成牙漏。

证候分析： 风热邪毒，引动胃火循经上炎，伤及牙齿，犯及龈肉，致牙龈气血壅滞不通，聚而作肿，故齿龈肿胀坚硬、焮热疼痛。风火阳邪，遇冷则痛减，火热灼腐牙龈，则化脓形成脓肿，脓肿溃后，火毒随脓而泻，故疼痛减轻。因痈肿起于牙根尖，故患牙有高起感觉，且咀嚼及叩击时疼痛剧烈。火性上炎，扰清窍，而见头痛、口苦。正邪交争，故见寒热。火盛则舌红苔黄、脉洪数。久治不愈，疮口不收，乃气血虚也。

治法： 清热解毒，消肿止痛。

处方： 合谷颊车内庭摩方。

方解： 合谷为手阳明经之原穴，具化气通脉、调气活血、扶正达邪之功。内庭为足阳明经之荥穴，有清热泻火、理气止痛之治。二穴相伍，名"合谷内庭方"，适用于胃火牙痛、牙痛，及咽喉肿痛之证。颊车为手足阳明经上达于头面部之穴，故可使面部之经气畅达，具调气血、通经络之功；伍合谷乃手足经之配伍；伍内庭乃上下腧穴之配伍，均为治口齿病之要伍。下关为足阳明经、足少阳经之交会穴，具调气血、通经络、达枢机之功，为治气血失调、枢机不利、经络凝滞证之要穴，多用于五官病；伍合谷乃手足同经之配伍法，为调和胃肠、升清降浊、泄热止痛之对穴，且因口面部为手足阳明经循行部位，故多用于口齿、颜面、咽喉之疾病。于是对诸穴施以按摩术，名"合谷颊车内庭摩方"，以其通达经络、调补气血、畅达枢机、清热泻火之功，而解风热邪毒引动胃火，循经上炎所致之牙痛。

二、牙蛟痈

牙蛟痈是指发于尽牙处齿龈（龈咬合处）的痈肿，除红肿疼痛、溃脓外，常有开口困难的特点。《重订囊秘喉书》卷上有："其脓结于盘牙尽处者，为牙蛟，结于腮边外，为托腮。结于牙根，为牙痈。如不急治，俱转变为骨槽风。"《重楼玉钥》中有"合架风""角架风"，也指本病。本病发于尽牙处，也即真牙处，真牙一般在二十岁左右时萌出，由于萌出较迟，常因位置不够，萌出受到影响，容易造成异位或阻生，风热邪毒易于乘机侵袭，或胃火循经上炎，以致牙龈气血壅滞，火热灼腐肌膜，则化脓成痈。

临床症状：一侧尽牙处疼痛，咀嚼时疼痛更甚，牙关紧急，开阖不利。检查见一侧下颌真牙牙龈（偶见于上牙）红肿，压之疼痛，溢脓。真牙多呈异位或阻生，严重者腮颊也有红肿疼痛。全身症状有发热憎寒，头痛，口渴引饮，口气臭秽，或有大便秘结，舌红苔黄厚，脉洪数。

证候分析：风热外邪侵袭，阳明胃火上炎，风火循经上壅真牙龈肉，致气血壅滞而作肿；风火为阳邪，故而红肿热痛，火毒盛则易引起腮颊红肿疼痛；因红肿在上下牙床两根尽头勾合之处，故见牙关开阖不利，咀嚼困难；火毒化腐而生脓，故见溢脓。正邪交争而见全身发热憎寒；邪扰清窍则头痛；热灼津伤则口渴引饮；胃腑热盛则口臭，大便秘结；舌红苔黄，脉洪数为火热之象也。

治法：清胃泻火，理气导滞。

处方：合关颊车三里摩方。

方解：本方实由合谷颊车内庭摩方（合谷、颊车、下关、内庭）加足三里，而成清胃泻火，理气导滞之治。足三里乃足阳明胃经之合穴，又为该经之下合穴，乃该经脉气汇合之处，为健脾胃、调气血、理气导滞、散郁泻火之要穴。《灵枢·邪气脏腑病形》云："合治内府。"意谓在临床上按照疾病所属不同的六腑，即可采用相应的下合穴治疗。故牙蛟痈取足阳明经之下合穴足三里，此即《素问·至真要大论》"上之下之"之义，即病在上下取之之谓也。故诸穴相伍，施以按摩术，名"合关颊车三里摩方"，以其清胃泻火、理气导滞之功，为治胃火上炎之牙蛟痈之良方。

三、牙宣

牙宣是指以龈肉萎缩，牙根宣露，牙齿松动，经常渗出血液或脓液为特征的病证。

若不及时治疗，日久牙齿失去气血濡养，以致脱落。在历代医书中有齿龂宣露、齿牙根摇、齿间出血、齿挺、食床等病名。《医宗金鉴·外科心法要诀》云："此证牙龈宣肿，龈肉日渐腐颓，久则削缩，以致齿牙宣露。"齿为肾所主，而上下牙床属阳明大肠和胃经所属，齿及齿龈均需气血的濡养。故本病可由胃火上蒸、精气亏虚、气血不足等原因引起。

1. 胃火上蒸

临床症状： 牙龈红肿疼痛，出血，出脓，口臭，烦渴多饮或喜冷饮，多食易饥，大便秘结，舌质红，苔黄厚，脉洪大或滑数。胃火蒸灼日久，龈肉渐渐腐颓，积垢如烂骨状，而致牙根宣露。此即《医宗金鉴·外科心法要诀》所云："牙宣初起肿牙龈，日渐腐颓久露根。"

证候分析： 胃火循经上炎，故牙龈红、肿、痛；龈肉被灼腐，伤及脉络则出血、出脓；灼腐日久，龈肉腐颓而牙根宣露；火热伤津，故烦渴多饮；胃内积热盛，腐熟水谷之功能旺盛，易消谷善饥；口臭，大便秘结，舌红苔黄，脉洪大或滑数，均为胃腑热盛之证。

治法： 清热泻火，消肿止痛。

处方： 合关颊车三里摩方（合谷、颊车、下关、内庭、足三里）。

方解： 详见"牙皎痛"。

2. 肾阴亏损

临床症状： 牙齿疏豁松动，牙龈溃烂萎缩，牙根宣露，溃烂边缘微红肿，或有头晕、耳鸣，手足心热，腰酸，舌质微红，少苔，脉细数。

证候分析： 肾阴虚则精髓少，骨失濡养，故齿松动，咀嚼无力。牙龈为虚火久熏，溃烂萎缩则根露。证属虚火，故溃烂边缘微红肿。腰为肾之府，肾虚则腰酸。阴虚生内热，而见手足心热。阴虚肾精不能上奉，而头晕耳鸣。舌微红、脉细数为阴虚有热之象。故《外科大成》云："肾经虚者，血则点滴而出，齿亦悠悠然而痛，口不臭而齿动或齿落，治宜安肾。"

治法： 滋阴补肾，清退虚热。

处方： 颊车谷里太溪摩方。

方解： 颊车乃手足阳明经脉气上达于头面部之穴，故该穴可畅通面部之经气，以达调气血、通经络之治；合谷为手阳明经之原穴，具清热达郁，以解牙龈之郁热；足三里为足阳明经之合穴，具和脾胃、调气血、通经络之功。《灵枢·经脉》云："胃足阳明之脉""入上齿中。""大肠手阳明之脉""入下齿中。"故合谷、足三里疗牙齿病功虽相同，细论之尚有上下之不同。太溪乃足少阴肾经之输穴，又为肾经原穴，具益肾阴、利三焦、退虚热、凉血解毒之功，为肾阴亏虚所致牙宣之要穴。故对颊车、合谷、足三里、太溪诸穴施以按摩术，名"颊车谷里太溪摩方"，为治肾阴亏虚证良方。

四、悬旗风

口腔内突然发生血泡，血泡发生在悬雍垂处者，名悬旗风；发生于上腭者，名飞扬喉。此病多因嗜食辛辣厚味，脾胃积热，火热上炎，热伤脉络，血液外溢而积于口腔肌膜之下，形成血泡。或因进食粗硬食物，不慎擦伤，或呛咳刺激，伤及口腔血络而致。《图注喉科指掌》云："悬旗风……此因多食厚味燥酒，以致胃火郁盛而发。"

临床症状：本病发病突然，常在进食中或呛咳后发生。血泡迅速胀大，大小不一，小者如葡萄子，大者如核桃，呈紫色或暗红色，泡壁薄如纸。容易溃破，破后流出血水，如不染毒，可自愈。如有染毒，则创面糜烂呈灰黄色，疼痛加剧，涎液增多。有胀痛，妨碍饮食，甚者影响伸舌及语言。舌红苔黄，脉数。

证候分析：阳盛体质，脾胃积热，蕴于血分，血热上炎，热伤口腔脉络，迫血外溢，或偶受损伤、刺激伤及血络，则生紫色血泡，血泡大小，视溢血的多少而定，血泡大则胀痛并妨碍饮食；血泡破溃，感染邪毒则腐烂，疼痛加剧；火热煎炼津液，则痰涎增多；脉舌之候亦火热所致。

治法：清热泻火，凉血解毒。

处方：颊车谷里太溪摩方（颊车、合谷、足三里、太溪）。

方解：详见"牙宣"肾阴亏损。

五、口疮

口疮是指口腔肌膜上发生的表浅、如豆大的小溃疡点。又称口疳。临床上分为实证与虚证两类，实证多为心脾积热而致，与阿弗他口炎相似；虚证多由阴虚火旺而致，常易反复发作，故又称复发性口疮。

1. 心脾积热

临床症状：生于唇、颊、齿龈、舌面等处，如黄豆或豌豆大小呈圆形或椭圆形的黄白色溃烂点，中央凹陷，周围黏膜鲜红、微肿、溃点数目较多，甚者融合成小片，有灼热疼痛感，说话或进食时加重，可兼见发热、口渴、口臭、溲赤、舌质红苔黄、脉数等症。

证候分析：心脾积热，循经上炎于口腔，则肌膜鲜红微肿，热腐肌膜则溃烂凹陷；热邪较盛，故溃点多，甚者融合成小片；热灼肌膜，故灼热疼痛，讲话或进食时，因受外来刺激故疼痛更甚；热伤津液，故发热，口渴，小便黄，舌质红，脉数为热盛之象。故《医宗金鉴·外科心法要诀》云："口疮实火者，色艳红，满口烂斑，甚者腮舌俱肿，脉实口干。"

治法：清热泻火，消肿止痛。

处方：二冲三阴交三里摩方。

方解：少冲为手少阴心经之井穴，有清泄心火之功，此即《黄帝内经》"诸痛痒疮，皆属于心"之谓也；关冲乃手少阳三焦经之井穴，具通达三焦，清解少阳相火之功，相火、君火同气相求，故关冲与少冲相伍，以增清泻心火之效。三阴交为足太阴脾经之本穴，具激发、汇聚、转输足太阴脉气之功，尚为足之三阴经交会之穴，具健脾渗湿、调补肝肾、益气养血之治。足三里为足阳明胃经之合穴，且因其又为足阳明胃经之下合穴，具调补气血、清泄脾胃湿热之效，而解脾经之积热；太溪为足少阴肾经之输穴、原穴，故具滋肾阴、泻虚火之功，以制心火上炎之势，此即"壮水之主以制阳光"之谓。于是，对诸穴施以按摩术，名"二冲三阴交三里摩方"，以其清热泻火、消肿止痛之功，而解因心脾积热而致口疮者。

2. 阴虚火旺

临床症状：口腔肌膜溃烂成点，溃点数量较少，一般1~2个，溃面呈灰白色，周围肌膜颜色淡红或不红。溃点不融合成片，但易于反复发作，或此愈彼起，绵延不断。微有疼痛，饮食时疼痛较明显，口不渴，舌质红，无津少苔，脉细数。

证候分析："阴虚生内热"，心肾阴虚，虚火上炎，熏灼于口，久则肌膜受伤而溃烂；因属虚火，为不足之证，故溃点较少，灰白色，周围肌膜颜色淡红或不红；素体虚弱，真阴不足，稍为劳碌易引起虚火上炎，故口疮反复发作，或此愈彼起；舌质红，无津，口不渴，脉细数等为阴虚火旺之证。

治法：滋阴降火，消肿止痛。

处方：颊车谷里太溪摩方、内庭太溪行间摩方。

方解

（1）颊车谷里太溪摩方（颊车、合谷、足三里、太溪）

详见"牙宣"肾阴亏虚。

（2）内庭太溪行间摩方

内庭为足阳明胃经之荥穴，具和胃降逆、理气导滞、清热泻火之功；合谷为手阳明大肠经之原穴，具化气通脉、调补气血、扶正达邪之功。手足阳明之脉均循于齿中，若阳明经郁而化火，均可上犯口齿，而口齿病，故有内庭、合谷之施。行间为足厥阴肝经之荥穴。具疏肝气、滋肝阴、泻肝火之功；太溪为足少阴肾经之原穴，具滋肾阴、退虚热之治。故二穴相伍，俾肝肾之阴得养，俾无阴虚火旺之证。今对诸穴施以按摩术，名"内庭太溪行间摩方"。于是虚火得解、胃火得清，而口疮得愈。

六、牙痛

牙痛是口齿科疾病常见症状之一，无论是牙齿或牙周的疾病都可发生牙痛。牙痛原因很多，其表现有所不同。因此，对牙痛的患者必须仔细询问病史，根据牙痛不同的病因病机，临床辨证施治之。大致可分为风热牙痛、胃火牙痛及虚火牙痛等类型。

1. 风热牙痛

临床症状：牙齿疼痛，呈阵发性，遇风发作，患处得冷则痛减，受热则痛增，牙龈红肿，全身或有发热、恶寒、口渴，舌红、苔白干，脉浮数。

证候分析：风热侵袭，火郁牙龈，瘀阻脉络，故牙齿疼痛，遇风发作，牙龈红肿；风热为阳邪，得冷则痛减，受热则更助风火而痛增。风邪外袭在表，与热相搏，故见发热、恶寒、口渴、舌红、苔白干、脉浮数。

治法：疏散风热，解毒消肿。

处方：合关颊车内庭摩方、《大成》谷庭牙痛摩方。

方解

（1）合关颊车内庭摩方（合谷、颊车、下关、内庭）

详见"牙痛"。

（2）《大成》谷庭牙痛摩方

《针灸大成》云："牙痛，针合谷、内庭、浮白、阳白、三间。"今变针法成按摩法，名"《大成》谷庭牙痛摩方"。合谷乃手阳明大肠经之原穴，具化气通脉、调补气血、清热散郁、扶正达邪之功；三间为手阳明经之输穴，具清热消肿、活血止痛之效；内庭为足阳明胃经之荥穴，有清热泻火，理气止痛之治。《灵枢·经脉》篇谓"胃足阳明之脉"，"入上齿中"；"大肠手阳明之脉""入下齿中。"故合谷、内庭、三间，为疗齿病之要穴。《素问·阴阳离合论》云："太阳为开，阳明为合，少阳为枢。"若枢机不利，必开阖失司，经脉运行受阻，火郁牙龈、牙齿疼痛，故《针灸大成》有浮白、阳白之施。浮白为足少阳与足太阳经交会穴，具调达枢机，散火消郁，并借足太阳经之脉气以敷布津液，而养血通脉；阳白为足少阳经与阳维脉交会穴，乃和解少阳、交会诸阳，俾枢机得利、开阖有司，故阳明经络脉得通，火郁之候得解，则牙痛自已。诸穴合用，施以按摩术，名"《大成》谷庭牙痛摩方"。

2. 胃火牙痛

临床症状：牙齿疼痛剧烈，牙龈红肿较甚，或出脓渗血，肿连腮颊，头痛，口渴引饮，口气臭秽，大便秘结，舌苔黄厚，脉洪数。

证候分析：足阳明胃经循行入齿，胃火炽盛，循经上蒸齿龈，"人身之火，惟胃最烈"，火既升于齿牙，故牙齿痛，牙龈红肿较甚。火盛伤及脉络则渗血，伤及肌膜则化腐成脓。若火热结聚不散，则肿连腮颊；邪热上扰则头痛；热伤津液，故口渴引饮，大便秘结，口有臭气，舌苔黄厚、脉洪数均为胃腑热盛之象。

治法：清泻胃热，凉血止痛。

处方：合关颊车三里摩方、《大成》曲池牙痛摩方。

方解

（1）合关颊车三里摩方（合谷、颊车、下关、内庭、足三里）

详见"牙蛟痛"。

（2）《大成》曲池牙痛摩方

《针灸大成》云："牙痛，曲池、小海、阳谷、阳溪、二间、液门、内庭、吕细（太溪）。"今名"《大成》曲池牙痛摩方"。方中曲池乃手阳明经之合穴，具激发、汇聚该经之血气上达头面之处，以荣口齿；阳溪为手阳明经之经穴，具通调气血之功；二间为手阳明经之荥穴，具清热泻火之功。故曲池伍阳溪、二间，共成通达手阳明经脉气之功，以成调补气血、舒筋通络、清热泻火之治。内庭为足阳明经之荥穴，与二间相伍，为手足阳明经荥穴之伍，增其清泻阳明经热邪之功；阳谷为手太阳小肠经之经穴，小海为手太阳经之合穴，二穴均具通达阳气、清热泻火、消肿止痛之功；太溪为足少阴肾经之输穴、原穴，具益肾气、利三焦、清热凉血之功。于是对诸穴施以按摩术，共成清泻阳明经之热邪，而成凉血消肿之功，而为胃火牙痛之良方。

3. 虚火牙痛

临床症状：牙齿隐隐作痛或微痛，牙龈微红，微肿，久则龈肉萎缩，牙齿浮动，咬物无力，午后疼痛加重。全身可兼见腰酸痛，头晕眼花，口干不欲饮，舌质红嫩，无浊苔，脉多细数。

证候分析：肾阴虚，虚火上炎，结于齿龈，故牙齿隐隐作痛或微痛，牙龈微红，微肿。虚火长时灼烁，龈肉受损而失于濡养，发生萎缩。肾主骨，齿为骨之余，肾虚失于濡养，牙龈萎缩则牙齿不固，而牙根浮动，咬物无力。午后阳明经气旺盛，更助虚火上炎，因此午后疼痛较重。腰为肾之府，肾阴虚则腰酸痛。阴虚髓海不足，故头晕眼花，虚火伤津，故咽干但不多饮。舌质红嫩，无浊苔，脉多细数，此为阴虚之表现。

治法：滋阴益肾，降火止痛。

处方：颊车谷里太溪摩方、《大全》二溪牙痛摩方。

方解

(1) 颊车谷里太溪摩方（颊车、合谷、足三里、太溪）

详见"口疮"阴虚火旺。

(2)《大全》二溪牙痛摩方

《针灸大全》谓"牙痛"，取阳溪、外关、承浆、颊车、太溪。今名"《大全》二溪牙痛摩方"。方中阳溪为手阳明大肠经之经穴，具通调气血、疏经活络之功，以解牙齿作痛、牙龈红肿之症；颊车为手阳明经气上达头面部之穴，故能调达头面部络脉之功，而具调补气血、通经活络之功。二穴相伍，共成清泻阳明经郁火之功，而达消肿止痛之效。因其牙痛、龈肿不甚，伴有龈肉萎缩之候，知其乃肾阴亏虚，虚火上炎而致牙痛。《素问·痿论》云："肾主身之骨髓。"《灵枢·五味论》云："齿者，骨之所终也。"此即齿病调肾之谓也。故方取足少阴肾经之原穴太溪，以其益肾阴、利三焦、清退虚热之功，而为虚火牙痛之治穴。承浆为任脉与足阳明经交会穴，具调补气血、濡养冲任之功；外关手少阳三焦经之络穴，又为八脉交会穴，通于阳维。鉴于少阳为枢，少阳经脉内联三阴，外络二阳，为入病之道路，出病之门户。今取外关，意在导三焦经之原气引领阳明经之血气、少阴经元气上达口齿，以解阴虚火旺之证。故诸穴合用，则借阳明经之血气上滋，得肾经精血得补，则先后天之本得补，无虚火上炎之势，而牙痛之候自已。

第六节　眼科疾病

一、针眼

本病是指胞睑生小疖肿，形似麦粒，易于溃脓之眼病。《诸病源候论》称之为针眼。本病又名偷针、土疖、土疡。它类似于西医学之睑腺炎。本病为常见多发病。患者以青少年较多见，一般素体虚弱，或有近视、远视及不良卫生习惯。初起，胞睑微痒微痛，近睑弦部皮肤微红微肿，继之形成限局性硬结，并有压痛。若病变发生于近眦部者，红肿焮痛较剧，并可引起眦部白睛赤肿。部分患者可于耳前或颌下触及肿核，并有压痛，甚至伴有恶寒发热、头痛等全身症状。本病轻者数日内可自行消散；重者经3~5日后，于睑缘睫毛根部出现黄白色脓点，形如麦粒。待溃后脓出肿消始愈。其发于睑内者，可在睑内溃破出脓。若久不溃破而遗留肿核者，可按胞生痰核处理。

1. 风热外袭

临床症状：病初起，局部微有红肿痒痛，并伴有头痛、发热、全身不适等候，舌苔薄白，脉浮数。

证候分析：风与热邪皆能作痒，风胜、热胜亦皆致肿。今风热之邪客于胞睑，故胞睑红肿而痒。所见全身症状，均为风热袭表之候。

治法：疏风清热，消肿止痒。

处方：谷庭列缺少商摩方。

方解：合谷为手阳明经之原穴，与三焦关系甚密，有化气通脉、调气活血、扶正达邪之功。《四总穴歌》有"面口合谷收"之句，以其清热泻火之功，而为清热利咽、明目通窍、舒筋通络、解痉止痛之治；内庭为足阳明经之荥穴，具清热泻火、理气导滞之功。眼睑五轮属脾，足阳明经与足太阴经互为表里连接，而手足阳明经为手足相连，故取合谷、内庭之施，以其调补气血、畅达经脉，俾脾经无瘀滞之弊，眼睑无肿痒之疾。少商为手太阴肺经之井穴，具通肺气、敷津液、通营卫之功；列缺为手太阴肺经之络穴，具宣发肺气、通达手阳明大肠经腑气之功，以成疏风清热、消肿止痒之治。故二穴相伍，则发散风热之功倍增。今对四穴施以按摩术，名"谷庭列缺少商摩方"。尚可辅以按摩眼周之睛明、瞳子髎、攒竹、丝竹空、承泣，以其通达眼络之功，俾针眼红肿痒痛之候潜消。

2. 热毒上攻

临床症状：胞睑局部红肿，硬结较大，灼热疼痛，伴有口渴喜饮，便秘溲赤，苔黄脉数等。

证候分析：脾胃蕴热，上攻胞睑，阻滞脉络，营卫失调，故疖肿红赤焮痛。内蕴热毒，以致口渴喜饮，便秘溲赤，苔黄脉数等症。

治法：清热泻火，消肿解毒。

处方：隐白二间身柱摩方。

方解：隐白为足太阴脾经之井穴，又为足太阴脾经之本穴，有益脾胃、调气血、滋阴生津之功；大都为足太阴脾经之荥穴，具益脾气、清湿热之功；二间为手阳明大肠经之荥穴，具清热消肿之效；合谷为手阳明经之原穴，有化气通脉、调补气血、扶正祛邪之治；足三里为足阳明胃经合穴，具健脾胃、补中气、调气血、通经络之功。于是隐白、大都共成健脾渗湿之功，而成清利湿热之治；二间、合谷、足三里，以其通达阳明经脉气之功，而成清泄阳明经郁热之治。于是脾胃湿热得清，而无蕴热上攻胞睑之弊。《素问·刺热》云："热病气穴，三椎下间主胸中热。"身柱位督脉经三椎之下，肺俞在其旁，故主清解肺经郁热，俾肺之宣发功能有司，而上焦无蕴热之弊，而无胞睑红肿之候。诸穴合用，施以按摩术，名"隐白二间身柱摩方"，为治热毒上攻而致针眼之治方。

3. 脾胃伏热或脾胃虚弱

临床症状：针眼反复发作，但诸症不重。

证候分析：原患针眼，余邪未清，脾胃伏热，不时上攻胞睑，阻滞脉络；或脾胃虚弱，气血不足，正气不固，时感外邪，以致本病反复发作。由于正气虚，邪气不盛，故诸症不重。

治法：清解脾胃伏热，或扶正祛邪。

处方：加减隐白二间身柱摩方。

方解：此类针眼因脾胃郁热而成，故有"隐白二间身柱摩方"之施。因其热毒非炽盛，故去合谷，而加中脘、脾俞、胃俞，佐隐白、足三里以健脾胃、调气血之功，而成培补后天气血生化之源，故名"加减隐白二间身柱摩方"。此乃扶正祛邪合用之法。

二、上胞下垂

本病指上胞不能自行提起，掩盖部分或全部瞳神而影响视物者。此病属《素问·痿论》"肌肉不仁，发为肉痿"之证。在《诸病源候论》中称睢目。又名侵风、目睑垂缓。症重者，《目经大成》称为睑废。有先天与后天之分，可单眼或双眼发病。本病相当于西医学之上睑下垂。究病之因，多为先天禀赋不足，命门火衰，致脾阳不足；或脾虚中气不足，筋肉失养，睑肌无力；或肝虚血少，风邪客于胞睑，阻滞经络，气血运行不畅，筋肉失养而上睑下垂。

1. 命门火衰，脾阳不足

临床症状：自幼双眼上胞下垂，无力抬举，视物时仰首、抬额、张口，或以手提睑。

证候分析：命门乃五脏六腑之本，十二经脉之根，元气之所系。先天禀赋不足，命门火衰，则脏腑、经络阳气不足。脾阳不足，约束失养，睑肌无力，则胞睑垂缓难睁。

治法：温补肾阳，益气化源。

处方：命门关元二太摩方、足少阴太阴标本摩方、足少阴太阴根结摩方、目廓按摩方。

方解

（1）命门关元二太摩方

命门乃督脉经之穴，穴位两肾中间，肾藏精，为生命之根，先天之本。因其具壮阳益肾之功，主治肾虚命门火衰之证，喻此穴关乎生命之门，故名。任主任养，任脉为"阴脉之海"。关元为任脉经之穴，具安和五脏之功；该穴被《灵枢》称为"三结交"穴，盖因关元为任脉与足太阴、足阳明经交会穴，故具健脾胃、补气血、培补后天之本之功；又因"冲脉起于关元"，"冲脉为血海"，故关元一穴，有益元固本、补气壮阳、调补冲任、荣筋治痿之效。气，指元气；海，喻海洋，穴在脐下，为人之元气之海，故名。气海为任脉之腧穴，为升气之海，具调补冲任、益元荣肾、益气举陷、养血通络之治。太溪为足少阴肾经之原穴，具壮元阳、补命火之功；太白为足太阴之原穴，具健脾胃、助脾阳、补气血之功。《灵枢·九针十二原》云："五脏有疾也，应出十二原。"命门火衰、脾阳不足。故有脾肾原穴之取。故对诸穴施以按摩术，名"命门关元二太摩方"，以其温肾阳、益化源之功而愈病。

（2）足少阴太阴标本摩方

《灵枢·卫气》云："足少阴之本，在内踝下上三寸中，标在背俞与舌下两脉也。"即该经之本穴为交信穴，其标为肾俞与廉泉。三穴相伍，名"足少阴标本摩方"，以其通达肾气之功，而成培补命门之火之治。该篇又云："足太阴之本，在中封前上四寸之中，标在背俞与舌本也。"即本穴为三阴交，标穴为脾俞、廉泉。三穴相伍，名"足太阴标本摩方"，以其健脾胃、益气血之功，而为脾阳不足证之治方。合二方之效，共成温脾肾、益化源之治，为通治"肉痿"之良方，故适用"上胞下垂"之病。

（3）足少阴太阴根结摩方

《灵枢·根结》云："不知根结，五脏六腑，折关败枢，开阖而走，阴阳大失，不可复取。"盖因脉气所起者为根，所归者为结。大凡针灸、推拿必知根结。继而该篇又云："太阴根于隐白，结于太仓。""少阴根于涌泉，结于廉泉。"即取足太阴经之井穴、根穴隐白，以成健脾胃、调气血、升举下陷之功；其结穴为任脉经之中脘，具健脾胃、化痰湿之效。二穴相伍，名"足太阴根结摩方"，以成培补后天之本之治。而取足少阴之根穴涌泉，具补益肾元之功，廉泉乃足少阴经之结穴，又为任脉经与阴维脉交会穴，具激发肾气、安和五脏之功，二穴合用，名"足少阴根结摩方"，以成温肾元、培补先天之本之治。今合二方之功，成温肾阳、益化源之治，名"足少阴太阴根结摩方"，为命门火衰、脾阳不振"肉痿"之治方。

（4）目眶按摩方

《灵枢·寒热病》云："阴跷、阳跷，阴阳相交，阳入阴，阴出阳，交于目锐眦。阳气盛则瞋目，阴气盛瞑目。"睛明，手太阳小肠经、足太阳膀胱经、足阳明胃经、阳跷与阴跷脉的交会，具通达阳气、和营卫、通经络之功；攒竹亦足太阳经之腧穴，具通阳气、敷布津液之功；承泣，足阳明胃经与阳跷、任脉交会穴，四白亦足阳明胃经之腧穴，位居眶下孔之凹陷处，亦具调补气血、通达阳气之功；丝竹空乃手少阳三焦经之腧穴，位居眉梢凹陷处，瞳子髎为足少阳胆经与手太阳小肠经、手少阳三焦经交会穴，位于目外眦旁，阳白为足少阳经与阳维脉交会穴，位居眉上 1 寸处。三穴具调达少阳枢机之功，俾太阳、阳明二经开阖有司，则目之开闭有序。于是诸穴相伍，以调枢机、司开阖、扶阳气之功，而无"阴气盛"之候；则目之开阖有司，而无眼睑下垂之候。

2. 脾虚失运，中气不足

临床症状：上胞下垂，晨起病轻，午后加重。症重者，眼珠转动不灵，视一为二，并有周身乏力，甚至吞咽困难等。

证候分析："约束"为肌肉之精，脾主肌肉。今脾虚中气不足，脾阳不升，睑肌无力故上胞下垂，眼带失养则眼珠转动不灵。因脾不转输精气于四肢，故神疲乏力。咽主通利水谷，脾胃阳气虚，故吞咽无力。午后阳气衰，故症状较午前加重。

治法：升阳益气，健脾荣肌。

处方：《素问》肉痿摩方、足太阴根结摩方、足太阴标本摩方、命关关元扶阳摩方、治痿九穴摩方、目廓按摩方。

方解

（1）《素问》肉痿摩方

《素问·痿论》云："肌肉不仁，发为肉痿。"其治，有"各补其荥而通其俞"之论。大都为足太阴脾经之荥穴，具健脾和胃之功；太白为足太阴脾经之原穴、输穴，具健脾和胃、益气养血、化气通脉之效。二穴相伍，施以按摩术，方名"《素问》肉痿摩方"，或名"脾经荥输摩方"，以其培补后天之本，调气血、补中气之功，而成升阳益气，健脾荣肌之治，故为肉痿之治方，亦适用于脾虚失运、中气不足所致"上胞下重"之良方。

（2）足太阴根结摩方（隐白、中脘）

详见"上胞上垂"命门火衰，脾阳不足。

（3）足太阴标本摩方（三阴交、脾俞、廉泉）

详见"上胞上垂"命门火衰，脾阳不足。

（4）命关关元扶阳摩方

《扁鹊心书》云："故为医者，要知保持阳气为本。"而有灸关元、气海、命关、中脘之施。今变灸法为按摩法，名"命关关元扶阳摩方"。盖脾为五脏之母，后天之本，属土，生长万物者也。命关，即食窦穴，窦材谓其"能接脾藏真气"，"一切大病属脾者并皆治之"。关元乃任脉经之穴，任主任养，为"阴脉之海"，且"冲脉起于关元"，故具安和五脏之功；关元被《灵枢》称为"三结交"之穴，为任脉与足太阴脾、足阳明胃经交会穴，又有补脾胃、益气血之功。故一穴关元，具培补先后天之本之治。气海为任脉经之穴，为升气之海，具益元荣肾、益气举陷之功；中脘为胃之募穴，腑之会穴，任脉与手太阳、少阳，足阳明交会穴，鉴于"治痿者，独取阳明"之理，故中脘为治痿者之要穴。于是对四穴施以按摩术，名"命关关元扶阳摩方"，为一首治痿证之良方，验之临床，尤适用于"上胞下垂"者。

（5）治痿九穴摩方

《素问·痿论》云："阳明者五脏六腑之海，主闰宗筋；宗筋主束骨而利机关也。冲脉者，经脉之海也，主渗灌溪谷，与阳明合于宗筋，阳明揔宗筋之会，会于气街，而阳明为之长，皆属于带脉，而络于督脉，故阳明虚则宗筋纵，带脉不引，故足痿不用也。"同理阳明虚，"宗筋纵，带脉不引"可发"上胞下垂"之候，仍属"治痿独取阳明"之大法也。《灵枢·海论》云："胃者水谷之海，其输上在气街，下至三里。"气街即气冲穴，盖因气冲乃足阳明脉气所发，乃经气流注之要冲，为治水谷之海不足之要穴；足三里为足阳明之合穴，具健脾胃、调气血、通经络之功，故二穴相伍，名"水谷之海方"。该篇复云："冲脉者，为十二经之海，其腧上在于大杼，下出于巨虚之上下廉；膻中者，为气之海，其输上在于柱骨之上下（风府），前在于人迎"。此即《黄帝内经》"治痿独取阳明"之理，及阳明与冲脉、带脉、督脉的内在关系。盖因大杼为手足太阳经交会穴，故有激发、输注太阳脉气而输布全身，且又为骨会，具益肾之效；上、下巨虚为手阳明、手太阳经之下合穴，有和气血、通经脉之功；故大杼、上巨虚、下巨虚三穴相伍，名"十二经之海方"，有益元荣督，调补气血之功。膻中为气之会穴，有益气举陷之功；"柱骨之上下"有风府，百会穴。百会为诸阳之会，有荣脑益髓，升阳举陷之功；风府为督脉与阳维交会穴。具荣督通阳之功；人迎，又名天五会，乃足阳明、少阳之会，具调脾胃、和气血、通经络之功。故膻中、百会、风府、人迎四穴相伍，名"气之海方"。于是有了"水谷之海方"之气冲、足三里，"十二经之海方"之大杼、上巨虚、下巨虚，"气之海方"之膻中、风府、百会、人迎之施。故对三方九穴施以按摩术，名"治痿九穴摩方"，为治痿证通用之方，亦适用于"上胞下垂"之候。

（6）目廓按摩方（攒竹、睛明、丝竹空、瞳子髎、阳白、四白、承泣）

详见"上胞下垂"命门火衰，脾阳不足。

三、胞轮振跳

胞睑不能自控的搐惕瞤动，称胞轮振跳，见于《眼科菁华录》，又名脾轮振跳、目瞤，俗名眼皮跳。《备急千金要方》对本病早有记载。本病相当于西医学之眼轮匝肌抽搐引起的症状。上胞或下睑跳动，时疏时频，不能自控。一般过劳、久视、睡眠不足等，则跳动更加频繁，休息之后症状可以减轻或消失。若胞睑跳动时，连同半侧面部肌肉及眉毛、口角皆瞤动者，日久不愈，恐有㖞偏之变。若久病过劳损伤心脾，心脾血虚，筋肉失养而瞤动。或肝脾血虚，日久生风，虚风内动，牵拽胞睑而振跳。

1. 心脾血虚

临床症状： 胞睑振跳，时疏时频，劳累加重。兼心烦失眠，怔忡健忘，食少体倦，舌淡红，薄白苔，脉沉缓。

证候分析： 心脾血虚，血不养筋，筋肉拘挛自瞤，劳累后气血亏耗，故瞤动加重。心血虚而虚火上扰，故心烦失眠。血不养心则怔忡健忘。脾虚食少则体倦。脉舌之候亦心脾血虚之象。

治法： 补养心脾，止痉定搐。

处方： 目廓按摩方、二俞胞轮振跳摩方。

方解

（1）目廓按摩方（攒竹、睛明、丝竹空、瞳子髎、阳白、四白、承泣）

详见"上胞下垂"。

（2）二俞胞轮振跳摩方

风池为足少阳胆经与阳维脉交会穴，具通达枢机、解痉息风之功；神门为手少阴心经之输穴、原穴，伍心俞共成宁心定搐，益脉解痉之效；三阴交为足三阴之交会穴，具健脾益气、养血息风之治。又为足太阴脾经之本穴，伍足太阴之标穴脾俞、廉泉，名"足太阴标本摩方"，具激发、输转足太阴血气运行之功；关元为任脉经之腧穴，且"冲脉起于关元"，"冲为血海"。故三阴交具安和五脏之治；关元被《灵枢》称为"三结交"之穴，即为任脉与足太阴脾、足阳明胃经之交会穴，故又具培补后天之本之效。今对诸穴施以按摩术，名"二俞胞轮振跳摩方"，而为治心脾血虚证之良方。

2. 血虚生风

临床症状： 胞睑振跳不休，或与眉、额、面、口角相引，不能自控。舌淡红少苔，脉沉缓。

证候分析： 肝脾气血亏虚，则血虚生风，虚风上扰头面，故胞睑、眉毛、面颊、口角皆瞤动不休。脉、舌亦血虚之候。

治法： 养血息风，止痉定搐。

处方： 目廓按摩方、三风胞轮振跳摩方。

方解

（1）目廓按摩方（攒竹、睛明、丝竹空、瞳子髎、阳白、四白、承泣）

详见"上胞下垂"。

（2）三风胞轮振跳摩方

风池乃足少阳经与阳维脉交会穴，具调达枢机、解痉息风之功；风门乃风邪易侵之处，亦为治风之要穴，盖因其乃足太阳经之腧穴，故可借太阳经脉气之力，而通达经络，息风定搐；风府为督脉之穴，具荣督益髓，缓急息风之功。脾俞、肝俞、肾俞以其益气、养肝、填精之功，而养血息风；足三里乃足阳明胃经之输穴，有健脾胃、补中气、调气血、通经络之功，以成养血息风之治；侠溪乃足少阳胆经之荥穴，具调达气机之功；行间为足厥阴之荥穴，具疏肝理气之功，二穴相伍共成滋水涵木之功、养血息风之治。于是，对诸穴施以按摩术，名"三风胞轮振跳摩方"，以其养血息风、止痉定搐之治，而疗胞轮振跳之疾。

四、近视远视

（一）近视

近视是以视近清楚、视远模糊为特征的眼病。古称能近怯远症，至《目经大成》始称近视。其中，由先天生成，近视程度较高者，又有近觑之称，俗名觑觑眼。古代医籍对本病多有论述。一般近视力良好，视远处目标则模糊不清。高度近视者，眼珠较为突出，远视力显著减退，为了视物清晰，不得不移近所视目标，且常眯目视物；且容易并发云雾移睛，甚至引起视衣脱离，以致严重损害视力。本病常由青少年学习、工作时不善使用目力，劳瞻竭视；或禀赋不足，先天遗传所致。本病病机多系心阳衰弱，神光不得发越于远处；或为肝肾两虚，精血不足，以致神光衰微，光华不能远及。

1. 心阳不足

临床症状：视近清楚，视远模糊。全身无明显不适，或面色㿠白，心悸神疲，舌淡，脉弱。

证候分析：火在目而为神光，心阳不足，神光不得发越于远处，故视近尚清、视远模糊。面色㿠白、心悸神疲、舌淡、脉弱等皆心阳虚弱，气血不足的表现。

治法：补心益气，安神定志。

处方：目廓按摩方、益心视明按摩方。

方解

（1）目廓按摩方（攒竹、睛明、丝竹空、瞳子髎、阳白、四白、承泣）

详见"上胞下垂"。

（2）益心视明按摩方

内关为手厥阴心包经之本穴，具激发心包经脉气运行之功；伍其标穴天池，承足少阳脉气，又为手厥阴、足少阳经的交会穴。故二穴相伍，名"手厥阴标本摩方"，有调达枢机、宣发宗气而益心阳之治。心俞乃手少阴经之背俞穴，为心脉之血气灌注之处，故有益心血、通心阳之功；伍之内关，有养血通络、宁心安神之治。神门为手少阴心经之输穴、原穴，具宁心安神之功，又为手少阴心经之本穴，伍其标穴心俞，名"手厥阴标本摩方"，适用于"脉微细，但欲寐"之心阳不足证。《灵枢·寒热病》云："阴跷阳跷，阴阳相交，阳入阴，阴出阳，交于目锐眦，阳气盛则瞋目，阴气盛则瞑目。"《难经·二十九难》云："阳跷为病，阴缓而阳急……阴跷为病，阳缓而阴急。"照海为足少阴肾经穴，且为阴跷脉所生，具益肾阴、补肾阳之功。申脉为足太阳膀胱经穴，且为阳跷脉所生，具通达阳气、敷布津液之功。对二穴施以按摩术，则卫气得行，目之开阖有施。睛明为足太阳膀胱经之结穴与标穴，又为手足太阳经、足阳明经、阴跷脉、阳跷脉之会，故为五脏六腑精华所集之处，而有填精明目之功，为远视、近视、弱视之要穴。对诸穴施以按摩术，名"益心视明按摩方"，乃为视力不足之治方。

2. 肝肾两虚

临床症状： 视近怯远，眼前黑花渐生。全身症状可有头晕耳鸣，夜眠多梦，腰膝酸软，脉细。

证候分析： 肝肾两虚，精血不足，神光衰微，以致光华不能远及，故视近而不能远视。目窍失养，则黑花渐生。头晕耳鸣、夜眠多梦、腰膝酸软、脉细等皆由肝肾精血亏虚所致。

治法： 滋补肝肾，益精养血。

处方： 目廓按摩方、养血益睛按摩方。

方解

（1）目廓按摩方（攒竹、睛明、丝竹空、瞳子髎、阳白、四白、承泣）

详见"上胞下垂"。

（2）养血益睛按摩方

募穴、俞穴，是脏腑脉气汇聚之处。若脏腑发生病变，对其募、俞穴施术，具通达经络、安和脏腑之功。今因肝肾亏虚而致近视、远视、弱视，故有期门、肝俞之施，名"肝经募俞方"。京门伍肾俞，名"肾经募俞方"。二方四穴，共成滋补肝肾、益精养血之治。任脉为阴脉之海，关元为任脉之腧穴，故具安和五脏、益气养血之功。关元又为"三结交"之穴，为任脉与足太阴脾经、足阳明胃经的交会穴，故又有健脾胃、生气血之功。于是一穴关元，具培补先、后天之本之功。三阴交为足太阴脾经之本穴，又为足三阴经之交会穴。故三阴交伍关元，以助其培补先、后天之本之效。照海、申脉之施，俾跷脉健、卫气畅行，则睛明开阖有司。睛明为手足太阳经、足阳明经、阴跷脉、阳跷脉之交会穴，汇诸经之脉气，而将精气灌注于睛，故名，为一切目疾必用之穴。今对诸穴施以按摩术，名"养血益睛按摩方"，适用于肝肾两虚之目疾，尤适用于近视、远视、弱视患者。

（二）远视

本病轻者视远较视近清楚，故古称能远怯近症，至《目经大成》始名远视。实际上，病重者视远亦不清楚。一般外眼无异常，远视力尚好，近视力减退。远视程度高者，视远近目标皆模糊。持续近距离使用目力时，常感眼胀、头痛、视昏，休息片刻可以缓解。小儿患本病者，容易引起通睛。盖因阴主敛，肾阴亏损，目中光华不能收敛视近；或禀赋不足，或肝肾俱虚，目中光华散漫不收，以致不能视近。

临床症状：视远清楚，视近模糊，或视远近皆模糊不清。全身可无明显不适，或见肝肾亏虚之脉症。

证候分析：视远尚清，视近模糊者，多由肾阴不足，目中光华不能收敛视近引起。视远近皆模糊者，多由先天禀赋不足或肝肾亏虚，目中光华散漫不收所致。

治法：补益肝肾，益精濡目。

处方：目廓按摩方、益心视明按摩方、养血益睛按摩方。

方解

（1）目廓按摩方（攒竹、睛明、丝竹空、瞳子髎、阳白、四白、承泣）

详见"上胞下垂"。

（2）益心视明按摩方（内关、天池、心俞、申脉、照海、睛明）

详见"近视"心阳不足。

（3）养血益睛按摩方（期门、京门、肝俞、肾俞、关元、三阴交、申脉、照海、睛明）

详见"近视"肝肾两虚。

跋

    按摩术，是我们祖先在生产劳动中及与疾病做斗争的过程中一点一滴积累形成的，可谓源远流长，且不绝于书。如《史记·扁鹊仓公列传》中记载了"上古之时"，治病就有了"汤液、醴洒、镵石、挢引、案杌、毒熨"等方法。"案杌"，即按摩推拿术。《周礼》中有扁鹊治赵太子暴疾，使子明炊汤、子仪脉神、子游按摩的记述。他如《素问·血气形志》中有"形数惊恐，经络不通，病生于不仁，治之以按摩醪药"的记述。综上所述，"上古之时"就形成了汤液、醴洒、针灸、按摩、药熨、浸渍、导引等医术共施的医疗体系。

    按摩，古代尚称"按跷""乔摩""案杌""跷摩"。如《素问·异法方宜论》云："中央者，其地平以湿，天地所以生万物也众，其民杂食而不劳，故其病多痿厥寒热，其治宜导引按跷。"《灵枢·病传》云："黄帝曰：余受九针于夫子，而私览于诸方，或有导引行气、乔摩、灸熨、刺焫、饮药之一者。"他如跷摩一词，见于汉·刘向《说医》，其中记载了在扁鹊的医事活动中，有"子容祷药，子明吹耳，阳仪反神，子游跷摩"的史实。案，通按，即施行按摩的手法；乔、跷，通跷，就是用两足轻踩患者下肢阴跷、阳跷二脉循行部位的一种原始按摩方法，今多踩踏于四肢经脉或经筋循行线上。

    《素问·阴阳应象大论》云："其在皮者，汗而发之；其慓悍者，按而收之；其实者，散而泻之。审其阴阳，以别柔刚，阳病治阴，阴病治阳，定其血气，各守其乡。血实宜决之，气虚宜掣引之"。意谓邪在皮肤者，可以行发汗之法，使邪气外泄而解之；病势急暴者，可施用按法而制服之；实证者则需要用散法或泻法而解之。阴阳者，天之道也；刚柔者，地之道也；参合天地之气者，人之道也。故临证尝需审察疾病的阴阳属性，以区别疾病其刚柔的特性，运用阳病治阴，阴病治阳的临床施治大法。同时还要确定病邪是在气还是在血，而采用适当的方法进行治疗。"邪之所凑，其气必虚"，实者邪气实，虚者正气虚。血实者当决之使行，气虚者当掣之使升，盖因阳气发源于下也。由此可见，按摩疗法同药物、针灸诸疗法一样，是在阴阳五行、脏腑经络、病因病机等中医理论指导下，运用阴阳、寒热、虚实、表里，即八纲辨证的思维进行施治的。鉴于针灸、推拿等非药物疗法，是《黄帝内经》时期的主要医术，于是有了"理必《内经》"的学术流派。家父吉忱公称此派为"《黄帝内经》学派"，又称之为"医经学派"。

新中国成立前后，基层缺医少药，尤其是贫困农民无没钱治病，因此家父吉忱公常以土、单验方，及针灸、推拿等疗法替代治病。在教子课徒中，以孙思邈语劝学："知针知药，故是良医。"要求凡业医者，不但要精通药物疗法，尚要精通针灸、推拿等非药物疗法；并以名医龚廷贤为例告云："古之精于推拿术者，亦均是方药应用之大家。"家父提出："推拿术，不可视为雕虫小技，而应使其从民间疗法的层面，提升到学科发展的平台上。"若说推拿手法是常法，即不变之法，而摩方则为非常规变易之术，故吉忱公根据中医脏腑经络理论及经穴的功效主治，效法《黄帝内经》之辨证取穴的施治法则，组建"针方""摩方"，施于临床，于是形成了针灸、按摩术法必《内经》的学术特点。

昔骆如龙《幼科推拿秘书》尚云："诸穴手法，至妙至精，苟缺一穴，而众穴不灵；稍少一法，而妙法不真。医家必深其奥蕴，而详究其指归，乃为有济。"故而余立足于临床应用，宗"理必《黄帝内经》"之庭训，对推拿手法及推拿的部位、穴位的作用机理进行探讨，以完善按摩推拿疗法的基础理论和临床辨证施治体系。此即"详究其指归，乃为有济"之谓也。余每有所获，即爰诸笔端，并在临床带教，或教学中传授之。日前拙作《小儿推拿讲稿——"广意派"传承录》，已由中国中医药出版社出版发行，在各地工作的学生来信告云："读后心里敞亮了！"并要求老师将成人推拿讲稿出版。于是着手整理这部分的内容，就有了这本《医经学派推拿术讲稿》的结集。

按摩处方共分二节，实是表述了临床辨证施治的两种思维方法：其一是从脏腑经络论处方；其二是从临床病证论处方。此即《素问·至真要大论》"谨守病机，各司其属"之谓也。鉴于中医药院校各科教材的临床部分均以证型分类，并以"辨证论治"为目的表述之，故文中第四章"辨证论治"，也采用了这种"模式"。其优点是通过患者的具体证候给临床医师提供了辨证思维方法。然疾病的病机复杂，每种疾病不是分几个"证型"就可涵盖其全部内容的。确切来讲，应当把这些"证型"视为"举例说明"。而此篇当是第三章"按摩处方"的续篇，或名曰"从临床证型论处方"。有一证必有其治法，宗其法而立方，此即"方从法立，以法统方"之谓也。故医者在临床中，当在辨证论治的理论指导下，关注"方证"在临床中的应用。故此书中设"按摩处方"一章，以供医者在临床施治中参考之、习用之。本书名曰《医经学派推拿术讲稿》，所介绍的多是《内经》中的方证应用，也当视为"举例说明"而已。而历代医家的治验处方，医者也均可采撷而习用之。

丙申年孟夏

柳少逸于三余书屋

索　引

二　画

二水三三通淋摩方 / 305

二关中脘气海摩方 / 213

二池血海愈癣摩方 / 376

二俞胞轮振跳摩方 / 406

十二井穴摩方 / 228

十二经之海摩方 / 056

十二原穴摩方 / 222

八脉交会摩方 / 224

八髎长强摩方 / 296

人之太息摩方 / 152

人之欠者摩方 / 148

人之耳鸣摩方 / 152

人之泣涕摩方 / 151

人之哕者摩方 / 149

人之涎下摩方 / 152

人之振寒者摩方 / 150

人之唏者摩方 / 149

人之噫者摩方 / 150

人之嚲者摩方 / 151

人之嚏者摩方 / 150

人中委中摩方 / 227

三　画

三风胞轮振跳摩方 / 407

三会膝关摩方 / 260

三阴三里虚寒腹痛摩方 / 271

三里冲陵疏肝摩方 / 262

三原三里利膈摩方 / 286

三海二泉脾俞摩方 / 368

三焦经下合摩方 / 068

三焦经五输摩方 / 068

三焦经四时摩方 / 068

三焦经原穴摩方 / 069

三焦俞摩方 / 068

下合穴摩方 / 215

大风汗出摩方 / 087

《大成》曲池牙痛摩方 / 399

《大成》谷庭牙痛摩方 / 398

大邪摩方 / 158

《大全》二溪牙痛摩方 / 400

《大全》少海惊悸摩方 / 322

《大全》头晕摩方 / 216

《大全》曲差鼻渊摩方 / 383

《大全》阴郄宁心摩方 / 323

《大全》灵道达郁摩方 / 333

《大全》面瘫摩方 / 226

《大全》消瘿摩方 / 339

《大全》调冲任摩方 / 347

《大全》调冲荣任摩方 / 360

《大全》梦遗摩方 / 317

大肠经下合摩方 / 052

大肠经五输摩方 / 052

大肠经四时摩方 / 287

大肠经原穴摩方 / 052

大肠俞摩方 / 052

大肠募俞下合摩方 / 200

大横通便摩方 / 297

《千金》项强摩方 / 272

《千金》虚劳尿浊摩方 / 307

卫气积胸摩方 / 160

卫气积腹摩方 / 160

飞扬之脉令人腰痛摩方 / 122

小邪摩方 / 159

小肠经下合摩方 / 062

小肠经五输摩方 / 062

小肠经四时摩方 / 062

小肠经原穴摩方 / 062

小肠俞摩方 / 062

四　画

天枢六穴止痢摩方 / 290

天枢通腑摩方 / 269

天府丰隆消瘿摩方 / 339

天府止衄摩方 / 188

天府血海止痒摩方 / 374

天府合谷止衄摩方 / 188

天星十一穴摩方 / 222

五枢关元益坤摩方 / 369

五脏六腑咳摩方 / 176

五脏咳摩方 / 099

支沟阳陵摩方 / 221

不容除满摩方 / 267

太乙三原百会摩方 / 332

太乙神门交泰摩方 / 336

太冲膏肓关元摩方 / 344

太阳经标本摩方 / 246

太阳根结摩方、盛络摩方 / 243

太阴标本摩方 / 247

太阴根结摩方、盛络摩方 / 244

太渊膏肓俞摩方 / 344

少阳经标本摩方 / 246

少阳根结摩方、盛络摩方 / 244

少阴标本摩方 / 247

少阴根结摩方、盛络摩方 / 245

中极气海培元摩方 / 318

《内经》水病五十七穴摩方 / 301

内庭太溪行间摩方 / 397

气乱于心摩方 / 154

气乱于头摩方 / 155

气乱于肠胃摩方 / 154

气乱于肺摩方 / 154

气乱于臂胫摩方 / 155

气积胸腹摩方 / 160

气海摩方 / 050

气街摩方 / 170

气满喘息隐白摩方 / 102

手太阳小肠经摩方 / 061

手太阳经筋摩方 / 084

手太阳标本摩方 / 062

手太阳络脉摩方 / 078

手太阳盛络摩方 / 063

手太阴肺经摩方 / 046

手太阴肺痿摩方 / 183

手太阴经筋摩方 / 085

手太阴标本摩方 / 049

手太阴络脉摩方 / 077

手太阴原穴摩方 / 188

手太阴盛络摩方 / 051

手太阴募俞肾原摩方 / 344

手太阴募俞摩方 / 342

手少阳三焦经摩方 / 068

手少阳经筋摩方 / 084

手少阳标本摩方 / 069

手少阳络脉摩方 / 078

手少阳盛络摩方 / 069

手少阴心经摩方 / 060

手少阴胁痛摩方 / 118

手少阴经筋摩方 / 085

手少阴标本摩方 / 061

手少阴络脉摩方 / 077

手少阴募俞摩方 / 252

手阳明大肠经摩方 / 051

手阳明经筋摩方 / 084

手阳明标本摩方 / 053

手阳明络脉摩方 / 078

手阳明根结摩方 / 053

手阳明盛络摩方 / 053

手阳明募俞下合摩方 / 269

手阳明募俞摩方 / 288

手足少阴原穴摩方 / 253

手足少阴募俞摩方 / 253

手厥阴心包经摩方 / 067

手厥阴经筋摩方 / 085

手厥阴标本摩方 / 068

手厥阴络脉摩方 / 078

《长刺节论》癫病摩方 / 143

长强百会举肛摩方 / 372

从风憎风眉头摩方 / 087

公孙内关摩方 / 224

风池三俞鼻衄摩方 / 382

风病头痛摩方 / 086

风病颈项痛摩方 / 087

风痉反折摩方 / 272

风痉身反折摩方 / 166

风痹缪摩方 / 127

六腑咳摩方 / 100

火旺土健摩方 / 293

心肾募俞摩方 / 317

心肺原穴摩方 / 185

心疟摩方 / 096

心疝摩方 / 162

心经五输摩方 / 060

心经四时摩方 / 060

心经原穴摩方 / 061

心俞摩方 / 060

心胆募俞原内摩方 / 322

心病摩方 / 061

心脾募俞摩方 / 320

以痛为腧热痹摩方 / 234

以痛为腧摩方 / 128

水分复溜通淋摩方 / 307

水分膏肓通淋摩方 / 308

水谷之海摩方 / 055

水肿病摩方 / 109

水道益气通淋摩方 / 306

水道消肿摩方 / 280

五 画

目廓按摩方 / 403

申脉照海摩方 / 254

四神聪摩方 / 227

外陵公孙调冲摩方 / 349

外陵公孙调经摩方 / 370

头半寒痛摩方 / 114

头部四大摩方 / 168

头街摩方 / 210

加减温中健脾摩方 / 285

皮痹尺泽摩方 / 131

皮痹摩方 / 235

发蒙摩方 / 156

《圣济》消渴摩方 / 314

六 画

地机然谷摩方 / 256

百会中脘鼻衄摩方 / 382

百会神阙关元摩方 / 373

《百症》听会益耳摩方 / 378

百强承里八髎摩方 / 373

列缺后溪解痉摩方 / 272

列缺照海摩方 / 224

列缺膻中平喘摩方 / 181

邪犯阳明头痛摩方 / 114

邪在心摩方 / 061

邪在肝摩方 / 073

邪在肾摩方 / 066

邪在肺摩方 / 051

邪在脾胃摩方 / 059

邪客手少阳之络摩方 / 069

邪客手阳明之络摩方 / 053

邪客足太阳之络摩方 / 064

邪客足太阴之络摩方 / 059

邪客足少阳之络摩方 / 071

邪客足阳明之络摩方 / 057

邪客足厥阴之络摩方 / 073

曲池风门风癣摩方 / 375

同阴之脉令人腰痛摩方 / 121

肉里之脉令人腰痛摩方 / 123

舌纵涎下烦悗摩方 / 165

任脉络穴摩方 / 080

任脉摩方 / 074

后溪申脉摩方 / 224

后溪束骨愈痉摩方 / 273

行痹摩方 / 230

会阴之脉令人腰痛摩方 / 122

合关颊车三里摩方 / 399

合关颊车内庭摩方 / 398

合谷太溪喉痹摩方 / 389

合谷阴谷喉痹摩方 / 389

众痹摩方 / 238

肌痹以痛为腧摩方 / 235

肌痹商丘摩方 / 131

肌痹摩方 / 131

交五体摩方 / 229

交泰心肾摩方 / 326

交通任督摩方 / 229

关元气海固本摩方 / 210

关元神门梦遗摩方 / 317

关元益元荣任摩方 / 352

冲阳三太五俞摩方 / 351

冲阳三太调经摩方 / 347

冲脉摩方 / 075

池海谷里止痒摩方 / 374

池海谷里摩方 / 377

阳水摩方 / 301

阳关委中肾俞摩方 / 255

阳明下合摩方 / 189

阳明经标本摩方 / 246

阳明根结摩方、盛络摩方 / 243

阳经转筋摩方 / 147

阳维之脉令人腰痛摩方 / 121

阳跷脉、阴跷脉摩方 / 076

阴水摩方 / 303

阴谷滋阴清火摩方 / 212

阴经转筋摩方 / 147

阴维脉、阳维脉摩方 / 077

阴痹摩方 / 129

七 画

志室魂门摩方 / 320

志室膏肓俞摩方 / 211

《医学纲目》定痫摩方 / 338

足三阴募俞摩方 / 274

足太阳疟摩方 / 095

足太阳经筋摩方 / 081

足太阳标本摩方 / 064

足太阳脉令人腰痛摩方 / 119

足太阳络脉摩方 / 079

足太阳根结摩方 / 064

足太阳根结摩方 / 064

足太阳盛络摩方 / 064

足太阳膀胱经摩方 / 063

足太阴五输摩方 / 279

足太阴疟摩方 / 095

足太阴经筋摩方 / 082

足太阴荣经合摩方 / 288

足太阴标本摩方 / 058

足太阴络脉摩方 / 079

足太阴根结摩方 / 058

足太阴原穴摩方 / 219

足太阴脾经摩方 / 057

足少阳胁痛摩方 / 118

足少阳疟摩方 / 095

足少阳经筋摩方 / 081

足少阳标本摩方 / 071

足少阳胆经摩方 / 070

足少阳脉令人腰痛摩方 / 120

足少阳络脉摩方 / 079

足少阳根结摩方 / 071

足少阳盛络摩方 / 071

足少阴太阴标本摩方 / 403

足少阴太阴根结摩方 / 403

足少阴肾经摩方 / 064

足少阴疟摩方 / 096

足少阴经筋摩方 / 083

足少阴标本募俞命门摩方 / 346

足少阴标本摩方 / 066

足少阴脉令人腰痛摩方 / 120

足少阴络脉摩方 / 079

足少阴根结摩方 / 066

足阳明疟摩方 / 095

足阳明经筋摩方 / 082

足阳明标本摩方 / 055

足阳明胃经摩方 / 054

足阳明脉令人腰痛摩方 / 120

足阳明络脉摩方 / 079

足阳明根结摩方 / 225

足阳明盛络摩方 / 056

足阳明募合摩方 / 271

足厥阴肝经摩方 / 072

足厥阴疟摩方 / 096

足厥阴经筋摩方 / 083

足厥阴标本摩方 / 073

足厥阴络脉摩方 / 080

足厥阴根结摩方 / 073

足厥阴募俞太溪摩方 / 345

彻衣摩方 / 157

谷阴太冲通经摩方 / 350

肝气犯胃摩方 / 265

肝郁气滞癃闭摩方 / 312

肝肾荥穴摩方 / 353

肝肾原络摩方 / 260

肝肾募俞摩方 / 260

肝疟摩方 / 097

肝经五输摩方 / 072

肝经四时摩方 / 072

肝经原穴摩方 / 073

肝经募俞摩方 / 264

肝胃郄穴摩方 / 198

肝俞摩方 / 072

肝胆原穴摩方 / 264

肝病井穴摩方 / 277

肝病摩方 / 073

肝脾募俞摩方 / 191

肠实二间摩方 / 287

肠胃荥穴摩方 / 295

肠胃原穴摩方 / 290

肠胃募俞摩方 / 290

迎香肺俞通天摩方 / 385

迎香通天鼻渊摩方 / 383

肓俞摩方 / 253

冷秘摩方 / 300

补气养血摩方 / 217

补肾壮阳摩方 / 319

补荥通输治痿摩方 / 137

《灵枢》下血摩方 / 161

《灵枢》天枢腹街摩方 / 213

《灵枢》太白霍乱摩方 / 289

《灵枢》止热厥摩方 / 147

《灵枢》止寒厥摩方 / 147

《灵枢》少气欲为虚逆摩方 / 145

《灵枢》气逆摩方 / 145

《灵枢》气逆膻中摩方 / 146

《灵枢》风水摩方 / 109

《灵枢》风逆四肢肿摩方 / 144

《灵枢》皮寒热病摩方 / 093

《灵枢》因恐致狂摩方 / 141

《灵枢》肌寒热病摩方 / 093

《灵枢》足太阳盛络摩方 / 306

《灵枢》足髀不可举摩方 / 126

《灵枢》体惰关元摩方 / 138

《灵枢》肝心痛摩方 / 117

《灵枢》肝胀摩方 / 277

《灵枢》狂证始生摩方／140

《灵枢》狂证始发摩方／140

《灵枢》狂证得于大喜摩方／141

《灵枢》狂证新发摩方／141

《灵枢》狂证摩方／140

《灵枢》狂病生于少气摩方／141

《灵枢》苛轸鼻摩方／090

《灵枢》肾心痛摩方／116

《灵枢》肤胀摩方／106

《灵枢》肺心痛摩方／117

《灵枢》胃心痛摩方／116

《灵枢》骨寒热病摩方／093

《灵枢》脉癫疾摩方／143

《灵枢》真心痛摩方／117

《灵枢》根结摩方／138

《灵枢》振寒摩方／094

《灵枢》热邪摩方／256

《灵枢》热病五十九穴摩方／092

《灵枢》热病目疾摩方／091

《灵枢》热病骨病摩方／092

《灵枢》热病筋躄摩方／092

《灵枢》热病寒汗摩方／091

《灵枢》热病摩方／090

《灵枢》热病瘛疭摩方／091

《灵枢》热病癫疾摩方／091

《灵枢》热厥摩方／146

《灵枢》衄血摩方／161

《灵枢》徒水摩方／109

《灵枢》胸痹摩方／116

《灵枢》脏腑胀摩方／106

《灵枢》通溲摩方／111

《灵枢》盛络摩方／138

《灵枢》厥逆不得溲摩方／145

《灵枢》厥逆足暴冷摩方／145

《灵枢》厥逆腹胀满摩方／145

《灵枢》厥病诸证摩方／146

《灵枢》厥病解结摩方／146

《灵枢》短气欲虚逆摩方／145

《灵枢》筋癫疾大杼摩方／143

《灵枢》脾心痛摩方／117

《灵枢》脾肾阳虚摩方／282

《灵枢》寒厥摩方／146

《灵枢》疏肝逐瘀摩方／262

《灵枢》鼓胀摩方／105

《灵枢》腹街摩方／271

《灵枢》暴挛痫眩摩方／143

《灵枢》暴瘅血溢摩方／189

《灵枢》膝中痛摩方／126

《灵枢》霍乱摩方／105

《灵枢》癃闭通络摩方／310

《灵枢》癃闭摩方／111

《灵枢》癃证摩方／112

《灵枢》癫狂喜怒摩方／331

《灵枢》癫疾先作摩方／142

《灵枢》癫疾始生摩方／142

《灵枢》癫疾始作摩方／142

八 画

齿痛不恶清饮摩方／165

齿痛恶清饮摩方／165

肾疟摩方／097

肾经五输摩方／065

肾经四时摩方／065

肾经原穴摩方／065

肾经募俞摩方 / 186

肾俞关元治带摩方 / 370

肾俞固崩止漏摩方 / 351

肾俞摩方 / 065

肾原命门气海摩方 / 346

肾病摩方 / 066

肾虚扶阳摩方 / 258

昆仑三会血海摩方 / 274

昆仑太溪摩方 / 254

昌阳之脉令人腰痛摩方 / 122

《图翼》白浊摩方 / 309

《图翼》尿血摩方 / 308

《图翼》命门阳痿摩方 / 319

和胃降逆止呕摩方 / 283

委中膈俞血淋摩方 / 307

侠溪息痫愈癫摩方 / 338

侠溪疏肝利胆摩方 / 263

金水相滋摩方 / 196

命门太溪益元摩方 / 319

命门关元二太摩方 / 402

命关关元扶阳摩方 / 404

郄门神门宁心摩方 / 323

肺肝井穴摩方 / 190

肺肝郄穴摩方 / 190

肺肝原穴摩方 / 189

肺肾原穴摩方 / 183

肺疟摩方 / 096

肺经五输摩方 / 048

肺经四时摩方 / 048

肺经原穴摩方 / 049

肺经募俞荣穴摩方 / 314

肺经募俞摩方 / 175

肺胃原穴摩方 / 189

肺俞摩方 / 047

肺热津伤摩方 / 314

肺病摩方 / 049

肺脾井穴摩方 / 191

肺脾原穴摩方 / 191

周痹摩方 / 238

府舍温中散寒摩方 / 268

疟脉小实摩方 / 094

疟脉满大摩方 / 094

疟病始热摩方 / 094

疟病诸痛摩方 / 094

疟病欲寒摩方 / 094

疝气脐下营摩方 / 162

治痿九穴摩方 / 405

承满通腑摩方 / 270

《经纶》久泻摩方 / 294

《经纶》止嗽摩方 / 194

《经纶》中极虚损摩方 / 309

《经纶》公孙黄疸摩方 / 280

《经纶》百强提肛摩方 / 373

《经纶》自汗膏肓摩方 / 186

《经纶》肾泄摩方 / 293

《经纶》肺俞盗汗摩方 / 186

《经纶》章阙便秘摩方 / 296

《经纶》鼓胀摩方 / 281

《经纶》膈俞尿血摩方 / 203

经渠大都摩方 / 283

经筋摩方 / 131

九　画

项痛不可以顾摩方 / 166

项痛不可俯仰摩方 / 166

带脉摩方 / 076

标本摩方 / 246

临泣外关摩方 / 224

胃肠下合摩方 / 291

胃疟摩方 / 097

胃经下合摩方 / 054

胃经五输摩方 / 054

胃经四时摩方 / 054

胃经原穴摩方 / 055

胃经募俞摩方 / 315

胃俞摩方 / 054

骨痹以痛为腧摩方 / 236

骨痹昆仑摩方 / 132

骨痹涌泉摩方 / 132

骨痹摩方 / 132

复溜合谷实腠摩方 / 186

保和降逆止呕摩方 / 284

食积腹痛摩方 / 270

胆经下合摩方 / 070

胆经五输摩方 / 070

胆经四时摩方 / 070

胆经原穴摩方 / 071

胆经募俞摩方 / 280

胆俞摩方 / 070

脉痹神门摩方 / 131

脉痹摩方 / 235

胫酸不能久立摩方 / 125

独取阳明摩方 / 220

养血益睛按摩方 / 408

神门太溪三阴交摩方 / 323

神门太溪交泰摩方 / 326

神门胆俞阳纲摩方 / 322

神门神堂摩方 / 323

《神应》列缺咳血摩方 / 195

神庭太渊通鼻摩方 / 385

神堂意舍摩方 / 320

神堂膏肓俞摩方 / 213

十 画

《素问》三焦咳摩方 / 102

《素问》大肠咳摩方 / 101

《素问》小肠咳摩方 / 101

《素问》五脏热摩方 / 089

《素问》五输穴摩方 / 200

《素问》心咳摩方 / 099

《素问》心病摩方 / 250

《素问·水热穴论》五十九摩方 / 087

《素问》水病尻上摩方 / 109

《素问》水病胃经五穴摩方 / 109

《素问》水病踝上摩方 / 109

《素问》四肢热摩方 / 089

《素问》肉痿摩方 / 404

《素问》伏菟上水病摩方 / 109

《素问》阳热头穴摩方 / 088

《素问》肝咳摩方 / 100

《素问》肝病摩方 / 209

《素问》狂证阳脉摩方 / 140

《素问》刺热五十九穴摩方 / 090

《素问》肾咳摩方 / 100

《素问》肺咳摩方 / 099

《素问》胃咳摩方 / 100

《素问》胃热摩方 / 089

《素问》胆咳摩方 / 101

《素问》胆瘅阳陵泉摩方 / 104

《素问》胆瘅募俞摩方 / 104

《素问》热病始于头摩方 / 090

《素问》热病始于足胫摩方 / 090

《素问》热病始于臂痛摩方 / 090

《素问》热病骨痛耳聋摩方 / 090

《素问》热病胸胁痛摩方 / 090

《素问》胸热摩方 / 088

《素问》胸痹摩方 / 115

《素问》脾咳摩方 / 100

《素问》脾病泄泻摩方 / 292

《素问》脾病飧泄摩方 / 103

《素问》痫惊摩方 / 143

《素问》膀胱咳摩方 / 101

《素问》膝痛摩方 / 124

《素问》谵语胁痛摩方 / 118

《素问》霍乱摩方 / 105

根结摩方 / 242

振埃摩方 / 156

热邪摩方 / 159

热病目中赤痛摩方 / 164

热病喉痹摩方 / 164

热痹摩方 / 234

健脾益心息癫摩方 / 332

胸街摩方 / 050

《逢源》合谷内庭调经摩方 / 371

痫邪摩方 / 158

益元荣任固宫摩方 / 368

益元荣督摩方 / 228

益心视明按摩方 / 407

益心养血摩方 / 212

益阴通痹摩方 / 127

益肾通淋摩方 / 313

《资生》照海水泉阴挺摩方 / 369

消渴原穴摩方 / 314

涌泉丰隆愈痫摩方 / 336

涌泉井穴摩方 / 218

调和营卫摩方 / 223

通天宣肺利窍摩方 / 383

通谷天柱大杼摩方 / 273

十一画

聋而不痛摩方 / 165

聋而肿痛摩方 / 165

盛络摩方 / 242

虚证胁痛摩方 / 264

虚寒腹痛摩方 / 271

啮舌摩方 / 153

啮唇摩方 / 153

啮颊摩方 / 153

《盘石》曲池瘾疹摩方 / 377

《盘石》谷阴血气痛摩方 / 349

着痹摩方 / 233

清肝泻火益听摩方 / 378

清潜肝阳摩方 / 216

梁门中脘和胃摩方 / 267

隐白关元止崩摩方 / 364

维道关元暖宫摩方 / 369

十二画

期门疏肝达枢摩方 / 262

散脉令人腰痛摩方 / 123

厥头痛心悲摩方 / 113

厥头痛而重摩方 / 113

厥头痛烦心摩方／113

厥头痛脊应摩方／114

厥头痛涌热摩方／114

厥头痛善忘摩方／113

厥头痛摩方／112

厥阴之脉令人腰痛摩方／120

厥阴经五输摩方／067

厥阴经四时摩方／067

厥阴经荥穴摩方／068

厥阴经原穴摩方／068

厥阴标本摩方／247

厥阴俞摩方／067

厥阴根结摩方、盛络摩方／245

厥病耳鸣厥阴摩方／164

厥病耳鸣摩方／164

厥病耳聋无闻摩方／164

厥病耳聋少阳摩方／164

颊车谷里太溪摩方／397

喘证经隧摩方／102

喉痹不能言摩方／165

喉痹能言摩方／165

筋痹行间摩方／131

筋痹摩方／130

《集成》曲骨带脉摩方／370

《集成》尿血摩方／203

舒肝和胃止呕摩方／284

脾肾原穴摩方／309

脾肾募俞摩方／294

脾肺原穴摩方／298

脾肺募俞摩方／298

脾疟摩方／097

脾经大络摩方／080

脾经井穴摩方／279

脾经井荥输摩方／280

脾经五输摩方／057

脾经四时摩方／057

脾经根结三三摩方／286

脾经原穴摩方／058

脾经募俞摩方／198

脾胃肝肾募俞摩方／321

脾胃原穴摩方／201

脾胃募俞健中摩方／285

脾胃募俞摩方／267

脾俞摩方／057

脾病摩方／058

飧泄三阴交摩方／103

痛痹摩方／232

《普济》溺血摩方／205

湿热蕴结癃闭摩方／311

湿痹摩方／130

温中健脾摩方／266

滋水育阴摩方／351

滋肾壮水摩方／259

寒邪内阻腹痛摩方／268

寒邪摩方／159

寒热病头目痛摩方／112

寒痹药熨摩方／232

寒痹摩方／129

疏肝利胆健脾息癫摩方／331

十三画

魂门膏肓俞摩方／210

督脉络穴摩方／080

督脉摩方／073

照海支沟热秘摩方 / 295

照海定痫摩方 / 337

嗌干口热摩方 / 165

颔痛摩方 / 166

腰痛大便难摩方 / 123

腰痛上热摩方 / 123

腰痛上寒不可顾摩方 / 123

腰痛不可以仰摩方 / 124

腰痛不可转摇摩方 / 124

腰痛不可俯仰摩方 / 123

腰痛少腹满摩方 / 123

腰痛中热而喘摩方 / 123

腰痛引脊内廉摩方 / 123

腰痛夹脊而痛至头摩方 / 123

腹鸣气喘气海摩方 / 103

腹哀太白消渴摩方 / 315

腹街摩方 / 265

腹痛天枢气冲摩方 / 270

腹痛天枢气街摩方 / 119

腹暴满摩方 / 118

解脉令人腰痛如引带摩方 / 121

解脉令人腰痛摩方 / 121

解惑摩方 / 157

意舍止利摩方 / 289

溏瘕泄商丘摩方 / 104

窦材命关摩方 / 316

膀胱经五输摩方 / 063

膀胱经四时摩方 / 063

膀胱经原穴摩方 / 064

膀胱俞通淋摩方 / 305

膀胱俞摩方 / 063

膀胱原穴摩方 / 202

膏肓关元三里摩方 / 321

十五画

暴挛痫眩摩方 / 163

暴聋气蒙摩方 / 163

暴喑气硬摩方 / 163

暴瘅血溢摩方 / 163

膝痛大杼治背摩方 / 125

膝痛阳关治热摩方 / 125

膝痛如别离摩方 / 125

膝痛连骺若折摩方 / 125

膝痛环跳治机摩方 / 125

膝痛委中治腘摩方 / 125

膝痛承扶治关摩方 / 125

膝痛髀关治楗摩方 / 125

颠痛摩方 / 166

十六画

醒脑益智摩方 / 228

衡络之脉令人腰痛摩方 / 122

十四画

膀胱经下合摩方 / 063

十七画

豁痰止眩摩方 / 219